Anne Kristin von Auer ■ Martin Bohus

Interaktives Skillstraining für Jugendliche mit Problemen der Gefühlsregulation (DBT-A)

Das Therapeutenmanual

Anne Kristin von Auer ■ Martin Bohus

Interaktives Skillstraining für Jugendliche mit Problemen der Gefühlsregulation (DBT-A)

Das Therapeutenmanual

Unter Mitarbeit von
Katharina Abs
Arne Bürger
Sonia Ludewig
Florian Hammerle
Simone Stojan
Claudia Thurn

Mit 13 Abbildungen und
160 Info- und Arbeitsblättern

Inklusive Keycard zum Freischalten der Software „Interaktives Skillstraining für Jugendliche mit Problemen der Gefühlsregulation (DBT-A)"

Schattauer

Die digitalen Zusatzmaterialien haben wir zum Download auf www.klett-cotta.de bereitgestellt. Geben Sie im Suchfeld auf unserer Homepage den folgenden Such-Code ein: OM43116

Bibliografische Information der Deutschen Nationalbibliothek
Die Deutsche Nationalbibliothek verzeichnet diese Publikation in der Deutschen Nationalbibliografie; detaillierte bibliografische Daten sind im Internet über http://dnb.d-nb.de abrufbar.

Besonderer Hinweis:
Die Medizin unterliegt einem fortwährenden Entwicklungsprozess, sodass alle Angaben, insbesondere zu diagnostischen und therapeutischen Verfahren, immer nur dem Wissensstand zum Zeitpunkt der Drucklegung des Buches entsprechen können. Hinsichtlich der angegebenen Empfehlungen zur Therapie und der Auswahl sowie Dosierung von Medikamenten wurde die größtmögliche Sorgfalt beachtet. Gleichwohl werden die Benutzer aufgefordert, die Beipackzettel und Fachinformationen der Hersteller zur Kontrolle heranzuziehen und im Zweifelsfall einen Spezialisten zu konsultieren. Fragliche Unstimmigkeiten sollten bitte im allgemeinen Interesse dem Verlag mitgeteilt werden. Der Benutzer selbst bleibt verantwortlich für jede diagnostische oder therapeutische Applikation, Medikation und Dosierung.
In diesem Buch sind eingetragene Warenzeichen (geschützte Warennamen) nicht besonders kenntlich gemacht. Es kann also aus dem Fehlen eines entsprechenden Hinweises nicht geschlossen werden, dass es sich um einen freien Warennamen handelt.

Schattauer
www.schattauer.de

Printed in Germany
Cartoons und Umschlagabbildung: „Der Fleckenwels“; Kontakt über Frau Dr. v. Auer
Satz: Fotosatz Buck, Kumhausen/Hachelstuhl / Eberl & Koesel Studio, Altusried-Krugzell
Gedruckt und gebunden von Pustet, Regensburg
ISBN: 978-3-608-43116-2

3. Nachdruck, 2024

Vorwort

„Meine Gefühle aber gleichen einem wilden Araber-Pferd, das ich reiten muss, während alle anderen auf gemütlichen Haflinger-Gäulen dahintrotten.“

Viel treffender können Jugendliche ihre Störung der Emotionsregulation nicht beschreiben. Sie fühlen sich ihren Gefühlen ausgeliefert, dem intensiven Erleben, der hohen Anspannung und den heftigen Schwankungen. Und die meisten der Betroffenen fühlen sich verstanden, ja erleichtert, wenn man ihnen erklärt, dass es sich dabei um objektiv nachweisbare neurobiologische Regulationsstörungen handelt. Dass sie also nicht „schuld“ an ihrem Erleben sind und dass sie etwas tun können, um Kontrolle zu erlangen. Sie können lernen, wie man dieses wilde Araber-Pferd reitet – und dass das Leben dann reich sein kann, sinnerfüllt und sogar besonders intensiv.

Die Skills in diesem Manual sind, um im Bilde zu bleiben, das Zaumzeug dazu: Werkzeuge, die helfen, die intensiven Gefühle zu steuern, die heftigen Schwankungen abzupuffern, die zehrenden Selbstzweifel zu lindern und sich zugehörig zu fühlen zu den Anderen, die manchmal so fern wirken.

Diese Skills – so man sie denn lernt und anwendet – sind wirksam: einige sehr rasch, andere benötigen etwas Zeit. Entwickelt wurden sie im Kontext der Dialektisch-Behavioralen Therapie für Adoleszente (DBT-A). Das Skillstraining ist ein integraler Bestandteil dieses modularen Behandlungsprogramms. Und es ist gut und wichtig zu wissen, dass der wissenschaftliche Wirksamkeits-Nachweis der DBT-A mittlerweile unumstritten ist. Als Therapeuten werden Sie dies bemerken, und es wird Ihren Spaß an der Arbeit beflügeln.

Das Manual orientiert sich an dem sehr erfolgreichen Buch „Interaktives Skillstraining für Borderline-Patienten“ von Martin Bohus und Martina Wolf-Arehult (2. Aufl. 2013), das für Erwachsene geschrieben wurde. Viele dieser Skills haben wir inhaltlich eins zu eins übernommen, haben jedoch die Sprache und die verwendeten Beispiele jugendgerechter gefasst, eine komplett neue Bilderwelt dazu entwickelt und die Erklärungen vereinfacht.

Das Modul „Den Mittelweg finden“ richtet sich jedoch speziell an Jugendliche mit Emotionsregulationsstörungen und an ihre Angehörigen. Hier orientieren wir uns an den Werken von Miller, Rathus und Linehan (2007) und von Fleischhaker, Sixt und Schulz (2011).

Die Arbeit mit der Familie ist ein zentraler Bestandteil der DBT-A, deshalb haben wir dieses Modul um viele praktische Anleitungen erweitert.

Wenn Sie in diesem Manual blättern, werden Sie merken, wie umfangreich es geworden ist. Hoffentlich kommen Sie nicht auf die Idee, Ihren Jugendlichen alle diese Skills beizubringen. Stellen Sie Ihr eigenes Repertoire zusammen, orientieren Sie sich am Bedarf der Gruppe und der einzelnen Patienten. Auch hier gilt: Weniger ist oft mehr.

Wir hoffen und gehen davon aus, dass es Ihnen gelingt, die Jugendlichen zur Selbsthilfe zu ermuntern und sich zusätzliche Informationen und Skills mit der zugehörigen Software zu erarbeiten. Viele Tausend erwachsene Patienten mit Störungen der Emotionsregulation in Deutschland arbeiten seit Jahren sehr erfolgreich mit diesem Programm. Nun liegt es erstmals als Version für Jugendliche vor. Sie können Ihren Zugang zur Software mit einer Keycard freischalten und das Programm herunterladen. Darüber hinaus kann die Software auch als CD-ROM erworben werden. So können Jugendliche das Programm alleine zu Hause nutzen.

Die Übungen und Beispiele aus dem gesamten Manual sind ein Schatz langjähriger Erfahrung, der hauptsächlich durch die drei Arbeitsgruppen aus Berlin, Mainz und Hamburg/Lübeck zusammengetragen wurde. Am Anfang der einzelnen Module steht jeweils, wer schwerpunktmäßig beteiligt war.

Zusätzlich haben Patientinnen und Kollegen mit Ideen, Kritik und persönlichen Erfahrungen zu diesem Buch beigetragen. Simone Stojan hat viele Abende und Wochenenden für die Überarbeitung des interaktiven Parts geopfert. Ohne sie hätten wir wohl auf diesen Teil verzichten (oder die Veröffentlichung um drei Jahre verschieben) müssen. Wir danken auch dem Verlag, insbesondere Frau Dr. Mülker und Frau Becker, für das Vertrauen und das Engagement, das sie in dieses Projekt investiert haben. Die vielen neu erstellten Cartoons geben dem Werk seine unverkennbare Würze. Hier hat jemand gewirkt, der selbst sehr gut weiß, wie die DBT-A sich anfühlt und funktioniert (oder auch nicht ...); einen herzlichen Dank dafür.

Und natürlich muss an dieser Stelle ein Satz zur Gender-Frage stehen: Um die Sätze nicht unnötig sperrig zu machen, haben wir uns entschlossen, einheitlich die Bezeichnung „Therapeuten“ zu verwenden. Wenn von den Jugendlichen die Rede ist, schreiben wir durchgehend „Teilnehmerinnen“. Wir bitten darum, über diese sprachliche „Verkürzung“ hinwegzusehen. Bei den Arbeits- und Infoblättern sowie in der Software sprechen wir die Jugendlichen direkt an und haben uns daher entschlossen, dort immer die männliche und die weibliche Sprachform zu verwenden.

So wirksam diese Skills auch sind – sie sind in allererster Linie ein Modul der DBT-A. Auch im Skillstraining sind eine gelungene Beziehungsgestaltung, dialektische Grundhaltung und sehr viel motivationale Arbeit grundlegende Voraussetzungen. Dies alles konnten wir in diesem Manual nur anreißen. Wenn Sie also mit Jugendlichen mit einer Emotionsregulationsstörung und deren Familien nach der DBT-A arbeiten wollen, raten wir Ihnen, die entsprechende Literatur zu lesen und die Workshops zur DBT-A, die der Dachverband DBT anbietet, zu besuchen (www.dachverband-dbt.de).

Manchmal sind wir als Therapeuten in den Schwierigkeiten gefangen, die unser Beruf Tag für Tag mit sich bringt, und wir übersehen, was für ein Privileg es ist, mit diesen Jugendlichen zu arbeiten; wieviel Spaß es bereiten kann, Skills zu vermitteln und zu erfahren, wie diese schließlich wirken – und wie ergreifend es oft ist, wenn unsere Jugendlichen allmählich ihre „wilden Pferde“ in den Griff bekommen, um sich auf ihren eigenen Weg zu machen.

Wir hoffen, Sie mit diesem Manual in dieser Arbeit zu bestärken.

Hamburg und Mannheim, im Frühjahr 2017

Anne Kristin von Auer
Martin Bohus

Herausgeber

Dr. rer. nat. Anne Kristin von Auer
Psychologische Psychotherapeutin
Fachkundenachweis für Kinder und Jugendliche
Therapeutin- und Supervisorin für Dialektisch Behaviorale Therapie
für Adoleszente (DBT-A)
Fachklinik für Junges Leben
Kinder- und Jugendpsychiatrie
Triftstr. 141 a
23554 Lübeck

Prof. Dr. Martin Bohus
Prof. Emeritus; Universität Heidelberg; Medizinische Fakultät Mannheim
Senior Fellowship; Abteilung für Klinische Psychologie Ruhr Universität Bochum
Gastprofessur Harvard Medical School, Boston, MA

Autoren

Dipl.-Psych. Katharina Abs
Psychiatrische Dienste Graubünden
KJP-Zentralstelle Chur
Kinder- und Jugendpsychiatrie
Mansanserstrasse 14
7000 Chur
Schweiz

Dipl.-Psych. Arne Bürger
Klinik und Poliklinik für Kinder- und Jugendpsychiatrie,
Psychosomatik und Psychotherapie
Universitätsklinikum Würzburg
Füchsleinstr. 15, 97080 Würzburg

Dipl.-Psych. Sonia Ludewig
Fachklinik für Junges Leben
Kinder- und Jugendpsychiatrie
Triftstr. 141 a
23554 Lübeck

Dipl.-Psych. Florian Hammerle
Klinik und Poliklinik für Kinder- und Jugendpsychiatrie und -psychotherapie
Johannes Gutenberg-Universität Mainz
Langenbeckstr. 1, 55131 Mainz

Dipl.-Psych. Simone Stojan
Büro Bruno Hönel, MdB
Beckergrube 55
23552 Lübeck

Dipl.-Psych. Claudia Thurn
Klinik für Psychiatrie, Psychosomatik und
Psychotherapie des Kindes- und Jugendalters
Charité – Universitätsmedizin Berlin
Augustenburger Platz 1, 13353 Berlin

Inhalt

I DBT für Adoleszente: Skillstraining

II Module des Skillstrainings

Anhang

Informationen zur Software

Interaktives Skillstraining für Jugendliche freischalten

Das Programm läuft unter Windows (Microsoft® Windows Server 2008, Windows 7, Windows 8.1 Classic oder Windows 10) sowie unter Macintosh (OS X v. 10.10 und höher). Mindestauflösung 1024x768, optimale Auflösung 1280x960 Pixel.

Damit das interaktive Programm fehlerfrei läuft, müssen Adobe Acrobat Reader und Adobe Air auf dem Computer installiert sein.

Das Skillstraining kann mittels einer **Keycard** freigeschaltet werden. Diese Keycard ist dem Buch beigefügt. Als Einzelprodukt ist das Skillstraining sowohl als CD-ROM als auch in Form einer Keycard zum Freischalten erhältlich, das Produkt selbst ist inhaltlich jeweils das gleiche.

Um das Skillstraining über die Keycard freizuschalten, laden Sie zunächst mit dem Link, der auf der Keycard steht, die Software herunter. Dann installieren Sie nach Anweisung auf der Keycard das Skillstraining auf Ihrem Rechner.

Beim ersten Start der Software müssen Sie das Skillstraining mit dem auf der Keycard stehenden Code freischalten. Die genaue Schritt-für-Schritt-Anleitung können Sie der Keycard entnehmen.

Falls Sie mit einer **CD-ROM** arbeiten, legen Sie diese in das CD-ROM-Laufwerk und warten Sie einige Sekunden. Starten Sie die Installation durch Doppelklick auf die Datei „Skillstraining_2.0 Installer.exe“ unter Windows oder „Skillstraining_2.0 Installer“ unter Macintosh.

Interaktives Skillstraining für Jugendliche starten

Das Programm starten Sie, indem Sie nach der Installation **„Skillstraining_für_Jugendliche.exe“** in Ihrem Programmmenü anklicken. Danach öffnet sich die Startseite, auf der Sie links Ihren Benutzernamen und Ihr Passwort für Ihr Benutzer-Profil eingeben. Dadurch können wichtige Informationen gespeichert werden, während Sie mit dem Programm arbeiten. Werden derselbe Benutzername und dasselbe Passwort bei einer erneuten Anmeldung eingegeben, können Sie direkt an der Stelle wieder beginnen, an der Sie bei der letzten Sitzung aufgehört haben.

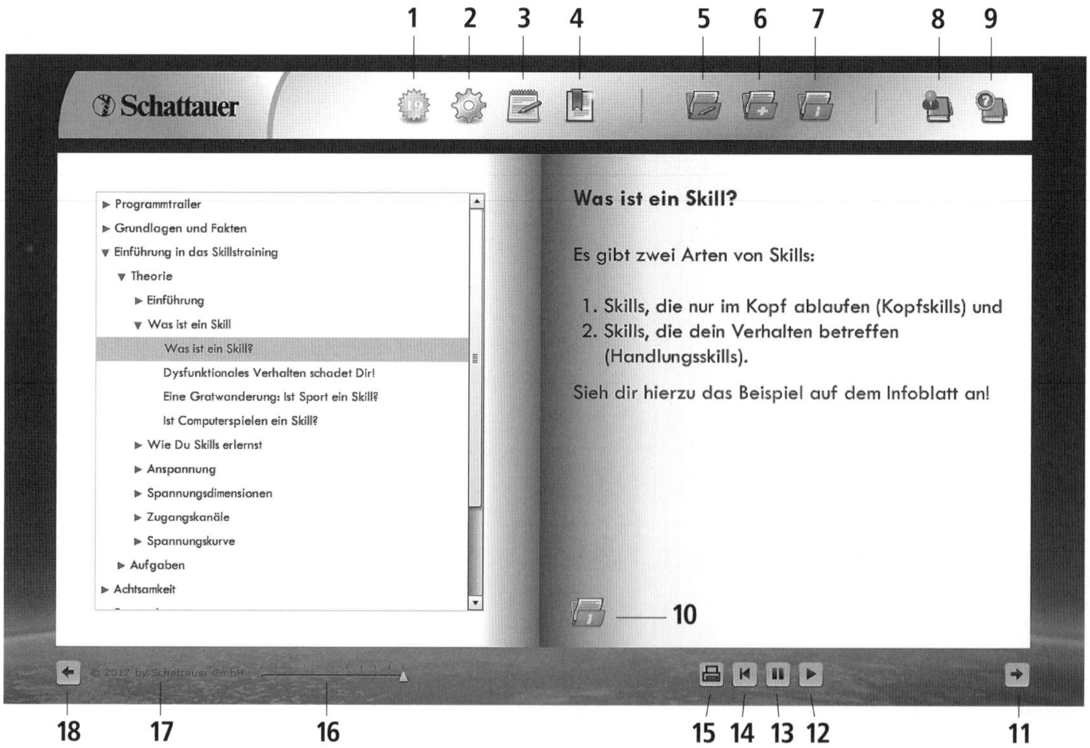

Abb. 1 Die wichtigsten Funktionen des Programms.

Auf der Startseite können Sie auch wählen, ob Sie mit dem Programm von vorne beginnen oder an der Stelle weiterarbeiten möchten, an der Sie bei der letzten Sitzung aufgehört haben.

Der Button **„Programmtrailer anzeigen"** bietet Ihnen eine kurze Einführung und Übersicht über das Gesamtprogramm. Mit dem Button **„Start"** können Sie direkt mit dem Programm beginnen. Wenn Sie neue Benutzerdaten eingegeben haben, werden Sie hier nochmals gefragt, ob der neue Benutzer angelegt werden soll.

Navigation des Programms

Beim Programmstart erscheint auf der linken Seite eine **Übersicht** über das gesamte Menü. Während Sie mit der Software arbeiten, haben Sie so immer den Überblick, wo genau im Menü Sie sich gerade befinden. Die verschiedenen Ebenen und Unterebenen des Menüs können Sie durch Anklicken aktivieren und springen dann genau an diese Stelle im Programm.

Das interaktive Skillstraining für Jugendliche beinhaltet folgende Abschnitte:

- Programmtrailer
- Grundlagen und Fakten
- Einführung in das Skillstraining
- Achtsamkeit
- Stresstoleranz
- Skills zum Umgang mit Gefühlen
- Zwischenmenschliche Fertigkeiten
- Selbstwert
- Den Mittelweg finden

Mit den **Pfeilen** unten rechts und links (s. Abb. 1, Symbole 11 und 18) kann man im Programm vor- und zurückspringen.

Es ist auch möglich, mit Hilfe der Pfeile auf der Tastatur hin- und herzuspringen. Zum kurzen Unterbrechen bzw. Anhalten des Programms klicken Sie das Symbol **„Pause"** (s. Abb. 1, Symbol 13). Um das Programm wieder weiterlaufen zu lassen, klicken Sie den Vorwärts-Pfeil rechts neben der Pausentaste (s. Abb. 1, Symbol 12). Mit dem Rückwärts-Pfeil links neben der Pausentaste (s. Abb. 1, Symbol 14) können Sie wieder an den Anfang der Seite springen. Wird diese Funktion bei Animationen verwendet, beginnt die Animation wieder von vorne.

Wollen Sie das Programm beenden, klicken Sie mit dem Cursor der Maus oben rechts in der oberen Bildlaufleiste auf das Symbol für **„Schließen"**. Der aktuelle Stand wird beim Beenden des Programms immer automatisch gespeichert. Somit haben Sie die Möglichkeit, in der folgenden Sitzung dort weiterzumachen, wo Sie aufgehört haben.

Einstellungen

Über den Button **„Einstellungen"** (s. Abb. 1, Symbol 2) können die Hintergrundfarben gewechselt werden.

Hilfsmittel und Programmfunktionen

Eigene Beispiele oder Kommentare zu wichtigen Themen können Sie in das **„Notizbuch"** eintragen (s. Abb. 1, Symbol 3). Tragen Sie Ihre Notizen im Feld „Inhalt der Notiz" ein und benennen Sie die Notiz im Feld „Name der Notiz". Zum Speichern klicken Sie auf „Notiz anlegen".

Bestimmte Seiten im Programm können im **„Notfallkoffer"** (s. Abb. 1, Symbol 4) abgespeichert werden. Durch diese Funktion hat der Benutzer einen schnellen Zugriff auf wichtige Seiten. Das kann sinnvoll sein, um sich z. B. bei Hochspannung schnell ablenken zu können. Wenn eine Seite, die schon gespeichert ist, abgerufen werden soll, klicken Sie diese im Fenster des Notfallkoffers an.

Wichtige Benutzerhinweise und Erklärungen zur Navigation finden Sie auch unter dem Symbol **„Hilfe"** oben in der Menüleiste (s. Abb. 1, Symbol 9).

Schriftliche Unterlagen spielen eine wichtige Rolle im Programm. Oben in der Menüleiste finden sich die Symbole für **„Arbeitsblätter"** (s. Abb. 1, Symbol 5) und **„Infoblätter"** (s. Abb. 1, Symbol 7); ebenso gibt es ein Symbol für **„Zusatzmaterialien"** (s. Abb. 1, Symbol 6). Wenn Sie diese Symbole oben in der Leiste anklicken, wird ein neues Fenster mit einer Liste der Pdf-Dateien gezeigt.

Wenn die Unterlagen für die aktuell gezeigten Inhalte des Programms wichtig sind, erscheinen die entsprechenden Symbole auch links unten auf der Seite (s. Abb. 1, Symbol 10). Die Unterlagen stehen als Pdf-Dateien zur Verfügung und können auch ausgedruckt werden.

Die **Druckfunktion** befindet sich in der unteren Leiste (s. Abb. 1, Symbol 15).

Im Programm finden Sie auch eine Sammlung mit konkreten Beispielen von Skills, die sogenannten **„Skills konkret"**, die jederzeit oben in der Leiste aktiviert werden können (s. Abb. 1, Symbol 8). Eine **Skillssammlung** mit vielen Beispielen zu Skills aus den unterschiedlichen Modulen finden Sie auch als Pdf-Datei unter dem Button **„Zusatzmaterialien"**. Mit dem Klick auf „Schattauer GmbH" links unten (s. Abb. 1, Symbol 17) gelangen Sie zum **Impressum**. Über das Reglersymbol (s. Abb. 1, Symbol 16) können Sie die Lautstärke regeln.

Bonussystem

Ein bisschen Spaß muss auch sein! Deshalb haben wir ein **Bonussystem** eingebaut. Punkte im Bonussystem bekommen Sie ab und zu, wenn Fragen korrekt beantwortet werden. Der aktuelle Punktestand wird jeweils oben in der Leiste angezeigt (s. Abb. 1, Symbol 1).

Wenn das Symbol angeklickt wird, erhält der Benutzer bei ausreichender Punktzahl (mindestens 10 Punkte) einen Zugang zum Bonusbereich. Hier können jeweils 10 oder 20 Punkte eingelöst werden, bei denen unterschiedliche Belohnungen ausgesucht werden können, z. B. ungewöhnliche Geschichten oder Musik.

Fragen & Antworten

Mehrwahlfragen werden jeweils am Ende eines Moduls im Abschnitt „Aufgaben" gezeigt. Nach jeder Antwort bekommt der Benutzer sofort eine Rückmeldung, bei korrekter Antwort werden ab und zu Bonuspunkte verteilt (s. o.). Nach der Beantwortung der gesamten Fragen in einem Bereich kommt auch eine Rückmeldung hinsichtlich der Anzahl korrekter Antworten. Schummeln lohnt sich also nicht ...

Weiterführende Informationen

Das Impressum (s. Abb. 1, Symbol 17) sowie weitere Informationen (Entstehungsgeschichte, Autoren etc.) finden Sie direkt innerhalb der Software (**Programmtrailer**). Die **Hilfe-Funktion** innerhalb der Software (s. Abb. 1, Symbol 9) enthält weitere wichtige Benutzerhinweise und Erläuterungen.

I DBT für Adoleszente: Skillstraining

1 Die Dialektisch-Behaviorale Therapie für Adoleszente (DBT-A)

Einführung

Die DBT-A wurde in den USA in Kooperation mit Marsha Linehan für die ambulante Behandlung von suizidalen und sich selbst verletzenden Jugendlichen entwickelt (Rathus u. Miller 2002; Miller et al. 2007a).

Um dieser Patientengruppe auch in Deutschland gerecht zu werden, wurde die DBT-A sowohl für den ambulanten (Fleischhaker et al. 2011) als auch für den stationären Kontext (von Auer et al. 2015) im deutschsprachigen Raum adaptiert. Im stationären Bereich wächst das DBT-A-Angebot stetig, der ambulante Bereich ist noch deutlich unterversorgt.

Die DBT-A besticht dadurch, dass sie den Behandelnden und den Patientinnen eine klare Struktur bietet, ein transparentes Vorgehen ermöglicht und jeder Zeit eine Orientierung zu den derzeit angestrebten Zielen bietet. Eine dialektische Sichtweise und akzeptierende und validierende Grundhaltung bilden das Fundament der DBT-A. Auf dieser Grundlage werden den Jugendlichen die sogenannten Skills (Fertigkeiten) vermittelt. Diese stellen – alternativ zu den bisher meist dysfunktionalen Bewältigungsversuchen – Strategien für den Umgang mit sich selbst, seinen Gefühlen und dem Umfeld dar. Die Vermittlung der Skills erfolgt hauptsächlich in der Skillsgruppe. In der Einzeltherapie sowie im stationären Rahmen auch in den Bezugsbetreuerstunden werden die in der Skillsgruppe erlernten Fertigkeiten auf die Bedürfnisse des Einzelnen angepasst und eine Generalisierung in den Alltag unterstützt.

Wir haben im Titel dieses Manuals und auf den Info- und Arbeitsblättern bewusst auf den Begriff der Borderline-Störung verzichtet, insbesondere weil Störungen der Emotionsregulation heute als transdiagnostischer Pathomechanismus verstanden werden, die einer Vielzahl von psychischen Erkrankungen zugrunde liegen.

Andererseits zeigt eine Vielzahl von Daten, dass gerade Borderline-Persönlichkeitsstörungen (BPS) ihren Anfang in der Adoleszenz nehmen – und in diesem Alter auch valide und reliabel zu diagnostizieren sind. Die derzeit gültigen S2-Praxisleitlinien für Persönlichkeitsstörungen tragen dem Rechnung, indem diese Diagnose ab dem 16. Lebensjahr gefordert wird. Wir sind uns bewusst, dass dies in der klinischen Praxis nicht immer umgesetzt wird – teils weil es schwierig ist, zwischen schweren Pubertätskrisen und BPS zu unterscheiden, teils weil man der Validität der Diagnose nicht vertraut, zum Teil auch weil man die Jugendlichen vor den stigmatisierenden Konsequenzen unseres Versorgungssystems schützen will. Ein sorgsamer Umgang mit der Diagnosestellung und ein Abschätzen der Vor- und Nachteile sind sicherlich ratsam. Andererseits liegt mit der DBT nun ein evidenzbasiertes Behandlungskonzept vor, das dezidiert diese Diagnose beim Namen nennt und die Betroffenen ausdrücklich ermuntert, sich mit dieser Störung aktiv auseinanderzusetzen. Vor diesem Hintergrund überwiegen aus unserer Sicht die Vorteile, die Diagnose zu stellen. Alle Fachleute sind sich heute einig, dass diese Störung – entsprechende Hilfe vorausgesetzt – genauso reversibel ist wie andere psychische Erkrankungen auch.

Dieses Skillsmanual wurde erstellt, um allen Praktikern eine konkrete Anleitung in der Vermittlung der verschiedenen Skills zu bieten. Das hier vorliegende Manual für die Behandlung von Jugendlichen basiert weitestgehend auf dem Interaktiven Skillstraining für Borderline-Patienten von Bohus und Wolf-Arehult (2013) und wurde um Aspekte aus dem DBT-A-Manual von Fleischhaker et al. (2011) und dem englischen Original von Miller, Rathus und Linehan (2007a) ergänzt. Die Zusammenstellung der Skills wie auch die konkrete Vorgehensweise beruht auf unserer praktischen Erfahrung in der Anwendung der verschiedenen Manuale. Wir haben unsere Empfehlungen und Ideen zusammengestellt, was jedoch nicht heißt, dass Sie nicht Ihre eigene Vorgehensweise wählen und eigene Ideen umsetzen können. Wir möchten Sie ermutigen, einen kreativen Umgang mit den Materialien zu pflegen. Gerade in der Arbeit mit Jugendlichen ist Flexibilität gefragt. Alles, was dazu führt, dass Sie die Jugendlichen für den Einsatz von Skills gewinnen können, ist „erlaubt“.

Im Folgenden soll die Struktur der DBT-A kurz dargestellt werden. Der Schwerpunkt des vorliegenden Manuals liegt jedoch auf der Vermittlung von Skills in der Skillsgruppe.

Struktur und Behandlungsstrategien in der DBT-A

In diesem Kapitel wird nur ein kurzer Überblick über das Konzept und die zentralen Behandlungsstrategien in der DBT-A gegeben. Wer mit der DBT-A arbeitet, sollte eine entsprechende Ausbildung absolvieren, um diese Inhalte zu erlernen. Ausführliche Informationen zum allgemeinen Konzept und den Behandlungsstrategien in der Dialektisch-Behavioralen Therapie (DBT) sind bei Linehan (1996a), Bohus (2002) oder Dimeff und Koerner (2007) nachzulesen. Speziell für die DBT-A werden diese Inhalte ausführlich bei Miller et al. (2007a) dargestellt.

Der folgende Abschnitt soll lediglich die Einordnung des Skillstrainings in eine Gesamtstruktur ermöglichen.

Die DBT-A basiert auf einem **kognitiv-behavioralen Grundkonzept**, wurde jedoch um **achtsamkeits- und akzeptanzbasierte Methoden** erweitert und steht auf dem Fundament einer **dialektischen Grundhaltung**. Sie besteht aus folgenden Bausteinen:

Elemente der Dialektisch-Behavioralen Therapie für Adoleszente

Ambulante DBT-A

- Einzeltherapie (1x/Woche)
- Familiengespräche und/oder Gespräche mit der zugehörigen Jugendhilfeeinrichtung (ungefähr jede 5. Sitzung)
- Skillsgruppe unter Einbezug der Eltern oder anderer Bezugspersonen
- Telefoncoaching
- regelmäßiger Austausch der Therapeuten und Skillsgruppentrainer im DBT-A-Beratungsteam

Stationäre DBT-A: zusätzlich

- eine Elterngruppe (falls der Einbezug der Eltern in die Skillsgruppe nicht möglich ist)
- Bezugspersonenstunden durch den Pflege- und Erziehungsdienst (PED)
- Jugendkonferenz
- Achtsamkeitsgruppe
- Commitmentgruppe (optional)
- Skillscoaching im Stationsalltag

Zu Beginn der Behandlung bestimmt der Einzeltherapeut bzw. im stationären Rahmen das Behandlungsteam mittels Zielanalyse gemeinsam mit der Patientin, welche Verhaltensweisen fokussiert werden. Die Priorisierung erfolgt anhand der Hierarchie der Therapieziele.

> **Hierarchie der Therapieziele**
>
> (Adaption für Jugendliche in Anlehnung an Bohus u. Reicherzer 2012, S. 67)
>
> **Therapiestadium I: Schwerwiegende Probleme im Handeln**
> - Verbesserung der Überlebensfertigkeiten (Umgang mit krisenerzeugendem Verhalten)
> - besseres Mitwirken bei der Therapie (Umgang mit therapiezerstörendem oder den Therapiefortschritt behinderndem Verhalten)
> - Behandlung psychischer Störungen oder Probleme, die den Schul- oder Ausbildungsbesuch verhindern
>
> **Therapiestadium II: Probleme des emotionalen Erlebens**
> - Verbesserung der sozialen Situation (Integration in die Gleichaltrigengruppe)
> - Verbesserung emotionaler Probleme wie Einsamkeit, Selbsthass usw.
>
> **Therapiestadium III: Selbstwertprobleme, individuelle Schwierigkeiten**
> - Verbesserung des Selbstwerts
> - Arbeit an weiteren individuellen Zielen

Der Fokus der Therapie liegt auf dem jeweils am höchsten eingestuften Verhalten und wechselt, sobald ein höher hierarchisiertes auftritt.

Über **Verhaltensanalysen** werden die Faktoren herausgearbeitet, die das fokussierte Verhalten auslösen und aufrechterhalten. In den ersten Wochen der Therapie erarbeitet der Therapeut mit der Patientin eine Verhaltensanalyse zu dem priorisierten Verhalten. Typischerweise ist dies der letzte Suizidversuch oder die letzte schwere Selbstverletzung. Die Verhaltensanalyse kann sich jedoch auch auf Alkohol- oder Drogenkonsum, Essattacken, Erbrechen oder Hungern, auf Schulvermeidung, verbale oder körperliche Gewalt oder vieles andere beziehen. Die Erkenntnisse aus der Verhaltensanalyse gehen in die **Lösungsanalyse** ein, die das Ziel hat, alternative Verhaltensweisen zu ermitteln. Je nachdem, in welchen Bereichen Fertigkeitendefizite vorliegen, wird hier am Aufbau von Skills aus den entsprechenden Modulen gearbeitet.

Der **Aufbau von Skills** erfolgt über die konkrete Vermittlung und Einübung von Skills in der **Skillsgruppe** (s. u.) und in den Einzel- oder Bezugspersonenstunden durch den PED. Über **Tagebuchkarten** wird der Therapiefortschritt bezüglich der identifizierten Verhaltensweisen überprüft. Auch **andere Methoden der kognitiven Verhaltenstherapie**, wie z. B. kognitive Umstrukturierungsprozesse oder Konfrontationsverfahren, kommen zum Einsatz. Darüber hinaus ist ein gutes **Kontingenzmanagement** von besonderer Bedeutung. Grundsätzlich gilt, dass möglichst keine Verstärkung (über soziale Zuwendung) von dysfunktionalem Verhalten durch Therapeuten und Skillstrainer erfolgen sollte. Gleichzeitig wird zielführendes Verhalten durch Zuwendung und Interesse gefördert.

Das Gegengewicht zu den **veränderungsorientierten Methoden** bilden **akzeptanzbasierte Methoden**. Hierzu zählen **Achtsamkeit** und eine **annehmende Haltung**. Das gesamte DBT-Team übt sich in einer nicht-bewertenden, beschreibenden und mitfühlenden Haltung. Dies erfolgt über regelmäßige Achtsamkeitsübungen, das Einhalten bestimmter Teamregeln auch in Besprechungen (vgl. Bohus 2002) und das Verinnerlichen der **Grundannahmen** (▶ Infoblatt Grundlagen und Fakten 9).

Eine zentrale Akzeptanzstrategie in der DBT ist die **Validierung**. Validierung vermittelt der Patientin, dass ihre subjektive Sicht der Dinge, ihre Gefühle und Gedanken sowie ihr Verhalten nachvollziehbar, jedoch nicht die einzig mögliche Alternative sind (vgl. Linehan 1996a).

Insbesondere bei Jugendlichen muss Validierung ebenso nonverbal, „untherapeutisch" und auch außerhalb von Einzelgesprächen erfolgen. Im Modul „Den Mittelweg finden" (▶ Kap. 10) wird den Jugendlichen selbst und ihren Eltern Validierung vermittelt. Therapeuten, Skillstrainer und weitere Mitarbeiter des DBT-A-Teams erlernen in der DBT-A-Ausbildung **sieben Validierungsstufen** (▶ Tab. 1-1).

Tab. 1-1 Validierungsstufen in der DBT-A.

Validierungsstufe		Erläuterung	Beispiel
V1	ungeteilte Aufmerksamkeit	aufmerksam zuhören, Interesse signalisieren, sich an Gesagtes erinnern, nachfragen	Der Therapeut ist mit seiner gesamten Aufmerksamkeit bei der Patientin. **T:** Du hast letzte Woche erzählt, du schreibst eine Mathearbeit. Wie ist es gelaufen?
V2	genaue Reflexion	das Gesagte zusammenfassen, um Verständnis zu signalisieren	**T:** Du warst gestern also total im Stress, weil du so viele Termine hattest?
V3	Validierung in Kreuzmodalitäten/ Verbalisieren von Nicht-Gesagtem	Emotionen, Kognitionen oder anderes aussprechen, was die Patientin nicht selbst benennt; dabei den Modus wechseln	**T:** Wenn du gedacht hast: „Mein Lehrer ist ein Arsch", musst du wahnsinnig sauer gewesen sein, oder? **T:** Ich könnte mir vorstellen, es ist dir auch unangenehm, dass ich so viel über dich wissen will, obwohl du mich noch gar nicht kennst.
V4	Validierung in Bezug auf biografische Erfahrungen oder eine biologische Disposition	vermitteln, dass die Reaktion aufgrund der Lerngeschichte oder der biologischen Disposition nachvollziehbar ist	**T:** Du bist schon öfter gemobbt worden. Klar ist es für dich jetzt eine Überwindung, in die neue Klasse zu gehen. **T:** Wenn du ein ADHS hast, ist es natürlich schwerer, sich auf den Stoff zu konzentrieren.
V5	Validierung anhand der aktivierten Schemata	Grundannahmen bzw. Schemata als Erklärung für eine Reaktion einbeziehen	**T:** Wenn du der Meinung bist, „Mich kann eh niemand leiden", dann kann ich gut verstehen, dass du darüber nachdenkst, nicht zu der Party zu gehen.
V6	radikale Echtheit	die „Norm" einbeziehen; kennzeichnen, dass ein Verhalten der Norm entspricht oder nicht der Norm entspricht und daher zu Schwierigkeiten führen wird	**T:** Wenn ich morgen ein Referat halten müsste, wäre ich auch total aufgeregt. **T:** Wenn du weiter zuschlägst, sobald dich jemand kränkt, wirst du irgendwann mal im Jugendarrest landen.

Tab. 1-1 Fortsetzung

Validierungsstufe		Erläuterung	Beispiel
V7	reziproke Vulnerabilität/Selbstoffenbarung	die eigene Verletzlichkeit offenbaren, wenn die Patientin das tut	**P am Therapieende:** Ich finde es schade, dass wir uns nicht mehr sehen. **T:** Das finde ich auch.

Die **dialektische Grundhaltung** akzeptiert das gleichzeitige Bestehen widersprüchlich erscheinender Pole und versucht aus einer „Entweder-Oder-Sicht" eine „Sowohl-Als-Auch-Perspektive" zu formen. Eine Balance der Akzeptanz- und Veränderungsstrategien schafft die Grundlage für eine stabile Beziehung zur Patientin und macht einen Veränderungsprozess möglich. Die Beziehungsgestaltung zu den Jugendlichen in der DBT-A ist durch einen **schnellen Wechsel zwischen Akzeptanz- und Veränderungsstrategien** gekennzeichnet.

Das Thema Dialektik wird später im Modul „Den Mittelweg finden" (▶ Kap. 10) ausführlicher aufgegriffen.

Um die Therapiemotivation und damit die Selbstverpflichtung (Commitment) zur aktiven Teilnahme an der Therapie zu erhöhen, ergänzte Linehan (1996a) ihren Therapieansatz um spezielle **Commitmentstrategien** (▶ Tab. 1-2).

Tab. 1-2 Commitmentstrategien zur Erhöhung der Therapiemotivation.

Strategie	Erläuterung	Beispiel
Betonen der freien Wahlmöglichkeit	Es wird betont, dass die Entscheidung bei der Patientin liegt, ohne die realistischen Konsequenzen zu unterschlagen.	**T:** Es ist natürlich deine Entscheidung, ob wir daran arbeiten, dass du im Unterricht weniger störst. Wenn wir nicht daran arbeiten, könnte deine Versetzung allerdings gefährdet sein.
Erinnern an frühere Zustimmung	Wenn die Motivation abzunehmen scheint, wird daran erinnert, welche Ziele die Patientin vorher genannt hatte oder welche Absprachen getroffen wurden.	**T:** Als du die Therapie begonnen hast, hast du gesagt, du wolltest lernen, dich nicht mehr zu verletzen. Welches waren damals noch mal die Gründe dafür, dass du daran arbeiten wolltest?
Pro und Contra	Kurz- und langfristige Konsequenzen eines Verhaltens bzw. einer Verhaltensveränderung werden abgewogen.	**T:** Lass uns mal in Ruhe schauen, was kurz- oder langfristig für oder gegen den Drogenkonsum spricht.
Fuß in der Tür und Tür ins Gesicht	Eine kleine Anforderung wird gestellt und von größeren Anforderungen gefolgt. Eine etwas übertrieben hohe Anforderung wird gestellt, um dann die Anforderung deutlich zu verringern.	**T:** Welches ist der erste Skill auf deiner Skillskette? Kannst du mit dem mal anfangen? **T:** Schau dir doch die Station erst mal an. **T:** Ich finde, du solltest ab jetzt jeden Tag 2 Stunden Sport machen. ... Okay, vielleicht kannst du damit anfangen, jeden zweiten Tag 30 Minuten joggen zu gehen.

Tab. 1-2 Fortsetzung

Strategie	Erläuterung	Beispiel
Advocatus Diaboli	Der Therapeut argumentiert „im Sinne des Teufels“ – also z. B. *für* ein dysfunktionales Verhalten, um der Patientin zu ermöglichen, ohne Gesichtsverlust die gegenteilige Haltung einzunehmen. Dies funktioniert nur, wenn die Patientin eigentlich schon etwas mehr dazu tendiert, etwas verändern zu wollen.	**T:** Also ehrlich gesagt habe ich jetzt auch den Eindruck, dass es in deiner Situation zu viel verlangt wäre, eine Therapie zu machen. Du kommst ja auch ganz gut klar, solange du dich selbst verletzen kannst.
Cheerleading	Der Therapeut feuert an bzw. äußert, dass er der Patientin die nächsten Schritte zutraut und an sie glaubt.	**T:** Ich bin fest davon überzeugt, dass du das schaffen wirst.

Das Commitment der Patientinnen und auch der Eltern oder anderer Bezugspersonen, diese Therapie zu machen, an bestimmten Zielen zu arbeiten, Skills einzusetzen und Vieles mehr ist die Voraussetzung für einen erfolgreichen Verlauf. Das Commitment schwankt bei Jugendlichen mit einer Emotionsregulationsstörung besonders stark und muss immer wieder überprüft und erneuert werden. Außerdem ist es bei Jugendlichen, die gerade mit ihrer Autonomieentwicklung beschäftigt sind, besonders wichtig zu betonen, dass wir ihr Commitment brauchen. Natürlich fördern auch die dialektische Grundhaltung und die Validierung das Commitment der Patientinnen.

Im Folgenden beziehen wir uns auf das Skillstraining. Der Einsatz aller genannter und weiterer noch ungenannter DBT-Strategien ist jedoch unerlässlich, um Erfolge zu erzielen. Daher möchten wir Sie ermutigen, sich (falls noch nicht geschehen) mit der oben angeführten Literatur zu beschäftigen und weitere Fortbildungsangebote zur DBT-A zu nutzen.

2 Emotionsregulationsstörung im Jugendalter

Probleme im Umgang mit Gefühlen bei Jugendlichen

Das Jugendalter ist eine kritische Phase für die Entwicklung der Emotionsregulation. Jugendliche reagieren stärker auf emotionsauslösende Situationen (z. B. Stroud et al. 2009), erfahren häufiger negative oder gemischte Gefühle (z. B. Riediger et al. 2009, 2014) und zeigen schnellere Stimmungswechsel (z. B. Larson et al. 2002). Die Regulation der Emotionen scheint in diesem Erleben von Jugendlichen eine Schlüsselrolle zu spielen (z. B. Opitz et al. 2012; Riediger u. Klipker 2014) und ist vermutlich zentral für die generelle Fähigkeit, sich an die sozialen und emotionalen Herausforderungen in diesem Alter anzupassen (z. B. Yap et al. 2007; Riediger u. Klipker 2014). Nach der Definition von Gross (1999) umfasst die Emotionsregulation bewusste und automatische Prozesse, die beeinflussen, welche Emotionen wir erleben, wann wir diese erleben und wie wir diese erfahren und ausdrücken.

Im Jugendalter häufen sich Situationen, die emotional fordernd sind. In dieser Zeit werden die Konflikte mit den Eltern häufiger, die Interaktion mit Gleichaltrigen gewinnt an Bedeutung und macht verletzlicher, zudem gibt es die ersten sexuellen und Liebeserfahrungen. Gleichzeitig finden starke hormonelle Umstellungen statt, die eine sexuelle Reifung sowie Veränderungen in der Körpergröße und den Proportionen bewirken. Aufgrund des körperlichen Wandels ändern sich auch die Erwartungen des sozialen Umfeldes: Von Jugendlichen, die wie Erwachsene aussehen, wird erwartet, dass sie sich wie Erwachsene verhalten (Dahl 2004). Große Umbrüche vollziehen sich ebenso in der Psyche, etwa eine Veränderung der kognitiven Funktionen und des moralischen Denkens. Dies führt auch dazu, dass die Heranwachsenden sich stärker mit denjenigen Aspekten ihres Daseins beschäftigen, die die eigene Daseinsberechtigung und Zukunft betreffen, was wiederum starke Emotionen auslösen kann (z. B. Thorne 2004). Diese Herausforderungen an die Entwicklung fördern i. d. R. die Entfaltung von Fertigkeiten, welche die Identitäts- und Autonomieentwicklung sowie andere Aufgaben des Übertritts in das Erwachsenenalter betreffen (Erikson 1968). Dies funktioniert jedoch nur dann, wenn die Herausforderungen nicht zur Überforderung werden (Yap et al. 2007). Die Fähigkeit zur Emotionsregulation scheint bei der Frage, ob ein Jugendlicher diese Entwicklungsaufgaben angemessen bewältigt, eine zentrale Rolle zu spielen.

Zimmer-Gembeck und Skinner (2011) beschäftigten sich mit 58 Studien, die Bewältigungsstrategien von der Kindheit bis zur Jugend beleuchten. Die Regulationskapazitäten scheinen in dieser Phase mit steigendem Alter zuzunehmen. Emotionale Situationen werden besser verstanden und das Repertoire an Emotionsregulationsskills ist besser entwickelt. Darüber hinaus scheinen die Jugendlichen immer besser in der Lage zu sein, die für die jeweilige Situation passende Strategie auszuwählen. So werden etwa Problemlösestrategien vermehrt dann eingesetzt, wenn die Situation beeinflussbar ist (z. B. Leistungsprobleme in der Schule), während Ablenkung eher dann genutzt wird, wenn die Situation nicht zu beeinflussen ist (z. B. die Erkrankung eines Elternteils). Die Autoren berichten jedoch auch, dass diese Entwicklungen anscheinend nicht linear verlaufen. Einige Studien zeigen, dass es während dieser Phase auch Zeiten geben kann (insbesondere das frühe Jugendalter), in denen die Jugendlichen wieder vermehrt mit der Regulation ihrer Gefühle kämpfen oder maladaptive Strategien wie kognitive Vermeidung, Grübeln oder verbale Angriffe einsetzen. So nutzen 13-jährige Jugendliche beispielsweise kognitive Strategien wie positive Neubewertung, Aufmerksamkeitslenkung oder vorausschauende Planung sehr viel seltener als junge Erwachsene (Garnefski et al. 2002).

Gross (1999) geht davon aus, dass ein adaptiver Emotionsregulationsstil davon abhängt, wie flexibel das Individuum die unterschiedlichen Skills zur Gefühlssteuerung einsetzen kann. In einer Überblicksarbeit beschäftigen sich Compas und Kollegen (2001) mit 63 Studien zur Emotionsregulation bei Kindern und Jugendlichen. Sie schließen, dass problemfokussierte und sich der Situation stellende Bewältigungsstrategien mit einer besseren psychischen Anpassung in Kindheit und Jugend einhergehen. Zu diesen Strategien gehören positives Denken, eine genaue Situationsanalyse und eine selektive Aufmerksamkeit auf positive Aspekte der Situation. Sich weder der Sachlage noch seinen Gefühlen zu stellen, scheint hingegen mit einer geringeren psychischen Anpassung einherzugehen. Zu diesen Strategien gehören Vermeidung, Rückzug und Emotionsunterdrückung. Aber auch negative Kognitionen über sich und die Situation sowie das unregulierte Herauslassen von Gefühlen scheinen sich negativ auf die psychische Anpassung auszuwirken. In einer Longitudinalstudie über ein Jahr an Schülern der Klassen 8 und 9 (Ciarrochi et al. 2008) wurde gezeigt, dass eine geringe Fähigkeit, eigene Gefühle wahrzunehmen, einen Anstieg von Angst, eine Abnahme positiver Gefühle und eine Abnahme von sozialer Unterstützung voraussagt. All diese Beobachtungen passen zu der Definition von Gratz und Roemer (2004).

Definition

Emotionsregulation umfasst

- das Wahrnehmen und Verstehen von Gefühlen,
- die Akzeptanz von Gefühlen und
- die Fähigkeit, impulsives Veralten zu kontrollieren und sich in Übereinstimmung mit den angestrebten Zielen auch beim Erleben negativer Gefühle flexibel zu verhalten.

(nach Gratz u. Roemer 2004)

Es gibt Belege dafür, dass eine gute Emotionsregulationsfähigkeit mit einer höheren sozialen Kompetenz, einem stärker ausgeprägtem prosozialen Verhalten, einer besseren akademischen Laufbahn und weniger Problemen mit Externalisierung und Internalisierung führt (z. B. Bell u. Calkins 2000; Buckley u. Saarni 2009; Silk et al. 2003; Zeman et al. 2006). Eine gute Fähigkeit zum Umgang mit Gefühlen steht außerdem in Zusammenhang mit einer höheren Akzeptanz in der Gleichaltrigengruppe und einer geringen Gefahr, von Gleichaltrigen gemobbt und ausgeschlossen zu werden (Buckley u. Saarni 2009).

Eine maladaptive Emotionsregulation bei Kindern und Jugendlichen wird heute als vermittelnder Faktor bei der Entwicklung verschiedener psychischer Probleme gesehen (z. B. Gunnar et al. 2009; Shortt et al. 2010; Sumter et al. 2010). Hierzu gehören Angststörungen (Überblick bei Mohr u. Schneider 2013), Depressionen (Überblick bei Horn u. Pössel 2013), Störungen des Sozialverhaltens (Überblick bei Stadler u. Danielsson 2013), Autismusspektrumstörungen (Überblick bei Altgassen u. Kretschmer 2013), Aufmerksamkeitsdefizit-/Hyperaktivitätsstörung (Überblick bei Legenbauer u. Holtmann 2013), Traumafolgestörungen (Überblick bei Schmid 2013), Essstörungen (Überblick bei Munsch u. Hilbert 2013) und ebenso das nicht-suizidale selbstverletzende Verhalten (NSSV) oder Borderline-Symptome (Überblick bei In-Albon u. Bürli 2013).

Insgesamt lässt sich feststellen, dass an der Entwicklung der Emotionsregulationsfähigkeit im Jugendalter **sowohl intra- als auch interpersonelle Faktoren** beteiligt sind. Auf die einzelnen Faktoren wird im Folgenden kurz eingegangen.

Neurophysiologie

In der Entwicklung vom Kind zum Jugendlichen und jungen Erwachsenen werden **kognitive Kontrollfunktionen komplexer und effizienter** (Überblick bei Yurgelun-Todd 2007). Die Veränderungen werden der Reifung des präfrontalen Kortex zugeschrieben (z. B. Casey et al. 2008, 2010; Steinberg 2008). Diese Reifung umfasst eine Verringerung der grauen Substanz, verursacht durch die Elimination nicht genutzter synaptischer Verbindungen, was vermutlich eine umgrenztere Aktivierung bestimmter Hirnareale ermöglicht. Studien zur kognitiven Kontrolle weisen darauf hin, dass in der Entwicklung vom Kind zum jungen Erwachsenen mit zunehmendem Alter der dorsolaterale präfrontale Kortex verstärkt aktiviert wird und die Nutzung bestimmter ausgewählter Hirnareale, die für die kognitive Kontrolle zuständig sind, immer effizienter funktioniert (Überblick bei Casey et al. 2008; Steinberg 2008). Es ist davon auszugehen, dass der Einsatz von kognitiver Kontrolle eine Voraussetzung für eine effektive Emotionsregulation darstellt (Gray u. Braver 2007; Ochsner u. Gross 2005). Verschiedene Studien mit Teilnehmern unterschiedlichen Alters weisen auf genau diesen Zusammenhang hin (z. B. Compton et al. 2008; Hoeksma et al. 2004; Robinson 2007).

Da sich die kognitiven Kontrollfunktionen von der Kindheit zum Erwachsenenalter verbessern und der präfrontale Kortex reift, sollte man davon ausgehen, dass sich in dieser Zeit sowohl die allgemeine Selbstregulationsfähigkeit als auch speziell die Emotionsregulationsfähigkeit verbessert (Casey et al. 2010). Eine hohe Impulsivität und Risikobereitschaft im Jugendalter und eine geringere Fähigkeit, Versuchungen und dem Einfluss der Gleichaltrigengruppe zu widerstehen, sprechen jedoch gegen diese Annahme (Riediger u. Klipker 2014; Luerssen u. Ayduk 2014). Auch die Befunde einer erhöhten negativen Emotionalität und der emotionalen Instabilität im Jugendalter (z. B. Ciarrochi et al. 2008; Larson et al. 2002) sprechen eher dafür, dass der **Anstieg in der Emotionsregulation nicht linear verläuft**. Daher gehen verschiedene Experten heute davon aus, dass man neben der Reifung des präfrontalen Kortex auch subkortikale und andere Hirnareale berücksichtigen muss, die an der Verarbeitung von emotionalen Informationen beteiligt sind (z. B. Casey et al. 2010; Steinberg 2008). Diese Autoren nehmen an, dass die strukturelle und funktionelle Reifung dieser verschiedenen Hirnsysteme nicht parallel verläuft. Nach ihrer Ansicht entwickelt sich das limbische System früher als der präfrontale Kortex (Bardo 2004; Casey et al. 2008, 2010; Chambers et al. 2003, Rutherford et al. 2010). Diese unterschiedlichen Zeitverläufe können dazu führen, dass Emotionswahrnehmung und -regulation in bestimmten Phasen des Jugendalters nicht gut aufeinander abgestimmt sind.

Möglicherweise greift die simple Betrachtung der Reifung von Hirnstrukturen auch zu kurz, um die komplexen Vorgänge in der Emotionsverarbeitung zu verstehen. So könnte die Reifung bestimmter Hirnstrukturen auch zu einer **differenzierteren und komplexeren Emotionswahrnehmung** führen (Pfeifer u. Allen 2012), die den Jugendlichen dann wiederum überfordert, da er noch nicht die passenden Emotionsregulationsskills ausgebildet hat oder das Umfeld ihn nicht ausreichend in der Verarbeitung dieser Wahrnehmung unterstützt (s. u.).

Aufgrund der neurophysiologischen Veränderungen, die das jugendliche Gehirn durchläuft, scheint es besonders anfällig für die Entwicklung einer Emotionsregulationsstörung zu sein.

Bildgebende Verfahren, die sich diesem Thema im Jugendalter widmen, sind rar. Bei Jugendlichen mit einer Borderline-Störung hat der Einsatz von bildgebenden Verfahren äußerst widersprüchliche Befunde ergeben (Überblick bei Fonagy et al. 2015), was die Autoren darauf zurückführen, dass es sich hier um heterogene Stichproben gehandelt hat und sich strukturelle Veränderungen im Gehirn bei Jugendlichen im Vergleich zu Erwachsenen noch nicht vollständig materialisiert haben. Die letztere Aussage spricht dafür, schon in diesem Alter zu intervenieren.

Genetik, Molekulargenetik

Molekulargenetische Studien legen nahe, dass es **biologische Unterschiede in der emotionalen Reaktivität** gibt, die z. B. mit Polymorphismen des Serotonintransporters zu tun haben (Canli u. Lesch 2007). Amstadter et al. (2012) ermittelten, dass 10- bis 14-Jährige mit einem genetischen Polymorphismus des Serotonintransporters oder des Dopamintransporters schlechter bei einer Aufgabe abschnitten, die die Fähigkeit zur Stresstoleranz maß. Andere Studien wiesen nach, dass Kinder und Jugendliche, die einen Polymorphismus des Serotonintransporter-Gens aufwiesen, die stärksten Borderline-Züge zeigten (Hankin et al. 2011). Belsky et al. (2012) fanden einen Zusammenhang von Misshandlung und Borderline-Zügen bei 12-Jährigen, der nur dann bestand, wenn es in der Familie bereits eine psychische Krankheitsgeschichte gab, was für eine genetisch bedingte Vulnerabilität spricht.

Auch hier ist die Studienlage noch unbefriedigend. Auch wenn man davon ausgeht, dass es eine neurobiologische bzw. genetische Prädisposition für das Auftreten von Problemen der Emotionsregulation geben kann, so greift eine isolierte Betrachtung zu kurz. Die Einflüsse des sozialen Umfeldes, die ebenfalls auf neurophysiologische Prozesse einwirken, sind unumstritten. Die Effekte genetisch bedingter biologischer Unterschiede in der emotionalen Reaktivität auf die Emotionsregulation (Canli u. Lesch 2007) scheinen beispielsweise durch eine sichere Bindung abgepuffert zu werden (Zimmermann et al. 2009) – womit der Einfluss der Familie ins Spiel kommt.

Familiäre Einflüsse

Die Fähigkeit, Emotionen zu regulieren, wird maßgeblich durch die Interaktion eines Menschen mit seinem sozialen Umfeld geprägt. Der familiäre Einfluss auf die Entwicklung der Emotionsregulation wird über verschiedene Wege vermittelt (Morris et al. 2007):

- Das Kind lernt am Modell. Es beobachtet, wie die Eltern ihre eigenen Gefühle regulieren.
- Die Eltern leiten das Kind direkt im Umgang mit seinen Gefühlen an und gehen selbst mit dessen Gefühlen um.
- Das familiäre Klima er- oder entmutigt den freien Ausdruck von Gefühlen.

Untersuchungen unterstützen diese Annahmen. So hat sich gezeigt, dass die **Emotionsregulationsfähigkeit der Eltern** und **deren Einstellung zu Gefühlen** einen Einfluss auf die Emotionsregulation ihrer Kinder haben (Hunter et al. 2011; Katz u. Hunter 2007; Morris et al. 2007; Teti u. Cole 2011).

- Kinder von depressiven Müttern haben z. B. häufiger Schwierigkeiten mit der eigenen Emotionsregulation (Dagne u. Snyder 2011; Feldman et al. 2009, Hoffman et al. 2006).
- Die Stresstoleranz von Müttern steht in Zusammenhang mit der Stresstoleranz ihrer Töchter (Daughters et al. 2014).
- Starker Stress wird von Jugendlichen als weniger belastend erlebt, wenn ihre Eltern sich einfühlsam und unterstützend verhalten. Das Gegenteil ist der Fall, wenn die Eltern stark kontrollierend handeln (Boudreault-Bouchard et al. 2013).
- Jugendliche mit einer geringen Stresstoleranz, deren Eltern eher streng und mit wenig Einfühlungsvermögen auf den Stress ihrer Kinder reagieren, haben weniger oder weniger gute Freundschaften (Ehrlich et al. 2013).
- Unterstützen die Eltern ihre Kinder auf eine einfühlsame Weise, so entwickeln diese ein höheres Selbstwertgefühl, während ein wenig einfühlsamer und fordernder Erziehungsstil ein geringes Selbstwertgefühl begünstigt (Boudreault-Bouchard et al. 2013, Martinez u. Garcia 2007).
- Die zentrale Rolle einer geringeren familiären Unterstützung wurde auch für das Auftreten und die Aufrechterhaltung von NSSV nachgewiesen (Brausch u. Gutierrez 2010; Crowell et al. 2009; Tatnell et al. 2014).
- Familien von selbstverletzenden Jugendlichen scheinen eher ein unsicheres Bindungsmuster aufzuweisen (Martin et al. 2011; Tatnell et al. 2014) und ihre Kinder stärker zu kritisieren und zu invalidieren (You u. Leung 2012).
- In einem Konfliktgespräch zeigten diese Familien weniger positive Gefühle, mehr negative Emotionen und einen geringeren Zusammenhalt im Vergleich zu Familien nicht-selbstverletzender Jugendlicher (Crowell et al. 2008). Dieser Effekt scheint über Schwierigkeiten in der Emotionsregulation mediiert zu sein (Adrian et al. 2011).
- Passend zu diesen Befunden wurde festgestellt, dass unterstützende familiäre Beziehungen vor dem Auftreten von NSSV schützen und eine größere Rolle spielen als die Beziehung zu Gleichaltrigen (Brausch u. Gutierrez 2010; Giletta et al. 2012; Kaminski et al. 2010; Taliaferro et al. 2012).

Das Jugendalter stellt die Eltern vor eine zusätzliche Herausforderung. Obwohl Jugendliche autonomer werden und sich daher z. B. stärker an der Gleichaltrigengruppe und den Medien orientieren, bleibt der Einfluss der Eltern in dieser Phase groß (Bariola et al. 2011; Shortt et al. 2010; Yap et al. 2008). Allerdings benötigen Jugendliche eher eine indirekte Unterstützung, indem sie mit den Eltern über mögliche Strategien zur Emotionsregulation sprechen können, als eine direkte Instruktion (Morris et al. 2007). Ob es den Eltern gelingt, eine gute Balance zwischen Anleitung und Struktur auf der einen und Freiheit zur Autonomieentwicklung auf der anderen Seite herzustellen, ist für die emotionale Entwicklung der Jugendlichen von großer Bedeutung. Jugendliche, die von ihren Eltern abhängig bleiben, scheinen eher internalisierende Probleme (z. B. Depressionen) zu entwickeln, während Jugendliche, die die Unterstützung ihrer Eltern in Bezug auf ihre Emotionsregulation ablehnen, ein stärkeres Risiko für die Entwicklung von externalisierenden Problemen (z. B. Regelverstöße und Delinquenz, Substanzmissbrauch und Gewaltdurchbrüche) haben (Überblick bei Bell u. Calkins 2000; Morris et al. 2007).

Dabei ist ebenso zu berücksichtigen, dass die Fähigkeit der Eltern, angemessen zu reagieren, auch davon abhängt, wie ihre Kinder sich verhalten. **So hat etwa die Intensität, mit der Emotionen vom Kind wahrgenommen und ausgedrückt werden, einen Einfluss auf die Reaktionen der Eltern.** Verschiedene Studien implizieren, dass Eltern größere Schwierigkeiten haben, mit den Gefühlen der Jugendlichen umzugehen, wenn diese unkontrolliert ausgedrückt werden. Dadurch verändert sich die Fähigkeit der Eltern, Emotionsregulation anzuleiten, und auch das familiäre Klima wird beeinträchtigt. Beide Faktoren können wiederum einen negativen Einfluss auf die Entwicklung von Emotionsregulationsstrategien des Jugendlichen haben (z. B. Dishion et al. 2004; Schulz et al. 2005). Ob Eltern in der Lage sind, angemessen auf ihr Kind zu reagieren, auch wenn dieses starke Gefühlsausbrüche zeigt, ist wiederum abhängig von ihrer eigenen Fähigkeit, Stress zu tolerieren und Gefühle zu regulieren. Diese Befunde unterstützen das bio-soziale Modell von Linehan (1996a; s. u.).

Leider werden häufig auch massive **negative familiäre Einflüsse** wie häusliche körperliche oder sexuelle Gewalt oder eine emotionale Vernachlässigung als Ursachen einer Emotionsregulationsstörung gefunden (Burns et al. 2010; Kim u. Cicchetti 2010; Koss et al. 2011; Robinson et al. 2009; Wilson et al. 2011). Speziell bei der Borderline-Persönlichkeitsstörung (BPS) gibt es eine hohe Evidenz für den Einfluss negativer familiärer Erfahrungen, insbesondere emotionaler Vernachlässigung und körperlichen und sexuellen Missbrauchs (Überblick bei Fonagy u. Luyten 2015 oder Chanen u. Kaess 2012). Es ist jedoch zu betonen, dass diese Bedingungen vorliegen können, aber nicht müssen. Eine kurze Erläuterung zum Umgang mit dieser Frage in der Therapie findet sich in ▶ Kapitel 10 „Den Mittelweg finden“.

Die angeführten Studienergebnisse sprechen für **frühe Interventionen** bei Jugendlichen mit Problemen der Emotionsregulation bzw. für **Präventionsprogramme** (vgl. Chanen et al. 2008; Fonagy et al. 2015). Die DBT-A richtet sich an Jugendliche, die bereits psychisch auffällig geworden sind, und bezieht die Familie mit ein. Wenngleich die DBT-A ursprünglich für Jugendliche mit Suizidalität und NSSV entwickelt wurde, spricht heute viel dafür, Jugendliche mit Emotionsregulationsschwierigkeiten allgemein in das Behandlungsprogramm zu integrieren (s. u.).

Emotionsregulationsstörung und Skillstraining im Jugendalter

Nach den vorangehend beschriebenen Befunden ist davon auszugehen, dass das Jugendalter eine kritische Phase für die Entwicklung der Emotionsregulation darstellt, weil die Jugendlichen sich verschiedenen Entwicklungsaufgaben stellen müssen und ihr Gehirn ebenso wie der restliche Körper in dieser Zeit starken Veränderungsprozessen unterliegt. Eine bewusste Auseinandersetzung mit emotionalen Zuständen und Problemen sowie ein flexibler und situationsangepasster Umgang mit Gefühlen scheinen die psychische Anpassung zu unterstützen. Dies spricht dafür, die bewusste Auseinandersetzung mit Emotionsregulationsstrategien und deren Einsatz in unterschiedlichen Situationen zu fördern. Die **Vermittlung von entsprechenden Strategien (Skills) in der Skillsgruppe** entspricht genau diesen Anforderungen:

- Die Jugendlichen erlernen neue Strategien von den Skillsgruppentrainern, aber auch voneinander, und tauschen sich über den sinnvollen Einsatz dieser Fertigkeiten und ihre Erfahrungen mit dem Einsatz aus.
- Der Austausch untereinander unterstützt das Autonomiebestreben. Daher sollten die Skillsgruppentrainer den Gruppenteilnehmerinnen ebenso Raum für den Austausch untereinander einräumen.
- Da der Erwerb adaptiver Emotionsregulationsstrategien maßgeblich auch von der familiären Umgebung geprägt wird, ist der Einbezug der Familie ebenfalls sinnvoll (► Kap. 10).

Die DBT-A wurde primär für Jugendliche konzipiert, die ein stark dysfunktionales Verhalten zeigen, etwa NSSV und Suizidgedanken oder -versuche, aber auch anderes impulsives Verhalten wie Essattacken, Erbrechen, Drogen- und Alkoholmissbrauch, körperliche Gewalt, riskantes Sexualverhalten und andere Risikoverhaltensweisen (vgl. Rathus u. Miller 2015). Hierbei handelt es sich um Jugendliche, die häufig die Kriterien einer emotional instabilen Persönlichkeitsstörung erfüllen. Im Rahmen der DBT-A benötigen diese Patientinnen ein intensives Behandlungsprogramm, welches ihnen neben der **Vermittlung von Skills** eine **einzeltherapeutische Behandlung** nach DBT-Prinzipien und ein **Telefoncoaching** sowie den Therapeuten ein **DBT-Beratungsteam** mit anderen Behandlern bietet.

Auch Patientinnen, die nur wenige Kriterien der BPS erfüllen oder unter anderen psychischen Störungen oder weniger schwerwiegenden Problemen leiden, können von der Skillsvermittlung profitieren – sie benötigen dann nicht unbedingt das gesamte DBT-A-Setting. Zu dieser Gruppe gehören z. B. Jugendliche, die

- in der Peergruppe verstärkt Alkohol oder Cannabis konsumieren,
- sich oberflächlich selbst verletzen,
- starke Unregelmäßigkeiten im Essverhalten zeigen,
- nicht in der Lage sind, Freundschaften oder Beziehungen zu halten,
- Schwierigkeiten haben, ihren Ärger zu kontrollieren,
- den Schulbesuch vermeiden,
- sich sozial ängstlich zeigen und sich sozial zurückziehen und/oder
- zu viel Medien konsumieren.

Übereinstimmend mit den vorangehend genannten Arbeiten sieht die DBT all diese **Schwierigkeiten als Konsequenz von Problemen der Emotionsregulation** an.

Jugendliche mit Problemen der Emotionsregulation haben i. d. R. Schwierigkeiten, mit Stress umzugehen, ein robustes Selbstwertgefühl zu entwickeln sowie stabile Beziehungen zu Gleichaltrigen und zur Familie aufzubauen und zu halten. Die Module der DBT-A beziehen sich daher neben der konkreten Vermittlung von Emotionsregulationsskills auf genau diese Bereiche, wobei eine klare Abgrenzung der einzelnen Aspekte nicht immer möglich ist. Die Module interagieren miteinander und manche Skills können mehreren Modulen zugerechnet werden.

- Das **Modul „Achtsamkeit"** stellt die Basis für den Erwerb aller Skills dar. Die Achtsamkeitsskills sollen den Jugendlichen helfen, sich selbst – also die eigenen Gedanken, Gefühle, Körperreaktionen und Handlungsimpulse – bewusster wahrzunehmen und sich damit auch bewusster zu steuern.
- Die **Stresstoleranzskills** sollen es ermöglichen, weniger impulsiv zu reagieren, langfristig mehr Verantwortung für sich und sein Leben zu übernehmen und die Realität so anzunehmen, wie sie ist.

- Die Skills aus dem Bereich **„Umgang mit Gefühlen"** zielen darauf ab, seine Gefühle besser annehmen und tolerieren zu können, sie abzuschwächen oder zu verändern, soweit es sinnvoll ist, und positive Gefühle häufiger werden zu lassen.
- Die **zwischenmenschlichen Skills** erweitern die sozialen Kompetenzen mit dem Ziel, Beziehungen und die Selbstachtung zu verbessern.
- Das **Selbstwertmodul** ist explizit zur Verbesserung des Selbstwertes entwickelt worden. Hierbei geht es um eine höhere Akzeptanz der eigenen Person, um eine positivere Einstellung zu sich selbst und der Welt sowie – ergänzend zu den zwischenmenschlichen Fertigkeiten – um den Aufbau eines unterstützenden sozialen Netzes.
- Das **Modul „Den Mittelweg finden"** ist speziell für die Arbeit mit Jugendlichen und Bezugspersonen gemeinsam entworfen. Es zielt darauf ab, die Konflikte innerhalb der Familie zu verringern und den Anteil an wertschätzender Kommunikation zu erhöhen. Hier werden Lernprinzipien, Validierung und Dialektik vermittelt.
- Das **Modul „Umgang mit Rauschmitteln"** ist eine mögliche Ergänzung, wenn die Jugendlichen hier Auffälligkeiten zeigen.

Falls Sie Störungsbilder behandeln, bei denen die Impulsivität eine untergeordnete Rolle spielt, so sollten Sie anhand des Störungsbildes und der individuellen Problematik der Jugendlichen entscheiden, welche Module Sie vermitteln. Unserer Erfahrung nach profitieren alle Störungsbereiche von der Vermittlung der Skills aus den Modulen „Achtsamkeit", „Umgang mit Gefühlen", „Zwischenmenschliche Skills" und „Selbstwert". Nicht alle Jugendlichen erleben eine starke innere Anspannung (z. B. depressive Jugendliche). Diese Patientinnen können dann evtl. nicht viel mit dem Begriff der inneren Anspannung anfangen und müssen sich nicht so ausführlich mit den kurzfristig wirksamen Stresstoleranzskills auseinandersetzen. Für diese Jugendlichen sind auch nicht alle Arbeits- und Infoblätter aus dem Modul „Grundlagen und Fakten" geeignet, da diese teilweise stark an einer Borderline-Symptomatik orientiert sind. Die langfristig wirksamen Stresstoleranzskills, die auf die Übernahme von Verantwortung für das eigene Leben abzielen, sind jedoch auch für diese Patientinnen von Bedeutung. Nach unserer Erfahrung profitieren ebenso alle Familien psychisch erkrankter Jugendlicher vom Modul „Den Mittelweg finden".

Das vorliegende Skillstraining in seiner intensiven Form wurde für die Therapie von Jugendlichen mit Borderline-Symptomen entwickelt. Der bestehende Wissensfundus zum Einsatz der DBT in der Behandlung von BPS-Patientinnen stammt jedoch hauptsächlich aus der Erwachsenentherapie. Daher stellen wir beim Hintergrundwissen zu den einzelnen Modulen jeweils die aktuellen Erkenntnisse zur Borderline-Störung im Erwachsenenalter vor und ergänzen diese um Befunde aus dem Jugendbereich.

3 Skillstraining

Grundlegendes zur Skillsvermittlung

Wie viele andere Begriffe, die aus den USA übernommen wurden, haben wir auch den Begriff „Skills“ beibehalten. Er ist kurz und prägnant und klingt für die Jugendlichen wesentlich interessanter als „Fertigkeiten“, die deutsche Übersetzung von Skills. Eine eigene, z. T. angloamerikanische Sprache für die verschiedenen Skills ermöglicht den Jugendlichen, sich mit dem Konzept zu identifizieren.

Neben der dialektischen und achtsamen Grundhaltung wird das Vermitteln von Skills als Kernstück der DBT betrachtet.

Nach Bohus und Wolf-Arehult (2013, S. 2) erfolgt die **Skillsvermittlung in vier Schritten**:

- Schritt I: Vermittlung von theoretischem Wissen
- Schritt II: individuelle Anpassung von Skills
- Schritt III: Übungen mit den Skills unter Non-Stress-Bedingungen
- Schritt VI: Einsatz der Skills als zielförderndes Alternativverhalten

Während in der **Skillsgruppe** theoretisches Wissen vermittelt wird und Übungen mit den Skills unter Non-Stress-Bedingungen stattfinden (Schritt I und III), strebt man im Rahmen der Einzeltherapie die individuelle Anpassung der Skills und deren Übertragung auf den Alltag der Patientin an (Schritt II und VI; vgl. Bohus u. Wolf-Arehult 2013, S. 3).

Geleitet durch Informationen aus Verhaltens- oder Kettenanalysen werden in der **Einzeltherapie** dysfunktionale Verhaltensmuster und Skillsdefizite herausgearbeitet. Die Patientin wird angehalten, in Zukunft Skills als zielförderndes Alternativverhalten (Stufe IV) einzusetzen. Der Einzeltherapeut hat dabei die Aufgabe, der Patientin bewusst zu machen, welche Strategien sie bereits einsetzt, und sie darin zu unterstützen, diese auch in Krisensituationen anzuwenden. Weiterhin fördert er den Einsatz neu erworbener Skills in Alltagssituationen. Um die Generalisierung der Skillsanwendung auf Krisensituationen zu ermöglichen, steht der Einzeltherapeut darüber hinaus für ein Skillscoaching am Telefon zur Verfügung. Zusätzlich hat er die Aufgabe, am Commitment zum Einsatz von Skills zu arbeiten.

Im **stationären Setting** erfolgt auch in den Bezugspersonenstunden des Pflege- und Erziehungsdienstes (PED) eine individuell abgestimmte Skillsvermittlung. Die Mitarbeiter des PED als Bezugspersonen unterstützen beim Einsatz von Skills im Stationsalltag unter Non-Stress-Bedingungen genauso wie in Hochspannungssituationen und bei Belastungserprobungen am Wochenende im familiären Umfeld oder in der Jugendhilfeeinrichtung. Während der Belastungserprobungen stehen die Mitarbeiter des PED zudem für ein telefonisches Skillscoaching zur Verfügung.

Die Skills werden in der DBT-A anhand von sechs verschiedenen Modulen vermittelt. Das Sucht-Modul lässt sich ergänzend nutzen, falls Bedarf besteht.

Module in der Skillsvermittlung

Die ambulante DBT-A umfasste bisher die Module „Achtsamkeit“, „Stresstoleranz“, „Umgang mit Gefühlen“, „Zwischenmenschliche Fertigkeiten“ und „Den Mittelweg finden“. Im

Interaktiven Skillstraining für Borderline-Patienten (Bohus u. Wolf-Arehult 2013) wurden die ersten vier Aspekte um die Module „Selbstwert“ und „Umgang mit Sucht“ ergänzt und der Bereich der Emotionsregulation erweitert. Das vorliegende Skillsmanual für Jugendliche greift diese Erweiterungen auf und orientiert sich daher stark an dem Manual für erwachsene Patienten, hält die Arbeitsblätter jedoch kürzer und jugendgerecht und bezieht außerdem das von Miller et al. (2007a) entwickelte und von Fleischhaker et al. (2011) ins Deutsche übertragene Modul „Den Mittelweg finden“ wieder mit ein.

Spannungskurve und zugehörige Module

In der DBT sprechen wir häufig von **innerer Anspannung**. „Anspannung ist der allgemeine Erregungszustand einer Person. Wenn eine Veränderung der Anspannung auftritt, verändern sich auch Körperreaktionen, Gedanken, Gefühle und Verhalten“ (Bohus u. Wolf-Arehult 2013, S. 65). Die Anspannung lässt sich auf einer subjektiven Skala in einen Bereich von 0 bis 100 % einordnen. Dabei ist in der DBT eine Anspannung von 70 % als der Punkt definiert, an dem das Denken darauf eingeengt ist, wie dieser Zustand „so rasch wie möglich beendet werden kann“ (vgl. Bohus u. Wolf-Arehult 2013, S. 65). Ab 70 % sprechen wir von „Hochspannung“. Eine mittlere Anspannung liegt bei 30–70 %,

Abb. 3-1 Bereiche der Anspannung.

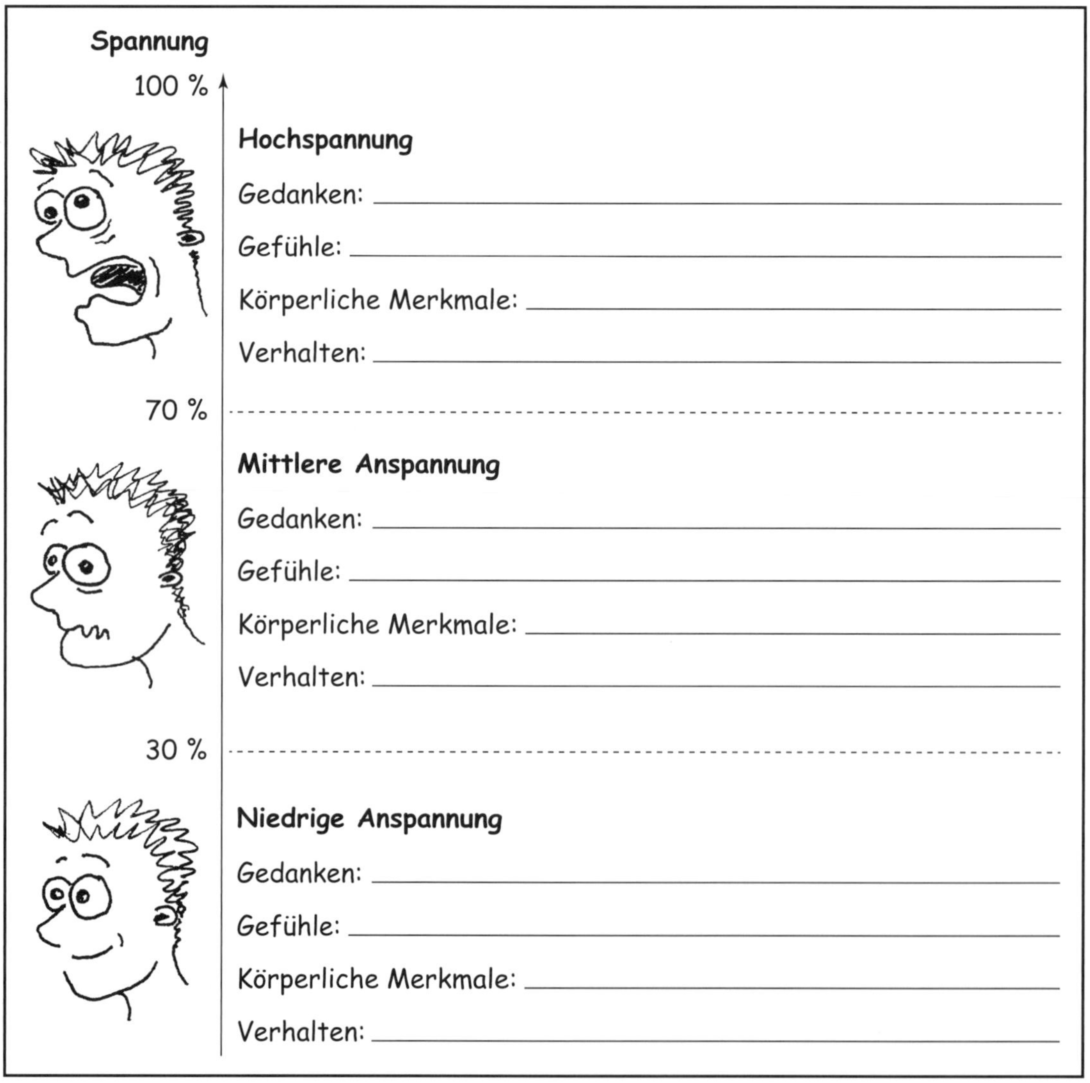

von einer niedrigen Anspannung gehen wir bei einem Wert bis 30 % aus. Dabei lassen sich die Skillsmodule den verschiedenen Spannungsbereichen zuordnen (vgl. Bohus u. Wolf-Arehult 2013, S. 68) (▶ Abb. 3-1).

Die Grundlage für den erfolgreichen Einsatz von Skills und die Reduktion von schädlichen Verhaltensweisen bilden die langfristig wirksamen Stresstoleranzskills (Entscheidung für den neuen Weg, innere Bereitschaft und Annehmen der Realität). Wurde keine Entscheidung für den neuen Weg getroffen, besteht keine innere Bereitschaft, das zu tun, was mir hilft, und bin ich nicht bereit, die Realität so anzunehmen, wie sie im Moment ist, so wird es mir nicht gelingen, über den Einsatz von Skills mein Leben zu verändern.

Im **Hochspannungsbereich** werden die kurzfristig wirksamen Stresstoleranzskills eingesetzt, um die Anspannung so weit zu reduzieren, dass die Person wieder handlungsfähig wird. Befindet die Anspannung sich dann im mittleren Bereich, so hat der Einsatz weiterer kurzfristig wirksamer Stresstoleranzskills keinen Sinn mehr. Im Regelfall geht es jetzt darum, mit intensiven Gefühlen umzugehen und/oder eine zwischenmenschliche Situation zu bewältigen. Es müssen also Skills zur Emotionsregulation oder zwischenmenschliche Skills eingesetzt werden. Diese können natürlich auch jederzeit im unteren Anspannungsbereich eingesetzt werden. Achtsamkeit ist die Basis für jeden Einsatz von Skills, geübt werden kann sie jedoch am besten im niedrigen Anspannungsbereich. Oft denken die Patientinnen und auch ihre Therapeuten nur an Stresstoleranzskills, wenn sie von Skills sprechen, doch Therapeuten und Pädagogen müssen unbedingt darauf achten, dass sie alle Module in die Skillsarbeit einbeziehen.

Die **zentralen Skills** sind unserer Erfahrung nach auch im Jugendbereich die **Emotionsregulationsskills**. Ein Commitment für den Einsatz der kurzfristig wirksamen Stresstoleranzskills zu erlangen ist jedoch einfacher – wahrscheinlich weil es dem Bedürfnis, die unangenehme Situation zu vermeiden, am ehesten entspricht. Die Patientinnen müssen wissen, dass sie andere Skills brauchen, nachdem sie erfolgreich kurzfristig wirksame Stresstoleranzskills angewendet haben. Erfolgt dies nicht, so gerät die Anspannung schnell wieder in den Hochspannungsbereich. Langfristig ist das Ziel, rechtzeitig Emotionsregulationsskills oder zwischenmenschliche Skills einzusetzen, um zu verhindern, dass die Betroffenen überhaupt in Hochspannung geraten. Auch Therapeuten und Mitarbeiter des PED neigen dazu, in schwierigen Situationen Stresstoleranzskills anzubieten und die Emotionsregulationsskills zu vernachlässigen.

Um Enttäuschungen vorzubeugen, welche die Motivation, Skills anzuwenden, schnell erlahmen lassen, sollte von Anfang an auch auf die Nachteile beim Einsatz von Skills im Vergleich zu selbstschädigendem Verhalten hingewiesen werden. Zu diesem Zweck bietet es sich an, gemeinsam mit den Jugendlichen eine Pro-&-Contra-Liste zur Anwendung von Skills im Vergleich zum Einsatz selbstschädigender Verhaltensweisen anzufertigen (▶ Arbeitsblatt Stresstoleranz 7). Nichts hilft kurzfristig so effektiv und zuverlässig wie das selbstschädigende Verhalten. Wenn Jugendliche sagen, dass der Einsatz von Skills nicht hilft, muss überprüft werden, ob die Erwartungen realistisch sind, ob außer Stresstoleranzskills auch weitere Skills genutzt wurden und ob die Skills zu dieser Situation gepasst haben. Erst wenn diese Punkte geklärt sind, sollten Sie das Commitment hinterfragen.

Rahmenbedingungen und strukturelle Aspekte des Skillsgruppentrainings

Wie vorangehend bereits aufgeführt, wird in der Skillsgruppe theoretisches Wissen vermittelt und der Einsatz von Skills unter standardisierten Non-Stress-Bedingungen geübt (vgl. Bohus u. Wolf-Arehult 2013, S. 3). Auf den folgenden Seiten möchten wir praktische Anregungen zur Arbeit mit Jugendlichen in der Skillsgruppe geben. Wir orientieren uns hierbei vorwiegend am Interaktiven Skillstraining von Bohus und Wolf-Arehult (2013), am DBT-A-Arbeitsbuch von Fleischhaker et al. (2011) und dem Buch zur DBT-A von Miller et al. (2007a). Der vorliegende Leitfaden beruht auf der Zusammenstellung der Ideen dieser Autoren sowie eigenen Ergänzungen und hat sich in unserer klinischen Arbeit als hilfreich erwiesen.

Vorbereitung auf die Skillsgruppe

In der Regel sollte jede Jugendliche, die an der Skillsgruppe teilnimmt, auch in einzeltherapeutischer Behandlung sein. Eine individuelle Vorbereitung auf die Gruppe sollte durch ein Vorgespräch mit dem Einzeltherapeuten oder einem der Skillstrainer erfolgen. Hier sollte die Jugendliche mit dem Ziel des Trainings, den Modulen und den Regeln vertraut werden und explizit ein Commitment dazu geben, dass sie unter diesen Bedingungen an der Gruppe teilnehmen will. Sie unterschreibt hierzu den Skillsgruppenvertrag (▶ Infoblatt Grundlagen und Fakten 11). Auch die Eltern oder Sorgeberechtigten sollten vor Beginn der Gruppensitzungen diese Informationen erhalten und ein Commitment zu ihrer Teilnahme geben. Die Inhalte werden z. T. später in der Gruppe wiederholt.

Im **stationären Rahmen** hat es sich bewährt, eine **Commitmentgruppe** einzuführen. An dieser nehmen die Jugendlichen in den ersten drei Behandlungswochen teil. In der Commitmentgruppe werden z. T. die Inhalte des Moduls „Grundlagen und Fakten" vermittelt. Als weitere Themen werden dort besprochen:

- Wer (außer dir) möchte, dass du behandelt wirst, und wie groß ist dein eigener Anteil? (Dies kann als „Motivationskuchen" für jede Patientin ans Flipchart gezeichnet werden.)
- Welches sind die kurz- und langfristigen Vor- und Nachteile für eine Behandlung?
- Welches sind deine persönlichen Ziele einer Behandlung?
- Welche Hindernisse könnten während der Behandlung auftreten?
- Welche Unterstützung wünschst du dir vom Behandlungsteam?
- Welche Unterstützung wünschst du dir von den Mitpatientinnen?

In der letzten Sitzung äußert die Patientin klar, ob sie sich für oder gegen die Behandlung entschieden hat und welche Ziele sie sich für die Behandlung setzt.

Ablauf und Struktur

In der ursprünglichen Form der ambulanten DBT-A nach Miller et al. (2007a) finden die Skillsgruppensitzungen über 16 Wochen einmal pro Woche statt und dauern zwei Stunden (inkl. Pause von 10–15 Minuten). Eltern oder andere Bezugspersonen nehmen hier an allen Sitzungen teil. Da die Konzentrationsspanne bei vielen Jugendlichen nicht so lang ist, hat es sich aus unserer Sicht bewährt, die Sitzungen auf eine Dauer von 1,5 Stunden zu verkürzen. Um den erweiterten Inhalten des vorliegenden Skillsmanuals gerecht zu werden, müssen die Sitzungen der ambulanten Gruppe über einen längeren

Zeitraum von ungefähr einem Jahr stattfinden. Natürlich ist es möglich, je nach Bedarf der Patientengruppe Schwerpunkte zu setzen und dadurch den Zeitraum zu verkürzen. Aus praktischen Gründen haben wir uns entschieden, die überwiegende Anzahl an Skillsgruppensitzungen nur mit den Jugendlichen durchzuführen. Am Ende jedes Moduls werden die Eltern oder Bezugspersonen zur Skillsgruppe eingeladen. Die Jugendlichen erklären ihren Eltern, was sie in diesem Modul gelernt haben. Am Modul „Den Mittelweg finden" nehmen die Eltern jedoch durchgängig teil. Eine mögliche zeitliche Aufteilung, in der alle Module durchlaufen werden, ist in ▶ Tabelle 3-1 dargestellt.

Tab. 3-1 Verteilung der Module auf die Skillsgruppensitzungen.

Einführung in das Skillstraining	2 Sitzungen
Achtsamkeit	2 Sitzungen + 1 Sitzung mit Eltern/Bezugspersonen
Stresstoleranz	6 Sitzungen + 1 Sitzung mit Eltern/Bezugspersonen
Wiederholung Achtsamkeit	1 Sitzung
Umgang mit Gefühlen	9 Sitzungen + 1 Sitzung mit Eltern/Bezugspersonen
Wiederholung Achtsamkeit	1 Sitzung
Zwischenmenschliche Skills	5 Sitzungen + 1 Sitzung mit Eltern/Bezugspersonen
Wiederholung Achtsamkeit	1 Sitzung
Den Mittelweg finden	6 Sitzungen mit Eltern/Bezugspersonen
Wiederholung Achtsamkeit	1 Sitzung
Selbstwert	6 Sitzungen + 1 Sitzung mit Eltern/Bezugspersonen
	= insgesamt 45 Sitzungen
Umgang mit Rauschmitteln (bei Bedarf)	5 Sitzungen + 1 Sitzung mit Eltern/Bezugspersonen

Natürlich sind eine Einbeziehung der Eltern bzw. Bezugspersonen über die gesamte Dauer sowie eine andere zeitliche Aufteilung ebenfalls möglich. Das Modul „Umgang mit Rauschmitteln" wird in der Regel nicht in der Gruppe durchgeführt, es sei denn, es handelt sich speziell um ein Behandlungsangebot für suchtkranke Jugendliche oder der Großteil der Jugendlichen hat Schwierigkeiten im Umgang mit Rauschmitteln.

Das Thema **Achtsamkeit** als Basis für den Einsatz aller Skills wird am Ende jedes Moduls einmal wiederholt.

Im **stationären Rahmen** finden die Gruppensitzungen i. d. R. über drei Monate zweimal wöchentlich statt und dauern ebenfalls jeweils 90 Minuten (inkl. 10–15 Minuten Pause). In vielen Kliniken ermöglicht der praktische Alltag die Durchführung nur einer Skillsgruppe pro Woche. Dann ist es sinnvoll, die Dauer auf zwei Stunden zu verlängern. Da hier weniger Termine zur Verfügung stehen, müssen Schwerpunkte gesetzt werden. Es bietet sich an, im stationären Rahmen die Module „Stresstoleranz", „Achtsamkeit", „Umgang mit Gefühlen" und „Zwischenmenschliche Skills" zu vermitteln. Besteht die Möglichkeit, eine spezielle Achtsamkeitsgruppe zu implementieren, kann diese zum Üben, aber auch zur Vermittlung der Theorie genutzt werden. In manchen Kliniken wird eine soziale Kompetenzgruppe angeboten. Ist dies der Fall, kann das Modul „Zwischenmenschliche Skills" hier integriert werden, und man hat in der Skillsgruppe je nach Bedarf Raum für ein weiteres Modul.

In der Regel sind die **ambulanten DBT-A-Gruppen** halb offen. Neue Mitglieder können bei Beginn eines neuen Moduls integriert werden. Da die letzte Sitzung eines Moduls mit den Eltern stattfindet, verabschieden wir Patientinnen, die die Gruppe verlassen, in der Wiederholungssitzung zur Achtsamkeit. Damit sich der Abschied einer Patientin und die Begrüßung einer neuen Patientin nicht überschneiden, laden wir die neue Patientin erst zur ersten Sitzung des neuen Moduls ein. Zum Modul „Den Mittelweg finden", das von Beginn an mit den Eltern zusammen durchgeführt wird, nehmen wir keine neuen Patientinnen auf.

Im stationären Setting ist die Gruppe aus Belegungsgründen offen. Neue Jugendliche werden zum Zeitpunkt ihrer Aufnahme in die Gruppe integriert, da sie sonst in der vorgegebenen Zeit nicht alle Module durchlaufen können. Auch während der Commitmentphase besuchen die Jugendlichen bereits die Skillsgruppe. Dies hilft ihnen, das Konzept besser kennenzulernen und eine Entscheidung zu treffen.

Wurde der erste Durchlauf erfolgreich abgeschlossen, ist ein zweiter Durchgang der ambulanten Skillsgruppensitzungen möglich. Er stabilisiert die Patientinnen und ist oft auch deswegen sinnvoll, weil die Jugendlichen im ersten Durchlauf aufgrund von Scham, Unsicherheit und Anspannung einige Inhalte noch nicht aufgenommen haben. Zurzeit planen wir die Durchführung einer Skillsgruppe für Fortgeschrittene, die wir nur zu Beginn und Ende jeder Sitzung begleiten wollen, den Zwischenteil sollen die Jugendlichen in Eigenregie gestalten.

Im stationären Rahmen ist eine Wiederaufnahme nach erfolgreichem Abschluss des ersten Aufenthaltes und einer Zwischenphase von mindestens drei Monaten, in denen die Patientinnen mit dem Gelernten Erfahrungen im Alltag gesammelt haben, möglich. Die Teilnehmerinnen sollten in dieser Zwischenzeit keinen Suizidversuch unternommen und sich einigermaßen stabil gehalten haben. Damit möchten wir vermeiden, dass die Wiederaufnahme eine erneute Zunahme der Symptomatik verstärkt.

Die Skillsgruppe dient der **Vermittlung von Skills** und ist **keine „Prozessgruppe"**. Sollten die Jugendlichen Themen einbringen, die im Rahmen der Skillsvermittlung nicht besprochen werden können und den Ablauf der Gruppensitzungen beeinträchtigen würden, verweisen die Skillstrainer sie an den Einzeltherapeuten.

Die Skillsgruppe sollte von **zwei Trainern** geleitet werden. Dabei werden die Aufgaben folgendermaßen aufgeteilt: Der eine Trainer („Pusher") behält den „roten Faden" in der Hand. Er ist dafür zuständig, dass die vorgenommenen Themen strukturiert bearbeitet werden und die Zielorientierung nicht verloren geht. Der zweite Trainer („Validierer") übernimmt die validierende Rolle. Er behält die Gruppe im Blick. Er achtet auf die Patientinnen, auf ihre Stimmung und Anspannung. Er validiert Schwierigkeiten, spricht eine Patientin an, wenn er den Eindruck hat, diese gerate unter hohe Anspannung, und klärt kurz mit ihr ab, welche Skills sie einsetzen kann. Wenn der Pusher zu schnell voranschreitet, bemerkt der Validierer dies und bremst das Tempo. Dabei sollten die Trainer einander gegenübersitzen, um Blickkontakt aufnehmen zu können. Die Rollen sollten vor der jeweiligen Sitzung abgesprochen sein. Bei einem gut eingespielten Team können sie auch während der Sitzung wechseln. Im stationären Rahmen ist es ratsam, einen Mitarbeiter aus dem PED als Skillstrainer hinzuzunehmen. Dies fördert den Transfer der Inhalte auf die Station und ermöglicht den Stationsmitarbeitern, die Patientinnen in einer anderen Rolle zu erleben. Die Anzahl der Patientinnen liegt normalerweise bei sechs bis acht.

Allgemeine **Methoden**, die in der Skillsgruppe angewandt werden, sind Psychoedukation, Bearbeitung vorgegebener Themen in der Großgruppe, Kleingruppenarbeit, Hausaufgaben, Übungen und weitere spezifische Methoden wie z. B. Rollenspiele.

Der Ablauf der Gruppensitzungen gliedert sich folgendermaßen:

Ablauf der Skillsgruppensitzungen

- Eingangsrunde/Besprechung des Skillsprotokolls
- Achtsamkeitsübung
- Besprechung der Hausaufgaben
- Einführung oder Weiterführung des aktuellen Themas
- Vergabe neuer Hausaufgaben
- Abschlussrunde

Unserer Erfahrung nach ist es sinnvoll, die Inhalte – wann immer möglich – im Dialog mit den Jugendlichen zu entwickeln und die Arbeitsblätter danach zusammen zu lesen. Beim alleinigen Lesen der Arbeitsblätter verlieren die Jugendlichen häufig das Interesse und können sich schlecht konzentrieren. Die Ideen und Anmerkungen der Jugendlichen sammeln wir am Flipchart. Wir fragen die Patientinnen, ob eine von ihnen selbst am Flipchart schreiben möchte. Das ist oft der Fall. Die Jugendlichen berichten, dass ihnen das Schreiben am Flipchart dabei hilft, sich zu konzentrieren oder nicht zu dissoziieren.

Eingangsrunde

Die Eingangsrunde kann unterschiedlich gestaltet werden. In unserer Arbeit hat es sich bewährt, zwei Fragen zu stellen:

1. „Welche Skills hast du seit der letzten Gruppensitzung eingesetzt?" Hierbei können sich die Jugendlichen an ihrem Skillsprotokoll (▶ S. 35) orientieren.
2. „Was nimmst du dir für die heutige Sitzung vor?"

In der Regel bitten wir eine Teilnehmerin zu beginnen und lassen die Jugendlichen dann reihum antworten. Diese Struktur hilft, alle zur Mitarbeit zu animieren, und wirkt längeren Pausen entgegen, die evtl. zu Bewertungsprozessen und Anspannung führen könnten. Wir fragen bewusst nicht allgemein, wie die Stimmung ist oder wie es den Jugendlichen geht, da dies viel Raum für negative Antworten gibt und wenig Lernfortschritt ermöglicht. Wenn wir bei den Jugendlichen erfragen, was sie sich vornehmen, fragen wir sie auch, welche Skills sie dafür einsetzen könnten. Nimmt sich eine Jugendliche z. B. vor, „dabei zu bleiben", kann man sie fragen, wie hoch ihre Anspannung ist, ob sie Stresstoleranzskills benötigt oder ob ihr andere Fertigkeiten helfen, „dabei zu bleiben". Dies könnten Fertigkeiten wie „Mitschreiben" oder „Sich aktiv beteiligen" sein, evtl. muss sie dafür „ihrem Gefühl entgegengesetzt handeln". Da im Skillstraining jede Gelegenheit genutzt werden sollte, Skills beim Namen zu nennen und einzuordnen, bietet sich auch die Eingangsrunde dafür an. Die Skillsgruppentrainer beantworten die beiden Fragen für sich selbst ebenfalls und dienen damit als Modell für den Einsatz von Skills.

Achtsamkeitsübung

Nach der Eingangsrunde machen wir eine Achtsamkeitsübung. Dabei wechseln wir aktive mit ruhigen Achtsamkeitsübungen ab – auch abhängig vom Spannungsniveau und dem Aktivitätsniveau, das gerade in der Gruppe vorherrscht. Es sollte darauf geachtet werden, dass die normalerweise weniger beliebten ruhigen Übungen ebenfalls Raum bekommen. Einige Achtsamkeitsübungen, die sich besonders gut für die Arbeit mit Jugendlichen eignen, haben wir im Anhang aufgelistet. Jugendliche, die schon länger in der Gruppe sind, können selbst Achtsamkeitsübungen anleiten oder Wünsche äußern. Manchmal erfinden sie auch neue Übungen.

Besprechung der Hausaufgaben

Als Nächstes werden die Hausaufgaben aus der letzten Gruppensitzung besprochen. Jede Jugendliche trägt ihre Aufgaben vor. Die Zeitanteile sollten dabei gerecht verteilt sein und einige Minuten pro Patientin betragen. Die Skillstrainer sollten sich über jede ausgeführte Hausaufgabe freuen und die Teilnehmerin verbal, durch Gestik und Mimik verstärken. Bei Patientinnen, die mit Lob Schwierigkeiten haben, können sie etwas zurückhaltender sein.

Möchte eine Jugendliche vor der Gruppe nicht genauer auf den Inhalt der Hausaufgabe eingehen, so reicht es auch, wenn sie vorträgt, welche Erfahrung sie mit der Übung gemacht hat und ob sie ihr leicht oder schwer gefallen ist. Gegebenenfalls können zusätzlich andere Fragen gestellt werden. So kann die Patientin zeigen, dass sie sich mit der Aufgabe auseinandergesetzt hat und welche Lernerfahrung sie gemacht hat, ohne dass sie dazu gedrängt wird, zu tief in die Inhalte einzusteigen.

Entsteht der Eindruck, dass die Teilnehmerin über inhaltliche Details berichtet, die andere Jugendliche zu stark belasten könnten, so sollte auf die Einzeltherapie verwiesen werden. Dabei ist es wichtig, der Patientin zu verdeutlichen, dass sie ernst genommen wird, und ihr Bedürfnis, über diese Situation zu sprechen, zu validieren. Es wird mit ihr besprochen, wie sie das Thema in die Einzeltherapie einbringen kann (Einsatz von zwischenmenschlichen Skills), anschließend wird der Fokus wieder auf den Einsatz und die Erfahrung in der Anwendung der Skills gerichtet.

Berichtet eine Jugendliche, dass der Einsatz von Skills „nichts gebracht" habe, sollte kurz herausgearbeitet werden, was damit gemeint ist und woran dies gelegen hat. Häufig haben die Teilnehmerinnen die Erwartung, dass der Einsatz von Skills zu einer genauso schnellen und starken Entlastung führt wie z. B. eine Selbstverletzung. Hier ist eine Informationsvermittlung wichtig. Der Einbezug von anderen Jugendlichen und deren Wissen oder Erfahrung ist für die Patientin häufig hilfreicher als alles, was die Skillstrainer beitragen können.

Hat eine Teilnehmerin die Hausaufgaben nicht gemacht, so erarbeitet der Skillstrainer eine Mini-Verhaltensanalyse hierzu: „Was hat dich daran gehindert, die Hausaufgaben zu machen?" Selbst wenn die Jugendlichen meist sagen, sie hätten es vergessen, so können andere Faktoren wie störende Gedanken oder Gefühle oder mangelnde Fertigkeiten eine Rolle gespielt haben. Um eine kurze Lösungsanalyse zu erarbeiten, müssen die Gründe für die Nicht-Anfertigung der Hausaufgaben verstanden worden sein. Die Herausarbeitung dieser Gründe ist der Jugendlichen meist unangenehm. Der Skillstrainer sollte sich jedoch nicht dazu verleiten lassen, deswegen darauf zu verzichten oder zu schnell fortzufahren, auch wenn es für ihn selbst ebenfalls nicht angenehm ist. Die aversive Konsequenz ist an dieser Stelle durchaus erwünscht. Aversiv ist auch, dass der Skillstrainer eher distanziert reagiert, wenn Hausaufgaben nicht angefertigt wurden. Der zweite Skillstrainer sollte jedoch darauf achten, dass die Gründe, die dazu geführt haben, keine Hausaufgaben zu machen, ausreichend validiert werden. Bei der Erarbeitung der Lösungsanalyse kann die Gruppe hilfreich sein. Es wird darauf bestanden, dass die Hausaufgabe bis zur nächsten Gruppe angefertigt oder in die nächste Einzeltherapiesitzung oder Bezugsbetreuerstunde mitgebracht wird. Dies muss dann auf jeden Fall weitergegeben werden, damit es nicht in Vergessenheit gerät.

Werden Hausaufgaben häufig nicht ausgeführt, liegt vermutlich ein Commitmentproblem vor. Dies muss an den Einzeltherapeuten weitergegeben und von diesem mit der Patientin – meist über die Erarbeitung einer ausführlicheren Verhaltensanalyse – bearbeitet werden.

Im stationären Setting spielen die Hausaufgaben in der Skillsgruppe insgesamt eine geringere Rolle als in der ambulanten Therapie. Das liegt daran, dass die Jugendlichen im stationären Alltag mehrfach am Tag zum Einsatz von Skills angeleitet und aufgefordert werden und dass auch in den Bezugspersonenstunden des PED Hausaufgaben gegeben werden.

Einführung oder Weiterführung des aktuellen Themas

In der folgenden Zeit wird das gerade aktuelle Thema weiter bearbeitet. Die Durchführung der einzelnen Module wird im Teil II des Buches „Module des Skillstrainings" erläutert.

Vergabe neuer Hausaufgaben

Zum Ende der Stunde werden neue Hausaufgaben gegeben. Die Instruktion für die Hausaufgaben sollte von einer Teilnehmerin wiederholt werden, um sicherzugehen, dass sie verstanden wurde. Es lohnt sich, darauf zu achten, dass die Jugendlichen sich den Auftrag aufgeschrieben haben. In der ambulanten Therapie nutzen die Jugendlichen oft auch die modernen Medien (Facebook, WhatsApp), um sich gegenseitig über die Hausaufgaben zu informieren. Im stationären Rahmen kann eine Unterstützung bei der Durchführung der Hausaufgaben durch das Stationsteam besprochen werden. Eine Tafel, die auf der Station angebracht ist und auf der eine Patientin die Hausaufgaben der letzten Skillsgruppe notiert, ist ebenfalls hilfreich. Die Stationsmitarbeiter einigen sich zusätzlich darauf, in der Morgenrunde zu fragen, welche Hausaufgaben es in der Skillsgruppe gab.

Abschlussrunde

In der Abschlussrunde fragen wir: „Was war dir in der heutigen Sitzung wichtig?" Bei der Antwort können die Jugendlichen sich auf inhaltliche Punkte, auf ihr eigenes Verhalten oder auf beides beziehen. Sie sagen z. B.: „Es war mir wichtig, etwas über Gefühle zu lernen.", „Es war mir wichtig, dass ich über den Einsatz von Skills dabeibleiben konnte.", „Es war mir wichtig, dass ich heute ein Rollenspiel mitgemacht habe." Der Skillstrainer hebt bei jeder Teilnehmerin das hervor, was ihm positiv aufgefallen ist, und validiert oder benennt es, wenn er den Einsatz von Skills beobachtet hat (z. B.: „Ich hatte den Eindruck, es war heute eine schwierige Stunde für dich. Vermutlich musstest du oft entgegengesetzt handeln."). Hat der Trainer die Vermutung, dass die Jugendliche angespannt ist, fragt er in der Abschlussrunde nach der Anspannung und danach, welche Skills die Patientin nach Abschluss der Gruppensitzung einsetzen kann oder ob sie Unterstützung benötigt. Auch an der Abschlussrunde nehmen die Skillsgruppentrainer gleichberechtigt teil.

Skillsgruppensitzung mit Eltern bzw. Bezugspersonen

Zum letzten Termin eines Moduls werden jeweils die Eltern oder andere Bezugspersonen eingeladen. Am Modul „Den Mittelweg finden" nehmen die Eltern durchgängig teil.

Vorbereitung

Die gemeinsame Gruppensitzung wird in der vorausgehenden Sitzung mit den Jugendlichen vorbereitet. Wir lassen die Teilnehmerinnen wiederholen, welche Skills sie in diesem Modul gelernt haben, und teilen auf, wer in der abschließenden Sitzung welche Skills vorstellt. Die Hausaufgabe in dieser Sitzung besteht darin, die Vorstellung dieser

Skills vorzubereiten. Natürlich können die Jugendlichen sich in Kleingruppen zusammentun und auch von den Skillstrainern während der Vorstellung Unterstützung erhalten. Eine Teilnehmerin übernimmt es, den Eltern zur Einführung die Spannungskurve mit der Zuordnung der Module zu den Spannungsbereichen (▶ Infoblatt Grundlagen und Fakten 3) vorzustellen.

Ablauf

Die Gruppensitzung mit den Eltern beginnt mit einer Vorstellungsrunde, in der alle ihren Namen und Wohnort nennen und berichten, zu wem sie gehören. Als Nächstes führen wir gemeinsam eine Achtsamkeitsübung durch, die meist von einer Jugendlichen angeleitet wird. Eine Teilnehmerin präsentiert die Spannungskurve und die Zuordnung der Module. Dann stellen alle Jugendlichen die von ihnen vorbereiteten Skills vor. Manchmal machen sie Übungen mit den Erwachsenen. Die Eltern können sich beteiligen und Fragen stellen. In der Abschlussrunde sagt jeder Teilnehmer (Eltern, Jugendliche, Skillsgruppentrainer), was ihm in dieser Sitzung wichtig war und was er mitnimmt. Die Abschlussrunden sind unserer Erfahrung nach oft emotional berührend. Die Eltern sind i. d. R. beeindruckt von dem, was ihre Kinder in der Gruppe schaffen, und von der Ernsthaftigkeit, mit der die Jugendlichen sich engagieren. Die Jugendlichen wiederum sind froh, ihren Eltern zeigen zu können, was sie in der Gruppe leisten.

Regeln und weitere Aspekte

Regeln

Die Regeln sind im Infoblatt 11 des Moduls „Grundlagen und Fakten" aufgeführt. Sie werden mit der Gruppe besprochen. Im Vertrag zur Skillsgruppe unterschreiben die Teilnehmerinnen, dass sie bereit sind, sich an die Regeln zu halten (▶ Infoblatt Grundlagen und Fakten 11).

Im stationären Rahmen sind die meisten Punkte schon im allgemeinen Behandlungsvertrag geregelt, sodass es evtl. keine zusätzlichen Regeln für die Gruppe geben muss. Die Regeln umfassen den Umgang mit Drogen und Alkohol, das Ansprechen bestimmter Themen wie etwa Suizidalität und den respektvollen Umgang miteinander. Was unter „respektvollem Umgang" gemeint ist, besprechen wir detailliert mit den Gruppenteilnehmerinnen (z. B. nicht über andere Wortbeiträge lachen). Auch auf die Vertraulichkeit der in der Gruppe besprochenen Themen legen wir Wert. Der Umgang mit Unpünktlichkeit und einem Verlassen der Gruppe wird nachfolgend ausführlich erläutert.

Unpünktlichkeit

Die bei uns stationär behandelten Jugendlichen haben zu diesem Thema selbst eine Regel entwickelt. Diese lautet: *„Die Person, die als Letzte zu spät zur Skillsgruppe kommt, muss in der nächsten Skillsgruppe ein Gedicht darüber vortragen, warum sie zu spät gekommen ist, oder für alle Beteiligten eine Kleinigkeit* [z. B. Kekse] *mitbringen."* Seit es diese Regel gibt, kommt Unpünktlichkeit dort sehr viel seltener vor. Diese Regel gilt selbstverständlich auch für die Skillstrainer! Sie können sich an dieser Regel orientieren, können aber auch selbst mit ihrer eigenen Gruppe eine Regel erarbeiten. Eventuell identifizieren sich die Jugendlichen dann mehr damit und geben eher ihr Commitment, sich daran zu halten.

In der ambulanten Skillsgruppe, in der Staus oder eine verspätete Bahn zur Unpünktlichkeit beigetragen haben können, wurde die Regel etwas großzügiger formuliert: Wer 15 Minuten zu spät kommt, muss eine Wiedergutmachung an die Gruppe leisten.

Versäumte Sitzungen werden im stationären Setting als den Therapiefortschritt gefährdendes oder – je nach Ausmaß – auch als therapiezerstörendes Verhalten behandelt. Das heißt, die Jugendlichen müssen eine Verhaltensanalyse dazu schreiben und man arbeitet in der Einzeltherapie oder den Bezugspersonengesprächen des PED daran, welche Skills sie einsetzen können, damit die Teilnahme möglich ist. Natürlich gibt es Ausnahmen, bei denen die Abwesenheit entschuldigt ist. Dies gilt z. B. für körperliche Erkrankungen oder einen anderen wichtigen Termin, der wahrgenommen werden muss. Im ambulanten Setting ist das Verpassen von Gruppenterminen teilweise durch den Schul- und Ausbildungsalltag bedingt. Ist ein Versäumen der Gruppensitzung absehbar, wird darauf bestanden, dass die Jugendlichen sich rechtzeitig abmelden (mindestens 24 Stunden vorher). Nach drei verpassten Sitzungen findet jedoch immer ein Gespräch mit den Skillsgruppentrainern statt, in dem das weitere Vorgehen besprochen wird. Auch hier kann der Auftrag erteilt werden, eine Verhaltensanalyse anzufertigen, diese in der Einzeltherapie zu besprechen und dort Lösungen zu erarbeiten. Ein weiteres Versäumen von Sitzungen kann zum Ausschluss aus der Gruppe führen.

Verlassen der Gruppe während der Sitzung

Grundsätzlich sollten die Jugendlichen ermutigt werden, bei hoher Anspannung in der Gruppe entsprechende Skills einzusetzen, damit sie die Gruppe nicht verlassen müssen. Eine Skillsbox mit verschiedenen Skills sollte im Gruppenraum vorhanden sein. Erfahrenere Patientinnen sollten sich vor der Gruppensitzung möglichst selbstständig mit Skills für die Gruppe ausstatten. Wenn eine Teilnehmerin jedoch nicht mehr in der Lage ist, Skills im Gruppenraum einzusetzen, weil ihre Anspannung zu hoch ist, ist es ihr erlaubt, die Gruppe kurz zu verlassen. Im ambulanten Setting ist es ratsam, dass einer der Skillsgruppentrainer die Patientin nach draußen begleitet und mit ihr abspricht, welche Skills sie einsetzt und wann sie wieder in die Gruppe kommt. Im stationären Rahmen können die Patientinnen auf die Station gehen und dort die Absprachen mit einem Mitarbeiter treffen. Wenn eine Teilnehmerin die Gruppe verlässt, sollte sie mitteilen, dass sie den Raum verlässt, um Skills anzuwenden, damit die anderen Patientinnen und auch die Trainer sich keine Sorgen machen müssen.

Das Verlassen der Gruppe sollte jedoch wirklich erst dann gewählt werden, wenn der Einsatz von Skills innerhalb der Gruppe nicht mehr möglich ist. Gerade im stationären Rahmen haben wir erlebt, dass Jugendliche immer häufiger die Gruppensitzung verließen und die Anzahl derer, die die Gruppe verließen, wuchs. In der Eingangsrunde nahmen sie sich vor, „rauszugehen, wenn es nicht mehr geht". In einem solchen Fall ist es ratsam, dieses Thema aufzugreifen und mit der gesamten Gruppe die Vor- und Nachteile sowie mögliche Alternativen zu diesem (Vermeidungs-)Verhalten zu besprechen, ohne es zu verbieten. Verlässt eine Patientin regelmäßig die Gruppensitzung und können die Skillstrainer kein Alternativverhalten mit ihr verabreden, so sollte dies in der Einzeltherapie unter dem Punkt „den Therapiefortschritt gefährdendes Verhalten" bearbeitet werden.

Hat eine Patientin eine Gruppensitzung oder einen Teil der Sitzung verpasst, ist sie selbst dafür zuständig, sich über den Inhalt und die Hausaufgaben zu informieren.

Integration neuer Patientinnen in die Skillsgruppe

Unserer Erfahrung nach ist es nicht immer leicht, neue Teilnehmerinnen in die Gruppe zu integrieren, gerade wenn die Gruppe einen engen Zusammenhalt entwickelt hat.

Kommt eine Patientin zum ersten Mal in die Skillsgruppe, findet folgendes Begrüßungsritual statt:

- Falls die Trainer die Patientin noch nicht kennen, stellen sie sich ihr vor.
- Die Patientin stellt sich vor, nennt ihren Namen, ihr Alter und den Ort, an dem sie lebt. Sie erhält von den Skillstrainern die Erlaubnis, sich während der ersten Gruppensitzung zurückzuhalten.
- In der Eingangsrunde stellen sich die anderen Patientinnen kurz vor. Ergänzend erhalten sie den Auftrag, der neuen Teilnehmerin einen Tipp zum besseren Ankommen in der Gruppe zu geben und/oder zu benennen, wie sie sich in ihrer ersten Skillsgruppensitzung gefühlt haben. Dies soll dazu führen, dass die einzelnen Jugendlichen sich in die damalige Situation zurückversetzen und sich damit besser in die neue Teilnehmerin einfühlen können.

Im ambulanten Rahmen ist es üblich, dass die Teilnehmerin, die als Letzte in die Gruppe gekommen ist, der neuen Patientin die Spannungskurve mit den zugehörigen Skillsmodulen (► Infoblatt Grundlagen und Fakten 3) vorstellt. Das ist auch deswegen sinnvoll, weil die neue Patientin am Beginn eines neuen Moduls hinzukommt und die Einordnung dieses Moduls in die Spannungskurve zum Einstieg eine Orientierung für alle bietet.

Im stationären Rahmen gibt es zusätzliche Begrüßungsrituale, die die Integration in die Patientengruppe erleichtern sollen. So erklärt sich z. B. eine Teilnehmerin bereit, „Patin“ für die neue Patientin zu sein, sie in alle Regeln und Stationsabläufe einzubeziehen, ihr die Örtlichkeiten zu zeigen usw. Diese Methode hat sich bewährt.

Verabschiedung von Patientinnen aus der Gruppe

Für die Verabschiedung einer Teilnehmerin aus der Skillsgruppe haben wir ein Abschiedsritual entwickelt. In der letzten Skillsgruppensitzung dieser Patientin werden die letzten 20 Minuten für die Verabschiedung reserviert. Eine Jugendliche übernimmt die Aufgabe, auf die Zeit zu achten und rechtzeitig Bescheid zu geben.

Die Patientin, die verabschiedet wird, zieht eine Bilanz zu ihrer Therapiezeit. Sie sagt, was ihr wichtig war, was sie gelernt hat, was für sie schwierig war usw. Dann gibt sie dem Rest der Gruppe etwas mit auf den Weg (z. B. „ Ich wünsche euch, dass ihr die Therapie durchzieht.“ oder „Ich wünsche euch, dass ihr schafft, was ihr euch vorgenommen habt.“). Manche Jugendlichen geben auch jeder einzelnen Teilnehmerin individuell einen Wunsch mit auf den Weg. Danach bekommt die ausscheidende Patientin von allen anderen Jugendlichen und den Skillstrainern eine Rückmeldung sowie einen Wunsch für den weiteren Weg. Auch wenn die Jugendlichen vorher oft Angst vor der Verabschiedung haben, so haben wir noch nie erlebt, dass sie sich dieser Abschlussrunde entziehen. Die Verabschiedungen werden sehr ernst genommen. Die Rückmeldungen sind durchgängig differenziert und konstruktiv. Nach der Abschiedsrunde erhält die Patientin eine Urkunde über die erfolgreich absolvierte Skillsgruppe, auf der das DBT-A-Team unterschrieben hat. Mit diesem Ritual wird die Sitzung an solchen Tagen beendet, eine Abschlussrunde passt nicht mehr zur emotionalen Stimmung. Die Patientinnen lernen durch dieses Ritual, Verabschiedungen nicht zu vermeiden, und erfahren, dass diese trotz hoher Emotionalität zu verkraften sind.

Schwierige Situationen in der Skillsgruppe

Es gibt verschiedene Situationen oder Konstellationen, die in der Skillsgruppe zu Problemen führen können. Im Folgenden greifen wir einige heraus und geben Anregungen zum Umgang mit diesen.

„Schweigegruppen"

Häufig ist es schwer, die Gruppe zur aktiven Mitarbeit zu bewegen. Die Jugendlichen sind unsicher und äußern sich nicht, die Sitzung verläuft zäh und ist für die Skillsgruppentrainer anstrengend. Nachfolgend einige Vorschläge zu möglichen Interventionen:

Eine Hypothese zu den Gründen für eine solche Atmosphäre ist, dass die Jugendlichen sich schämen und Angst haben, vor der Gruppe etwas Falsches zu sagen. Sprechen Sie die einzelnen Teilnehmerinnen direkt an, wenn sich niemand äußert, und fragen Sie, aus welchem Grund sie nicht sprechen mögen. Erhalten Sie keine Antwort, formulieren Sie die oben genannte Hypothese. Falls Sie damit richtig liegen, ist dies eine Validierung für die Jugendlichen. Wenn die Jugendlichen Ihren Gedanken bestätigen, können Sie weitere Validierungsstrategien einsetzen. So könnten Sie z. B. sagen, dass Sie diese Schwierigkeiten auch von anderen Gruppen kennen. Erläutern Sie dann, wie es für Sie als Skillsgruppentrainer ist, wenn niemand etwas sagt (Selbstoffenbarung), und nehmen Sie die Jugendlichen in die Verantwortung: „Für mich ist eine Gruppe, in der nur ich rede, sehr ermüdend und auf Dauer möchte ich das so nicht. Was könnt ihr/ was können wir machen, damit sich das ändert?"

Machen Sie auch eigene Vorschläge, z. B.: „Ist es okay, wenn ich euch dann einfach drannehme?"

Ein direktives Vorgehen ist in diesen Gruppen oft hilfreich. So können Sie etwa reihum jede Teilnehmerin auf Ihre Frage antworten lassen.

Eine andere Möglichkeit besteht darin, dass Sie als Skillsgruppentrainer sich vor der Gruppe darüber unterhalten, was jetzt gerade los sein könnte und was Sie als Trainer wohl falsch machen. Auch dies führt evtl. zu einer Verantwortungsübernahme der Jugendlichen. Reagieren die Teilnehmerinnen auf Ihre Versuche nicht, werden Sie vermutlich anfangen, sich zu ärgern – das ist nachvollziehbar. Teilen Sie den Jugendlichen dies mit: „Ich merke, dass ich mich anfange zu ärgern. Wahrscheinlich fühle ich mich auch etwas hilflos. Ich möchte mich aber nicht über euch ärgern. Ich möchte gern gut mit euch zusammenarbeiten. Jetzt brauche ich eure Hilfe."

Reagieren die Teilnehmerinnen darauf ebenfalls nicht, so können Sie die Gruppensitzung an dieser Stelle auch abbrechen. Geben Sie den Jugendlichen dann den Auftrag, eine Verhaltensanalyse zu dem Verhalten „Ich beteilige mich nicht" zu schreiben und Lösungsstrategien zu erarbeiten. Dies ist ebenso in etwas abgewandelter Form möglich. Beispielsweise können Sie folgende Aufträge formulieren und den Jugendlichen bis zur nächsten Sitzung mitgeben:

1. Warum fällt es mir so schwer, mich in der Gruppe aktiv zu beteiligen?
2. Welche Skills könnte ich einsetzen, um das zu ändern?
3. Wie können die Trainer mich dabei unterstützen?
4. Was brauche ich von der Gruppe dafür?

Wenn noch genug Zeit vorhanden ist, können Sie den Auftrag auch sofort in der Gruppe bearbeiten lassen. Sie selbst verlassen den Raum dann für 20 Minuten und kommen zur anschließenden Auswertung wieder.

Wenn Sie sich schon lange bemüht haben und merken, dass Sie klar an Ihren Grenzen angelangt sind, können Sie der Gruppe dies durchaus so sagen. Bitten Sie die Teilnehmerinnen, sich gemeinsam zu überlegen, wie es jetzt weitergehen soll, und verlassen Sie die Gruppe ebenfalls für 20 Minuten. Oder schicken Sie die Jugendlichen mit dieser Botschaft nach Hause oder auf die Station.

Oft ist es hilfreich, etwas zu tun, was die Jugendlichen nicht erwarten. Außerdem müssen die Teilnehmerinnen merken, dass Sie ihnen die Verantwortung zurückgeben und es jetzt ihre Aufgabe ist, Sie wieder ins Boot zu holen.

Führen Sie in solchen wenig aktiven Gruppen viele aktive Achtsamkeitsübungen durch (► Anhang). Eine Klärung der Situation wie oben beschrieben ist meist trotzdem erforderlich, weil die Übungen i. d. R. das Aktivitätsniveau nur kurzfristig erhöhen.

Mit der vorgenannten Auswahl von Möglichkeiten haben wir gute Erfahrungen gemacht. Natürlich sind ebenso andere Vorgehensweisen möglich. Sollte sich nach all diesen Interventionen nichts verändern, so muss das Commitment zur Teilnahme an der Skillsgruppe im Einzelgespräch überprüft werden.

„Hochanspannungsgruppe"

Manchmal sind mehrere Patientinnen in der Gruppe hoch angespannt. Dies überträgt sich schnell auf weitere Teilnehmerinnen.

Ist eine Gruppenteilnehmerin hoch angespannt und Sie haben den Eindruck, dass die Spannung sich auf die anderen in der Gruppe überträgt, nehmen Sie diese Patientin aus der Gruppe heraus und lassen Sie sie Stresstoleranzskills außerhalb der Gruppe anwenden. Im stationären Rahmen übergeben Sie die Patientin einem Stationsmitarbeiter mit der Bitte um Skillscoaching. Im ambulanten Bereich sollte einer der Trainer ein Skillscoaching außerhalb der Gruppe durchführen. Die Patientin sollte anschließend selbstständig Skills einsetzen und der Trainer verabredet eine Zeit, zu der er sich wieder mit ihr trifft. Auch das sollte in diesem Fall außerhalb der Gruppensitzung stattfinden, um diese nicht zu beeinträchtigen.

Stehen mehrere Patientinnen unter hoher Anspannung, ist ein ähnliches Vorgehen möglich. Hierbei sollte darauf geachtet werden, dass die Patientinnen die Skills nicht gemeinsam ausführen. Jede sollte für sich ihre persönlichen Skills einsetzen.

Scheinen alle Patientinnen der Gruppe angespannt zu sein, unterbrechen Sie die Sitzung für 15 Minuten und weisen Sie alle Jugendlichen an, ihre Stresstoleranzskills in dieser Zeit einzusetzen – jede für sich. Für ein Skillscoaching stehen Sie zur Verfügung.

Unserer Erfahrung nach tritt eine solche Situation häufig dann auf, wenn es Konflikte in der Gruppe gibt. Dieses Phänomen entsteht eher im stationären Setting, ist aber natürlich auch im ambulanten Rahmen möglich. Ist dies der Fall, werden Sie vermutlich keine Ruhe in die Gruppe bringen können, solange der Konflikt nicht geklärt ist. Hierfür sind Gespräche mit den hauptbetroffenen Konfliktpartnern oder auch Gruppengespräche erforderlich. Es ist sinnvoll, sich erst in Einzelgesprächen einen Überblick über die Lage zu verschaffen. Nutzen Sie die Situation, um mit den Jugendlichen zwischenmenschliche Skills zu üben.

Ausgrenzung Einzelner

Unter Jugendlichen kann es schnell zur Ausgrenzung einer Teilnehmerin aus der Gruppe kommen. Wenn Sie eine solche Dynamik beobachten, müssen Sie rasch reagieren. Werden in der Skillsgruppe abwertende Bemerkungen oder Gesten über eine andere Jugendliche gemacht, begrenzen Sie diese sofort. Sprechen Sie die Teilnehmerin, die sich abwertend verhalten hat, später im Einzelkontakt an, und erinnern Sie an das

Commitment zu den Regeln. Fragen Sie nach den Gründen für die Abwertungen, validieren Sie ggf. die Gefühle und setzen Sie gleichzeitig klare Grenzen in Bezug auf das Verhalten. Wenn an dieser Stelle Gründe genannt werden, die sich auf das Verhalten der anderen Jugendlichen beziehen, sagen Sie zu, dies zu klären.

Erläutern Sie, dass jede Jugendliche das Recht auf diese Therapie hat und dass alle in der Gruppe sind, weil sie mit bestimmten Bereichen ihres Lebens Schwierigkeiten haben. Beziehen Sie klar Stellung dazu, dass Sie abwertendes Verhalten gegenüber anderen nicht dulden werden und dass dieses sogar zu einem Ausschluss aus der Therapie führen kann.

Zeigt die abgewertete Jugendliche Verhaltensweisen, die zur Ausgrenzung beitragen, machen Sie dies mit ihr transparent oder geben Sie es an den Einzeltherapeuten weiter, damit dieser mit der Patientin an alternativem Verhalten arbeiten kann. Vermutlich sind es Verhaltensformen, die auch im Alltag der Jugendlichen dazu führen, dass sie ausgegrenzt wird.

Störendes oder respektloses Verhalten

Verhalten sich einige Teilnehmerinnen nur leicht störend, können Sie versuchen, dies zu ignorieren und dadurch zu löschen. Beeinträchtigt das Verhalten jedoch den Ablauf der Gruppensitzung, begrenzen Sie es sofort. Der als Validierer fungierende Trainer validiert, was möglicherweise gerade für die Jugendliche schwierig ist – evtl. ist das Thema heikel oder die Konzentration fällt schwer. Wenn Sie eine Vermutung dazu haben, warum das gerade so ist, dann validieren Sie das. Fragen Sie, ob die betreffende Person Stresstoleranzskills einsetzen möchte. Dauert das störende Verhalten, das den Ablauf der Sitzung beeinträchtigt, weiterhin an, schicken Sie die Jugendliche kurz aus dem Raum, damit sie sich über den Einsatz von Skills regulieren kann.

Zeigen Teilnehmerinnen respektloses Verhalten Ihnen oder anderen Jugendlichen gegenüber, so begrenzen Sie dieses ebenfalls sofort! Unter Umständen ist es auch hier noch möglich, zu validieren. Seien Sie jedoch bezüglich der Grenze klar. Sprechen Sie das Verhalten evtl. nach der Sitzung oder in der Pause im Einzelkontakt an. Auf diese Weise lassen sich einerseits die Gründe verstehen und validieren, andererseits können Sie Ihre Grenzen verdeutlichen und mögliche Konsequenzen aufzeigen.

Dies alles sollte – wenn möglich – in einer nicht bewertenden Haltung stattfinden. Bleiben Sie dialektisch. Machen Sie sich klar, dass solches Verhalten zum normalen Jugendverhalten gehört und vermutlich nicht persönlich gegen Sie gerichtet ist. Erwarten Sie gleichzeitig von der Jugendlichen, dass sie ihre Verhaltensweise ändert. Wenn der Eindruck entsteht, dass das Verhalten doch etwas mit Ihrer Beziehung zu der Patientin zu tun hat, klären Sie dies im Einzelkontakt.

Dissoziation in der Gruppe

Neigt eine Patientin zur Dissoziation, muss dies in der Einzeltherapie und/oder den Bezugspersonenstunden des PED bearbeitet werden. Die Patientin führt Dissoziationsprotokolle und lernt, welche Frühsignale auf das Auftreten von Dissoziation hinweisen. Es werden antidissoziative Skills erarbeitet, die sie einsetzen kann, um einen dissoziativen Zustand zu verhindern. Dies sind meist starke körperliche Reize wie z. B. der Geruch von Ammoniak, ein Coolpack, etwas Saures oder Scharfes, Wechselduschen, aber auch körperliche Bewegung und Hirnflickflacks (▶ Infoblatt Stresstoleranz 3). Hilfreich ist weiterhin, den Blick nach oben zu richten, die Körperhaltung zu verändern und ggf. auch den Raum zu verlassen. Tätigkeiten, die den Gleichgewichtssinn oder die abwechselnde Stimulation der beiden Gehirnhälften fordern, helfen ebenfalls.

Grundlage für den erfolgreichen Einsatz dieser Skills ist jedoch die Entscheidung der Patientin für einen neuen Weg: alles dafür zu tun, nicht mehr zu dissoziieren. Kommt es in der Skillsgruppe vor, dass Teilnehmerinnen dissoziieren, sollte eine Psychoedukation für die gesamte Gruppe erfolgen. Erläutern Sie, dass die Dissoziation ursprünglich als Schutz in belastenden Situationen entstanden ist, heute aber eher schadet, weil es einen davon abhält, sich auf Gefühle und Situationen einzulassen und neue Lernerfahrungen zu machen. Außerdem besteht die Tendenz, dass eine Dissoziation sich verselbstständigt und ausbreitet. Die Jugendlichen sollten auch verstehen, dass der dissoziative Zustand durch Verstärkung von außen aufrechterhalten und intensiviert werden kann, selbst wenn dies kein bewusster Prozess ist, den die Patientin steuert. Dissoziation an sich ist kein gefährlicher Zustand und hört von selbst irgendwann wieder auf. Manche Patientinnen geraten bei Körperkontakt noch stärker in die Dissoziation, weswegen Berührung vermieden werden soll – es sei denn, es ist anders abgesprochen. Bitten Sie die übrigen Teilnehmerinnen, ihrerseits einer dissoziierenden Patientin keine Aufmerksamkeit zu schenken. Validieren Sie, dass dies schwierig für sie ist, dass sie damit der Patientin aber langfristig helfen.

Diese Informationen benötigen die Jugendlichen, um unser Vorgehen beim Auftreten von dissoziativen Zuständen zu verstehen.

Wir haben erlebt, dass Dissoziation sich unglaublich schnell auf der Station ausbreitet, wenn wir ihr viel Aufmerksamkeit schenken. Daher sind wir zu folgendem Umgang in der Gruppe übergegangen:

Haben Sie den Eindruck, eine Patientin driftet ab und ist immer weniger präsent, so sprechen Sie sie laut und deutlich mit ihrem Namen an. Reagiert sie darauf, bitten Sie sie, die Blickrichtung und Körperhaltung zu verändern und sich mit antidissoziativen Skills zu versorgen. Haben Sie den Eindruck, die Betroffene sei schon relativ stark abwesend, so kann es sinnvoll sein, sie kurz aus dem Raum zu schicken, sodass sie außerhalb der Gruppe Skills einsetzen kann und damit gleichzeitig einen Ortswechsel vollzieht.

Reagiert die Patientin nicht mehr auf die Ansprache, so ignorieren Sie sie im weiteren Verlauf, um das Verhalten nicht zu verstärken. Dies funktioniert jedoch nur, wenn die Gruppe das Vorgehen kennt und dessen Sinn verstanden hat. Sie können an dieser Stelle erläutern: „Wir lassen XXX jetzt in Ruhe. Ihr wisst, dass Dissoziation nicht gefährlich ist und wir den Zustand nicht verstärken wollen. Lasst sie bitte auch in Ruhe. Sie wird von alleine zurückkommen."

Kommt es häufiger vor, dass eine Patientin in der Gruppe dissoziiert, so sollte sie im Anschluss an die Sitzung eine Verhaltensanalyse schreiben. Die Behandlung dieses Verhaltens sollte in der Einzeltherapie Priorität erlangen. Dissoziation gehört zu den Verhaltensformen, die den Therapiefortschritt gefährden. Die Jugendliche kann in der Gruppe nichts lernen, wenn sie dissoziiert, und lenkt zudem die anderen vom Lernen ab. Daher muss die Patientin dieses Verhalten unter Kontrolle bringen, um langfristig an der Gruppe teilnehmen zu können. Neigt eine Teilnehmerin zur Dissoziation, sollte sie ermuntert werden, schon vor der Gruppensitzung Skills anzuwenden und sich mit antidissoziativen Skills auszustatten, wenn sie in die Gruppe geht.

Beeinträchtigt der dissoziative Zustand der Patientin den Rest der Gruppe, weil die Betroffene gleichzeitig Flashbacks erfährt oder sich anders verhält als sonst, so kann sie erst dann weiter an der Gruppe teilnehmen, wenn sie fähig ist, diese Zustände zu kontrollieren.

II Module des Skillstrainings

4 Grundlagen und Fakten

Arne Bürger, Florian Hammerle und Anne Kristin von Auer

Hintergrundwissen zur DBT und Borderline-Persönlichkeitsstörung
Diesen Text finden Sie online unter www.schattauer.de/3116.

Einsatz der Info- und Arbeitsblätter

Skillsprotokoll für alle Module: Meine Skills-Übersicht

Ziel

Die Jugendlichen erhalten einen Überblick über die Module des Skillstrainings, die sie während der Therapie erlernen. Sie sollten neugierig und motiviert werden.

Didaktik

Teilen Sie das Skillsprotokoll aus und erläutern Sie, dass die Jugendlichen hier sehen können, welche Skills sie erlernen werden. Dieses Protokoll können sie nutzen, wenn sie einen Überblick über die jeweiligen Skills gewonnen haben. Kündigen Sie an, dass in jedem Einzelmodul ein Protokoll zu den entsprechenden Skills ausgeteilt wird. Dieses sollen die Teilnehmerinnen verwenden, um zu erfassen, welche neu erlernten Skills sie in der jeweiligen Woche bereits einsetzen.

Infoblatt Grundlagen und Fakten 1: Was ist ein Skill (Fertigkeit)?

Ziel

Die Jugendlichen sollen verstehen, wie ein Skill definiert ist und warum der Einsatz von Skills im Vergleich zu dysfunktionalem Verhalten manchmal schwierig ist. Sie sollen realistische Erwartungen an die Anwendung von Skills entwickeln: Skills wirken oft langsamer, aber nachhaltiger.

Didaktik

Listen Sie mit den Jugendlichen auf, welche schädlichen Strategien sie bisher eingesetzt haben, um Anspannung zu reduzieren (z. B. Selbstverletzungen, Alkohol- und Drogenkonsum, Essattacken, Erbrechen, Weglaufen). Malen Sie ein Vierfelderschema ans Flipchart (▶ Arbeitsblatt Stresstoleranz 7) und stellen Sie gemeinsam mit den Teilnehmerinnen zusammen, welche Vor- und Nachteile der Einsatz von Skills gegenüber den „alten“ Strategien hat. Betonen Sie in diesem Fall eher die Nachteile von Skills, um den Jugendlichen zu ermöglichen, „auf die andere Seite der Wippe“ zu gehen. Dieses Vorgehen nimmt einige Schwierigkeiten vorweg, die später im Einsatz mit den Stresstoleranzskills auftreten werden (Sie helfen nicht so schnell, nicht so effektiv, man muss sie üben, sich mehr überwinden ...). Es ist von Vorteil, dies von Beginn an in der Gruppe anzusprechen. Dies wirkt unrealistischen Erwartungen entgegen und validiert die Teilnehmerinnen in ihrer Anstrengung, Skills einzusetzen. Fragen Sie die Jugendlichen, warum Sie wohl so vorgehen: „Wenn man sich das jetzt so anschaut, könnte man meinen, es wäre doch besser, keine Skills einzusetzen. Was denkt ihr, warum ich das trotzdem genau so mit euch bespreche?" Lassen Sie die Jugendlichen die eben genannten Aspekte in ihrer eigenen Sprache benennen (z. B.: „Sie wollen, dass wir wissen, worauf wir uns einlassen." oder „Sie wollen, dass wir wissen, dass Skills nicht so schnell helfen wie eine Selbstverletzung, und dann nicht enttäuscht sind oder schnell aufgeben.").

Lesen und diskutieren Sie dann gemeinsam das Infoblatt.

Thematisieren Sie, dass alle Menschen Skills einsetzen und dass die Jugendlichen auch jetzt schon viele Skills nutzen. Im Skillstraining geht es darum, diese Fertigkeiten bewusster einzusetzen und eine Vielzahl an Skills kennenzulernen, aus der man dann auswählen kann. Nicht jeder Skill ist für jeden Menschen und jede Situation geeignet. Fragen Sie die Teilnehmerinnen danach, welche Skills sie bereits anwenden, und lassen Sie sie diese auf dem Blatt eintragen.

Infoblatt Grundlagen und Fakten 2: Welche Module gibt es im Skillstraining?

Ziel

Die Jugendlichen erhalten Informationen darüber, welche Module vermittelt werden und welche Inhalte zu den entsprechenden Modulen gehören.

Didaktik

Führen Sie die einzelnen Module kurz inhaltlich ein. Diskutieren Sie mit den Jugendlichen, weshalb in dem jeweiligen Bereich Skills erarbeitet werden sollen. Aus jedem Modul kann exemplarisch ein Skill beschrieben werden. Sie können die Teilnehmerinnen auch selbst fragen, ob ihnen ein Skill einfällt, der in diesen Bereich passen könnte. Einer der Skillstrainer notiert, wenn es besondere Wünsche und Bedürfnisse vonseiten der Jugendlichen für eines der Module gibt. Dies sollte bei der Planung der einzelnen Trainingseinheiten im weiteren Verlauf berücksichtigt werden.

Infoblatt Grundlagen und Fakten 3: Was ist Anspannung?

Ziel

Die Teilnehmerinnen sollen lernen, was unter innerer Anspannung zu verstehen ist und wann man von niedriger, mittlerer und hoher Anspannung spricht. Sie sollten erfasst haben, wie eine Anspannung von 70 % definiert ist und welche Module welchen Anspannungsbereichen zugeordnet sind.

Didaktik

Fragen Sie zu Beginn die Gruppe, was sie unter dem Begriff „innere Anspannung" versteht. Gehen Sie dabei darauf ein, dass es natürlich individuelle Unterschiede in der Art gibt, wie man innere Anspannung erlebt. Während Sie über die verschiedenen Spannungsbereiche sprechen, zeichnen Sie die entsprechende Abbildung aus dem Infoblatt ans Flipchart – vom „gechillten" Zustand (bis 30 %) bis zum Hochstress „Mir kommt der Dampf aus den Ohren" (über 70 %).

Besprechen Sie im nächsten Schritt, dass die Skills der unterschiedlichen Module jeweils für bestimmte Spannungsbereiche geeignet sind. Schon hier sollte betont werden, dass die kurzfristig wirksamen Stresstoleranzskills nur als „Feuerwehr" dienen, um die hohe Anspannung bis in einen Bereich zu reduzieren, in dem man wieder denken und handeln kann. Nach dem Einsatz dieser Skills ist der Einsatz weiterer Skills (meist aus dem Bereich „Umgang mit Gefühlen" [▶ Kap. 7) dringend notwendig, um ein sofortiges Wiederansteigen der Anspannung zu verhindern.

Erst wenn dies alles am Flipchart erarbeitet wurde, wird das Infoblatt ausgeteilt.

Infoblatt Grundlagen und Fakten 4: Frühwarnzeichen, Arbeitsblatt Grundlagen und Fakten 5: Erkenne deine Frühwarnzeichen

Ziel

Die Jugendlichen sollen lernen, woran sie erkennen, in welchen Spannungsbereich sie sich befinden. Die Selbstwahrnehmung und Akzeptanz soll verbessert werden.

Didaktik

Validieren Sie, dass viele Jugendliche das Gefühl haben, ihre Anspannung steige ohne Vorwarnung von 0 auf 100 %. Es wird häufig nicht wahrgenommen, dass es bereits vorher innere und äußere Vorboten gab. Besprechen Sie das Infoblatt und definieren Sie vor der Bearbeitung des Arbeitsblattes noch einmal die unterschiedlichen Dimensionen (Gedanken, Gefühle, Körper, Verhalten). Dies kann an einem Beispiel erfolgen, welches von den Trainern gegeben wird. Besprechen Sie mit den Jugendlichen, warum es wichtig ist, schon im mittleren Anspannungsbereich das Ansteigen der Anspannung zu bemerken (ermöglicht den rechtzeitigen Einsatz von Skills).

Lassen Sie die Jugendlichen dann das Arbeitsblatt ausfüllen und besprechen Sie die Ergebnisse in der Gruppe. Die Jugendlichen können hier auch voneinander lernen.

Geben Sie das nachfolgende Arbeitsblatt Grundlagen und Fakten 6 (Spannungsprotokoll) als Hausaufgabe auf.

Arbeitsblatt Grundlagen und Fakten 6: Spannungsprotokoll

Ziel

Mithilfe der Spannungsprotokolle sollen die Jugendlichen lernen, ihre Anspannung live einzuschätzen und individuelle Muster im Spannungsverlauf zu erkennen, um rechtzeitig entsprechende Skills einsetzen zu können.

Didaktik

Bitten Sie die Jugendlichen, sich an ein oder zwei Tagen die Zeit zu nehmen, jede Stunde die jeweilige Spannung einzuschätzen. Mithilfe der Spannungsprotokolle lassen sich spezifische Muster erfassen. So steigt bei vielen Patientinnen die Anspannung gegen Abend an und es ist sinnvoll, hier rechtzeitig Skills einzusetzen. Sagen Sie den Jugendlichen, dass sie selbst Experten für ihre Anspannung werden sollen.

Geben Sie das Arbeitsblatt als Hausaufgabe und besprechen Sie in der nächsten Gruppensitzung die Erfahrungen damit.

Infoblatt Grundlagen und Fakten 7, Arbeitsblatt Grundlagen und Fakten 8: Bio-soziales Modell

Ziel

Die Jugendlichen sollen das bio-soziale Modell zur Entstehung von Symptomen einer Emotionsregulationsstörung verstehen. Insbesondere sollen sie erfassen, dass es zwei Aspekte gibt, die sich gegenseitig beeinflussen: die emotionale Verletzlichkeit und die invalidierenden Umweltbedingungen (► S. 35, Hintergrundwissen online).

Didaktik

Wir empfehlen, das bio-soziale Modell am Flipchart zu entwickeln. Unserer Erfahrung nach bietet sich hierbei ein Modell an, das uns durch Harald Richter †, ehemaliger DBT-Trainer und Supervisor aus Freiburg, vermittelt wurde (► Abb. 4-1).

Malen Sie unter die Überschrift „Emotionale Verletzlichkeit" ein Koordinatensystem. Auf der Y-Koordinate befindet sich die emotionale Erregung (0–100 %). Entwickeln Sie das Modell mit den Jugendlichen zusammen:

„Stellt euch vor, ein Junge, der in seinen Gefühlen nicht besonders verletzlich ist (nennen wir ihn z. B. Tim), geht in die Schule. Ein gewisses Erregungsniveau benötigt er, um überhaupt in die Gänge zu kommen. Sagen wir, er startet bei 20 (Kurve dort beginnen). Nun beginnt der Englischunterricht. Der Lehrer fragt die Vokabeln ab. Tim hat vergessen, Vokabeln zu lernen. Der Lehrer geht herum und sagt: ‚So, wen nehme ich heute mal dran?' Was passiert nun mit dem Erregungsniveau von Tim?"

Die Jugendlichen sagen normalerweise: „Es steigt."

Dann zeichnen Sie die Kurve weiter (► Abb. 4-1).

„Nun nimmt der Lehrer aber einen anderen Schüler dran. Was passiert jetzt mit Tims Erregungsniveau?" Die Jugendlichen antworten und Sie zeichnen die Kurve weiter.

„In der Pause ist Tim also schon wieder auf seinem anfänglichen Erregungsniveau angekommen. In der zweiten Pause hat er Streit mit seinem Freund Lukas. Die Erregung geht also nochmal hoch. Die beiden vertragen sich aber wieder, und Tim hat auf dem Nachhauseweg schon wieder sein anfängliches Erregungsniveau erreicht. – Nun stellt euch aber vor, Lukas ist gefühlsmäßig sehr verletzlich. Was glaubt ihr, mit welchem Erregungsniveau geht Lukas in die Schule?"

Jetzt durchlaufen Sie die gleiche Geschichte mit Lukas, der ebenfalls keine Vokabeln gelernt hat und auch nicht drangenommen wird, der aber emotional verletzlicher ist, und zeichnen die entsprechende Kurve dazu (► Abb. 4-1). Auch Lukas gerät in Streit mit seinem Freund. Da sein Erregungsniveau zu diesem Zeitpunkt immer noch erhöht ist, ist es sogar noch wahrscheinlicher, dass er in einen Streit gerät.

Anhand der Kurve von Lukas können die **drei Bestandteile der emotionalen Verletzlichkeit** erklärt werden:

- das Ansprechen schon auf kleinere emotionale Auslöser
- der steile Anstieg der Erregungskurve
- die langsame Rückkehr auf das Ausgangsniveau

Ein Bild dazu, das unseres Wissens von Marsha Linehan entwickelt wurde, ist folgendes:

Während der emotional weniger verletzliche Mensch einen robusten Haflinger reitet, reitet der emotional verletzliche Mensch ein heißblütiges Araber-Pferd. Das ist nicht besser oder schlechter, der stärker verletzliche Mensch muss allerdings besser reiten können.

Für Jungen kann man auch auf einen Golf- vs. Ferrarifahrer zurückgreifen.

Im nächsten Schritt erklären Sie:

„Ein Mensch, der starke Gefühle hat und mit einer hohen emotionalen Verletzlichkeit reagiert, braucht es noch mehr als andere Menschen, dass er mit seinen Gefühlen ernst genommen wird. Er muss von seinem Umfeld erfahren, dass seine Gefühle okay sind. Weiterhin benötigt er Unterstützung und ein gutes Modell für den Umgang mit diesen

Abb. 4-1 Bio-soziales Modell.

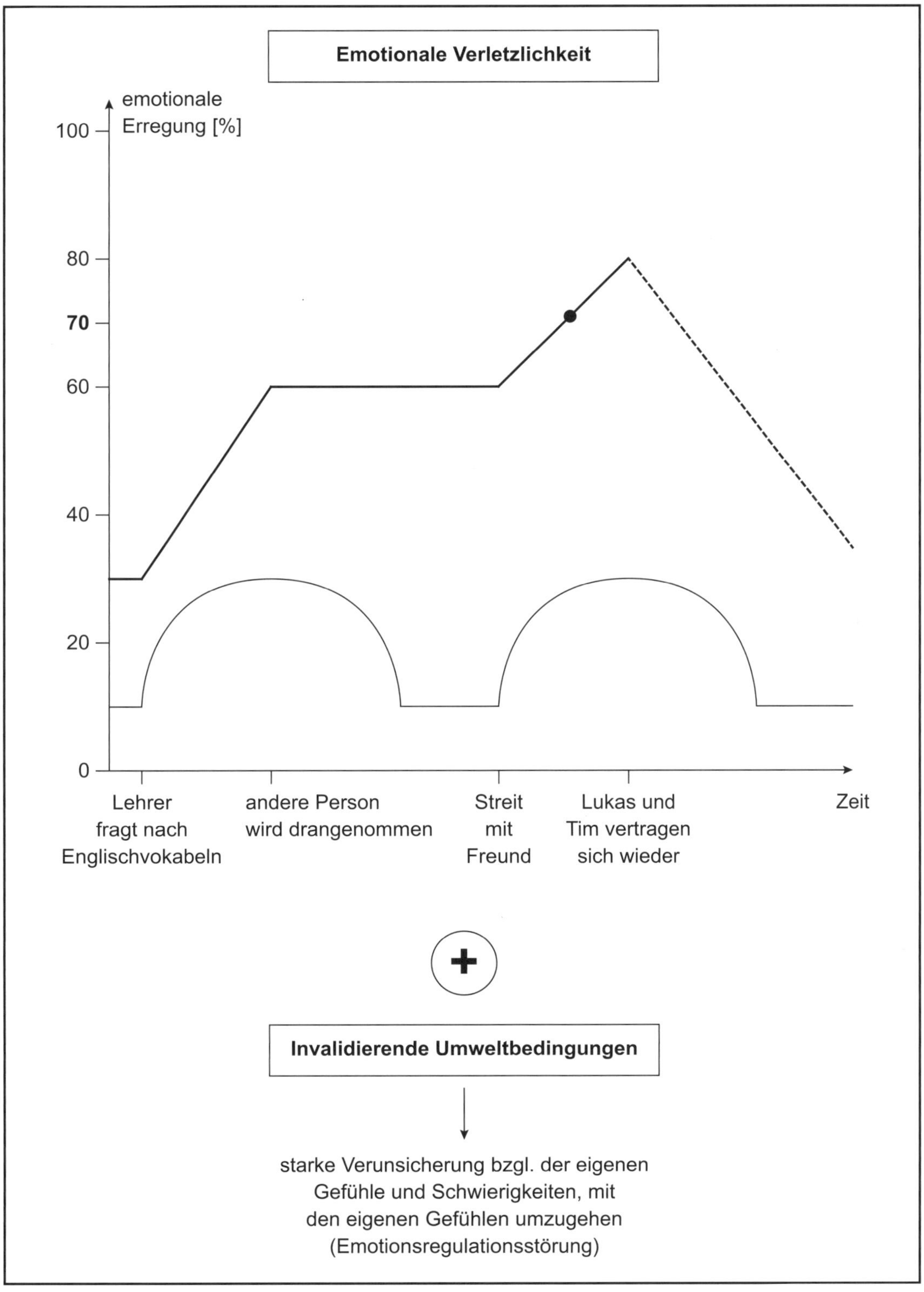

starken Gefühlen. Wenn er dies erhält, dann lernt er vermutlich, seine starken Gefühle zu steuern. Wird ihm jedoch vermittelt, dass seine Gefühle irgendwie ‚komisch', nicht normal, zu stark und nicht nachvollziehbar sind, so wird er vermutlich nicht lernen, seine eigenen Gefühle zu akzeptieren und zu regulieren."

An dieser Stelle erklärt man die Begriffe Validierung und Invalidierung (▶ Hintergrundwissen online und Kap. 1, S. 6 f.). Erläutern Sie, dass diese Begriffe aus dem Angloamerikanischen stammen und für uns zunächst fremd sind, dass man jedoch keine wirklich gute Übersetzung gefunden hat und Sie deshalb bei diesen Begriffen bleiben. Das können die Jugendlichen gut akzeptieren.

Erläutern Sie mithilfe der oberen Kurve den „Ausnahmezustand". Dies ist der Punkt, an dem Denken, Emotionen und Verhalten dysreguliert sind – die betreffende Person also nicht mehr klar denken und handeln kann. An diesem Punkt führt schädliches Verhalten wie z. B. eine Selbstverletzung, Alkohol- oder Drogenkonsum schnell zu einer Entlastung, das Verhalten stellt also einen Lösungsversuch dar, der jedoch langfristig schadet. Validieren Sie diese Reaktion. Erläutern Sie, dass dieses Verhalten kurzfristig wirksam ist, jedoch langfristig die emotionale Verletzlichkeit erhöht und somit ein Teufelskreis entsteht.

Im Anschluss lesen Sie gemeinsam das ▶ Infoblatt 8. Das ▶ Arbeitsblatt 9 lassen Sie in der Sitzung oder als Hausaufgabe erarbeiten.

Infoblatt Grundlagen und Fakten 9: Grundannahmen im Skillstraining der DBT-A

Ziel

Die jugendlichen Teilnehmer sollen die Grundhaltung in der DBT-A kennenlernen. Sie sollten die Grundannahmen verstanden haben und wissen, dass alle, die nach der DBT-A arbeiten, sich zur Orientierung an diesen Grundannahmen verpflichten.

Didaktik

Die Grundannahmen werden gelesen. Nach jeder Grundannahme werden die Teilnehmerinnen gefragt, was sie von dieser Annahme halten und warum diese Annahme aus ihrer Sicht entwickelt wurde. Validieren Sie, wenn die Jugendlichen mit der Akzeptanz der einen oder anderen Grundannahme Schwierigkeiten haben. Machen Sie gleichzeitig deutlich, dass sich sowohl die Teilnehmerinnen als auch die Trainer verpflichten, diese Grundannahmen als Grundhaltung zu akzeptieren. Die Trainer stellen (wenn noch nicht geschehen) ihre Position als Coach dar. Patientinnen und Trainer sind auf Augenhöhe. Alle können voneinander lernen.

Infoblatt Grundlagen und Fakten 10: Ziele des Skillstrainings

Ziel

Die Jugendlichen lernen die Ziele des Skillstrainings kennen.

Didaktik

Lesen und besprechen Sie das Infoblatt mit den Teilnehmerinnen. Betonen Sie, dass Sie die Jugendlichen dabei unterstützen wollen, ihre persönlichen Ziele zu erreichen.

Mithilfe einer verbesserten Selbstwahrnehmung (Achtsamkeit) sollen Anspannungszustände sowie Gedanken und Gefühle besser wahrgenommen und Handlungswünsche erkannt werden. Über das Skillstraining sollen die Jugendlichen lernen, hohe Anspannung zu regulieren, ohne dabei auf dysfunktionales Verhalten zurückzugreifen.

Sprechen Sie mit den Jugendlichen über Eigenverantwortung. Warum ist Eigenverantwortung so wichtig und gleichzeitig so schwierig?

Erläutern Sie außerdem, dass die Auseinandersetzung mit Gefühlen (z. B. Angst, Schuld, Scham) und belastenden Situation mithilfe der Skills leichter werden soll. Andere Skills zielen darauf ab, erst gar nicht in hohe Anspannungszustände zu kommen. Ein zentraler Aspekt des Skillstrainings ist ein verbesserter Umgang mit Gefühlen.

Infoblatt Grundlagen und Fakten 11: Vertrag zum DBT-A-Skillstraining: Gruppenregeln und Verpflichtungen

Ziel

Alle Teilnehmerinnen sollen sich über die Gruppenregeln im Klaren sein und alle sollten ihr Commitment zur Einhaltung der Regeln und Selbstverpflichtungen gegeben haben. Zudem geben Sie als Gruppenleiter Ihr Commitment dazu, die Jugendlichen zu unterstützen und mit ihren Grenzen offen umzugehen.

Didaktik

Lesen und diskutieren Sie die Gruppenregeln und Verpflichtungen gemeinsam. Lassen Sie die Jugendlichen selbst begründen, weshalb die jeweilige Regel sinnvoll ist. Fragen Sie auch, ob es wichtige Ergänzungen gibt, die für diese Gruppe als geltende Regel festgehalten werden sollen. Hervorheben sollten Sie, dass ein Suizidversuch zum Therapieabbruch führt. Dazu wird erläutert, dass dies auch dem Schutz der Gruppe dient, da Suizidversuche immer auch interpersonelle Auswirkungen haben und andere Teilnehmerinnen verletzlicher für Suizidgedanken/-versuche machen können. Betonen Sie ebenso, dass alle sich verpflichten, die Information weiterzugeben, falls sie von Suizidabsichten anderer erfahren. Erklären Sie, dass das Mitteilen von „geheimen" Suizidabsichten an andere Teilnehmerinnen eine massive Belastung für die Eingeweihte ist. Das Weitergeben einer solchen Absicht an die Trainer ist deswegen kein Verrat, sondern ein Schutz für die Eingeweihten.

Als Trainer verpflichten Sie sich, Ihr Bestes zu geben, um die Jugendlichen zu unterstützen und mit Ihren eigenen persönlichen Grenzen offen umzugehen. Erklären Sie, dass dieser Punkt deshalb aufgeführt ist, weil jeder Mensch andere Grenzen hat, sodass die Jugendlichen also auch nicht immer wissen können, wo Ihre Grenze als Trainer liegt. Die Jugendlichen sollen sich darauf verlassen können, dass Sie als Trainer es ansprechen werden, wenn ein Verhalten die Beziehung zu Ihnen gefährdet. Damit sollte den Teilnehmerinnen die Möglichkeit gegeben werden, gemeinsam mit den Trainern an einer Veränderung von beziehungsgefährdendem Verhalten zu arbeiten. Das könnte auch mithilfe der Einzeltherapie erfolgen.

Dieser Aspekt ist deswegen so wichtig, weil gerade emotional instabile Patientinnen häufig erfahren, dass die professionellen Helfer anfangs viel Energie in ihre Unterstützung investieren, sich danach aber abwenden, wenn die Patientin sich nicht so verhält, wie sie es sich vorstellen, sodass die Beziehung dann abbricht. Die Verpflichtung der Trainer soll dafür sorgen, dass ihr Commitment auch langfristig erhalten bleibt und sie die Teilnehmerinnen bestmöglich unterstützen können.

Übersicht der Info- und Arbeitsblätter

Diese Info- und Arbeitsblätter sind in der Software unter den angegebenen Kürzeln hinterlegt und können als PDF-Datei ausgedruckt werden.

Meine Skills-Übersicht

Hier siehst du alle Bereiche, zu denen du in den einzelnen Modulen Skills erlernst, im Überblick.

Kreuze in den Kästchen an, aus welchem Bereich du an dem jeweiligen Tag Skills eingesetzt hast.

Achtsamkeit

	Montag	Dienstag	Mittwoch	Donnerstag	Freitag	Samstag	Sonntag
Wahrnehmen							
Benennen (innen)							
Benennen (außen)							
Teilwerden							
Annehmende Haltung							
Aufmerksamkeit							
Umsichtiges Handeln							

Stresstoleranz

	Montag	Dienstag	Mittwoch	Donnerstag	Freitag	Samstag	Sonntag
Sich ablenken							
Sich beruhigen (5 Sinne)							
Pro-&-Contra							
Den Augenblick verändern							
Entscheidung für einen neuen Weg							
Innere Bereitschaft							
Annehmen der Realität und radikale Akzeptanz							

Umgang mit Gefühlen

	Montag	Dienstag	Mittwoch	Donnerstag	Freitag	Samstag	Sonntag
Gefühlsprotokoll							
Entgegengesetzt Handeln							
Fakten überprüfen							
Vorsicht Falle!							
Gefühlssurfing							
ABC GESUND							

Zwischenmenschliche Skills

	Montag	Dienstag	Mittwoch	Donnerstag	Freitag	Samstag	Sonntag
Hilfreiche Aussagen							
Orientierung auf das Ziel							
Orientierung auf die Beziehung							
Orientierung auf die Selbstachtung							

Selbstwert

	Montag	Dienstag	Mittwoch	Donnerstag	Freitag	Samstag	Sonntag
Fairer Blick							
InSEL-Skill							
Frust ausbalancieren							
Soziales Netz							
SOZIAL sein							
Grundanahmen entdecken/verändern							
Gegen Grundannahmen handeln							

Den Mittelweg finden

	Montag	Dienstag	Mittwoch	Donnerstag	Freitag	Samstag	Sonntag
Dialektisch denken/ handeln							
Validierung							
Selbstvalidierung							

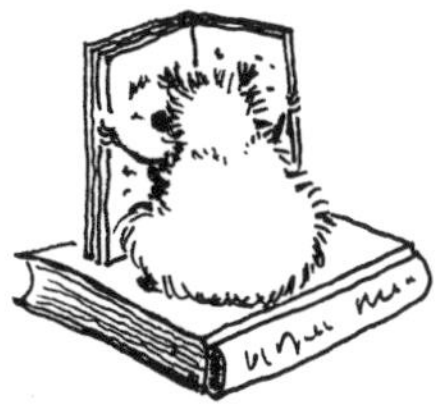

Was ist ein Skill (Fertigkeit)?

Definition

- Skills sind Strategien, die dir helfen, deine Wünsche und Ziele nicht nur kurz-, sondern auch langfristig zu erreichen.
- Es gibt zwei Arten von Skills: 1. Skills, die nur im Kopf ablaufen (Kopfskills) und 2. Skills, die dein Verhalten betreffen (Handlungsskills).
- Alle Menschen verwenden Skills im Alltag. Häufig setzen wir sie ganz automatisch ein, ohne es zu bemerken. Wenn du Schwierigkeiten hast, deine Gefühle zu regulieren, musst du dir manche Skills erst bewusst machen und sie gezielt einsetzen. Wir haben alle Skills gesammelt, die von unterschiedlichen Menschen als hilfreich eingeschätzt wurden.
- Schädliche Verhaltensweisen wie z. B. Drogenkonsum, Selbstverletzungen, Essattacken oder Hungern und Diäthalten sind keine Skills. Obwohl sie kurzfristig eine innere Spannung lösen können, schaden sie dir langfristig.

Stell dir einen super Langstreckenläufer vor, der eigentlich nicht mehr kann. Aber er stellt sich vor, wie er das Ziel erreicht – und schon kann er weitermachen. Das ist ein Kopfskill.

Stell dir vor, du musst ein Referat halten und glaubst, das schaffst du nie. Dann malst du dir im Kopf aus, dass du das Referat gehalten hast und stolz auf dich bist, weil dir alle sagen, dass es super war. Das hilft dir, dich zu überwinden und dich vor die Klasse zu stellen.

Bei den Handlungsskills braucht man meist auch erst einen Kopfskill. Stell dir vor, dein Lehrer gibt dir eine ungerechte Note. Am liebsten würdest du ihn anbrüllen. Stattdessen sagst du dir innerlich (Kopfskill): „Ich bleibe jetzt ruhig und sachlich.“ Dann atmest du dreimal tief durch, lässt einen freundlichen Gesichtsausdruck entstehen, gehst auf den Lehrer zu und fragst höflich, warum er dich so bewertet hat (Handlungsskill).

Welche Skills setzt du bereits erfolgreich beim Umgang mit belastenden Situationen ein?

Wir sind sicher, dass dir das eine oder andere einfallen wird, wenn du dir etwas Zeit nimmst, darüber nachzudenken.

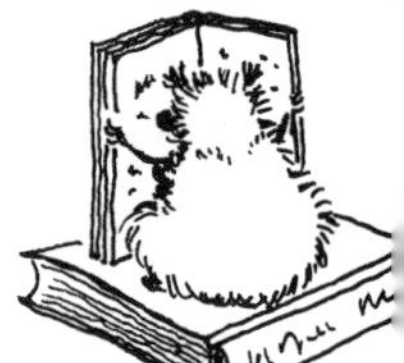

Welche Module gibt es im Skillstraining?

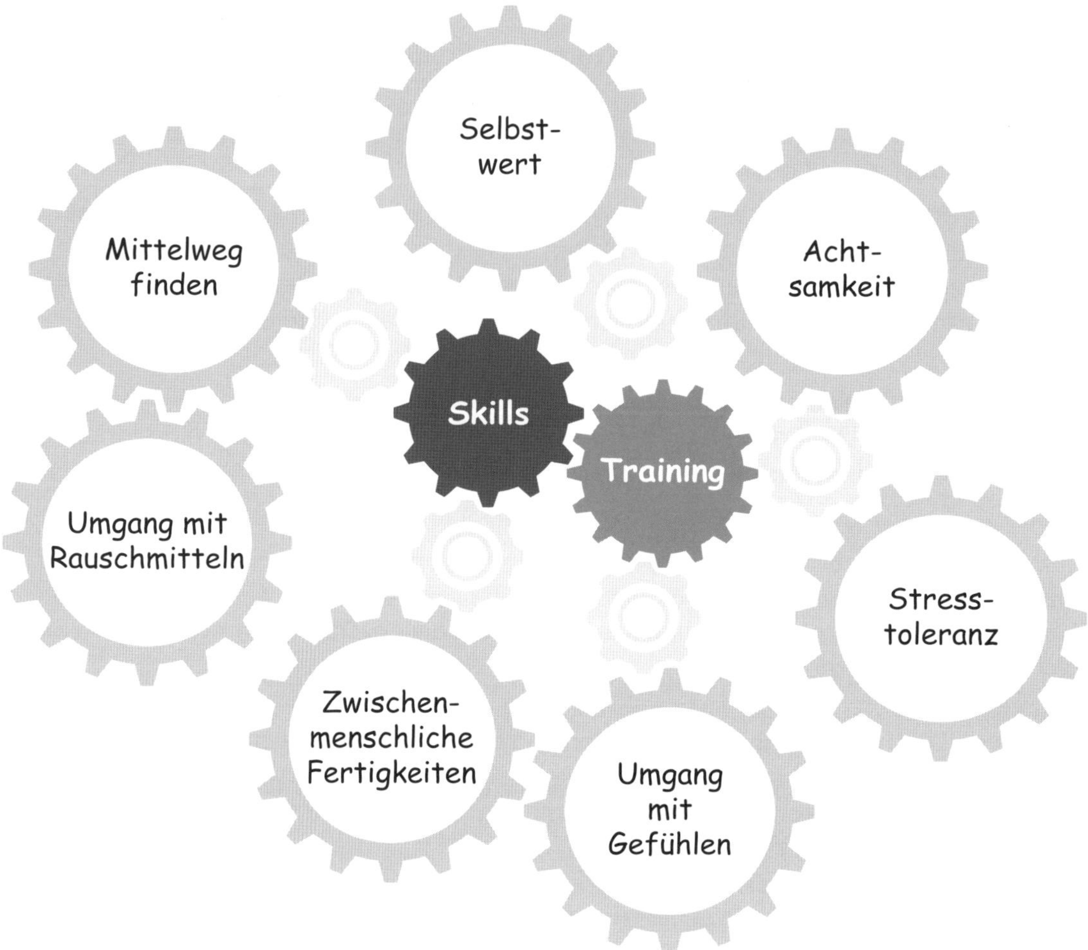

Was kannst du in den einzelnen Modulen lernen?

- **Achtsamkeit:** Im Hier und Jetzt sein. Wahrnehmen und annehmen, wie es dir im Moment geht.
- **Stresstoleranz:** Krisen und Hochstressphasen bewältigen und ihnen vorbeugen.
- **Umgang mit Gefühlen:** Gefühle wahrnehmen und hilfreich steuern.
- **Zwischenmenschliche Fertigkeiten:** Dich zusammen mit anderen wohlfühlen.
- **Selbstwert:** Deinen Selbstwert stärken, dich selbst als wertvollen Menschen erleben.
- **Mittelweg finden:** Dich vom Schwarz-Weiß-Denken lösen und Konflikte mit deinen Eltern entschärfen.
- **Umgang mit Rauschmitteln:** Gefahren und Strategien im Umgang mit Rauschmitteln kennenlernen. Die Skills aus diesem Modul benötigst du nur dann, wenn du Probleme in diesem Bereich hast.

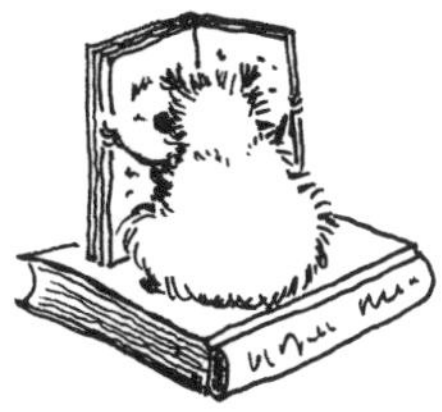

Was ist Anspannung?

- Bei Anspannung wird unser Körper aktiv. Im Gegensatz zu der Anspannung der Muskulatur, die du bei sportlichen Aktivitäten spürst, ist mit der inneren Anspannung meist ein unangenehmes Gefühl verbunden. Aber nicht nur die Gefühle, sondern auch die Gedanken und das Verhalten verändern sich.
- Hohe Anspannung wird vom Menschen als unangenehm erlebt, daher versuchen wir diese abzubauen bzw. zu vermeiden.
- Die Anspannung kann zwischen 0 und 100 % liegen.

1 % – 30 %	=	Es besteht ein Zustand ohne Anspannung – du fühlst dich „gechillt".
30 % – 70 %	=	Du bist nicht entspannt, aber du weißt noch, wie es dir geht, und du merkst, was um dich herum passiert. Bei einem Problem oder einem Streit ist es schon deutlich schwieriger, einen kühlen Kopf zu bewahren.
ab 70 %	=	Du denkst nur noch daran, deinen Spannungszustand so rasch wie möglich zu beenden! Ab hier kannst du dich nicht mehr vollständig steuern und nicht mehr ganz klar denken.
100 %	=	In diesem Zustand mit extrem hoher Anspannung kommt es dir vor, als müsstest du zerreißen, deine Gedanken rasen und du fühlst dich unfähig, weiter durchzuhalten.

Je nachdem, wie hoch deine Anspannung ist, kannst du Skills aus verschiedenen Modulen einsetzen:

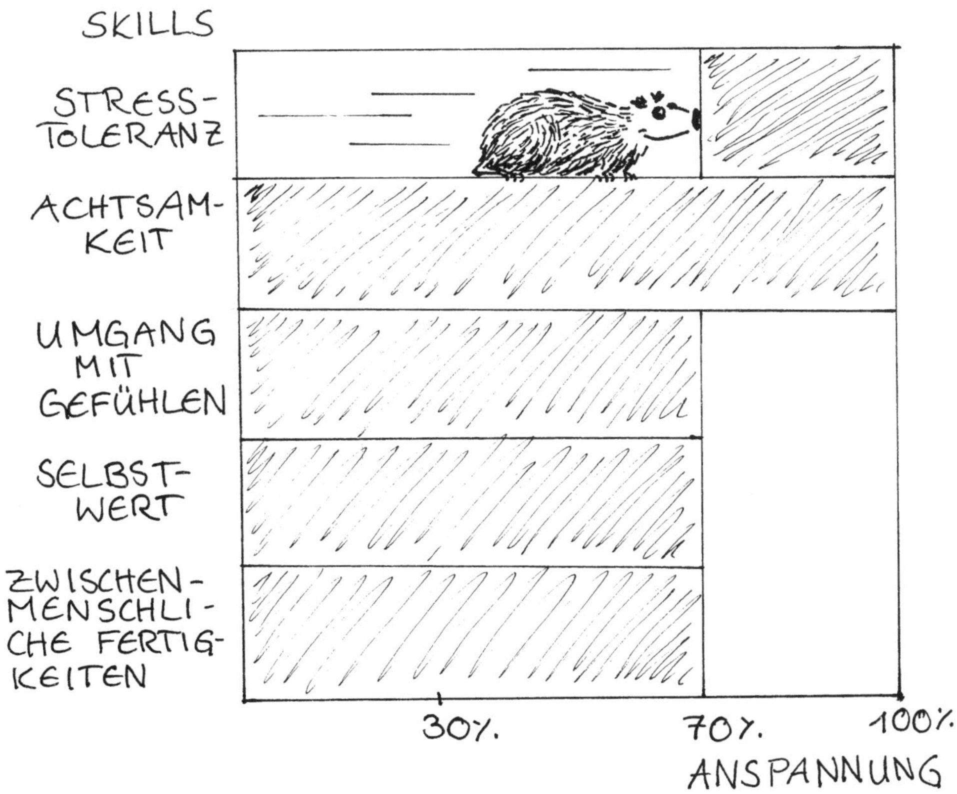

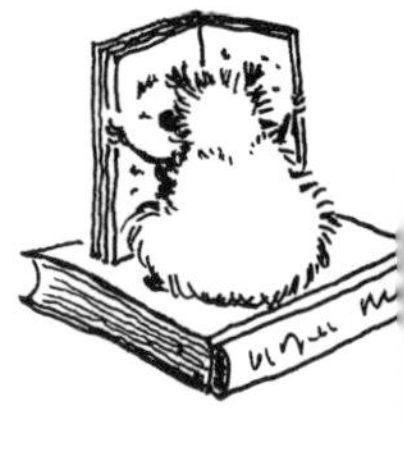

Frühwarnzeichen

Wie verändert sich die Anspannung?

Hast du auch das Gefühl, dass deine Anspannung plötzlich von 0 % auf 100 % springt? Das fühlt sich unangenehm an, weil du nicht weißt, woran das liegt. Wenn wir genauer hinschauen, wird deutlich, dass sich die Spannung in der Regel stufenweise verändert und dass es Frühwarnzeichen gibt, die wir wahrnehmen und beschreiben können.

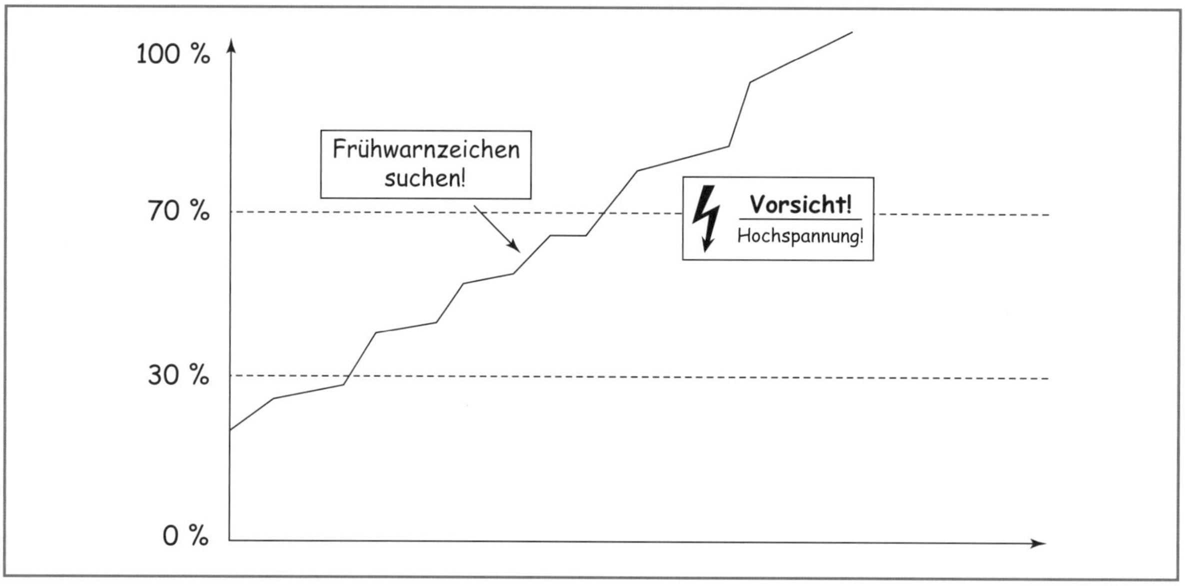

Wenn du deine Anspannung beschreibst, sind die folgenden vier Merkmalsebenen wichtig:

- **Gedanken**
- **Gefühle**
- **körperliche Merkmale**
- **Verhalten**

Gibt es Merkmale des Hochspannungsbereichs, die du bereits im mittleren Anspannungsbereich spürst? Dies sind deine **Frühwarnzeichen**.

Wenn du deine Frühwarnzeichen erkennst, kannst du deine Skills rechtzeitig einsetzen, ohne dass dich der Anspannungs-Tsunami überrollt.

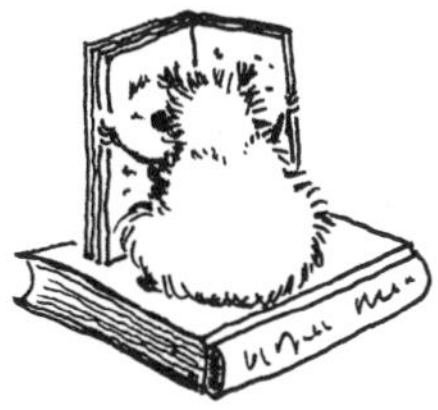

Erkenne deine Frühwarnzeichen

Bei der Beschreibung von Anspannung kann man unterscheiden zwischen:

- **Gedanken**
- **Gefühlen**
- **körperlichen Merkmalen**
- **Verhalten**

Beschreibe bitte jetzt, wie du die verschiedenen Ausprägungen von Anspannung jeweils erlebst.

Spannung

100 %

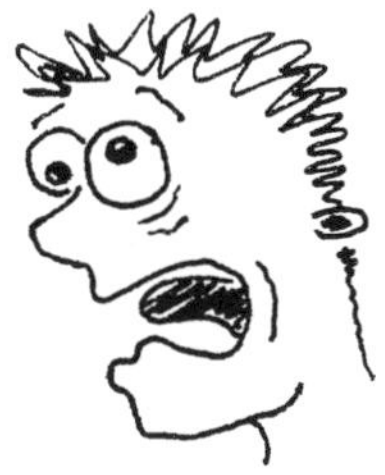

Hochspannung

Gedanken: ____________________

Gefühle: ____________________

Körperliche Merkmale: ____________________

Verhalten: ____________________

70 %

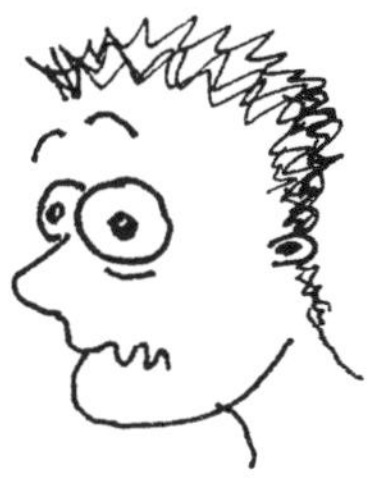

Mittlere Anspannung

Gedanken: ____________________

Gefühle: ____________________

Körperliche Merkmale: ____________________

Verhalten: ____________________

30 %

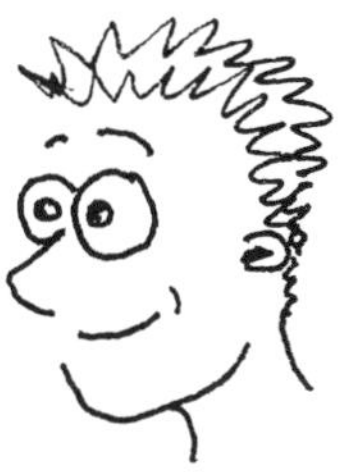

Niedrige Anspannung

Gedanken: ____________________

Gefühle: ____________________

Körperliche Merkmale: ____________________

Verhalten: ____________________

Was erlebst du bei mittlerer Anspannung? Das sind deine **Frühwarnzeichen!**

____

____

____

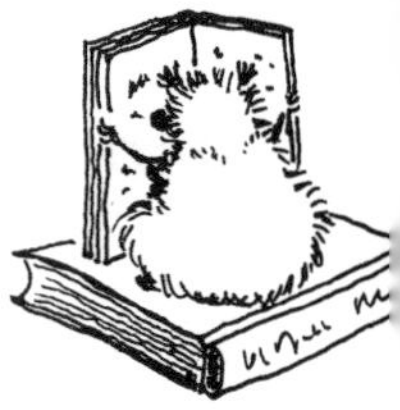

Spannungsprotokoll

Name: ______________________ Datum: __.__.____

	06:00	07:00	08:00	09:00	10:00	11:00	12:00	13:00	14:00	15:00	16:00	17:00	18:00	19:00	20:00	21:00	22:00	23:00	24:00	01:00	02:00
100																					
90																					
80																					
70																					
60																					
50																					
40																					
30																					
20																					
10																					
0																					

Name: ______________________ Datum: __.__.____

	06:00	07:00	08:00	09:00	10:00	11:00	12:00	13:00	14:00	15:00	16:00	17:00	18:00	19:00	20:00	21:00	22:00	23:00	24:00	01:00	02:00
100																					
90																					
80																					
70																					
60																					
50																					
40																					
30																					
20																					
10																					
0																					

Name: ______________________ Datum: __.__.____

	06:00	07:00	08:00	09:00	10:00	11:00	12:00	13:00	14:00	15:00	16:00	17:00	18:00	19:00	20:00	21:00	22:00	23:00	24:00	01:00	02:00
100																					
90																					
80																					
70																					
60																					
50																					
40																					
30																					
20																					
10																					
0																					

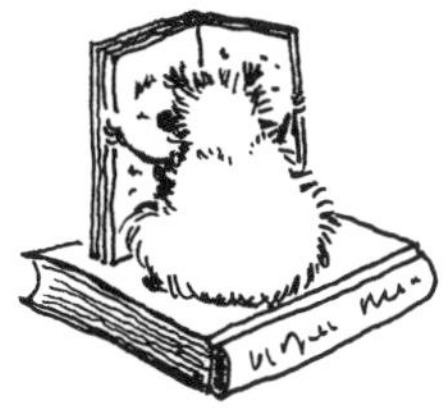

Bio-soziales Modell

Hast du dich auch schon mal gefragt, woher es kommt, dass deine Gefühle manchmal Achterbahn mit dir fahren?

Leider lässt sich die Frage nicht eindeutig beantworten, weil die Wissenschaft bisher noch nicht alles klären konnte. Du kannst dir vorstellen, dass es wie bei einem Puzzle funktioniert. Erst wenn alle Teile zusammengesetzt sind, dann treten Schwierigkeiten im Umgang mit heftigen Gefühlen auf. Welche Puzzleteile gehören dazu?

Ein biologischer Teil. Das bedeutet *nicht*, dass es ein Gen gibt, welches alles weitervererbt. Es geht eher darum, dass das Gehirn in bestimmten Regionen, die für Gefühle zuständig sind, schneller, stärker und länger aktiv wird. Das ist ein Grund, weshalb du auf der Gefühlsebene empfindlicher bist als andere und mit stärkeren Emotionen reagierst. Dies gilt übrigens für alle Gefühle! Auch für die positiven wie Liebe, Glück oder Stolz.

Ein sozialer Teil. Hierbei wird angenommen, dass Menschen, die Schwierigkeiten haben, ihre Gefühle zu kontrollieren, in einem sogenannten invalidierenden Umfeld aufgewachsen sind:

Kinder, die in einem invalidierenden Umfeld aufwachsen, haben oft das Gefühl, dass sie von ihrer Umwelt nicht gesehen, nicht verstanden oder nicht gemocht werden. Sie haben dann oft den Eindruck, ihre Gefühle seien, so wie sie sind, nicht ok. Sie fühlen sich häufig missverstanden und nicht so wertvoll wie andere. Dadurch sind sie verunsichert. Sie wissen nicht, wie sie mit ihren Gefühlen umgehen sollen und ob diese überhaupt eine Berechtigung haben.

Diese biologischen und sozialen Anteile sorgen dafür, dass du für heftige Gefühle anfälliger bist und dass die Steuerung deiner Gefühle dir schwerer fällt.

Was bedeutet das?

Menschen, die Schwierigkeiten im Umgang mit heftigen Gefühlen haben, reagieren schneller auf Situationen, die die Gefühle ansprechen, und lassen sich leichter von den Gefühlen anderer anstecken.

- Die Gefühle werden intensiver erlebt und sind stärker ausgeprägt. Manchmal können sie sogar unerträglich stark erscheinen. Du kannst dir das so vorstellen, als wäre deinen Gefühlen ein Verstärker vorgeschaltet.
- Die Gefühle halten länger an. Das heißt, du hast kaum Zeit zum Ausruhen, weil du selten in einer neutralen Gefühlslage bist.

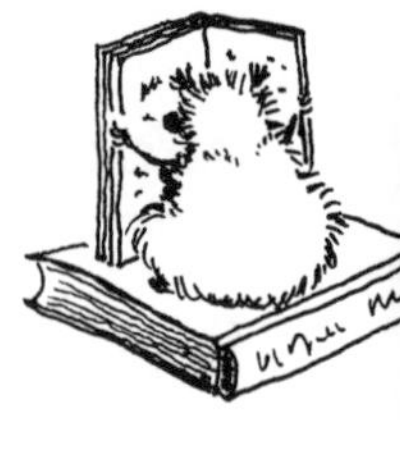

Infoblatt Grundlagen und Fakten 7

Blatt 2/2

Dies alles führt zu einem Teufelskreis:

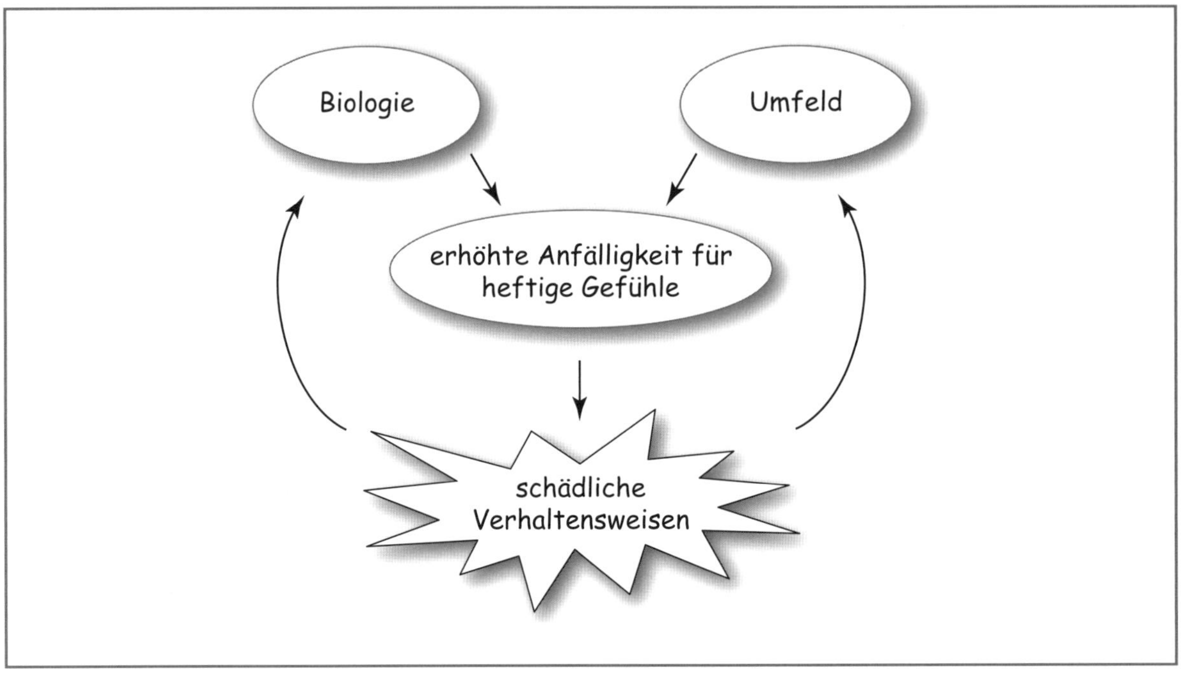

Weil deine Gefühle manchmal unerträglich werden, hast du vielleicht schädliche Verhaltensweisen (z. B. Selbstverletzung, Drogenkonsum, Essstörung) entwickelt. Diese helfen dir im ersten Moment, den unangenehmen Druck abzubauen. Langfristig unterstützen sie dich aber nicht wirklich, denn du wirst noch anfälliger für starke Gefühle. Vielleicht fühlst du dich dann auch unverstanden, weil die anderen scheinbar nicht verstehen, wieso du so handelst. Das führt dazu, dass du dich ausgegrenzt fühlst.

Skills helfen dir, genau das zu verändern. Du wirst dabei neues Verhalten lernen, sodass du altes Verhalten aufgeben kannst. Das Verhalten zu verändern ist anstrengend. Wenn es dir gelingt, ändert sich Schritt für Schritt ebenso das biologische System.

… dann bleibt auch mal wieder Zeit zum Luftholen und Ausruhen von den Gefühlen.

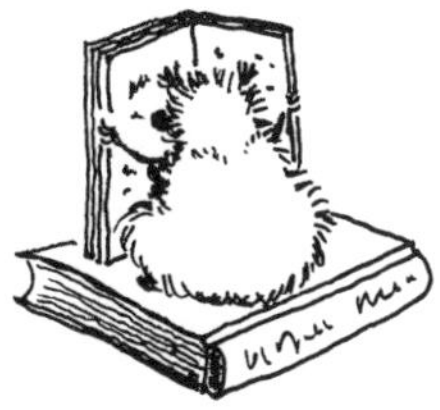

Bio-soziales Modell

Hier kannst du die Dinge eintragen, von denen du denkst, dass sie zur Entstehung deiner eigenen Probleme beigetragen haben.

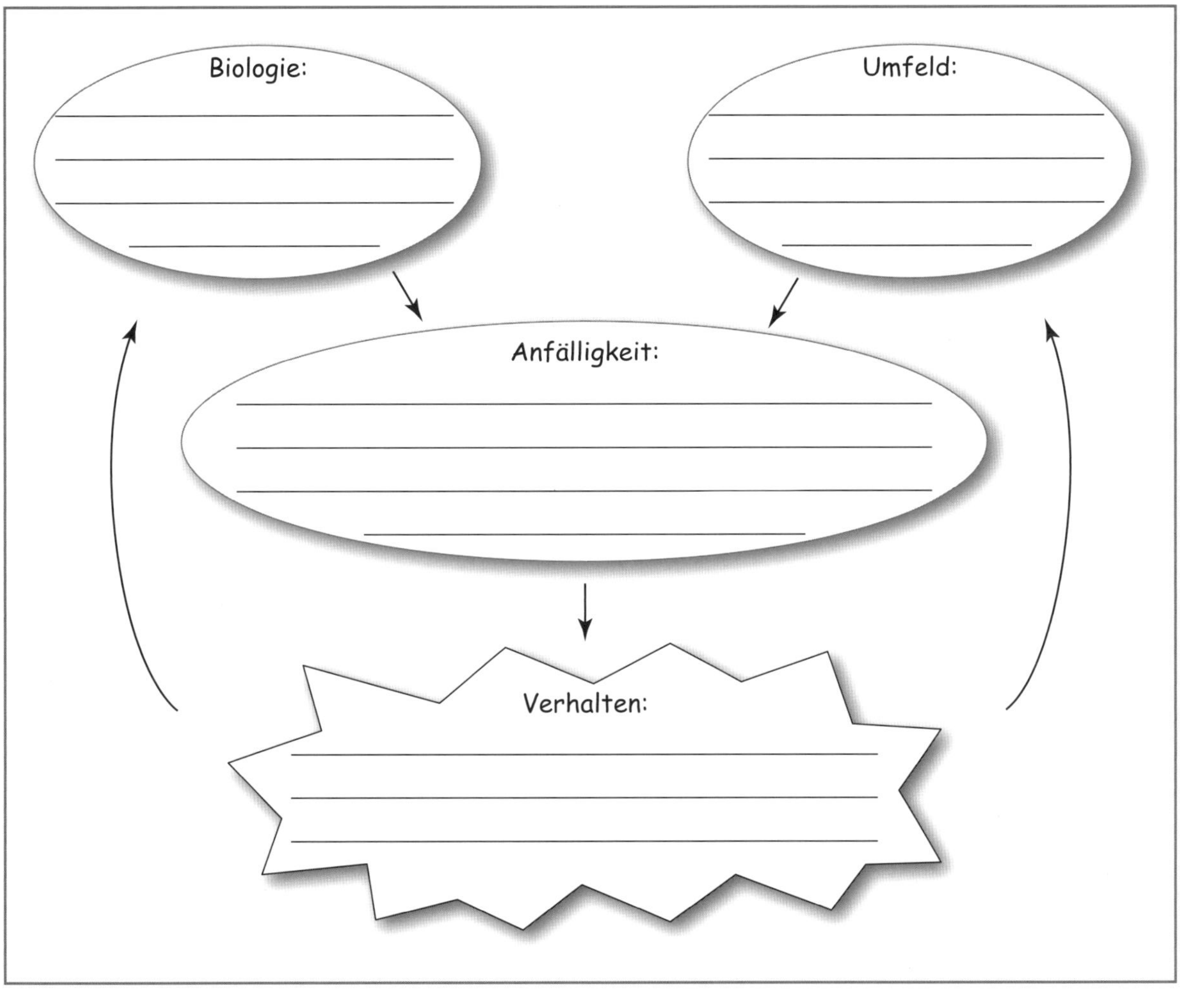

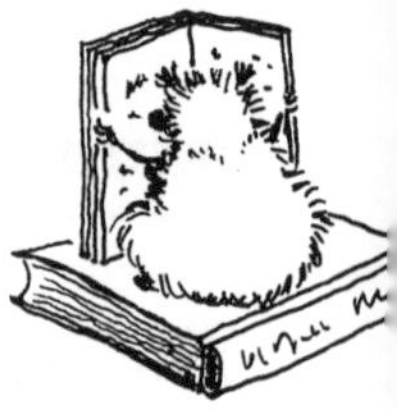

Grundannahmen im Skillstraining der DBT-A

- Alle Teilnehmerinnen und Teilnehmer geben sich wirklich Mühe.
- Die Teilnehmerinnen und Teilnehmer wollen sich verändern.
- Die Teilnehmerinnen und Teilnehmer müssen stärker motiviert sein und sich mehr anstrengen, um sich zu verändern.
- Die Teilnehmerinnen und Teilnehmer haben ihre Schwierigkeiten nicht alle selbst verursacht, müssen sie aber selbst lösen.
- Das Leben der Teilnehmerinnen und Teilnehmer ist in dieser Form belastend und schwer auszuhalten.
- Die Teilnehmerinnen und Teilnehmer müssen in allen wichtigen Lebensbereichen neue Verhaltensweisen lernen.
- Die Teilnehmerinnen und Teilnehmer können in der Therapie nicht „versagen“.
- Es gibt keine absolute Wahrheit, Wahrheit ist „Ansichtssache“.

(in Anlehnung an Fleischhaker et al. 2011)

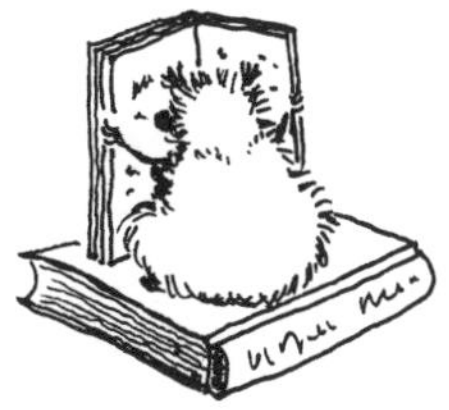

Ziele des Skillstrainings

Was ist das wichtigste Ziel des Skillstrainings?

Das Skillstraining hat das Ziel, dich darin zu unterstützen, deine persönlichen Lebensziele zu erreichen und deine Probleme zu bewältigen.

Im DBT-Skillstraining kannst du lernen,

- dich selbst besser wahrzunehmen (**Selbstwahrnehmung**).
- dein Verhalten in Stress- und Anspannungssituationen besser zu regulieren (**Selbstkontrolle**).
- mehr Verantwortung für dich und dein Verhalten zu übernehmen (**Eigenverantwortung**).
- mit Gefühlen und Stress besser klarzukommen (**Gefühlsregulation**).
- dich im **Umgang mit anderen Menschen** sicherer zu fühlen.

Für all das lernst und trainierst du Skills.

Infoblatt Grundlagen und Fakten 11 **Blatt 1/2**

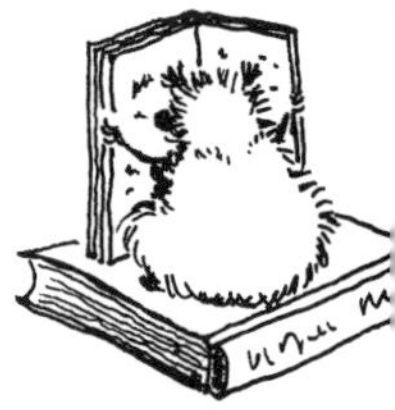

Vertrag zum DBT-A-Skillstraining: Gruppenregeln und Verpflichtungen

Ich sichere zu,

1. während meiner Behandlungszeit keinen Suizidversuch zu unternehmen und alle Verhaltensweisen, die mein Leben gefährden, zu unterlassen. Ich werde mich melden, wenn ich mehr Unterstützung benötige, um diese Zusage einzuhalten, oder ich sorge dafür, dass ich nach Absprache in die entsprechende Klinik gehe.
2. auf jede Form von Gewalt (gegen andere oder gegen Gegenstände) zu verzichten.
3. außerhalb der Sitzungen nicht mit anderen Teilnehmerinnen oder Teilnehmern über suizidale oder sonstige schädliche Verhaltensweisen zu sprechen. Wenn ich erfahre, dass eine andere Person plant, sich umzubringen, so teile ich dies den Skillsgruppentrainern mit.
4. nicht unter Einfluss von Alkohol oder Drogen zu den Sitzungen zu kommen.
5. mit den anderen Teilnehmerinnen oder Teilnehmern keine Gespräche über traumatische Erlebnisse zu führen.
6. frische Wunden, Verbände oder sehr auffällige Narben zu bedecken.
7. abwertende Äußerungen anderen Gruppenmitgliedern gegenüber zu unterlassen und den anderen mit Wertschätzung und Achtsamkeit zu begegnen.
8. während der Behandlung keine sexuelle Beziehung zu anderen aus der Gruppe einzugehen.
9. jedes Verhalten, das meine eigene Therapie oder die von anderen gefährdet, zu unterlassen.
10. mit Informationen, die ich über andere in der Gruppe erhalte, vertraulich umzugehen.
11. auf meine eigenen Grenzen zu achten und diese den anderen mitzuteilen.

Mir ist bekannt, dass

1. ein Suizidversuch zu einem Therapieabbruch führt.
2. auf die Ausübung von Gewalt eine sofortige Therapiepause oder ein Therapieabbruch erfolgt.
3. wiederholtes Nicht-Einhalten der übrigen Regeln ebenfalls zur Therapiepause oder zum Therapieabbruch führen kann.
4. nach drei verpassten Sitzungen ein klärendes Gespräch mit einem der Skillstrainer erfolgt und dies eventuell zur Beendigung der Teilnahme am Skillstraining führen kann.
5. Verspätungen und Nichtteilnahme telefonisch mitzuteilen sind.
6. ich mich zu einer Wiedergutmachung den anderen gegenüber verpflichte, wenn ich mehr als 15 Minuten zu spät komme.

Infoblatt Grundlagen und Fakten 11

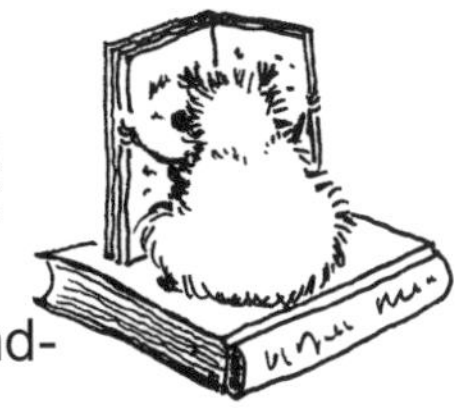

Ich will mein selbstschädigendes Verhalten und anderes Verhalten, welches die Behandlung erforderlich macht, reduzieren/beenden.

Um diese Ziele zu erreichen, werde ich mein Bestes geben, die Skills im Alltag üben und die Angebote der DBT-A regelmäßig und aktiv wahrnehmen.

Ich weiß, dass ich selbst oder andere – auch die Skillstrainer – Fehler machen.

Mit diesem Vertrag bestätige ich, dass ich über die Inhalte des Skillstrainings in der DBT-A ausreichend und verständlich informiert wurde. Ich stimme zu, regelmäßig an den Sitzungen des Skillstrainings teilzunehmen. Die Gruppen- und Anwesenheitsregeln sind mir bekannt. Ich verpflichte mich, diese einzuhalten.

Wir Skillsgruppentrainer verpflichten uns, unser Bestes zu geben, um dich im Vorankommen in deiner Therapie zu unterstützen. Wir halten uns an die ethischen und beruflichen Richtlinien und die Schweigepflicht. Wir gehen mit unseren persönlichen Grenzen offen um und holen uns Rat und Unterstützung, wenn es notwendig ist.

Datum, Unterschrift Teilnehmer/in

Datum, Unterschrift Gruppenleiter/in

5 Achtsamkeit

Florian Hammerle, Arne Bürger und Anne Kristin von Auer

Hintergrundwissen zur Achtsamkeit
Diesen Text finden Sie online unter www.schattauer.de/3116.

Ziele dieses Moduls

Dieses Modul hat drei Ziele: Die Jugendlichen sollen lernen, 1. sich im Hier und Jetzt zu fokussieren; 2. Abstand von aktivierten Gedanken und Gefühlen zu bekommen; 3. eine wohlwollend wertschätzende Haltung sich selbst und der Welt gegenüber zu entwickeln.

Insgesamt kommt dem **Üben von Achtsamkeit** in der Skillsgruppe eine große Bedeutung zu. Daher besteht ein wichtiges Ziel dieses Moduls darin, die Jugendlichen dazu zu motivieren, Achtsamkeit **auch im Alltag** anzuwenden und zu üben.

Didaktisches Vorgehen

Es ist nicht leicht, Jugendliche von der Notwendigkeit zu überzeugen, Achtsamkeit zu trainieren. Validieren Sie die Skepsis, die geäußert wird. Bleiben Sie jedoch hartnäckig und zeigen Sie sich davon überzeugt, dass Achtsamkeit die Basis aller Skills darstellt und enorm hilfreich ist. Fragen Sie die Jugendlichen bei jeder Gelegenheit, warum gerade für sie Achtsamkeit sinnvoll sein könnte. Wenn Sie das Glück haben, dass an der Gruppe Patientinnen teilnehmen, die bereits Erfahrung mit Achtsamkeit gesammelt haben, nutzen Sie deren Wissen.

Beginnen Sie mit einem gemeinsamen Brainstorming zu dem Begriff „Achtsamkeit" und arbeiten Sie darauf hin, Achtsamkeit als bewusste, offen annehmende Haltung zum gegenwärtigen Moment zu definieren.

Mithilfe des ▶ Infoblattes Achtsamkeit 2 erläutern Sie den Hintergrund von Achtsamkeit. Trennen Sie zwischen religiöser Anwendung wie im Buddhismus und einem psychotherapeutisch orientierten Einsatz im Rahmen der DBT, bei dem religiöse Haltungen und Ideen keine Rolle spielen.

Vermitteln Sie den Jugendlichen, dass Achtsamkeit einen Grundpfeiler der Therapie darstellt. Dabei betonen Sie auch, dass Achtsamkeit im Wesentlichen durch wiederholtes Üben wirksam wird und deswegen im Idealfall täglich geübt werden sollte, damit nach mehreren Wochen erste Veränderungen zu bemerken sind.

Auch die Theorie der Achtsamkeit sollte möglichst praxisnah vermittelt werden und durch viele Übungen aufgelockert sein. Wechseln Sie bei den Achtsamkeitsübungen zwischen aktiven und ruhigen Übungen ab (▶ Anhang: Achtsamkeitsübungen). Die aktiven Übungen bereiten den Jugendlichen oft Freude und erhöhen die Motivation und den Gruppenzusammenhalt. Die ruhigen Übungen sind für die Jugendlichen teilweise schwer auszuhalten. Validieren Sie das, aber bleiben Sie dran.

Nach den Übungen sollte jeweils ein „Sharing“ (Huppertz 2012, S. 31) stattfinden, in dessen Rahmen Eindrücke der Jugendlichen besprochen werden. Hier sollte das Prinzip der Freiwilligkeit gelten. Akzeptieren Sie, wenn jemand zunächst keine Eindrücke schildern will. Diese „Nachbesprechung“ ist auch deswegen wichtig, weil es zu ungewohnten und möglicherweise befremdenden Eindrücken wie Gefühlen von Wärme, Schwere, Müdigkeit o. Ä. kommen kann. Diese werden als vollkommen normale Reaktionen thematisiert, die auf möglicherweise ungewohnte Phasen von Konzentration folgen können.

Wenn Sie nach den Eindrücken fragen, werden viele Jugendliche berichten, dass sie während der Übung(en) abschweifen. Hier können Sie anknüpfen und ein Verlaufsmodell ans Flipchart zeichnen (► Abb. 5-1).

Abb. 5-1 Verlauf der Achtsamkeit während der Achtsamkeitspraxis.

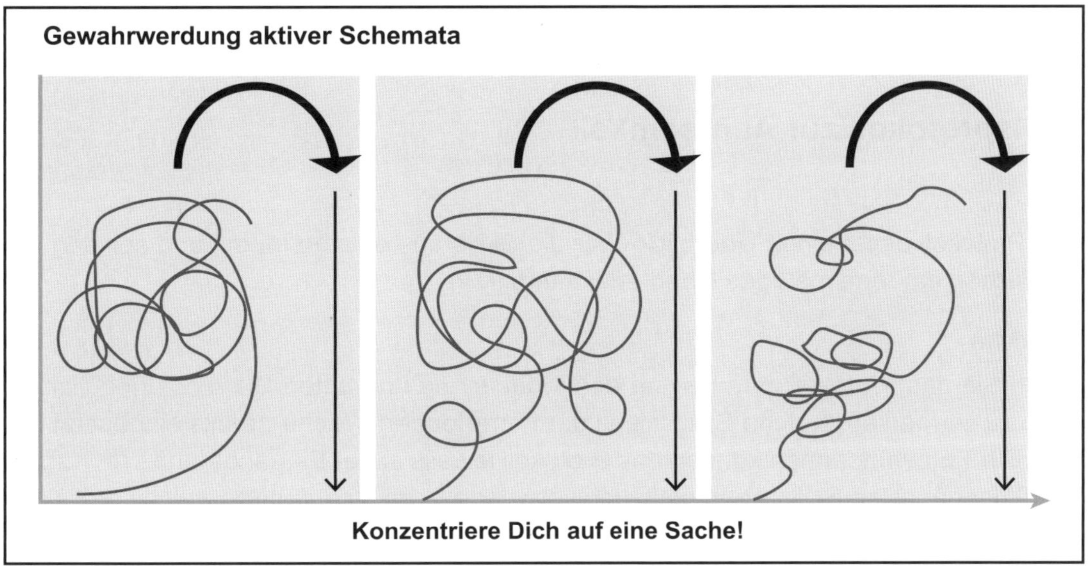

Erläutern Sie, dass es normal ist, abzuschweifen, und dass kein Mensch es schafft, sofort für längere Zeit achtsam zu sein. Sie können hier den Begriff „Affengeist“ einführen: Unser Geist und unsere Gedanken sind wie Affen, die von Ast zu Ast hüpfen.

In der Abbildung sieht man Pfeile, die die Konzentration auf eine Sache darstellen. Die kleinen „Wölkchen“ zeigen, wie unser Affengeist abschweift und sich in anderen Themen verfängt. Wenn wir uns darüber bewusst werden, dass wir im Affengeist sind, ist dies ein Sprung hinauf auf eine höhere Ebene, auf der wir erkennen, dass wir uns gerade in Gedanken verfangen haben. Deswegen schweben die Pfeile etwas über den Wölkchen. Wenn wir erkannt haben, dass wir uns verfangen haben, können wir nun unseren Geist wieder gezielt zurück auf die Aufgabe lenken. Dies drücken die schmalen Pfeile nach unten aus.

Fragen Sie die Jugendlichen, an welchen Stellen in diesem Verlauf sie sich als achtsam einstufen. Dies sind sie nämlich auch dann, wenn sie merken, dass sie nicht achtsam sind. Besprechen Sie dann, was passiert, wenn an dieser Stelle Bewertungen einsetzen wie: „Warum passiert mir das?“, „Die anderen können das alle besser als ich.“, „Ich werde das nie kapieren.“ usw. Das führt dazu, dass ich mich in meine Bewertungen verstricke und mich weiter von der Achtsamkeit entferne.

Besprechen Sie dann, was dabei helfen könnte, sich wieder achtsam der ursprünglichen Aufgabe zu widmen: wahrnehmen, dass ich abgeschweift bin, und dann meine

Aufmerksamkeit auf die Aufgabe zurücklenken. Dabei thematisieren Sie, dass das annehmende Wahrnehmen des Abschweifens und das freundliche Zurücklenken auf die Übung zentrale Aspekte der Achtsamkeit darstellen, und validieren, dass dies allerdings äußerst schwer ist und lange geübt werden muss. Wir alle sind schnell dabei, uns zu bewerten. Das heißt, auch hiermit müssen wir freundlich und möglichst annehmend umgehen.

Machen Sie deutlich, wie wichtig es ist, auch nach Abschluss des Moduls weiter zu üben, und überlegen Sie mit den Jugendlichen gemeinsam, was ihnen dabei helfen könnte. Achtsamkeitsübungen werden in den weiteren Modulen ebenfalls zum Anfang jeder Stunde durchgeführt. Mit fortschreitender Erfahrung der Teilnehmerinnen können Sie diese auch bitten, sich selbst Übungen zu überlegen und anzuleiten.

Einsatz der Info- und Arbeitsblätter

Skillsprotokoll zur Achtsamkeit

Ziel

Das Protokoll bietet einen Überblick über die Skills aus diesem Modul und soll den Jugendlichen ein regelmäßiges Üben erleichtern.

Didaktik

Teilen Sie das Protokoll zum Beginn des Moduls aus und bitten Sie die Jugendlichen, darin zu vermerken, welche Skills sie in der betreffenden Woche bereits eingesetzt haben. Die Teilnehmerinnen können das Protokoll jeweils in der Eingangsrunde (▶ Kap. 3, S. 23) der nächsten Skillsgruppensitzung verwenden, um zu erläutern, welche Skills aus diesem Modul sie in der Woche genutzt haben.

Infoblatt Achtsamkeit 1: Was ist Achtsamkeit?

Ziel

Die Jugendlichen sollen einen ersten Eindruck von Achtsamkeit erhalten.

Didaktik

Beginnen Sie mit einer Übung. Lassen Sie die Teilnehmerinnen z. B. ein Stück Schokolade essen, so wie sie es normalerweise essen. Im zweiten Schritt leiten Sie sie an, das Stück Schokolade achtsam zu essen, indem sie es sich vorher ansehen, daran riechen, es langsam essen ... Danach listen Sie gemeinsam auf, was den Unterschied zwischen dem ersten und dem zweiten Durchlauf ausgemacht hat. Fragen Sie die Jugendlichen, was sie mit dem Begriff „Achtsamkeit" verbinden, und fokussieren Sie dabei auf das nicht-wertende Gewahrsam im Hier und Jetzt. Die Antworten sammeln Sie am Flipchart.

Besprechen Sie nun das Infoblatt und betonen Sie, dass Achtsamkeit regelmäßig geübt werden muss, um Effekte zu erzielen, im Idealfall täglich. Erklären Sie auch, dass es um die Übung selbst geht und nicht um die „perfekte" Ausführung: „Der Weg ist das Ziel!" Die WAS- und WIE-Fertigkeiten werden kurz skizziert und Sie weisen darauf hin, dass diese später genauer erläutert und geübt werden. Bei Bedarf können Sie hier die Übung „Eier aufstellen" (▶ Anhang: Achtsamkeitsübungen) durchführen.

Infoblatt Achtsamkeit 2: Woher kommt Achtsamkeit?

Ziel

Es wird ein kurzer Überblick zur Geschichte der Achtsamkeit vermittelt.

Didaktik

Lesen und besprechen Sie das Infoblatt mit den Jugendlichen. Dabei weisen Sie darauf hin, dass die Achtsamkeit in der Therapie ganz unabhängig von ihrem religiösen Ursprung eingesetzt wird. Achtsamkeit dient hier der Verbesserung des Wohlbefindens.

Infoblatt Achtsamkeit 3: Wie wirkt Achtsamkeit?

Ziel

Die Jugendlichen sollen verstehen, welche Auswirkung das regelmäßige Üben von Achtsamkeit hat und warum dies für sie nützlich sein kann.

Didaktik

Listen Sie zunächst mit den Jugendlichen am Flipchart auf, was Achtsamkeit ihnen „bringen könnte“ – welche hilfreichen Auswirkungen Achtsamkeit haben könnte. Gehen Sie das Infoblatt durch und arbeiten Sie darauf hin, dass es zentral darum geht, eine „Metaposition“ gegenüber Gedanken, Gefühlen etc. einzunehmen. Erklären Sie auch, dass man nicht gleichzeitig achtsam und impulsiv sein kann, und diskutieren Sie diese Aussage mit den Jugendlichen. Es geht nicht darum, dass wir als Trainer den Jugendlichen vorgeben, wie sie sich verhalten sollen. Das Training von Achtsamkeit soll den Patientinnen ermöglichen, einen bewussten Umgang mit ihren Gedanken und Gefühlen zu erlernen. In der Folge sollten sie auch bewusst entscheiden können, wie sie sich in einer bestimmten Situation verhalten wollen.

Infoblatt Achtsamkeit 4: Innere Weisheit

Ziel

Die Jugendlichen sollen verstehen, was mit innerer Weisheit oder intuitivem Wissen und Verstehen gemeint ist und warum Achtsamkeit dabei hilft, Zugang zur inneren Weisheit zu erlangen.

Didaktik

Orientieren Sie sich am Vorgehen von Linehan (1996b) und zeichnen Sie zunächst zwei Kreise mit einer Schnittmenge an das Flipchart (wie auf dem Infoblatt). Nun schreiben Sie in den einen Kreis „Gefühl“, in den anderen „Verstand“ und fragen: „Was passiert, wenn jemand nur nach dem Gefühl handelt?“ und „Wie sähe die Welt aus, wenn wir das alle tun würden?“ Stellen Sie die beiden Fragen auch in Bezug auf den Verstand. Sammeln Sie die Antworten jeweils unter der Kreisseite am Flipchart. Besprechen Sie die Varianten ggf. auch anhand konkreter Beispiele von den Teilnehmerinnen oder geben Sie selbst Situationen vor, z. B.: Ich habe eine ungerechtfertigte Note in der Mathearbeit erhalten – wie verhalte ich mich dem Lehrer gegenüber? Oder: Ich streite mich mit meinem Freund/meiner Freundin um einen ausgeliehenen Gegenstand.

Im Anschluss führen Sie den Begriff „intuitives Wissen und Verstehen“ oder „innere Weisheit“ (Linehan 1996a, b) ein und weisen darauf hin, dass Achtsamkeit ein Weg ist, um Gefühl und Verstand in ein Gleichgewicht zu bringen. Erläutern Sie, dass wir alle eine innere Weisheit besitzen, wobei der Zugang manchmal verschüttet ist. Die Achtsamkeit soll dazu dienen, häufiger den Zugang zu unserer inneren Weisheit zu finden. Zusätzlich können Sie folgende Metapher nutzen:

Wenn die Gefühle in Aufruhr sind, sind wir sozusagen im Kriegszustand. Dann ziehen wir das Burgtor hoch und verschließen uns. Der Zugang zu unserer inneren Weisheit ist damit versperrt. Kommen wir über Achtsamkeit zur Ruhe, so können wir das Tor öffnen und unsere innere Weisheit wird wieder zugänglich.

Fragen Sie die Teilnehmerinnen, wann sie einmal eine Entscheidung getroffen haben, bei der sie genau wussten: „Das ist jetzt die richtige Wahl!“, und woran sie das gemerkt haben. In diesem Zusammenhang bringen Sie auch eigene Beispiele. Ein häufig genanntes Beispiel der Jugendlichen ist die Entscheidung zu dieser Therapie, die intuitiv als richtig empfunden wurde. Teilen Sie dann erst das Infoblatt aus.

Infoblatt Achtsamkeit 5: WAS-Fertigkeiten

Ziel

Die Jugendlichen sollen die WAS-Fertigkeiten erlernen.

Didaktik

Erarbeiten Sie mithilfe des Infoblattes gemeinsam, was achtsames „Wahrnehmen“, „Benennen“ und „Teilwerden“ bedeutet. Lassen Sie die Patientinnen insbesondere zum „Teilwerden“ über eigene Erfahrungen berichten: „In welchen Situationen seid ihr ganz bei dem, was ihr gerade tut, ohne an später oder früher zu denken?“ Hier benennen die Jugendlichen oft Hobbys wie Reiten oder andere Sportarten oder das Spielen eines Musikinstruments.

Besprechen Sie mit den Teilnehmerinnen, dass dies das Ziel von Achtsamkeit ist: immer häufiger teilzuwerden und ganz im Hier und Jetzt zu sein. Fragen Sie, was der Vorteil davon sein könnte. Anschließend führen Sie Übungen zu den einzelnen Skills durch. Wählen Sie dazu aus dem Anhang Übungen aus, die zu den Fertigkeiten passen.

Infoblatt Achtsamkeit 6: WIE-Fertigkeiten

Ziel

Die Jugendlichen lernen die WIE-Fertigkeiten kennen.

Didaktik

Die WIE-Skills „offen annehmend“, „aufmerksam“ und „umsichtig“ werden anhand des Infoblattes erläutert. Diskutieren Sie dann mit den Jugendlichen, warum der Einsatz dieser Fertigkeiten sinnvoll sein könnte, und fragen Sie sie, welche Erfahrungen sie mit Bewertungen bereits gemacht haben.

Um achtsam im Hinblick auf Bewertungen zu werden, geben wir in der Skillsgruppe phasenweise jeweils einer Patientin, die sich freiwillig meldet, einen sogenannten „Knackfrosch“, der bei Bewertungen zum Einsatz kommt: Sobald die betreffende Teilnehmerin bemerkt, dass jemand bewertet, „knackt“ sie und es kann gemeinsam nach einer neutralen Beschreibung gesucht werden.

Während die WIE-Fertigkeit „aufmerksam“ schnell für alle verständlich ist, sollte auch das „wirkungsvolle Handeln“ über verschiedene Beispiele eingeführt werden:

- Was tun, wenn ich finde, dass die Klassenarbeit bei mir ungerecht bewertet wurde?
- Was tun, wenn ich möchte, dass meine Mutter mich tröstet, und sie aber gar nicht merkt, dass ich traurig in meinem Zimmer sitze?

Es geht darum, dann nicht beim „Sie/Er sollte dann ...“ stecken zu bleiben, sondern z. B. auf die Mutter zuzugehen oder den Lehrer anzusprechen.

Einige WAS- und WIE-Fertigkeiten können Sie mit der Teebeutelübung trainieren.

Übungen

Teebeutelübung

Verteilen Sie Teebeutel und bitten Sie die Teilnehmerinnen, so zu tun, als hätten sie noch nie in ihrem Leben einen solchen Gegenstand gesehen und wüssten nicht, was man mit ihm tut – als kämen sie von einem anderen Stern. Bitten Sie sie dann, diesen Gegenstand mit möglichst vielen Sinnen wahrzunehmen. Sie dürfen ihn auseinanderbauen, die einzelnen Teile ansehen, daran riechen, schmecken ... Schlagen Sie die Klangschale und geben Sie den Jugendlichen drei Minuten Zeit, dies zu tun, dann sammeln Sie die Reste der Teebeutel ein.

Bitten Sie die Teilnehmerinnen nun, Papier und Stift zur Hand zu nehmen und in den nächsten drei Minuten zu beschreiben, was sie vorher wahrgenommen haben. Dies sollen sie möglichst neutral und ohne Wertungen tun.

Besprechen Sie die Ergebnisse und geben Sie dabei Raum für Diskussionen darüber, was Bewertungen sind oder wie man Dinge weniger bewertend beschreiben kann.

Natürlich können Sie auch weitere Übungen zu den speziellen Fertigkeiten durchführen (▶ Anhang: Achtsamkeitsübungen).

Arbeitsblatt Achtsamkeit 7: Achtsamkeit üben

Ziel

Die Jugendlichen lernen verschiedene Übungen kennen, ebenso verschiedene Arten des Übens. Es soll ein Commitment zum regelmäßigen Üben erlangt werden.

Didaktik

Nach einem gemeinsamen Lesen des Blattes fragen Sie die Gruppe, welches der Unterschied zwischen „geplanten“ und „ungeplanten“ Übungen ist. Besprechen Sie die einzelnen Übungen und erweitern Sie diese bei Bedarf.

Schließen Sie das Modul damit ab, die Jugendlichen zu fragen, was ihnen an dem Thema besonders wichtig war und wie sie die Achtsamkeit weiter in ihren Alltag übertragen können. Machen Sie erneut deutlich, dass Achtsamkeit die Grundlage für alle anderen Skills bildet und dass nur dann Fortschritte zu erzielen sind, wenn sie fortlaufend geübt wird.

Übersicht der Info- und Arbeitsblätter

Diese Info- und Arbeitsblätter sind in der Software unter den angegebenen Kürzeln hinterlegt und können als PDF-Datei ausgedruckt werden.

Skillsprotokoll	Skillsprotokoll zur Achtsamkeit	**SP_AC**	65
Infoblatt 1	Was ist Achtsamkeit?	**IB_AC01**	66
Infoblatt 2	Woher kommt Achtsamkeit?	**IB_AC02**	67
Infoblatt 3	Wie wirkt Achtsamkeit?	**IB_AC03**	68
Infoblatt 4	Innere Weisheit	**IB_AC04**	69
Infoblatt 5	WAS-Fertigkeiten	**IB_AC05**	70
Infoblatt 6	WIE-Fertigkeiten	**IB_AC06**	72
Arbeitsblatt 7	Achtsamkeit üben	**AB_AC07**	75

Skillsprotokoll zur Achtsamkeit

Trage in die weißen Kästchen ein, welchen Skill du geübt hast. In die hellgrauen Kästchen schreibst du, ob und wie sehr es dir geholfen hat.
(0 = gar nicht; 1 = kaum; 2 = mittel; 3 = viel; 4 = sehr viel)

Skill	Montag	Dienstag	Mittwoch	Donnerstag	Freitag	Samstag	Sonntag
Wahrnehmen							
Benennen (innen)							
Benennen (außen)							
Teilwerden							
Annehmende Haltung							
Aufmerksamkeit							
Umsichtiges Handeln							

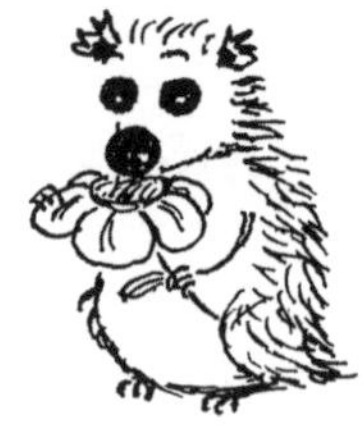

Was ist Achtsamkeit?

- Unter Achtsamkeit versteht man das bewusste Wahrnehmen oder Teilnehmen im Augenblick. Dabei wird der Augenblick so angenommen, wie er gerade ist.
- Du kannst deine Umwelt, eine bestimmte Situation, eine Tätigkeit, die du ausführst *(äußere Informationen)*, aber auch deine Gedanken und Gefühle *(innere Informationen)* bewusst und konzentriert wahrnehmen.
- Du kannst mit allen fünf Sinnen achtsam sein (Riechen, Schmecken, Hören, Tasten, Sehen).
- Achtsamkeit ist die Basis aller Skills. Nur wenn du wahrnimmst, dass du z. B. unter Anspannung stehst, kannst du erfolgreich weitere Skills einsetzen.
- Achtsamkeit hat nicht das Ziel, es „perfekt" zu können, sondern es immer wieder zu versuchen und sich von Neuem darauf einzulassen. Das funktioniert nur durch Üben, Üben, Üben!
- Es ist sinnvoll, die Achtsamkeit täglich durch Achtsamkeitsübungen zu trainieren. Nach 5–8 Wochen wirst du feststellen, dass du Abstand zu deinen Gedanken und Gefühlen gewinnst und dadurch bewusster Entscheidungen treffen kannst.

Es gibt zwei Gruppen von Skills, die dir helfen, achtsam zu sein:

WAS-Fertigkeiten	**WIE-Fertigkeiten**
Was kannst du üben?	*Wie kannst du die Übungen durchführen?*
Wahrnehmen	annehmend
Benennen	aufmerksam
Teilwerden	umsichtig

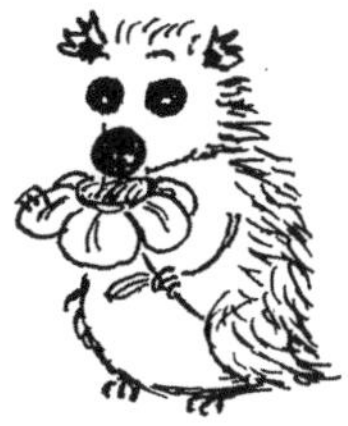

Woher kommt Achtsamkeit?

- **Ursprung:** Der Buddhismus wurde ursprünglich in Indien begründet und „wanderte" dann nach Asien.
- Buddha (eigentlich Siddharta Gautama) soll an der indisch-nepalesischen Grenze geboren worden sein, wahrscheinlich ist er 410 v. Chr. gestorben. Der Name „Buddha" bezeichnet keine Person, sondern einen Zustand: „der Erwachte".
- Buddha bezeichnete die **„rechte Meditation"** als einen wichtigen Grundpfeiler auf dem Weg zum Erwachen.
- In die westliche Welt kam die Idee der Achtsamkeit vor allem durch den Theravada-Buddhismus.
- Theravada legt einen Schwerpunkt auf **Meditation** und **Achtsamkeit**. Dabei betont es vor allem die **Übungspraxis**.
- Jon Kabat-Zinn brachte die Achtsamkeit als Technik in westliche Therapiemethoden ein. Zu Beginn wurde diese vor allem als Methode zur Stressreduktion eingesetzt.

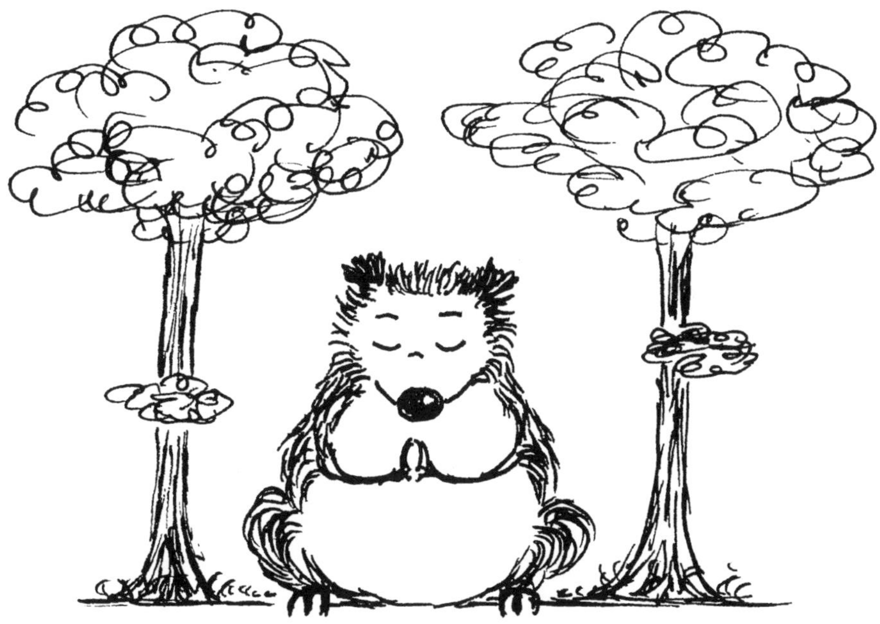

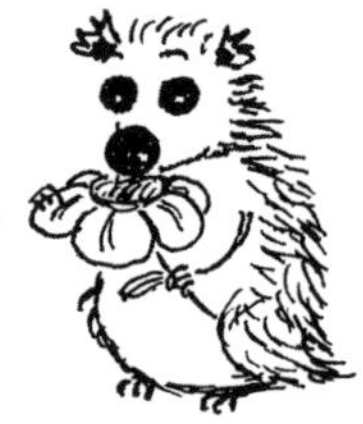

Wie wirkt Achtsamkeit?

Achtsamkeit hilft dir,

- den Augenblick so anzunehmen, wie er ist.
- dich selbst klarer wahrzunehmen.
- eine Situation klar wahrzunehmen und bewusst zu entscheiden, was als Nächstes zu tun ist.
- deine Aufmerksamkeit auf eine bestimmte Tätigkeit zu richten und dich nicht von Gedanken und Gefühlen ablenken zu lassen.
- mehr Kontrolle über dich selbst zu gewinnen und dich nicht von heftigen Gefühlen und automatisierten Gedanken überwältigen zu lassen.
- Gefühle und Verstand in ein Gleichgewicht zu bringen und einen Zugang zu intuitivem Verstehen und Wissen (deiner inneren Weisheit) zu finden.

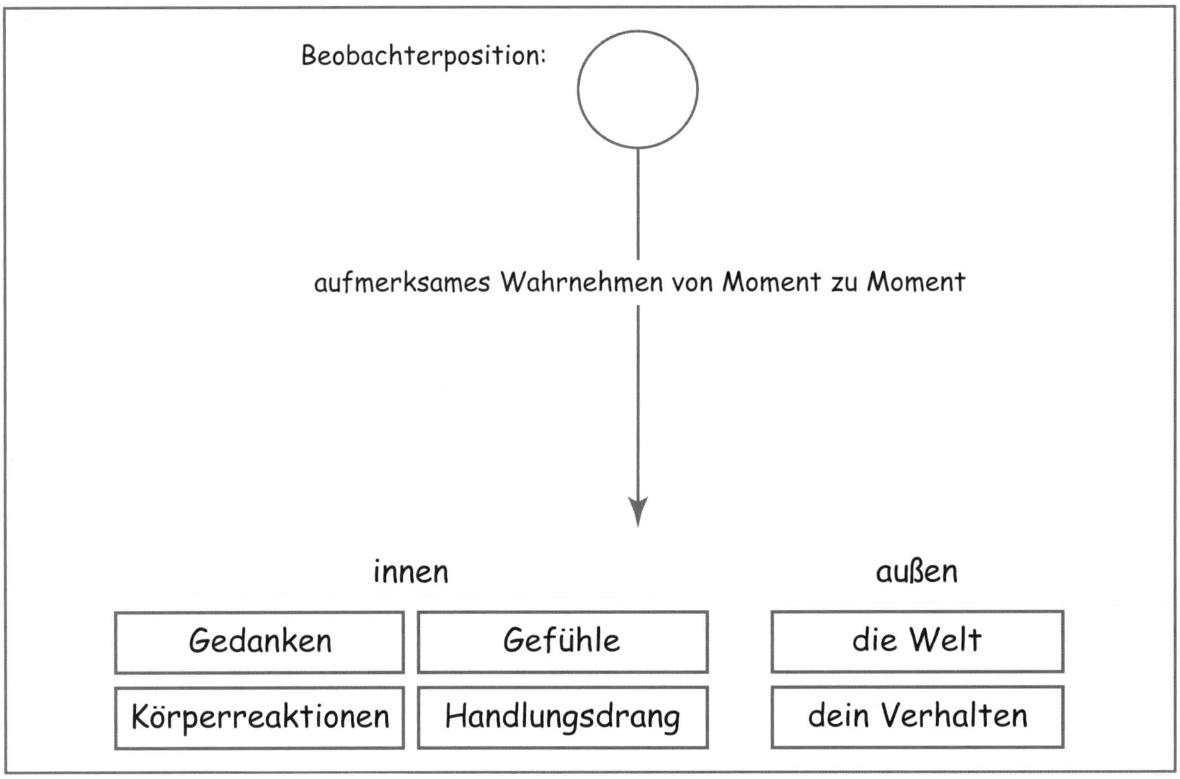

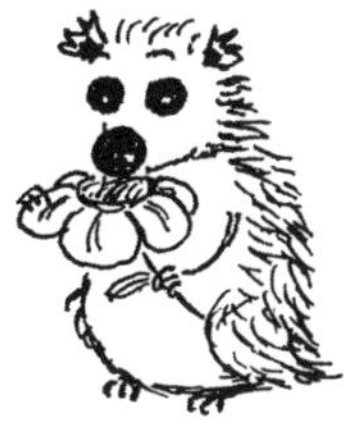

Innere Weisheit

Das Ziel von Achtsamkeit ist, einen Zugang zur „inneren Weisheit", also zum intuitiven Wissen und Verstehen zu erlangen.

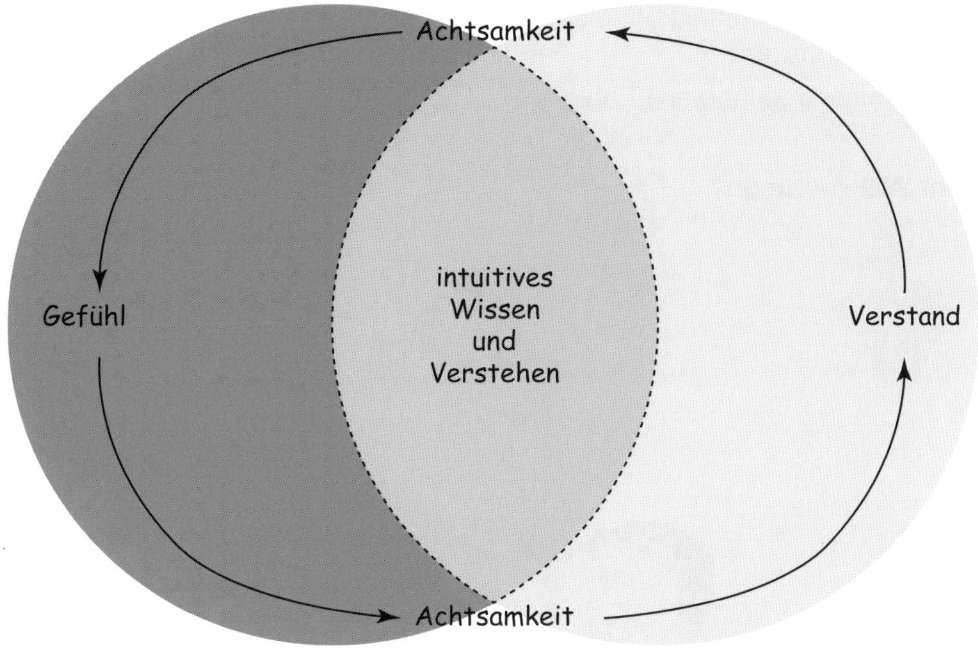

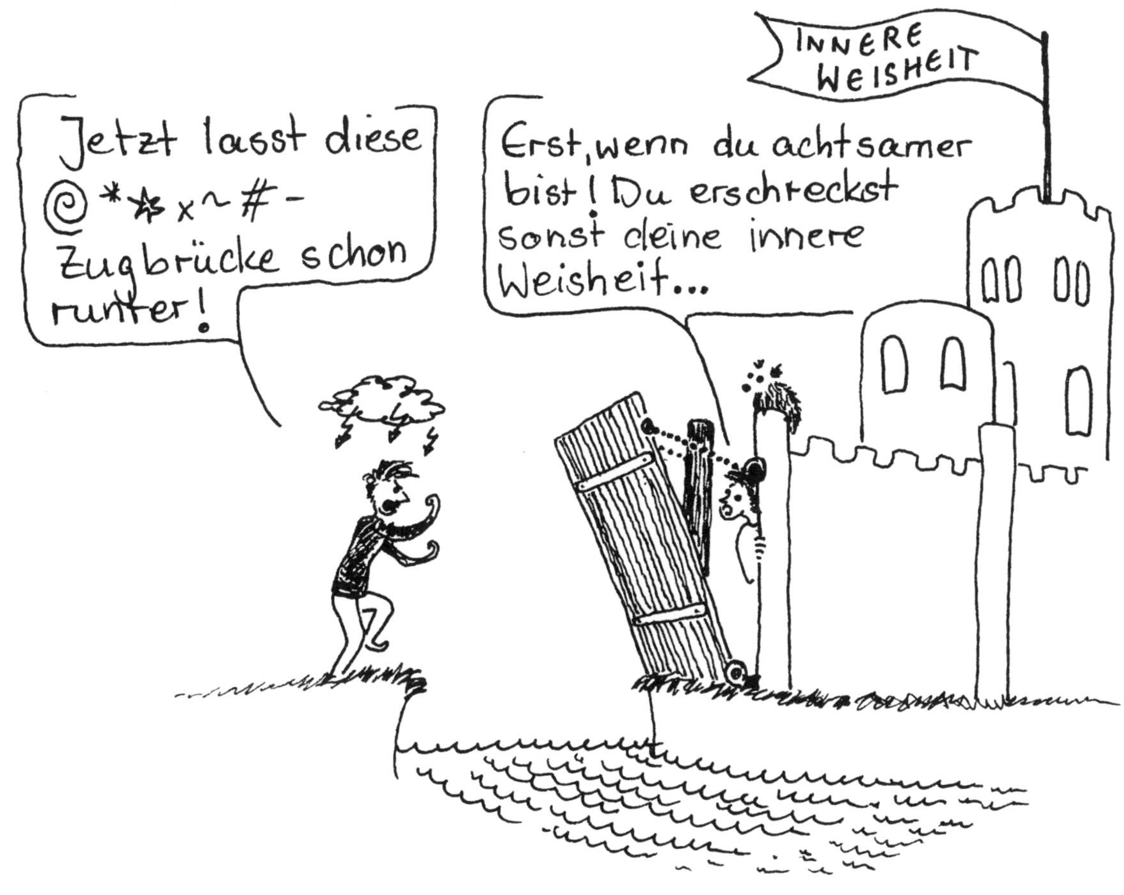

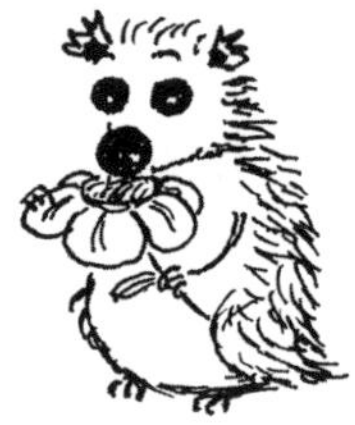

WAS-Fertigkeiten

Wahrnehmen

Was bedeutet das?

- „Wahrnehmen“ heißt, deine Gedanken, Gefühle und Denkvorgänge sowie die äußere Welt aufmerksam zu erfassen.
- Eine hilfreiche Bezeichnung für diese Fähigkeit ist „neugieriges Staunen“.

Was tust du beim Wahrnehmen?

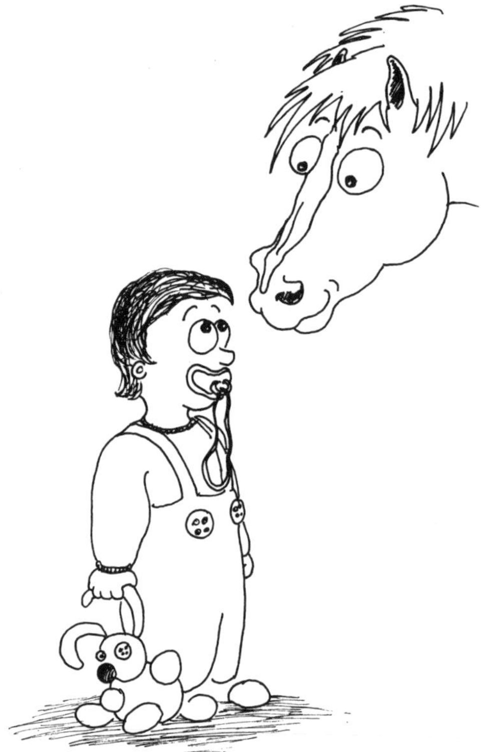

- Achte darauf, was du erlebst!
- Beobachte das Kommen und Gehen deiner Gedanken und Gefühle!
- Lass die Gedanken und Gefühle einfach da sein.

Benennen

Was bedeutet das?

- „Benennen“ heißt, das Wahrgenommene in kurze, einfache Worte zu fassen. Wenn wir Worte für Gedanken und Gefühle finden, verschaffen wir uns Abstand von ihnen.

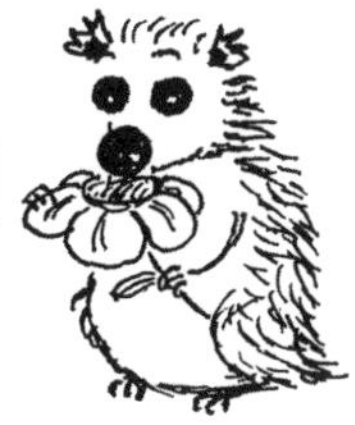

Was tust du beim Benennen?

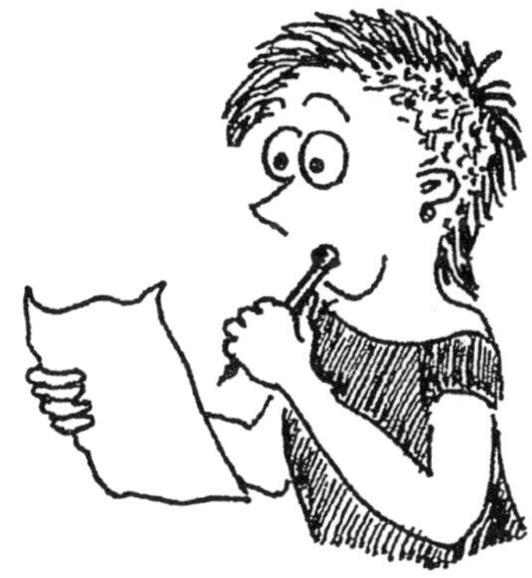

- Fasse das, was du wahrnimmst, in einfache Worte.
  Beispiele:
  - *„Gerade habe ich wieder den Gedanken: …“*
  - *Meine Anspannung steigt*
- Achte bei deiner Wortwahl darauf, zu beschreiben und nicht zu bewerten!

Teilwerden

Was bedeutet das?

- „Teilwerden“ meint die Fähigkeit, im gegenwärtigen Moment „aufzugehen“ und sich ganz auf das zu konzentrieren, was man gerade tut.
- Eine Seiltänzerin etwa, die auf einem Seil balanciert, benötigt diese Fähigkeit.

Was tust du beim Teilwerden?

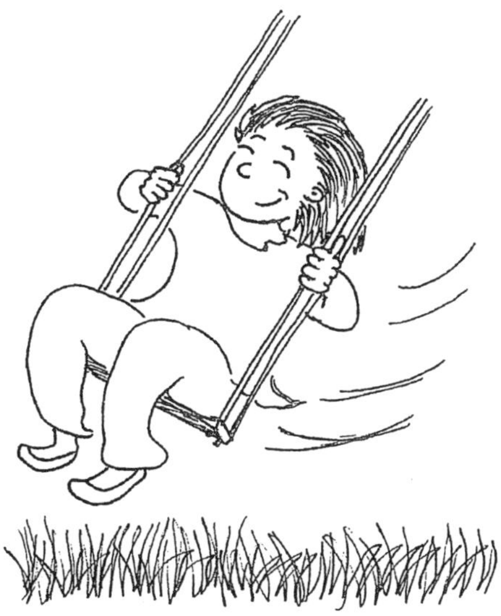

- Werde eins mit dem, was du gerade tust oder erlebst!
- Lebe und handle im Hier und Jetzt.

(in Anlehnung an Fleischhaker et al. 2011)

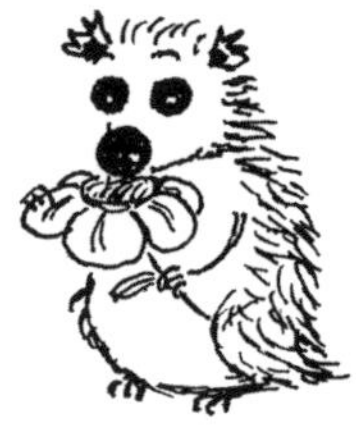

WIE-Fertigkeiten

Annehmend

Was bedeutet das?

- „Annehmend" heißt die Fähigkeit, Informationen (bzw. die äußere und innere Welt) als solche zu erkennen, ohne sich Gedanken über „richtig" oder „falsch", „gut" oder „böse" zu machen bzw. diese Gedanken ziehen zu lassen.
- Es bedeutet, offen und unvoreingenommen zu sein und nicht gegen das anzukämpfen, was gerade ist.

Wie bist du annehmend?

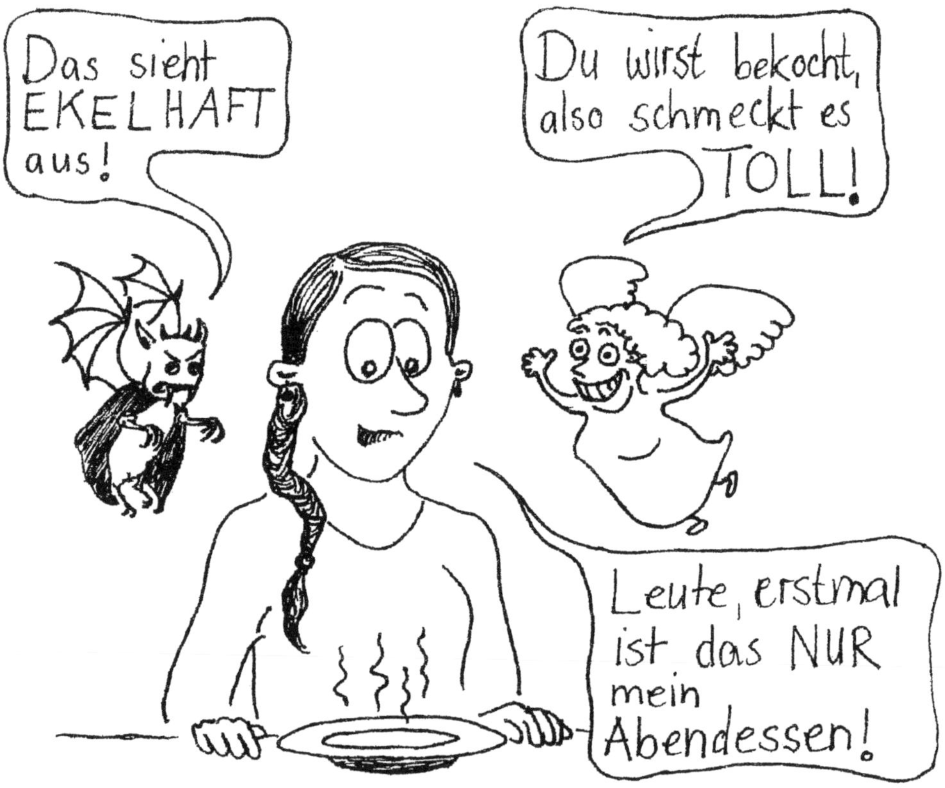
Das sieht EKELHAFT aus!
Du wirst bekocht, also schmeckt es TOLL!
Leute, erstmal ist das NUR mein Abendessen!

- Versuche alles so zu nehmen, wie es gerade ist.
- Erkenne Dinge, Gedanken und Gefühle als das, was sie sind. Konzentriere dich auf das, was ist, füge nichts hinzu und nimm nichts weg.
- Ordne deine Gedanken und Gefühle **nicht** in „richtige", „falsche", „gute" oder „böse" ein.

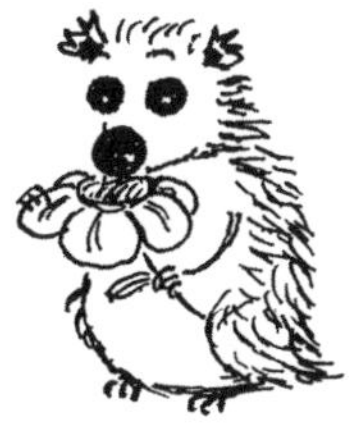

Aufmerksam

Was bedeutet das?

- „Aufmerksam“ bezeichnet die Fähigkeit, sich ganz dem Moment zu widmen.
- Ein Bogenschütze beispielsweise, der sein Ziel anvisiert, konzentriert sich ganz auf das, was er gerade tut.

Wie bist du aufmerksam?

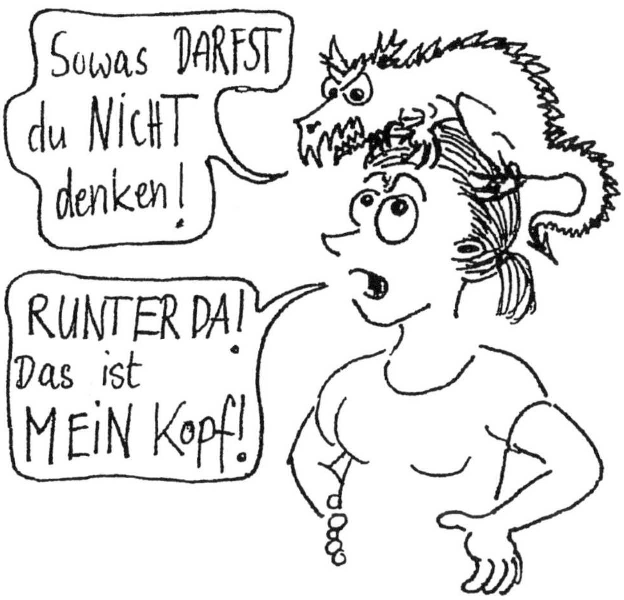
Sowas DARFST du NICHT denken!
RUNTER DA! Das ist MEIN Kopf!

- Konzentriere dich nur auf eine Sache und bleibe im Moment.
- Lass dich nicht von anderen Gedanken oder Geschehnissen ablenken. Kehre immer wieder zu dem zurück, was du gerade tust, fühlst oder denkst.

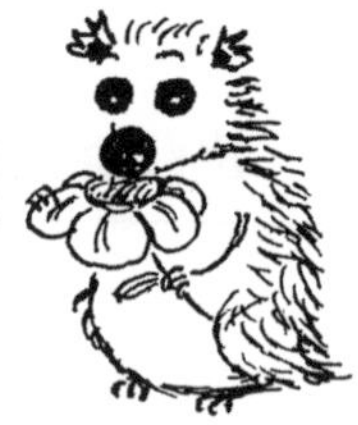

Umsichtig

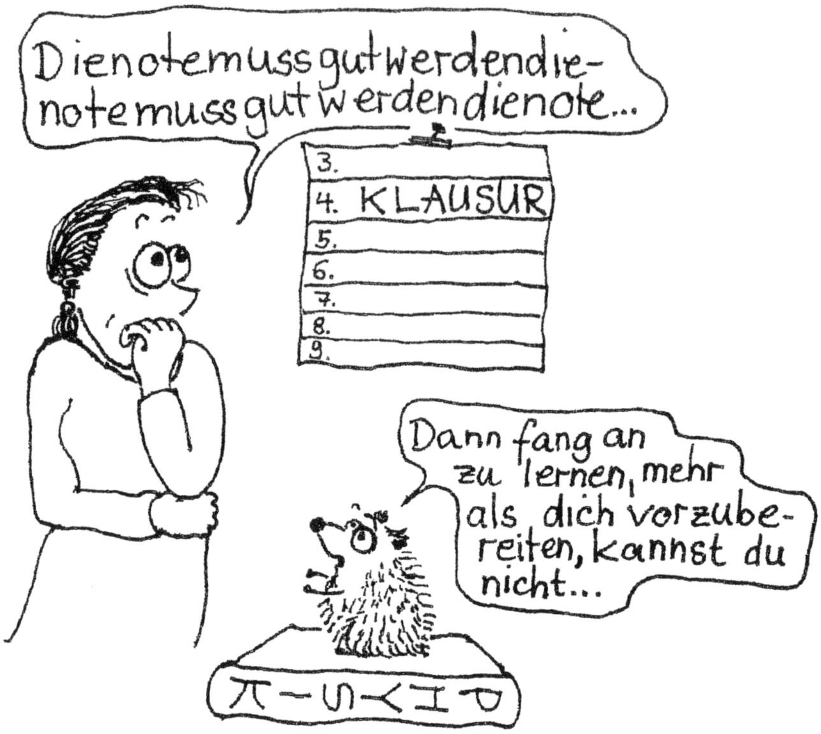
Dienotemussgutwerdendie-
notemussgutwerdendienote...
3.
4. KLAUSUR
5.
6.
7.
8.
9.
Dann fang an zu lernen, mehr als dich vorzubereiten, kannst du nicht...

Was bedeutet das?

- Als „umsichtig" bezeichnet man die Fähigkeit, seine Ziele im Blick zu behalten und auf sie hinzuarbeiten, indem man die passenden erlernten Fertigkeiten einsetzt.
- Diese Fähigkeit lässt sich am ehesten mit der eines Marathonläufers vergleichen, der mit jedem Schritt seinem Ziel immer näher kommt.

Wie bist du umsichtig?

- Wähle die hilfreichste Strategie aus, um an dein Ziel zu gelangen. Halte dich dabei an die Erfordernisse der Situation, in der du dich gerade befindest.
- Tu das, was dich deinem Ziel näher bringt. Bleibe dabei nicht bei „Ich sollte", „Ich müsste" oder „Es sollte aber" stehen.

(in Anlehnung an Fleischhaker et al. 2011)

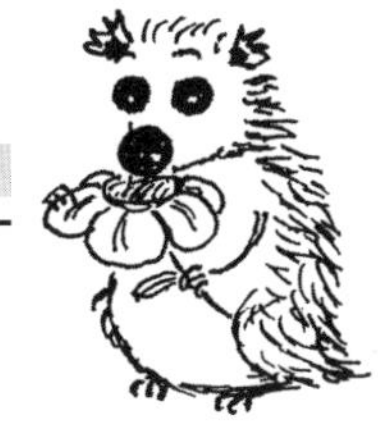

Achtsamkeit üben

Grundsätzlich lassen sich zwei Arten von Achtsamkeitsübungen unterscheiden:

Geplantes Üben	Ungeplantes Üben
• „festgelegte Praxis“ • fester Ablauf und feste Zeit • zielgerichtetes Training	• Übungen im Alltag • aus der Situation entstehend • dem inneren „Autopiloten“ entgegenwirken

Übungen zu den WAS-Fertigkeiten

(natürlich sind die WIE-Fertigkeiten immer dabei!)

Übungen zum Wahrnehmen

Auf den Atem achten

Nimm zuerst eine **achtsame Sitzhaltung** ein: Setze dich auf einen Stuhl auf die vordere Stuhlkante, damit du aufrecht sitzt. Du kannst dir vorstellen, dass sich eine Perlenschnur durch deinen Rücken zieht und ihn aufrecht hält. Stelle die Beine schulterbreit im rechten Winkel hin, sodass die Füße auf dem Boden stehen. Ziehe deine Schultern nach oben und lasse sie locker nach hinten unten „durchfallen“. Lege deine Hände in den Schoß, dabei wird die linke Hand von der rechten getragen mit den Handflächen nach oben. Wenn du die Augen offen lassen möchtest, ist es sinnvoll, dich auf einen bestimmten Punkt zu konzentrieren und den Blick „weich“ werden zu lassen. Ansonsten kannst du die Augen auch schließen.

In der Übung konzentrierst du dich auf deinen Atem. So kannst du z. B. an der Nase feststellen, wie die Luft etwas kühler einströmt und erwärmt ausströmt. Oder du beobachtest, wie dein Bauch sich hebt und senkt. Wenn währenddessen Gedanken, Gefühle oder Körperempfindungen aufkommen, kannst du sie achtsam begrüßen und dann wieder wie Wolken am Himmel wegziehen lassen. Lenke deine Aufmerksamkeit freundlich zu deinem Atem zurück. Es ist vollkommen normal, dass du manchmal abschweifst. Wichtig ist, dass du das Abschweifen nicht bewertest („So ein Mist, dass ich das nicht geschafft habe“), sondern dass du dich freundlich wieder an die Übung erinnerst. Es geht nicht darum, es so lange wie möglich zu schaffen.

Den ersten Gedanken wahrnehmen

Nimm wieder die **achtsame Sitzhaltung** ein. Vielleicht willst du zu Beginn eine kurze Atemübung machen?

In dieser Übung geht es darum, wahrzunehmen, welche Gedanken dir in den Kopf kommen. Wichtig ist, immer auf den ersten Gedanken zu achten, kurz bei diesem zu verweilen und ihn dann wieder wegziehen zu lassen.

Die Vielfalt der Grünschattierungen einer Waldlichtung wahrnehmen

Auch im Alltag kannst du Achtsamkeitsübungen einbauen. Wenn du in einem Wald bist, kannst du dich etwa ganz auf die verschiedenen Grünschattierungen konzentrieren. Diese Übung lässt sich in ähnlicher Form natürlich auch in anderen Situationen (z. B. in der Stadt) anwenden.

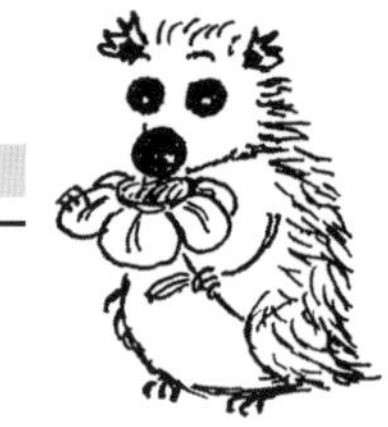

Übungen zum Benennen

Bilder beschreiben

Nimm dir ein Bild und versuche, es jemand anderem in Gedanken zu beschreiben. Stell dir dabei vor, dass der andere Begriffe wie Wald, Mensch etc. nicht kennt. Vielleicht ist es am einfachsten, wenn du dir vorstellst, dass du einem Alien einen Teil der Welt beschreibst. Es ist also wichtig, auch Formen und Farben zu erklären.

Spürbare Gefühle beschreiben

Du kannst auch Gefühle beschreiben. Konzentriere dich auf ein Gefühl und erkläre es so genau wie möglich. Du kannst Begriffe wie „warm“ oder „kalt“ verwenden oder dir selbst eine Empfindung überlegen. Stell dir dabei vor, dass du jemandem das Gefühl beschreibst, der es gar nicht kennt.

Übungen zum Teilwerden

Tee oder Kaffee kochen, putzen, aufräumen

Haushaltsarbeiten machen oft keinen Spaß. Aber hast du schon mal versucht, dich völlig auf eine Tätigkeit zu konzentrieren, ohne dich ablenken zu lassen? Versuche dich bei der nächsten derartigen Aufgabe ganz darauf einzulassen und nur das zu tun. Lege z. B. das Smartphone auf die Seite und warte, bis das Teewasser kocht, gieße es ein und beobachte genau, wie der Tee zieht. Und konzentriere dich dann vollständig auf das Trinken.

Ein Ei aufstellen

Diese Übung kennst du vielleicht schon aus der Skillsgruppe. Nimm dir ein rohes Hühnerei und stelle es auf die breite oder auch auf die spitze Seite. Hilfsmittel sind nicht erlaubt; das Ei darf auch nicht nach der Kolumbus-Methode beschädigt werden.

Tanzen, eine Sportart ausüben (z. B. reiten, Fußball spielen), ein Instrument spielen, Musik hören, spazieren gehen, auf einem Brett balancieren

Konzentriere dich ganz auf die jeweilige Tätigkeit und mache nichts nebenher. Gehe völlig in dem auf, was du tust. Tanze, wenn du tanzt, höre Musik, wenn du Musik hörst, und gehe spazieren, wenn du spazieren gehst. Wenn du durch Gedanken, Gefühle oder Körperempfindungen abgelenkt wirst (z. B. „Ich muss noch einkaufen und das Obst fehlt auch noch …“), lenke dich freundlich wieder zurück zu dem, was du tun wolltest.

6 Stresstoleranz

Arne Bürger, Florian Hammerle und Anne Kristin von Auer

Hintergrundwissen zur Stresstoleranz
Diesen Text finden Sie online unter www.schattauer.de/3116.

Ziele dieses Moduls

Im Bereich Stresstoleranz werden Fertigkeiten zum Umgang mit Krisensituationen vermittelt. Dabei sollen die Skills dieses Moduls helfen, Hochspannung in Krisen zu verringern und auszuhalten sowie diese langfristig zu verhindern. Identisch zum interaktiven Skillstraining für Erwachsene von Bohus u. Wolf-Arehult (2013) wird zwischen Skills zur **Krisenbewältigung** (kurzfristig wirksame Fertigkeiten) und Skills zum **Annehmen von Realität und Verantwortung** (langfristig/vorbeugend wirksame Fertigkeiten) unterschieden.

Die kurzfristig wirksamen Strategien zur Krisenbewältigung sind veränderungsorientiert. Ihr Ziel ist es, die bestehende Hochspannung zu reduzieren.

Die langfristig wirksamen bzw. vorbeugenden Skills zur Stresstoleranz sind hingegen akzeptanzbasiert. Sie sollen dabei helfen, belastende Situationen und die zugehörigen Gefühle anzunehmen. Damit soll der Kampf gegen die Realität und auch gegen die eigenen Gefühle reduziert werden – dies verringert gleichzeitig die Anfälligkeit, in Krisensituationen in Hochspannung zu geraten. Die Strategien sind eine konsequente Fortsetzung der Fertigkeiten zur Steigerung der Achtsamkeit, insbesondere der annehmenden Haltung.

In manchen Kinder- und Jugendpsychiatrien werden kurzfristig wirksame Stresstoleranzskills, insbesondere starke körperliche Reize, inflationär genutzt. Der Einsatz der kurzfristig wirksamen Stresstoleranzskills sollte aber auf Hochspannungssituationen begrenzt bleiben. Die Anspannung lässt sich durch diese Fertigkeiten zwar kurzfristig regulieren, die Störung der Affektregulation wird hierdurch jedoch nicht langfristig verändert. Hierzu ist der Einsatz der Fertigkeiten aus den anderen Modulen vorgesehen.

Beim Einsatz der starken körperlichen Reize muss außerdem bedacht werden, dass diese sich „abnutzen" können. Weiterhin sollte auf mögliche Nebenwirkungen hingewiesen werden. So können sich z. B. Wechselduschen (durch Verbrühungen) oder Coolpacks (durch Kältebrand) von hilfreichen Strategien zur Selbstregulation zu selbstverletzenden Verhaltensweisen verändern.

Die Stärke der langfristig wirksamen Fertigkeiten liegt darin, dass sie nicht nur im Hochspannungsbereich, sondern auch vorbeugend wirken. Allerdings benötigen diese Strategien ein längeres Training, um ihre Funktionalität zu entfalten. Vermitteln Sie demnach erst die kurzfristig wirksamen Fertigkeiten, aber erläutern Sie schon zu Beginn, dass diese nur auf der Basis der langfristig wirksamen Strategien effektiv eingesetzt werden können.

Didaktisches Vorgehen

Vergewissern Sie sich zu Beginn des Moduls, dass die Jugendlichen wissen, wie sie ihre Anspannung einschätzen können, und den Zusammenhang zwischen der Anspannung und den dazugehörigen Skills aus den Modulen verstanden haben. Ist dies nicht der Fall, wiederholen Sie die ► Infoblätter Grundlagen und Fakten 3 und 4.

Viele der Jugendlichen setzen bereits kurzfristig wirksame Stresstoleranzskills im Alltag ein, ohne sich dessen bewusst zu sein. Setzen Sie bei diesen Erfahrungen an und verstärken Sie den Einsatz bereits funktionierender Strategien. Dabei beziehen Sie sich auf die bereits im Modul „Grundlagen und Fakten" gesammelten Skills auf dem Flipchart und „labeln" diese im Verlauf mit entsprechenden Bezeichnungen (z. B. ins Kino gehen, sich ablenken durch).

Fragen Sie zu Beginn des Moduls auch nach Erfahrungen mit Stresstoleranzskills in vorherigen Behandlungen. Welche Skills haben geholfen? Was hat gar nicht funktioniert? Gibt es Bedenken? Sprechen Sie erneut über die Möglichkeiten und Grenzen von Skills und beziehen Sie sich dabei auf die bereits im Modul „Grundlagen und Fakten" angesprochene Pro-&-Contra-Liste (► Arbeitsblatt Stresstoleranz 7).

Wichtig ist, immer wieder zu betonen, dass die kurzfristig wirksamen Skills nur auf dem Boden der langfristig wirksamen Skills Erfolg haben können. Erläutern Sie ausführlich, dass auch den kurzfristig wirksamen Stresstoleranzskills Skills aus anderen Modulen – meist „Umgang mit Gefühlen" – folgen müssen. Weitere didaktische Hinweise können den jeweiligen Erklärungen zu den Arbeitsblättern entnommen werden.

Für alle Module gilt: Das Ausprobieren von Skills und das gemeinsame Erleben der Wirkweise im „Trockenschwimmen" sind hilfreicher als ein theoretischer Vortrag über die Fertigkeiten.

Einsatz der Info- und Arbeitsblätter

Skillsprotokoll zur Stresstoleranz

Ziel

Das Protokoll bietet einen Überblick über die Skills aus diesem Modul und soll den Jugendlichen ein regelmäßiges Üben erleichtern.

Didaktik

Teilen Sie das Protokoll zum Beginn des Moduls aus und bitten Sie die Jugendlichen, darin zu vermerken, welche Skills sie in der betreffenden Woche bereits eingesetzt haben. Die Teilnehmerinnen können das Protokoll jeweils in der Eingangsrunde (► Kap. 3, S. 23) der nächsten Skillsgruppensitzung verwenden, um zu erläutern, welche Skills aus diesem Modul sie in der Woche genutzt haben.

Infoblatt Stresstoleranz 1: Einführung in das Modul Stresstoleranz

Ziel

Die Jugendlichen sollen einen Überblick über die beiden Bereiche (kurzfristig und langfristig wirksame Stresstoleranzskills) erhalten.

Didaktik

Fragen Sie die Jugendlichen zunächst, was sie unter Stress verstehen und was Stresstoleranz bedeuten könnte. Gemeinsam mit den Teilnehmerinnen gehen Sie das Infoblatt durch und besprechen die beiden Arten der Stresstoleranzskills sowie deren unterschiedliche Bedeutung und Wirksamkeit.

Weisen Sie an dieser Stelle darauf hin, dass die langfristig wirksamen Stresstoleranzskills die Basis für den Einsatz der kurzfristig wirksamen Stresstoleranzskills darstellen. Solange keine Entscheidung für einen neuen Weg getroffen wurde, keine innere Bereitschaft besteht und die Realität nicht angenommen wird, wie sie gerade ist, kann kein anderer Skill wirkungsvoll eingesetzt werden.

Infoblatt Stresstoleranz 2: Stresstoleranz – kurzfristig wirksame Skills

Ziel

Die Jugendlichen sollen einen Überblick über die Funktion von kurzfristig wirksamen Stresstoleranzskills erhalten.

Didaktik

Besprechen Sie das Infoblatt mit den Teilnehmerinnen. Dabei ist es wichtig, dass die Jugendlichen verstehen, dass die kurzfristig wirksamen Skills lediglich als „Feuerwehr" dienen und nur bei Hochstress eingesetzt werden sollen. Erläutern Sie, dass hiernach Skills aus anderen Bereichen angewendet werden, damit die Anspannungskurve nicht sofort wieder steigt. Die Jugendlichen sollen langfristig lernen, rechtzeitig andere Skills einzusetzen, um gar nicht erst oder seltener in den Hochstressbereich zu gelangen. Sprechen Sie auch die Gefahr an, dass die kurzfristig wirksamen Stresstoleranzskills lediglich zur Vermeidung einer Auseinandersetzung mit Gefühlen und Problemen eingesetzt werden.

Infoblatt Stresstoleranz 3: Sich ablenken

Ziel

Einführung der Stresstoleranzskills aus der Gruppe „Sich ablenken".

Didaktik

Bitte klären Sie zu Beginn, dass jeder Stresstoleranzskill zunächst eine annehmende Haltung erfordert sowie die Einschätzung des Levels: „Gut, ich bin jetzt auf 90, das ist jetzt so, und nun muss ich etwas dagegen tun."

Wenn Sie genügend Zeit haben, können Sie an dieser Stelle eine Kleingruppenarbeit durchführen. Teilen Sie die Gruppe in Kleingruppen auf, händigen Sie das Infoblatt aus und verteilen Sie die einzelnen Skills auf die Kleingruppen. Bitten Sie die Jugendlichen, sich schriftlich (am besten schon auf Flipchartblättern) mit folgenden Fragen zu beschäftigen:

1. Warum ist das ein Skill?
2. Eigene Erfahrungen oder Beispiele zu dem Skill berichten.
3. Welche Schwierigkeiten könnten beim Einsatz dieses Skills auftreten?

Lassen Sie die Kleingruppen danach einander die unterschiedlichen Stresstoleranzskills vorstellen und diskutieren Sie die Fragen dazu. Bei der dritten Frage soll herausgearbeitet werden, dass eine Gefahr darin besteht, in der Ablenkung „stecken zu bleiben" und sich nicht mit den dahinterstehenden Problemen oder Gefühlen auseinanderzusetzen.

Probieren Sie mit der Gruppe zu jedem Fertigkeitenbereich einen Skill praktisch aus.

Übungen

Möglichkeiten von Stresstoleranzskills

Aktivitäten

Stresshocke: Alle „setzen" sich ohne Stuhl mit um 90 Grad angewinkelten Beinen für zwei Minuten an die Wand.

Hirnflickflacks: Lassen Sie die Jugendlichen reihum einen Tiernamen nennen. Die nächste Person in der Reihe muss einen Tiernamen nennen, der mit dem letzten Buchstaben des vorherigen Namens beginnt. Wechseln Sie die Themen (Haushaltsgeräte, Obst und Gemüse, Vornamen …)

Vergleichen: Bringen Sie eine Boulevardzeitung mit, schauen Sie sich gemeinsam eine passende Sensationsmeldung an und diskutieren Sie, wie hier der Skill Vergleichen genutzt werden könnte.

Unterstützen: Lassen Sie die Jugendlichen konkrete Anwendungsmöglichkeiten für diesen Skill benennen (z. B. jemandem ein Geschenk basteln, für jemanden kochen, einem Mitschüler bei den Hausaufgaben helfen).

Beiseite schieben: Leiten Sie eine Übung an, in der die Jugendlichen sich vorstellen, wie sie ein Problem „hinter eine Mauer packen" und diese Stein um Stein immer höher mauern, sodass sie das Problem hinter der Mauer nicht mehr sehen können.

Gefühle ersetzen: Sehen Sie sich mit den Teilnehmerinnen eine lustige Videosequenz (z. B. auf Youtube) an und besprechen Sie, welche Auswirkung das auf die Gefühle hat.

Körperempfindungen: Bringen Sie verschiedene Dinge mit (z. B. Igelball, Wärmepflaster, Coolpack, Tabasco, Center-Shock®-Kaugummi) und probieren Sie sie gemeinsam aus.

Infoblatt Stresstoleranz 4: Sich beruhigen

Ziel

Die Gruppe der Stresstoleranzskills aus dem Bereich „Sich beruhigen" wird eingeführt und gegen die Skills aus dem Bereich „Sich ablenken" abgegrenzt.

Didaktik

Bearbeiten Sie die oben genannten Fragen 1–3 für den Bereich „Sich beruhigen mithilfe der fünf Sinne" diesmal gemeinsam in der Gruppe und arbeiten Sie heraus, dass es hierbei im Vergleich zu „Sich ablenken" um achtsamkeitsbasierte Skills geht. Sammeln Sie mit den Jugendlichen Beispiele für jeden Sinn. Die Skillstrainer tragen ebenso eigene Beispiele und Vorlieben bei. Wenn Sie genug Zeit haben, können Sie analog zum ► Infoblatt 3 zu jeder Sinnesmodalität eine Übung durchführen.

Übungen

Möglichkeiten zur Selbstberuhigung mithilfe der Sinne

Sehen: Teilen sie verschiedene Postkarten aus und lassen Sie diese jeweils achtsam betrachten.

Hören: Öffnen Sie ein Fenster und lassen Sie in achtsamer Sitzhaltung Geräusche außerhalb des Raums wahrnehmen.

Riechen: Bereiten Sie verschiedene Dosen mit Gewürzen vor (Oregano, Basilikum, Pfeffer etc.). Lassen Sie diese im Kreis herumgehen, die Jugendlichen sollen achtsam daran riechen.

Schmecken: Geben Sie Kräuterbonbons herum. Die Teilnehmerinnen sollen diese achtsam schmecken.

Spüren: Weisen Sie die Jugendlichen an, in ihrer derzeitigen Sitzhaltung zu verharren. Lassen Sie sie bewusst wahrnehmen, wie sich diese anfühlt (z. B. an der Sitzfläche).

Infoblatt Stresstoleranz 5: Den Augenblick verändern

Ziel

Die Jugendlichen sollen die Skills aus diesem Bereich kennenlernen.

Didaktik

Gehen Sie vor wie beim ► Infoblatt 3. Wenn Sie nicht genügend Zeit haben, können Sie die Kleingruppenarbeit auch weglassen. Führen Sie Übungen zu den einzelnen Skills durch. Weisen Sie erneut darauf hin, dass es hier um kurzfristig wirksame Skills geht, die nur zeitlich begrenzt eingesetzt werden können und sollten, weil sonst die Gefahr eines Vermeidungsverhaltens besteht. So kann man sich z. B. vornehmen, für die Mathearbeit zu lernen und nach 1,5 Stunden einen Kurzurlaub einzulegen, um danach erneut zu lernen.

Übungen

Mögliche Übungen zur Veränderung des Augenblicks

Fantasie: Leiten Sie die Jugendlichen an, kurz ihre Augen zu schließen, ein paarmal tief ein- und auszuatmen und dann an den letzten Urlaub bzw. den letzten angenehmen Moment zu denken.

Sinngebung: Lassen Sie die Teilnehmerinnen an eine alltägliche Streit- oder Stresssituation denken. Anschließend sollen sie versuchen zu ermitteln, was sie aus dieser Situation gelernt haben.

Entspannung: Leiten Sie eine Achtsamkeitsübung mit Konzentration auf den Atem an. Danach geben Sie die Instruktion, ein „leichtes Lächeln" entstehen zu lassen. Verweisen Sie darauf, dass diese Übung später bei den langfristig wirksamen Stresstoleranzskills eine Rolle spielen wird.

Kurzurlaub: Fragen Sie die Jugendlichen, was sie sich unter Kurzurlaub vorstellen. Die Ideen werden am Flipchart aufgelistet.

Selbstermutigung: Sammeln Sie „typische" selbstabwertende Gedanken in Anspannungssituationen (z. B. bei einer Klassenarbeit). Anschließend sollen die Jugendlichen selbstermutigende Gedanken finden, die für sie nicht völlig unrealistisch erscheinen und daher in der Situation hilfreich sein könnten.

Bitten Sie die Teilnehmerinnen, zur nächsten Gruppensitzung einen für sie wirksamen Stresstoleranzskill oder ein Symbol, das diesen repräsentiert, mitzubringen. In der nächsten Eingangsrunde stellt dann jede Patientin den anderen ihren Skill vor.

Infoblatt Stresstoleranz 6: Pro-&-Contra-Listen

Ziel

Die Jugendlichen sollen verstehen, wie sie Pro-&-Contra-Listen auch als Stresstoleranzskill einsetzen können.

Didaktik

Zeichnen Sie das 4-Felder-Schema (Pro/Contra/kurz- und langfristig) an das Flipchart. Dann bitten Sie eine Teilnehmerin, das Schreiben zu übernehmen, und sammeln mit den Jugendlichen Argumente für bzw. gegen impulsives Verhalten, die in die einzelnen Felder eingetragen werden. Wenn Sie die Aufgabe so allgemein halten, haben die Teilnehmerinnen die Möglichkeit, ihre persönlichen Argumente zu nennen, weil es vermutlich immer ein impulsives Verhalten gibt, unter dem sie leiden. Sie können natürlich auch ein spezifischeres Thema auswählen, z. B. rauchen, zu viel Alkohol trinken oder Selbstverletzungen.

Wenn die Argumente zusammengestellt sind, erfragen Sie, was den Jugendlichen an dem Bild auffällt (viele Argumente sind kurzfristig pro und langfristig contra, warum macht dies die Aufgabe von impulsivem Verhalten so schwer usw.). Besprechen Sie dann, dass das Abwägen von Pro- und Contra-Argumenten ein Skill ist, den einige vermutlich schon als Hilfsmittel kennen, um Entscheidungen zu treffen.

Nun arbeiten Sie mit den Jugendlichen heraus, wie sie diese Fertigkeit als Stresstoleranzskill einsetzen können. Eine Nutzungsmöglichkeit besteht z. B. darin, die langfristigen Nachteile auf eine Karteikarte zu schreiben. Auf der Rückseite lassen sich die weiteren Stresstoleranzskills, die in dieser Situation ebenfalls helfen könnten, notieren. Diese Karte sollen die Patientinnen bei sich tragen bzw. in ihrem Notfallkoffer aufbewahren. Die meisten Jugendlichen finden es schwierig, bei hoher Anspannung eine Pro-&-Contra-Liste aufzustellen, aber es hilft ihnen, wenn sie die Nachteile des impulsiven Verhaltens (evtl. zusätzlich auch die Vorteile des Einsatzes von Skills) schon aufgeschrieben haben und sich diese in der Anspannungssituation ansehen.

Arbeitsblatt Stresstoleranz 7: Pro-&-Contra-Listen

Ziel

Die Teilnehmerinnen sollen eine eigene Pro-&-Contra-Liste zu ihrem speziellen Problemverhalten erstellen.

Didaktik

Falls die Jugendlichen dies noch nicht getan haben, bekommen sie nun die Hausaufgabe, auf dem Arbeitsblatt eine Pro-&-Contra-Liste zu einem eigenen impulsiven Verhalten und entsprechenden Skills auszufüllen. Die Vorstellung in der nächsten Gruppensitzung ist freiwillig, allerdings kann jede Patientin berichten, welche Erfahrungen sie beim Ausfüllen der Liste gemacht hat. Empfehlen Sie den Jugendlichen, die Liste in der Einzeltherapie zu besprechen.

Infoblatt Stresstoleranz 8: Zugangskanäle

Ziel

Die Jugendlichen sollen lernen, dass Skills über verschiedene „Kanäle“ wirken. Sie sollen herausfinden, welche Zugangskanäle für sie persönlich unter Hochstress noch geöffnet sind.

Didaktik

Ist genug Zeit vorhanden, so sammeln Sie mit den Teilnehmerinnen am Flipchart die Stresstoleranzskills, die sie jetzt schon kennen und nutzen. Erläutern Sie die verschiedenen Zugangskanäle und sortieren Sie dann mit den Jugendlichen, welche der genannten Skills zu welchem Zugangskanal gehören. Anschließend lesen Sie das Infoblatt.

Wenn Sie wenig Zeit haben, können Sie das Infoblatt gleich gemeinsam lesen.

Infoblatt Stresstoleranz 9, Arbeitsblatt Stresstoleranz 10: Skillsketten

Ziel

Die Jugendlichen sollen verstehen, wozu eine Skillskette dient. Jede Patientin soll eine individuell auf sie angepasste Skillskette besitzen und ihr Commitment zum Einsatz der Skillskette geben.

Didaktik

Lassen Sie die Jugendlichen eine typische Anspannungskurve an das Flipchart zeichnen. Im Anschluss sollen die Teilnehmerinnen den Verlauf der Kurve nach dem Einsatz eines einzigen Stresstoleranzskills aufzeichnen. Vermutlich werden sie berichten, dass die Anspannung schnell wieder ansteigt. Diskutieren Sie, was passiert, wenn man nur einen oder aber mehrere Stresstoleranzskills einsetzt. Dazu lassen Sie einen „Säge-

Abb. 6-1 Sägezahnverlauf der Hochstressphasen.

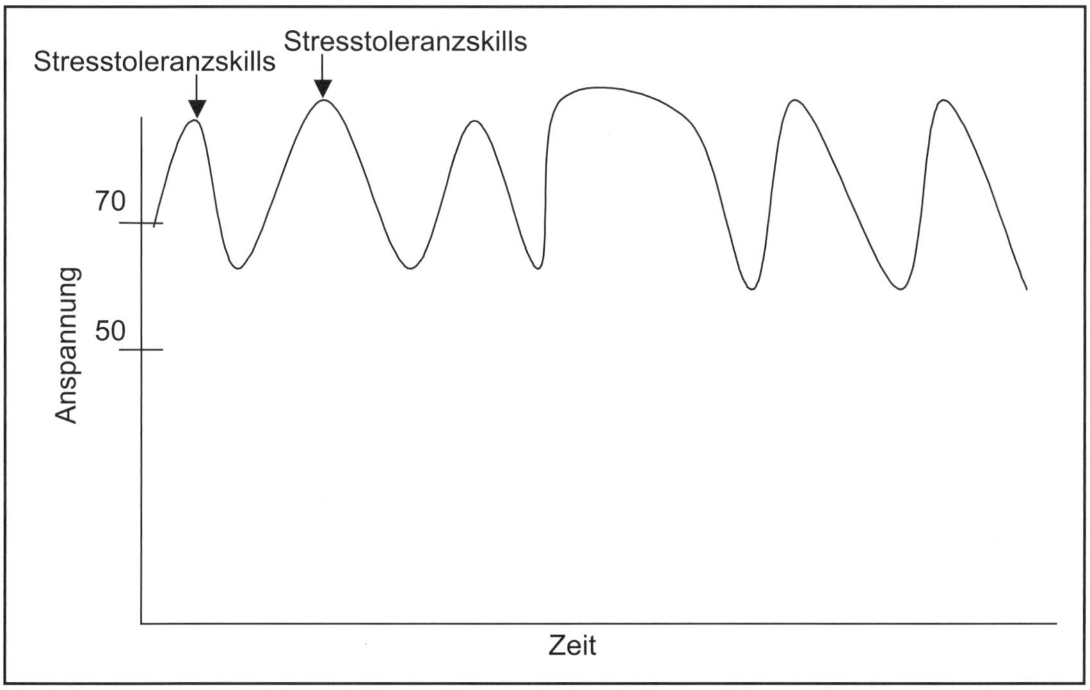

zahnverlauf“ zeichnen (► Abb. 6-1). Fragen Sie die Jugendlichen, was hier hilfreich sein könnte. Die Lösung besteht im Einsatz mehrerer Stresstoleranzskills nacheinander mit einem Emotionsregulationsskill oder zwischenmenschlichen Skill am Ende.

Dazu erläutern Sie Folgendes: Bei der Skillskette handelt es sich um eine Reihe von Skills. Sie besteht aus nicht mehr als drei bis vier Skills, die in einer festgelegten Abfolge hintereinander angewandt werden. Die Skillskette soll bei hoher Anspannung eingesetzt werden. Sie muss vorher ein paarmal geübt werden, sodass sie mit der Zeit automatisiert ablaufen kann.

Die ersten Skills sind in der Regel Stresstoleranzskills für den Bereich über 70 % Anspannung. Über den Einsatz von Stresstoleranzskills gelangen die Patientinnen oft unter 70 %, die Anspannung steigt dann jedoch schnell wieder, wenn sie nicht gelernt haben, mit den zugrunde liegenden Emotionen umzugehen.

Eine typische Abfolge von Fertigkeiten in der Skillskette (die aber immer individuell angepasst sein sollte) wäre:

1. ein starker körperlicher Reiz,
2. Bewegung (mindestens 20 Minuten),
3. Ablenkung,
4. ein Skill aus dem Bereich Emotionsregulation (ggf. aus dem Bereich „Zwischenmenschliche Skills“).

Weisen Sie die Teilnehmerinnen darauf hin, dass Skillsketten geübt werden müssen, damit sie funktionieren. Das Üben sollte im mittleren, nicht im hohen Anspannungsbereich erfolgen. Zwei Metaphern drücken dies anschaulich aus:

Wir lernen nicht im Orkan, wie ein Zelt aufgestellt wird.

Wir lernen das Schwimmen nicht im Ozean bei hohem Wellengang.

Nun sollen alle Patientinnen auf dem Arbeitsblatt eine eigene Skillskette erstellen. Geben Sie den Auftrag, dass diese geübt wird, und besprechen Sie, wie oft, wann und in welchem Spannungsbereich das Üben stattfinden soll. Lassen Sie sich ein Commitment dazu geben, die Skillskette zu üben.

Infoblatt Stresstoleranz 11, Arbeitsblatt Stresstoleranz 12: Notfallkoffer

Ziel

Jede Jugendliche soll einige wenige Notfallskills bei sich tragen (meist in einer kleinen Tüte oder Ähnlichem).

Didaktik

Lesen und besprechen Sie das Infoblatt mit den Teilnehmerinnen. Erläutern Sie, dass sich im Notfallkoffer nicht mehr als drei bis vier Skills befinden sollen. Normalerweise sind dies Fertigkeiten aus dem Bereich Stresstoleranz, die möglichst zuverlässig unter Hochstress helfen, die Anspannung zu reduzieren. Weisen Sie darauf hin, dass die Skills im Notfallkoffer in regelmäßigen Abständen auf ihre Wirksamkeit hin geprüft und bei Bedarf auch einmal ersetzt oder erneuert werden müssen.

Anschließend lassen Sie die Jugendlichen das Arbeitsblatt ausfüllen und besprechen, wie die Jugendlichen es praktisch umsetzen können, die Notfallskills immer bei sich zu haben.

Infoblatt Stresstoleranz 13: Langfristig wirksame Skills: Die Realität und die Verantwortung annehmen

Ziel

Die Jugendlichen sollen verstehen, dass die langfristigen Stresstoleranzskills die Basis für den erfolgreichen Einsatz aller Skills darstellen.

Didaktik

Besprechen Sie mit den Teilnehmerinnen das Infoblatt. Stellen Sie dabei sicher, dass die Jugendlichen Folgendes verstehen: Alle bisher vorgestellten Fertigkeiten zur Stresstoleranz sind beim Einsatz in Hochstresssituationen hilfreich und sinnvoll. Sie (und ebenso alle anderen Skills) erfolgreich einzusetzen funktioniert aber nur dann, wenn

- eine grundlegende Entscheidung für einen neuen Weg getroffen wurde,
- in jedem Moment die innere Bereitschaft besteht, neue Strategien einzusetzen und nicht auf alte Verhaltensweisen zurückzugreifen, und
- die Situation so angenommen wird, wie sie ist.

Es geht hier auch darum, eine neue Haltung für mein gesamtes Leben zu entwickeln. Eine Haltung, die mir dabei hilft, die Realität so anzunehmen, wie sie ist, und Verantwortung für mein Leben zu übernehmen. Die gerade erwähnten Skills sollen helfen, diese Haltung zu entwickeln. Sie wirken also eher langfristig und situationsübergreifend.

Zeichnen Sie ans Flipchart das Drei-Säulen-Modell nach Florian Leihener (▶ Abb. 6-2) und besprechen Sie mit den Jugendlichen, was das Modell ausdrücken soll. Die drei Säulen bilden das Fundament, auf dem die kurzfristigen Stresstoleranzskills wirken können.

Abb. 6-2 Zusammenwirken der lang- und kurzfristigen Stresstoleranzskills: Drei-Säulen-Modell nach Florian Leihener (pers. Mitt.).

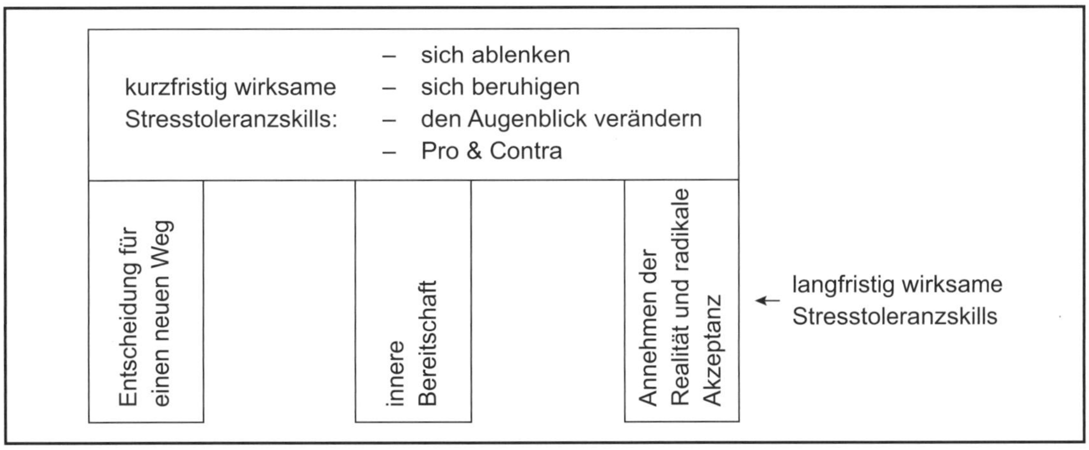

Infoblatt Stresstoleranz 14, Arbeitsblatt Stresstoleranz 15: Entscheidung für einen neuen Weg

Ziel

Die Jugendlichen sollen die zentrale Bedeutung dieses Skills erkannt haben. Es muss ihnen jedoch auch klar sein, wie schwer es ist, eine solche Entscheidung zu treffen, dass es viel Angst macht und dass diese Entscheidung immer wieder neu getroffen werden muss.

Didaktik

Erläutern Sie, dass Veränderung nur dann möglich ist, wenn ich mich dafür entschieden habe, insgesamt einen neuen Weg zu gehen. Das bedeutet gleichzeitig, mich gegen den alten Weg zu entscheiden. Diese Entscheidung hat weitreichende Folgen und muss daher bewusst getroffen und gut überprüft werden. Außerdem muss sie vermutlich immer wieder neu erkämpft werden. Gerade in der Anfangszeit wird es erforderlich sein, die Entscheidung täglich neu zu treffen. Zeichnen Sie gemäß ► Abbildung 6-3 eine Skizze ans Flipchart.

Abb. 6-3 Alter und neuer Weg.

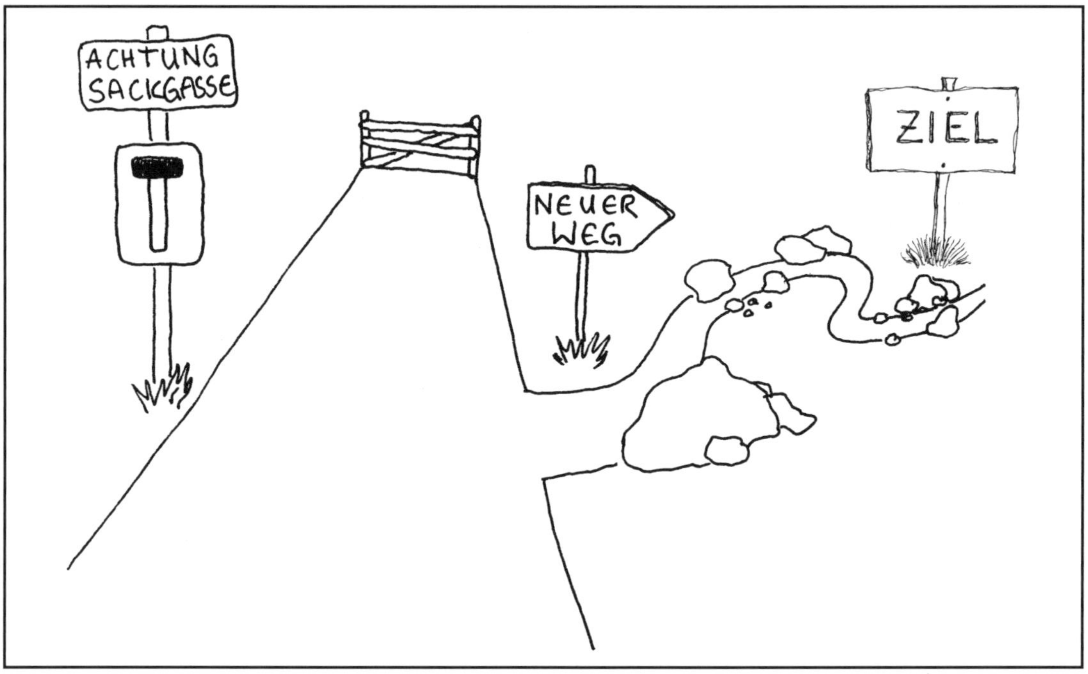

Die Skizze zeigt einen breiten, geraden Weg (den alten Weg). Von diesem zweigt ein schmaler Weg ab, auf dem sich Hindernisse befinden und dessen Endpunkt nicht ersichtlich ist. Sprechen Sie mit den Patientinnen darüber, warum es leichter ist, den vertrauten Weg zu gehen und warum die Entscheidung für einen neuen Weg oft Angst auslöst. Sie können als Bild auch eine Autobahn mit einem Trampelpfad vergleichen, eine Traktorspur im Schnee mit Vogelspuren (Idee der Stationsmitarbeiterin Heike Sander in der Vorwerker Fachklinik für Kinder- und Jugendpsychiatrie) oder darüber sprechen, dass man das Gefühl hat, die Fahrt mit dem Ferrari gegen den Ritt auf einem Esel einzutauschen. Erarbeiten Sie anhand eines Beispiels, dass Rückfälle dazugehören (z. B. bei Selbstverletzungen, Alkoholmissbrauch, Essanfällen), und betonen Sie, dass es dann wichtig ist, nicht aufzugeben und nach vorne zu schauen. So kann der neue Weg immer weiter ausgebaut und stabilisiert werden. Lassen Sie die Jugendlichen auf der Zeichnung eintragen, wo sie gerade stehen.

An dieser Stelle kann man mit der gesamten Gruppe eine Pro-&-Contra-Liste für und gegen den neuen Weg (kurz- und langfristig) erarbeiten. Dies sollte jedoch kein Ersatz dafür sein, dass jede Patientin in der Einzeltherapie individuell für sich eine solche Liste aufstellt. Besprechen Sie dann das Infoblatt und geben Sie das ▶ Arbeitsblatt 15 als Hausaufgabe.

Infoblatt Stresstoleranz 16: Kopf durch die Wand oder innere Bereitschaft?

Ziel

Die Jugendlichen sollen verstehen, was mit „innerer Bereitschaft“ gemeint ist.

Didaktik

„Innere Bereitschaft“ bedeutet, in jeder Situation offen dafür zu sein, das zu tun, was mich weiterbringt. Es geht um eine wache, achtsame Haltung. Diese ermöglicht mir zu unterscheiden, was in dieser Situation hilfreich ist, und nicht an alten Verhaltensmustern festzuhalten, obwohl sie mir schaden oder mir die Erreichung meines Ziels verbauen. Bringen Sie eigene, persönliche Beispiele ein!

Nach dem Lesen des Infoblattes diskutieren Sie mit den Jugendlichen, was mit „innerer Bereitschaft“ gemeint ist. Fragen Sie:

- Fallen euch Beispiele für Situationen ein, in denen ihr euch so oder so verhalten habt? (innere Bereitschaft vs. mit dem Kopf durch die Wand gehen)
- Welche Situationen führen typischerweise dazu, dass ihr versucht, mit dem Kopf durch die Wand zu gehen?
- Welche Auswirkungen hat es, wenn ihr mit dem Kopf durch die Wand wollt?

Vergewissern Sie sich, dass die Jugendlichen die zugewandte, positive Einstellung, die hier gemeint ist, nachvollziehen können. Nutzen Sie dazu Sätze wie „Ja zum Leben sagen – mit Schatten und Licht“ oder „Play the game“.

Heben Sie hervor, dass das Einstiegstor zur inneren Bereitschaft darin liegt, für die aktuellen Erfahrungen offen zu sein und Gedanken und Gefühle sowie die Dinge, die um einen herum passieren, achtsam wahrzunehmen. Es geht also darum,

1. innezuhalten (auch wenn ich das Gefühl habe, nichts geht mehr),
2. zu überlegen, was mein Ziel ist, und
3. zu entscheiden, wie ich dieses am ehesten erreiche.

Fragen Sie die Teilnehmerinnen, was Achtsamkeit, innere Weisheit und innere Bereitschaft miteinander zu tun haben.

Arbeitsblatt Stresstoleranz 17: Übung zur inneren Bereitschaft

Ziel

Der Skill soll anhand der Auseinandersetzung mit der Geschichte verdeutlicht werden.

Didaktik

Beginnen Sie mit einer eigenen Anekdote! Lassen Sie dann die Geschichte von den Jugendlichen vorlesen und diskutieren Sie in der Gruppe, wie die Geschichte weitergeht. Fragen Sie zunächst nach Gedanken und einer Haltung, die einem „Mit dem Kopf durch die Wand“ entsprechen würden. Anschließend erfragen Sie, was an dieser Stelle für eine innere Bereitschaft sprechen würde. Lassen Sie die Teilnehmerinnen hilfreiche Einstellungen, Gedanken und Verhaltensweisen aufschreiben.

Arbeitsblatt Stresstoleranz 18: Leichtes Lächeln

Ziel

Der Skill „Leichtes Lächeln" wird vorgestellt und seine Funktion verdeutlicht.

Didaktik

Leiten Sie in der Gruppe eine Übung zum leichten Lächeln an.

Übungen

Leichtes Lächeln

Die Jugendlichen sollen eine achtsame Körperhaltung einnehmen (► Anhang: Achtsamkeitsübungen). Geben Sie dann die folgende Anweisung:

„Bitte erinnert euch jetzt an eine Situation, die ein wenig unangenehm war. Es soll keine Situation sein, die starke Gefühle auslöst, nur ein leichtes Unwohlsein. Vielleicht ein schwacher Ärger oder eine geringe Verunsicherung. Versucht euch die Situation noch einmal ganz genau vorzustellen: Wer war beteiligt? An welchem Ort war das? Was haben andere gesagt oder getan? Was habt ihr gesagt oder getan? Wie habt ihr euch gefühlt? Wo im Körper habt ihr das gemerkt?"

Geben Sie einen Moment Zeit, damit die Jugendlichen sich die Situation vergegenwärtigen können. Fahren Sie anschließend fort:

„Nun möchte ich euch bitten, eure Gesichtsmuskeln ganz weich werden zu lassen und euer Gesicht völlig zu entspannen. Versucht jetzt, ein leichtes Lächeln entstehen zu lassen. Das kann von außen sichtbar, es kann aber auch nur für euch innerlich spürbar sein. Bleibt bei der Situation und beobachtet, was mit euren Gefühlen, Gedanken und eurem Körper passiert."

Geben Sie wiederum einen Moment Zeit. Beenden Sie dann die Übung mit dem Gong und besprechen Sie, wie es den Teilnehmerinnen damit ergangen ist.

Im besten Falle haben die Jugendlichen erfahren, dass sich ihre Gefühle bezüglich der ersten Situation geändert haben. Manchmal wird berichtet, dass die Emotionen nicht mehr so stark waren oder einfach nicht mehr so wichtig. In manchen Fällen hat sich die Bewertung der Situation verändert. Validieren Sie die Schwierigkeiten, die aufgetreten sind. Gerade wenn die unangenehmen Gefühle doch recht stark waren, hat es möglicherweise nicht funktioniert. Auch dieser Skill muss geübt werden und jede Patientin darf selbst entscheiden, ob sie diesen Skill weiter trainieren möchte.

Fragen Sie, warum und wann diese Übung sinnvoll sein kann. Zusammen mit den Jugendlichen erarbeiten Sie, wie das leichte Lächeln über die Gesichtsmuskulatur eine Auswirkung auf unsere Gefühle hat und auf diese Weise unsere Stimmung verbessern kann oder uns eine gelassenere Haltung zu der Situation ermöglicht.

Sprechen Sie auch an, dass es vermutlich nicht möglich ist, diese Übung durchzuführen, wenn wir gerade sehr wütend oder angespannt sind – sehr wohl aber, wenn wir leichter deprimiert, besorgt oder ärgerlich sind. Erläutern Sie zudem, dass dies keine Übung ist, die einen Effekt auf andere haben soll. Es geht hier lediglich um die eigene Stimmung und Haltung. Besprechen Sie mit den Teilnehmerinnen, in welchen Situationen sie sich vorstellen könnten, die Übung durchzuführen.

Infoblatt Stresstoleranz 19: Annehmen der Realität und radikale Akzeptanz

Ziel

Die Jugendlichen sollen verstanden haben, was mit Annehmen der Realität und radikaler Akzeptanz, als einer besonders extremen Form des Annehmens, gemeint ist.

Didaktik

Mit Annehmen der Realität ist gemeint, die Situation und die eigenen Gefühle zu dieser Situation so anzunehmen, wie sie gerade sind. Es geht darum, nicht beim „Es sollte doch …" oder „Es müsste doch …" stecken zu bleiben. Vom Annehmen der Realität sprechen wir, wenn es um eine Situation geht, die sich jetzt gerade nicht ändern lässt, durch Annehmen aber dann doch veränderbar ist: „Mir ist gerade der Absatz von meinem Schuh abgebrochen. Ich wollte die Schuhe mit in den Urlaub nehmen. So ein Mist." Ich kann nun zuhause sitzen und mich ärgern. In dem Moment aber, in dem ich die Realität so annehme, wie sie ist, bin ich wieder handlungsfähig: „Ok, das ist jetzt passiert und es ist Mist. Ich kann aber jetzt zum Schuster gehen und ihn bitten, den Schuh zu reparieren."

Eine ähnliche Situation wäre diese: „Ich bin gerade hoch angespannt." Nun kann ich mir sagen, wie gemein und ungerecht das ist und dass andere Menschen in der gleichen Situation nicht so angespannt wären. Oder ich sage mir: „Ok, das ist jetzt blöd, aber es ist so. Ich bin hoch angespannt, also mache ich jetzt meine Skillskette." Damit kann ich die Situation ändern, wenn ich sie angenommen habe. In einer höheren Stufe des Annehmens der Realität kann ich durch das Annehmen die Situation nicht verändern, ich kann aber meine Gefühle zu der Situation ändern. „Der Zug ist mir vor der Nase weggefahren und ich ärgere mich darüber." Nun kann ich mich weiter damit beschäftigen, dass die Bahn blöd ist und ich auch und das Leben ungerecht … Oder ich sage mir: „So ist es, der Zug ist weg und ich kann es gerade nicht ändern. Es lohnt sich nicht, sich weiter zu ärgern." Vielleicht kann ich mir dann überlegen, die Zeit bis zur Abfahrt des nächsten Zugs zu nutzen, um einen Kaffee zu trinken oder mir ein Buch zu kaufen, und der Ärger löst sich auf.

Besprechen Sie diese Beispiele und erläutern Sie die beiden Stufen des Annehmens der Realität. Sammeln Sie weitere Beispiele mit den Jugendlichen. Besprechen Sie, dass Annehmen nicht mit Gutheißen gleichzusetzen ist.

Die nächsthöhere Stufe des Annehmens der Realität ist radikale Akzeptanz. Bei radikaler Akzeptanz geht es darum, eine Situation und meine Gefühle zu dieser Situation radikal zu akzeptieren, ohne dass sich dadurch die Situation oder auch mein Gefühl dazu verändert. Im Gegenteil: Radikale Akzeptanz bedeutet auch, den Schmerz, der zu einer Situation gehört, anzunehmen. Durch radikale Akzeptanz wird der Schmerz in der Regel sogar stärker, und häufig kommt eine massive Trauer. Erst ganz langsam können sich Schmerz und Trauer auch wieder verändern.

Leiten Sie dieses Thema mit einer Geschichte ein:

Lisa ist immer wieder total müde und erschöpft, sie hat ständig Durst und muss auch oft aufs Klo. Ihre Mutter geht mit ihr zum Arzt. Dort wird festgestellt, dass sie einen Diabetes Typ II hat. Ihre Blutzuckerwerte sind zu hoch, und ihr Körper produziert nicht genug Insulin, um den Blutzucker abzubauen.

Nun soll sie zu einer Diabetes-Schulung gehen. Ab jetzt muss sie sehr genau auf ihre Ernährung und Bewegung achten. Sie kann nicht mehr einfach Eis und Pommes essen, so viel sie will. Sie soll regelmäßig ihren Blutzucker messen. Gegen den hohen

Blutzucker soll sie Tabletten nehmen – vielleicht muss sie sogar irgendwann mal Insulin spritzen.

Besprechen Sie mit den Jugendlichen, wie es Lisa wohl geht und was ihre Gedanken in dieser Situation sind. Erläutern Sie anhand des Beispiels, dass es eine völlig normale Reaktion ist, sich gegen die Realität zu wehren: „Das kann nicht sein!", „Warum gerade ich?", „Das ist nicht fair!", „Dazu hab ich keinen Bock, ich mache alles wie bisher!".

Besprechen Sie, wozu diese Haltung langfristig führt. Erörtern Sie dann, was radikale Akzeptanz an dieser Stelle bedeuten würde: „Ja, ich habe Diabetes. Das ist total besch…, aber es ist wie es ist, ich kann es nicht ändern. Ich werde ab jetzt mehr auf meinen Körper achten und versuchen, den Rat der Ärzte zu befolgen, so gut es geht."

Besprechen Sie, was sich durch diese Haltung ändert – auch an den Gefühlen. Bei Nicht-Akzeptanz bleibt Lisa vermutlich sehr im Ärger und Kampf stecken, was zu Leid führt. Bei radikaler Akzeptanz werden sich der Ärger und das Leid vermutlich in Schmerz und Trauer umwandeln. „Ja, das ist so – und es ist traurig , dass es so ist." Dennoch hat Lisa dann mehr Handlungsmöglichkeiten. Langfristig wird sich auch der Schmerz verändern.

Unserer Erfahrung nach kann es hierbei passieren, dass die Jugendlichen in Anspannung geraten. Sie denken an eigene belastende Erfahrungen und merken, wie schwer es fällt, diese zu akzeptieren. Oft haben sie den nachvollziehbaren Eindruck, hier werde Unmögliches von ihnen verlangt. Hier kann es evtl. hilfreich sein, dies schon ganz am Anfang zu thematisieren und zu validieren. Es ist wichtig, die Gruppe im Blick zu behalten, Anspannungsanstiege zu bemerken und die Teilnehmerinnen dann in der Anwendung von Skills zu unterstützen.

Falls Sie den Eindruck haben, eine Jugendliche sei am Ende der Gruppensitzung durch das Thema stark belastet, sprechen Sie sie nach der Gruppe kurz im Einzelkontakt an. Fragen Sie die Patientin, was sie beschäftigt hat, und überlegen Sie gemeinsam mit ihr, an welcher Stelle sie das Thema aufgreifen kann (z. B. in der Einzeltherapie).

Die Skillstrainer müssen darauf achten, dass keine invalidierende Botschaft ankommt wie: „Ich muss das also jetzt akzeptieren, und wenn ich das nicht kann, bin ich falsch." Es sollte betont werden, dass radikale Akzeptanz nicht etwas ist, was man einfach tut. Es ist ein langer und schwieriger Prozess. Auch wenn wir glauben, dass radikale Akzeptanz eine Strategie ist, die den Patientinnen langfristig helfen kann, so ist es ihre eigene Entscheidung, ob sie an der radikalen Akzeptanz bestimmter Erlebnisse arbeiten wollen.

Arbeitsblatt Stresstoleranz 20: Radikale Akzeptanz

Ziel

Die radikale Akzeptanz soll nun anhand eigener Beispiele verstanden und geübt werden.

Didaktik

In Abhängigkeit von den Patientinnen in der Gruppe sollten Sie entscheiden, ob sie das Arbeitsblatt als Hausaufgabe aufgeben oder die Jugendlichen beauftragen, es in der Einzeltherapie oder Bezugspersonenstunde des PED zu bearbeiten. Dabei sollte überprüft werden, ob die Dinge, die aufgeschrieben wurden, wirklich radikal akzeptiert werden müssen, denn es geht nur um Dinge, die nicht zu verändern sind. Besprechen Sie dann, was dabei helfen kann, etwas radikal zu akzeptieren. Diskutieren Sie die auf dem Arbeitsblatt genannten Situationen und sammeln Sie weitere Punkte mit der Gruppe.

Arbeitsblatt Stresstoleranz 21: Krisenplan

Ziel

Jede Jugendliche sollte diesen Krisenplan ausgefüllt in ihrem Notfallkoffer haben.

Didaktisches Vorgehen

Besprechen Sie mit den Teilnehmerinnen, wofür ein solcher Krisenplan sinnvoll ist und wie sie ihn einsetzen könnten. Sorgen Sie dafür, dass die Jugendlichen die für sie wichtigen Informationen (z. B. Telefonnummern) in den Plan eingetragen haben.

Übersicht der Info- und Arbeitsblätter

Diese Info- und Arbeitsblätter sind in der Software unter den angegebenen Kürzeln hinterlegt und können als PDF-Datei ausgedruckt werden.

Skillsprotokoll zur Stresstoleranz

Trage in die weißen Kästchen ein, welchen Skill du geübt hast. In die hellgrauen Kästchen schreibst du, ob und wie sehr es dir geholfen hat.
(0 = gar nicht; 1 = kaum; 2 = mittel; 3 = viel; 4 = sehr viel)

Skill	Montag	Dienstag	Mittwoch	Donnerstag	Freitag	Samstag	Sonntag
Sich ablenken							
Sich beruhigen (5 Sinne)							
Pro-&-Contra							
Den Augenblick verändern							
Entscheidung für einen neuen Weg							
Innere Bereitschaft							
Annehmen der Realität und radikale Akzeptanz							

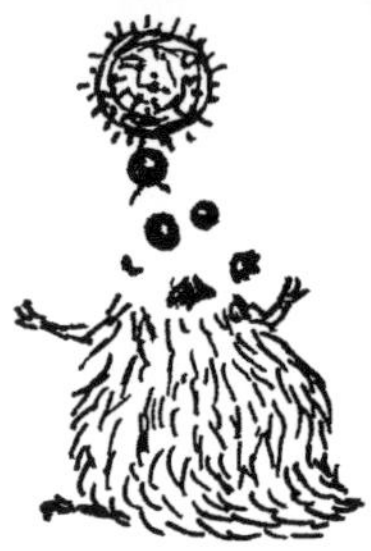

Einführung in das Modul Stresstoleranz

Im Modul Stresstoleranz lernst du zwei Gruppen von Skills kennen, die dir helfen, eine Krise zu bewältigen bzw. langfristig abzuschwächen.

1. Kurzfristig wirksame Skills

Sie werden in Krisen (= Hochstressphasen) mit dem Ziel eingesetzt, den Stress, die Anspannung bzw. das unangenehme Gefühl zu beenden, abzumildern oder auszuhalten.

2. Langfristig und vorbeugend wirksame Skills

Sie helfen, eine belastende Situation anzunehmen, so wie sie im Moment ist, und dennoch die Verantwortung für das eigene Leben und Handeln zu übernehmen.

Stresstoleranz

↓

Skills zur Krisenbewältigung

kurzfristig wirksame Skills

- sich ablenken
- sich beruhigen mithilfe der fünf Sinne
- den Augenblick verändern
- an das Pro und Contra denken

langfristig und vorbeugend wirksame Skills

- Entscheidung für einen neuen Weg
- innere Bereitschaft
- Annehmen der Realität
- radikale Akzeptanz

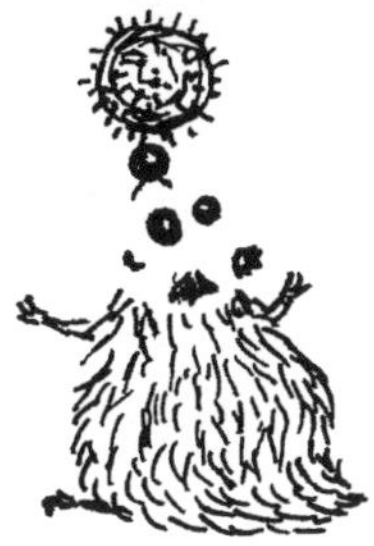

Stresstoleranz – kurzfristig wirksame Skills

Wann brauchst du kurzfristig wirksame Fertigkeiten?

Sie helfen,

- Krisen zu bewältigen.

  Krisen sind oft mit Hochstressphasen verbunden, d. h. mit Phasen der Anspannung, die auf der persönlichen Spannungskurve mit über 70 % eingestuft werden.

  In solchen Hochspannungsphasen ist das Denken, Fühlen und Handeln häufig eingeschränkt und nur noch darauf ausgerichtet, diesen unangenehmen und schmerzhaften Zustand rasch zu beenden.
- unangenehme Ereignisse und Gefühle auszuhalten, wenn sich die Situation nicht (sofort) verändern lässt.
- Handlungen zu unterlassen, die dir selbst schaden.
- zu vermeiden, dass du eine schwierige Situation noch schlimmer machst.

Wann solltest du sie nicht einsetzen?

Du solltest sie nicht anwenden,

- wenn deine Anspannung unter 70 % liegt.
- wenn es möglich ist, dich mit deinen Problemen auseinanderzusetzen.
- wenn du wichtige Entscheidungen im Leben treffen möchtest.
- wenn du herausfinden möchtest, was und wie du etwas in deinem Leben verändern möchtest.

Kurzfristig wirksame Skills dienen dazu, einen Anspannungszustand rasch zu beenden oder abzumildern. Dabei gibt es vier Bereiche von Skills:

- Sich ablenken
- Sich beruhigen
- Den Augenblick verändern
- Pro & Contra

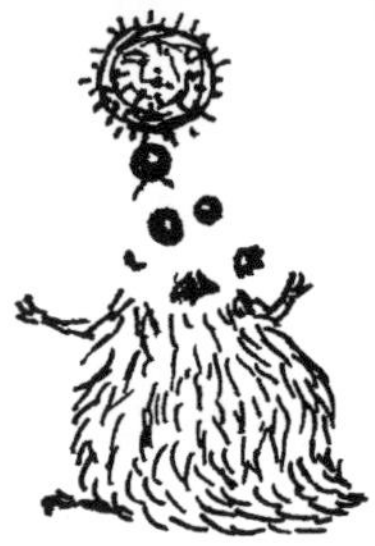

Sich ablenken

Bevor du mit den Stresstoleranzskills beginnst, sage dir folgenden Satz: „Gut, jetzt erlebe ich gerade Hochstress. So ist das. Und jetzt werde ich etwas dagegen tun."

Aktivitäten

- *Bewegung:* laufen, Fahrrad fahren, spazieren gehen, schwimmen, Ballspiele machen, tanzen, jonglieren
- *Etwas Aktives tun:* z. B. eine Freundin anrufen, aufräumen, einkaufen, Kinder hüten, Kuchen backen

Damit kannst du deine Aufmerksamkeit ganz bewusst auf etwas anderes richten.

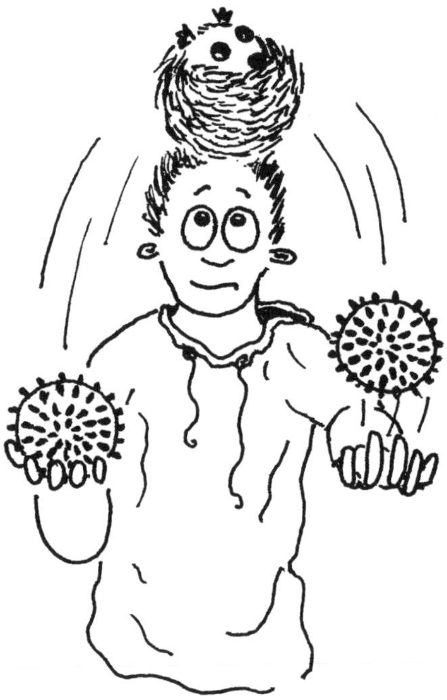

Hirnflickflacks

- Nenne z. B. zehn Namen (Frauen/Männernamen), die mit dem Buchstaben „A" beginnen.
- Ziehe von 100 immer 7 ab.
- Versuche Tiere zu benennen: Der jeweils nächste Tiername soll mit dem Buchstaben beginnen, mit dem der letzte endete.
- Spiele ein Strategie-Videospiel.
- 3–3–3: Benenne drei Dinge, die du gerade siehst, drei Dinge, die du gerade hörst, und drei Dinge, die du gerade spürst.

Indem du dich stark konzentrierst und dein Kurzzeitgedächtnis beschäftigst, werden Gedankenkreise unterbrochen und evtl. auch unangenehme Gefühle abgeschwächt.

Infoblatt Stresstoleranz 3

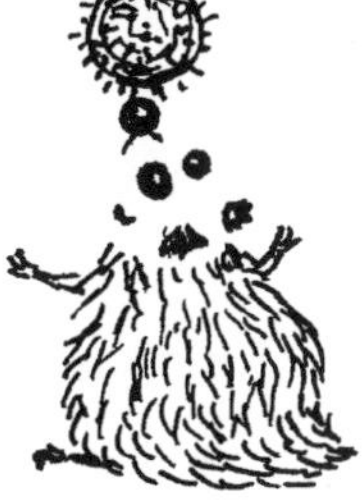

Vergleichen

- Denke an Menschen, denen es schlechter geht.
- Lies z. B. die BILD-Zeitung oder schaue Nachrichten im Fernsehen an.
- Denk daran, wann es dir das letzte Mal gut ging.

Dadurch siehst du die eigene Situation in einem anderen Licht und deine eigenen Probleme treten etwas in den Hintergrund.

Unterstützen

Unterstütze andere Menschen:

- Biete z. B. jemand anderem deine Hilfe an.
- Bereite für jemanden eine Überraschung vor.

Durch die Tätigkeit für den anderen wirst du von dir selbst abgelenkt. Die Freude des anderen kann dazu führen, dass du dich selbst besser fühlst.

Beiseite schieben

- Eine schmerzhafte Situation kannst du beiseite schieben, indem du diese Szenerie eine Weile innerlich verlässt. Du kannst z. B. in der Vorstellung eine Mauer zwischen dich und die Situation bauen.
- Wichtig ist, dass du dir selbst das Versprechen gibst, dich zu einem späteren Zeitpunkt mit der Situation auseinanderzusetzen.

Auf diese Weise gewinnst du für eine gewisse Zeit Abstand zu der unangenehmen Situation.

Gefühle ersetzen

- Schaue z. B. einen lustigen Film oder eine Komödie im Fernsehen an, wenn du Angst hast.
- Höre Musik, die dich an einen schönen Moment erinnert, wenn du traurig bist.

Indem du Gefühle ersetzt, schaffst du selbst eine Situation, die ein angenehmes Gefühl auslösen kann, um einem unangenehmen entgegenzuwirken.

Infoblatt Stresstoleranz 3

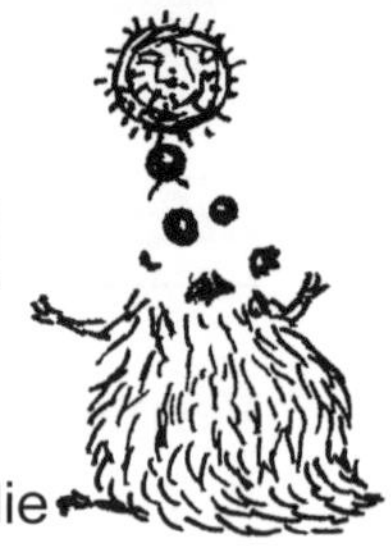

Körperempfindungen

- *Spüren:* Eiswürfel in die Hand oder den Mund nehmen; kalt duschen; Igelball über die Arme rollen
- *Hören:* laute Geräusche nah am Ohr produzieren; aufmunternde, rhythmische Musik mit Köpfhörern hören
- *Riechen:* sich Ammoniak zufächeln; an Tigerbalm oder Meerrettich im Glas riechen
- *Schmecken:* Chilischoten kauen; frischen Zitronensaft trinken; scharfe Bonbons lutschen
- *Sehen:* nach oben blicken; Punkt fixieren und den Kopf rhythmisch nach links und rechts bewegen; abwechselnd etwas in der Ferne und etwas in der Nähe ansehen

Durch starke, intensive Sinnesreize lässt sich Anspannung vermindern bzw. du kannst dich damit von unangenehmen Gedanken und Gefühlen ablenken.

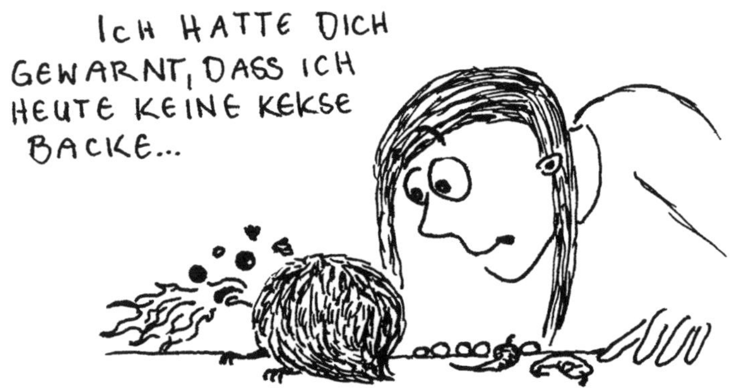
ICH HATTE DICH GEWARNT, DASS ICH HEUTE KEINE KEKSE BACKE...

(in Anlehnung an Fleischhaker et al. 2011)

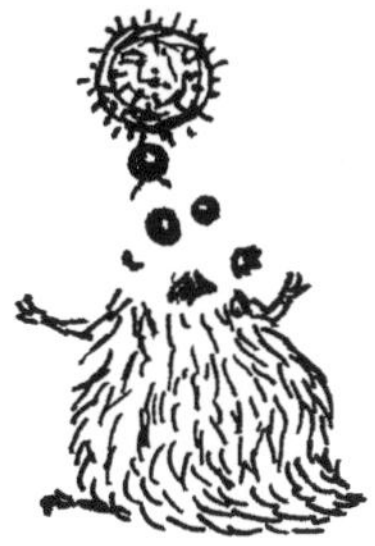

Sich beruhigen

Um dich mithilfe deiner fünf Sinne zu beruhigen, tust du etwas sehr achtsam und bewusst:

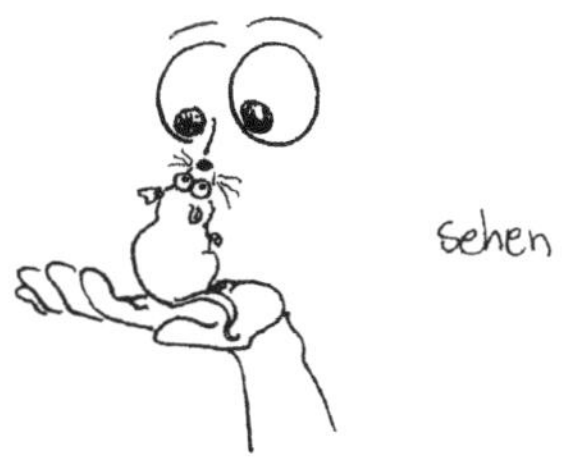

z.B. ein Aquarium, Holzscheite im Feuer, Fotos von schönen Erlebnissen, Blumen, die Bewegung der Wolken am Himmel, die Sterne anschauen

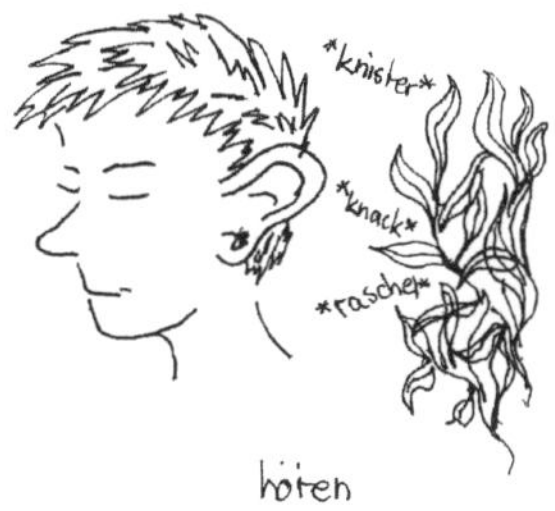

z.B. Vogelgezwitscher, Lieblingsmusik, Meditationsmusik, Wellenrauschen, Singen, Trommeln, Regen

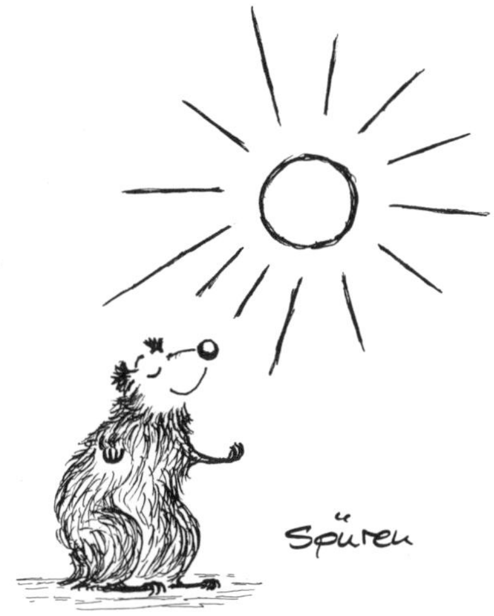

z.B. Samt und Seide anfassen, ein Tier streicheln, eine weiche oder harte Bürste anfassen, barfuß im Gras laufen, eine Wärmflasche ins Bett legen, baden, mit einer Feder das Gesicht berühren oder beim Spülen das Prickeln der platzenden Schaumbläschen spüren

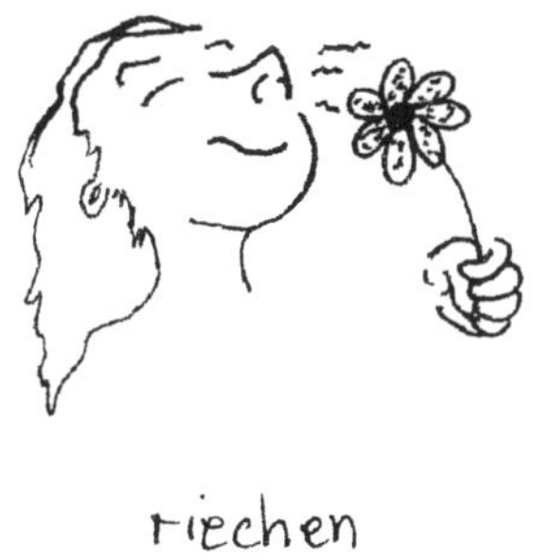

z.B. Lieblingsparfüm, frisch gemähtes Gras, Blumen, Essen, Seife, ein gesägtes Holzstück oder Früchte riechen; wie riecht es draußen früh morgens?; wie riecht es draußen nach einem Regen?

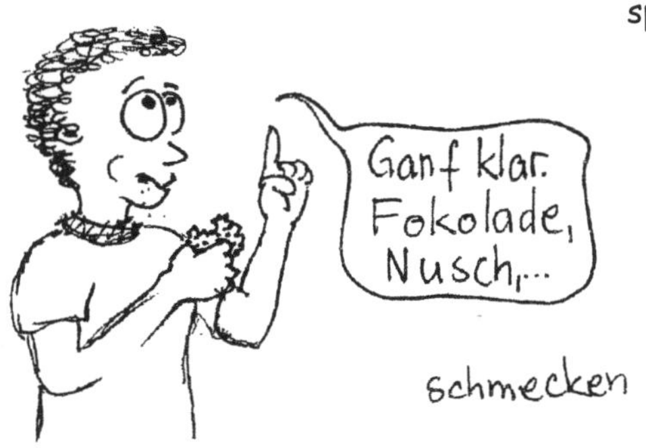

z.B. frische kräftige Kräuter, Bonbons, Kaffee, Tee oder selbst gemachtes Popcorn

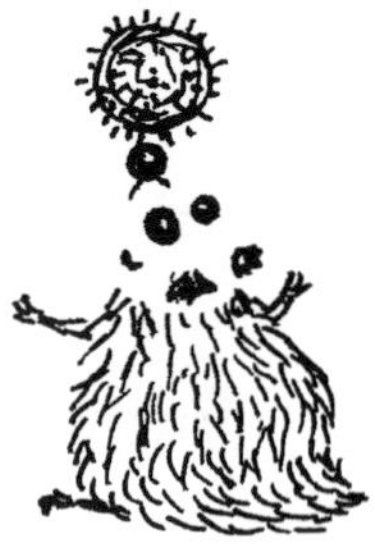

Den Augenblick verändern

Den Augenblick verändern bedeutet, unangenehmen Situationen und Anspannungszuständen durch kurze angenehme Momente einen anderen Stellenwert zu geben.

Fantasie

Stelle dir etwas Angenehmes vor, erinnere dich an schöne Erlebnisse (z. B. Urlaub, Party, Sonnenschein) oder schau dir Erinnerungsfotos an. Du kannst auch eine Fantasiereise machen oder deinen inneren sicheren Ort besuchen.

Mithilfe deiner Fantasie kannst du dir angenehme Momente selbst schaffen.

Sinngebung

Richte deine Aufmerksamkeit in einer schmerzhaften Situation auf alle positiven Aspekte, die du darin finden kannst.

Viele Menschen kommen besser durch eine Krise, wenn sie einen Sinn oder eine Bedeutung darin entdecken.

Entspannung

Atme tief durch, mache Entspannungsübungen, höre entspannende Musik, nimm ein heißes Bad, verändere deinen Gesichtsausdruck.

Wenn du dich körperlich entspannst, dann hat das Auswirkungen auf deine Gefühle und deine Stimmung, insbesondere in Stresssituationen.

Kurzurlaub

Gönne dir einen Kurzurlaub. Ziehe dich gemütlich auf die Couch zurück und lies ein Buch, verbringe einen Nachmittag auf einer Decke im Freien, mache eine Pause, nachdem du gelernt hast.

Schwierige und anstrengende Situationen sind besser zu bewältigen, wenn du dir bewusst kurze Auszeiten gönnst.

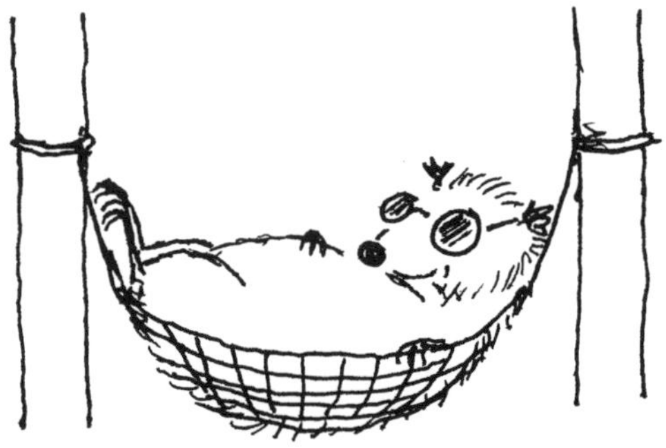

Infoblatt Stresstoleranz 5

Blatt 2/2

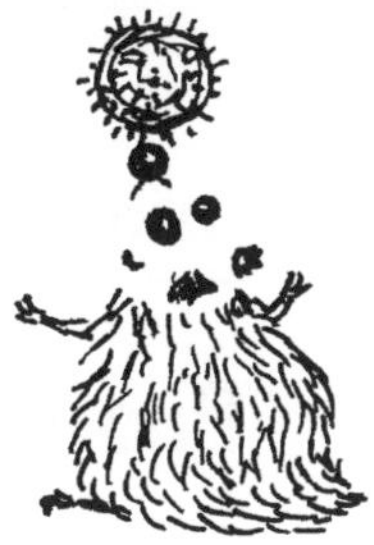

Selbstermutigung

Sag dir selbst:

- „Das ist jetzt so."
- „Ich kann es aushalten!"
- „Es wird vorübergehen!"
- „Ich werde es schaffen!"
- „Ich gebe mein Bestes!"

In unangenehmen Situationen kann es hilfreich sein, wenn du dir selbst Mut zusprichst. Das wirkt sich auf deine Gefühle und deine Stimmung aus.

(in Anlehnung an Fleischhaker et al. 2011)

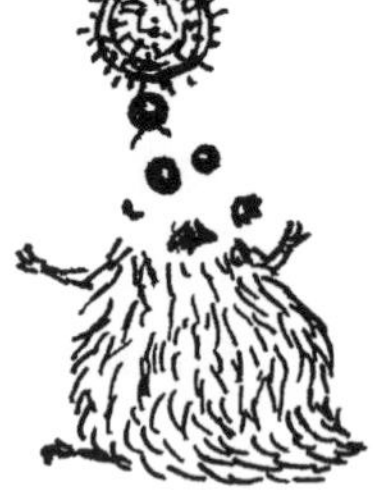

Pro-&-Contra-Listen

Jedes Verhalten hat Vor- und Nachteile.

Pro-&-Contra-Listen können helfen, umsichtige Entscheidungen zu treffen!

Manchmal handeln wir, ohne an die Folgen zu denken. Wenn du die Pro-&-Contra-Argumente auf einer Liste sammelst, hilft dir das dabei, langfristig sinnvolle und kurzfristig nicht schädliche, also umsichtige Entscheidungen zu treffen.

- Schreibe eine Pro-&-Contra-Liste zu deinem Problemverhalten und ebenso eine zur Anwendung von Skills.
- Packe eine Liste mit den Nachteilen deines Problemverhaltens und eine mit den Vorteilen der Skillsanwendung in deinen Notfallkoffer.

In Hochstressphasen sind unsere Gedanken und unsere Sicht eingeengt. Nutze dann die Listen aus deinem Notfallkoffer. Das hilft dir, auch in dieser Situation an die langfristig positiven Auswirkungen von Skillsanwendung und alternativem Verhalten zu denken.

Denke daran, wie gut du dich fühlen wirst, wenn du deine Ziele erreichst und nicht unkontrolliert handelst.

Frage dich aktiv, ob du dich für selbstschädigendes Verhalten entscheiden willst und bereit bist, die negativen Konsequenzen in Kauf zu nehmen, wenn du es ausführst.

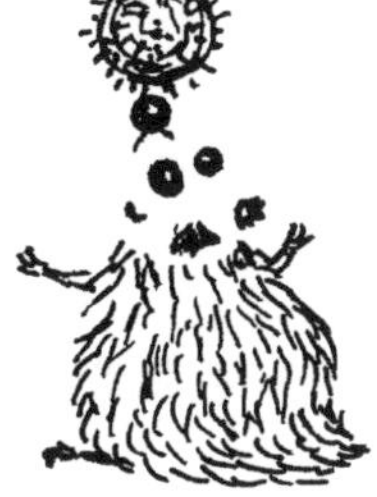

Pro-&-Contra-Listen

Jedes Verhalten hat Vor- und Nachteile.

Erstelle für jedes Problemverhalten eine eigene Pro-&-Contra-Liste. Schreibe in die Felder jeweils die kurz- und langfristigen Vor- und Nachteile des jeweiligen Problemverhaltens und der möglicherweise eingesetzten Skills.

Problemverhalten: ______________________________

	Vorteile	Nachteile
kurzfristig		
langfristig		

Anwendung von Skills

	Vorteile	Nachteile
kurzfristig		
langfristig		

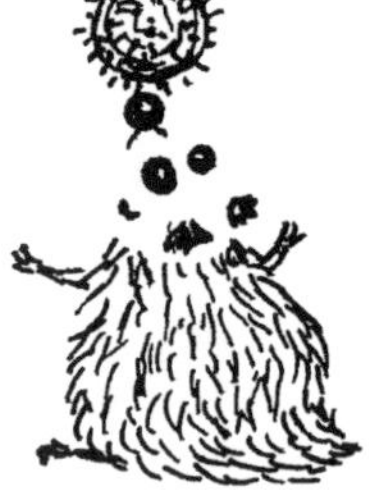

Zugangskanäle

Was sind Zugangskanäle?

- Skills wirken über unterschiedliche „Kanäle“: über Handlungen, über Gedanken, über die Sinne oder über den Körper.
- Wenn du dich im Hochstress befindest, dann kann es sein, dass manche Skills nicht mehr wirken. Das liegt daran, dass bestimmte Zugangskanäle dann vielleicht nicht mehr offen sind.
- Wenn du also sichergehen willst, dass ein Skill im Hochstressbereich wirkt, probiere möglichst viele Fertigkeiten für verschiedene Zugangskanäle aus.

Nachfolgend sind ein paar Skills für die unterschiedlichen Zugangskanäle aufgelistet.

Denken (gedankenbezogene Skills) • Vergleichen • Beiseiteschieben • Hirnflickflacks • Pro & Contra bedenken • Fantasie • Sinngebung • Kurzurlaub • Gebet und Meditation • Selbstermutigung	**Körper** (körperbezogene Skills) • Atmung • Körperhaltung • Muskelentspannung
Wahrnehmung (sinnesbezogene Skills) • Selbstberuhigung mithilfe der 5 Sinne (Sehen, Schmecken, Spüren, Hören, Riechen) • starke körperliche Reize (Wasabipaste, den Kopf unter kaltes Wasser halten)	**Handeln** (handlungsbezogene Skills) • Aktivitäten (z. B. Sport, Freunde treffen) • Unterstützen anderer Menschen • volle Konzentration auf das, was ich gerade tue

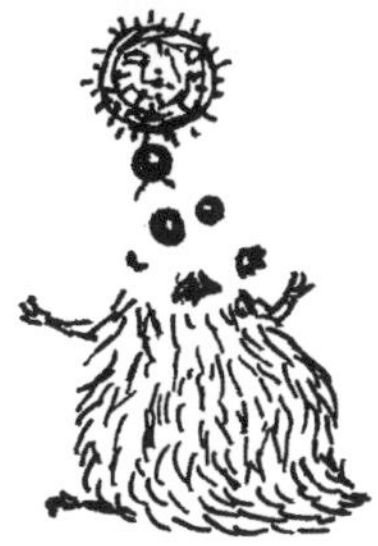

Skillsketten

Was verstehen wir unter Skillsketten?

Hohe Anspannung kommt nicht aus heiterem Himmel, sondern wird meistens durch starke Gefühle ausgelöst. Die meisten Stresstoleranzskills sind deshalb nur kurzfristig wirksam. Sie bringen dich in einen Zustand, in dem du wieder klar denken kannst (also auf eine Anspannung unter 70 %). Außerdem musst du vermutlich mehrere Stresstoleranzskills hintereinander anwenden, um überhaupt in diesen Bereich zu kommen.

Im Anschluss ist es meistens nötig, mit Skills aus dem Gebiet „Umgang mit Gefühlen" fortzufahren. Diese Abfolge von Fertigkeiten nennt man **Skillskette**.

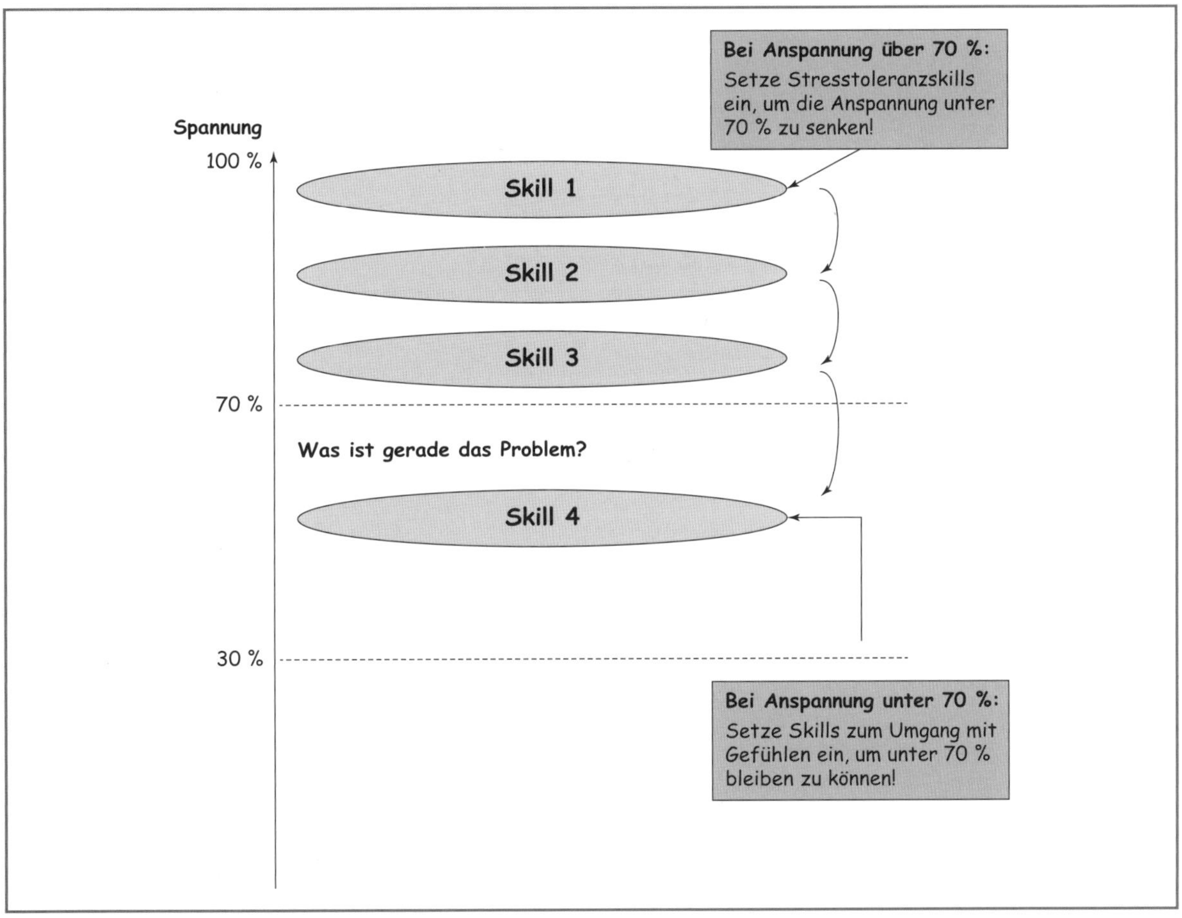

Was ist für eine brauchbare Skillskette zu beachten?

- Es sollten nur **3–4 Skills** hintereinander sein.
- Sie sollten eine klar **festgelegte Reihenfolge** haben.
- Damit die Kette **automatisch** abläuft, ist es hilfreich, sie zu **üben**.

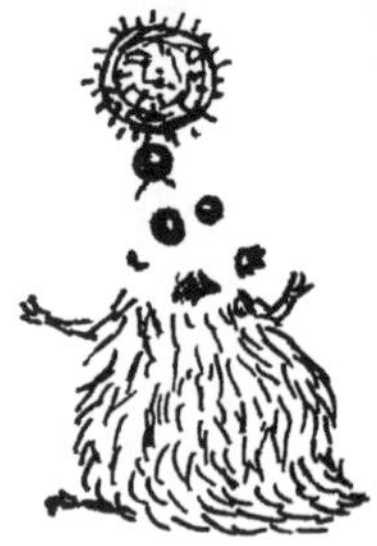

Skillsketten

Erarbeite deine eigenen Skillsketten

Bitte trage hier deine funktionierenden Skills ein.

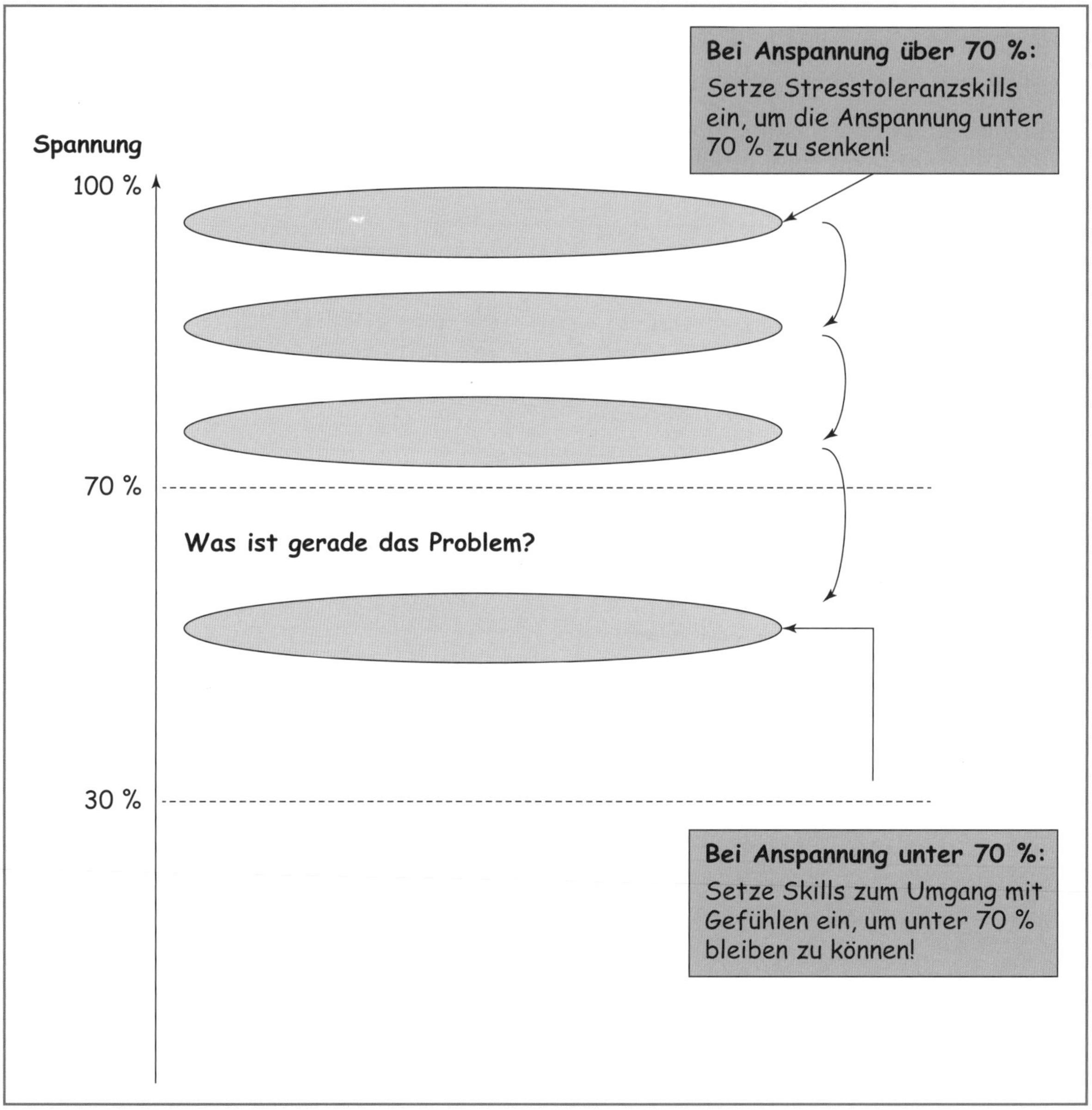

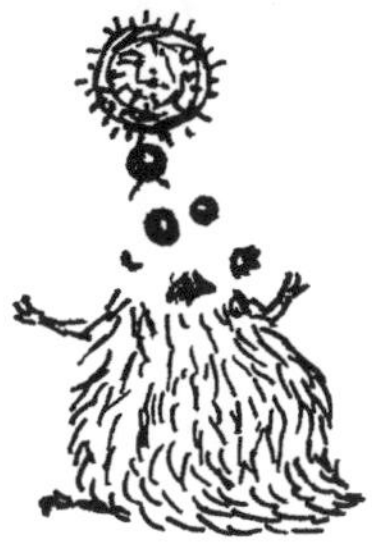

Notfallkoffer

Ein Notfallkoffer enthält die wichtigsten Skills zur Stresstoleranz. In Notfallsituationen vergisst man oft, was man eigentlich schon weiß. Das kann auch mit Skills so sein. Sammle deshalb unten auf diesem Blatt deine wichtigsten Skills, damit du sie in einer Notfallsituation zur Hand hast.

Überlege dir: Was sind die erfolgreichsten Wege, um dich in Phasen mit viel Stress abzulenken und zu beruhigen?

Packe 3–4 Skills in deinen Koffer.

- In den Notfallkoffer gehören nur Skills, die sehr zuverlässig und wirksam sind. Wichtig ist auch, dass diese Skills immer verfügbar sind!
- Ab und zu solltest du deinen Notfallkoffer ausmisten und vielleicht neue Skills hineinlegen.

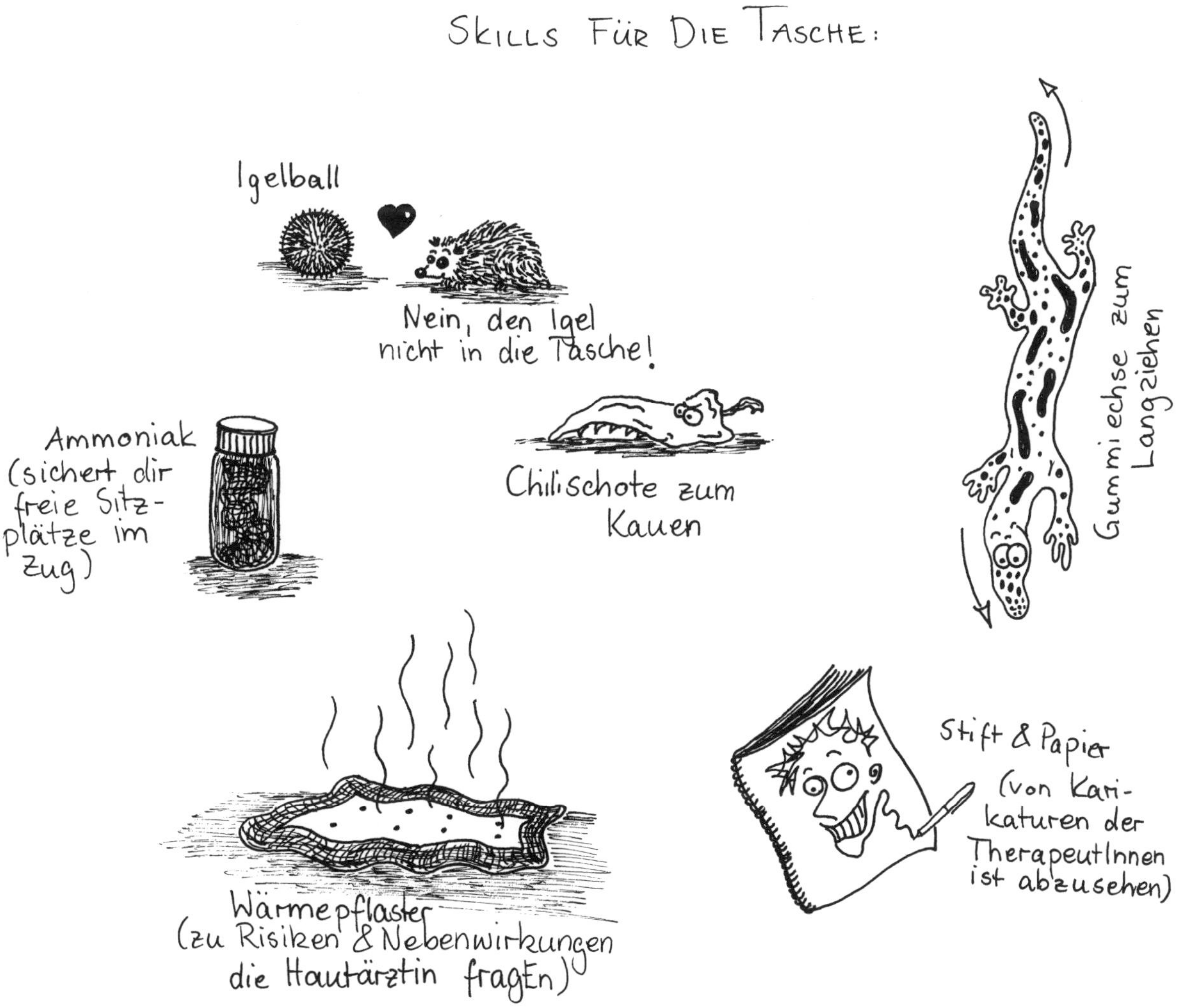
Skills für die Tasche:
Igelball
Nein, den Igel nicht in die Tasche!
Ammoniak (sichert dir freie Sitzplätze im Zug)
Chilischote zum Kauen
Gummiechse zum Langziehen
Wärmepflaster (zu Risiken & Nebenwirkungen die Hautärztin fragen)
Stift & Papier (von Karikaturen der TherapeutInnen ist abzusehen)

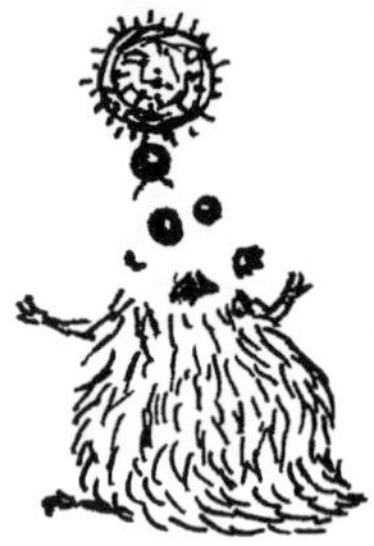

Notfallkoffer

In den Notfallkoffer gehören nur Skills, die sehr zuverlässig und wirksam sind. Wichtig ist auch, dass diese Skills immer für dich verfügbar sind!

Deine Notfallskills:

1. ______________________________

2. ______________________________

3. ______________________________

4. ______________________________

Ab und zu solltest du deinen Notfallkoffer ausmisten und bei Bedarf neue Skills einfügen.

Wann willst du das machen?

____

Prüfe beim Ausmisten: Welche Skills funktionieren noch?

____

____

____

Welche neuen Skills baust du ein?

____

____

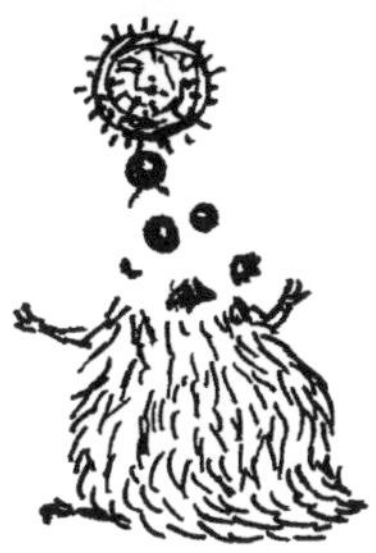

Langfristig wirksame Skills: Die Realität und die Verantwortung annehmen

Wann brauchst du diese Skills?

Sie helfen langfristig und sind vorbeugend.

Langfristig wirksame Skills helfen,

- nicht gegen etwas anzukämpfen, was wir nicht verändern können.
- Leid zu vermindern.
- dein Leben in die eigenen Hände zu nehmen.

Weg von:

Der Klassenlehrer ist unfair zu mir, deswegen werde ich keine bessere Note bekommen. Daher brauche ich auch nicht mehr zu lernen.

Hin zu:

Der Klassenlehrer ist unfair zu mir. Das ist richtig sch…, der Lehrer ist ein echter …, weil ich mich stärker anstrengen muss als andere in der Klasse. Dennoch will ich mir von ihm nicht meinen Schulabschluss versauen lassen und lerne daher mehr.

Langfristig wirksame Skills dienen dazu, Dinge so anzunehmen, wie sie sind, und mehr Verantwortung für das eigene Leben zu übernehmen.

Diese Skills heißen:

- Entscheidung für einen neuen Weg
- innere Bereitschaft
- Annehmen der Realität und radikale Akzeptanz

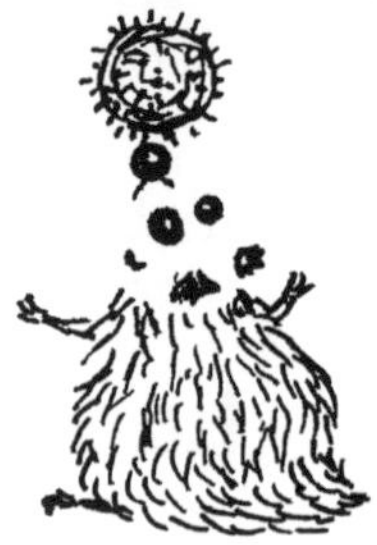

Entscheidung für einen neuen Weg

Bei jeder Veränderung ist es notwendig, dass du dich bewusst entscheidest, den neuen Weg weiter zu gehen! Das ist die Voraussetzung für den Erfolg.

- Wenn du schädigendes Verhalten verringern möchtest, musst du dich bewusst dafür entscheiden, Skills anzuwenden. Dies ist der neue Weg!
- Beschreibe in einem Satz, was du verändern möchtest, z. B.: „Ich möchte ein Leben ohne Selbstverletzung." Dieser Satz soll dir auch in schweren Phasen helfen, dich daran zu erinnern, was du verändern möchtest.

- **Alte Wege funktionieren automatisch!**
  Gerade unter Stress drängt sich häufig automatisch die Idee auf, wieder den alten Weg zu gehen. Du kannst den alten Weg mit einer Autobahn vergleichen.
- **Neue Wege erfordern Mut!**
  Einen neuen Weg zu gehen, macht Angst und ist ungewohnt. Du kannst den neuen Weg mit einem steilen, unwegsamen Bergpfad vergleichen. „Da, wo die Angst bzw. das unangenehme Gefühl ist, da geht's lang!"
- **Rechne mit Rückfällen!**
  Auch wenn du dich für einen neuen Weg entschieden hast, können Rückfälle in alte und „liebgewonnene" Verhaltensweisen auftreten. Vielleicht hilft es dir, sie als „Vorfälle" zu betrachten, aus denen du lernen kannst.
- **Die Entscheidung mehrmals treffen!**
  Sicherlich ist es notwendig, dass die Entscheidung für einen neuen Weg mehrmals getroffen wird – vielleicht sogar jeden Tag oder jede Stunde.

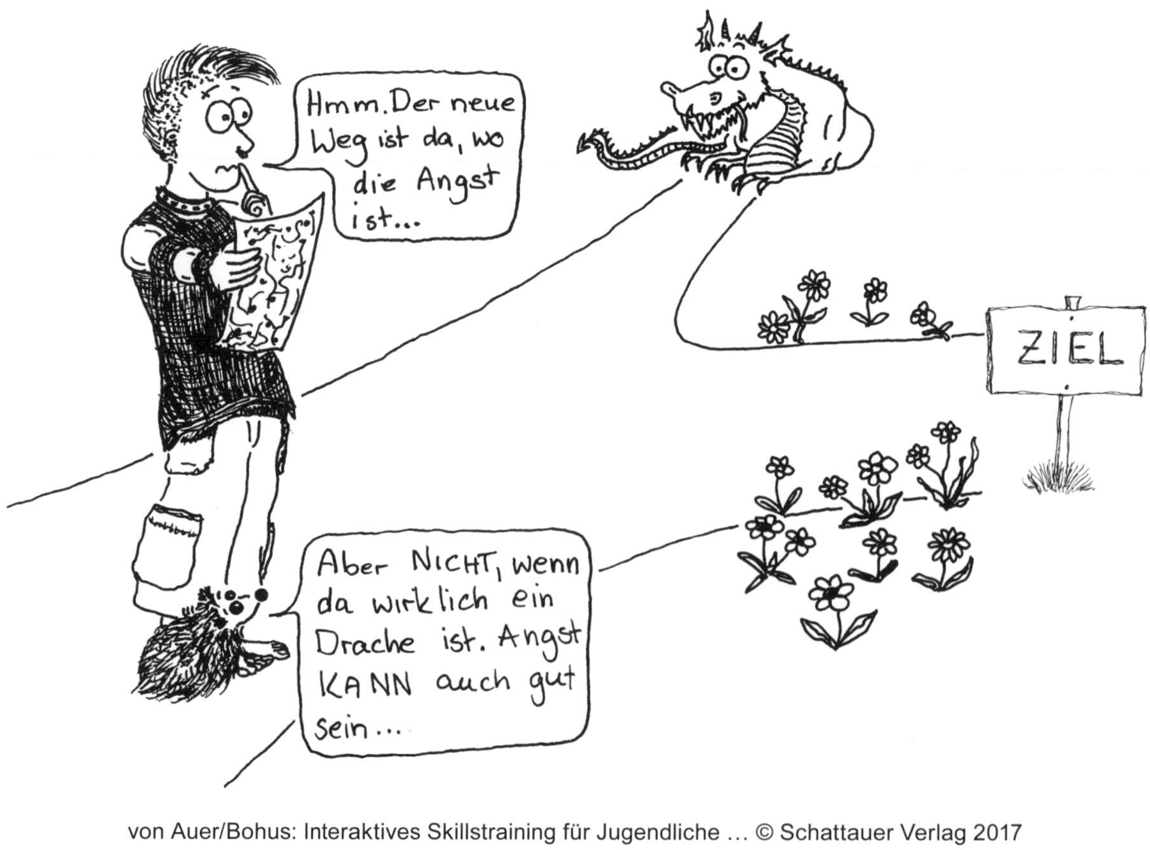

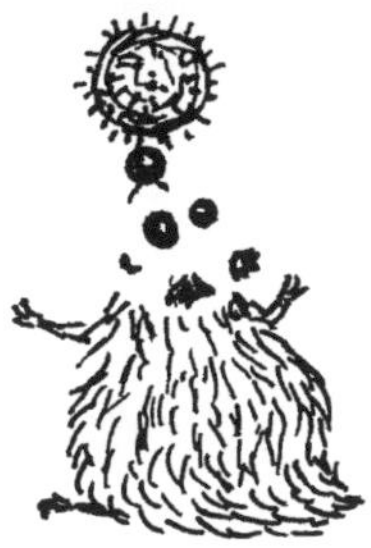

Entscheidung für einen neuen Weg

Überlege dir zuerst eine Situation und den dazugehörenden „alten Weg". Suche dann im nächsten Schritt einen „neuen Weg", den du zukünftig einschlagen willst.

Situation: Eine Freundin sagt dir wegen einer Erkrankung ab, obwohl ihr schon seit einem Monat verabredet seid und du dich total auf das Treffen gefreut hattest.

Alter Weg: Du denkst: „Das hat sie bestimmt mit Absicht gemacht. Vielleicht trifft die blöde Kuh sich sogar mit anderen Freunden. Das ist wieder typisch, dass ich am Wochenende alleine bleibe. Mit mir will ja eh nie einer was machen. Dann brauche ich am Wochenende auch gar nicht aus dem Bett aufzustehen."

Was ist das Ergebnis? Du wirst dich schlecht fühlen und vielleicht die Freundschaft verlieren.

Neuer Weg: Wo willst du langfristig hin?

Ich will mich gut fühlen und die Freundschaft erhalten. Ich rufe sie noch einmal an und frage, ob ich einen Krankenbesuch bei ihr machen kann. Vielleicht kann ich ihr noch was aus der Apotheke mitbringen.

Fallen dir noch andere neue Wege zu dieser Situation ein?

____

____

Jetzt bist du an der Reihe:

Situation:

____

____

Alter Weg:

____

____

Neuer Weg:

____

____

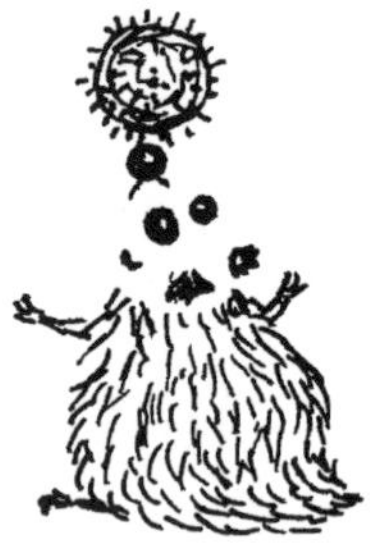

Kopf durch die Wand oder innere Bereitschaft?

„Mit dem Kopf durch die Wand“ bedeutet:

- Du versuchst Dinge zu tun, die nicht machbar sind.

  Du steckst dir unrealistische Ziele oder versuchst Probleme zu lösen, für die es keine Lösung gibt.
- Du denkst ständig: „Das sollte anders sein!“

  Du bist unzufrieden mit dir und der Situation und denkst: „Das hätte mir nicht passieren dürfen!“, „Ich sollte völlig anders sein!“, „Das darf doch nicht wahr sein!“
- Obwohl du handeln bzw. etwas verändern könntest, machst du nichts. Du möchtest keine Veränderung, obwohl sie dir weiterhelfen würde.
- Du meinst, du müsstest immer alles unter Kontrolle haben, obwohl Kontrolle nicht immer möglich ist. Du denkst, dass du alle deine Ziele und Vorstellungen auf einmal erreichen kannst. Dadurch kommst du keinen Schritt weiter.

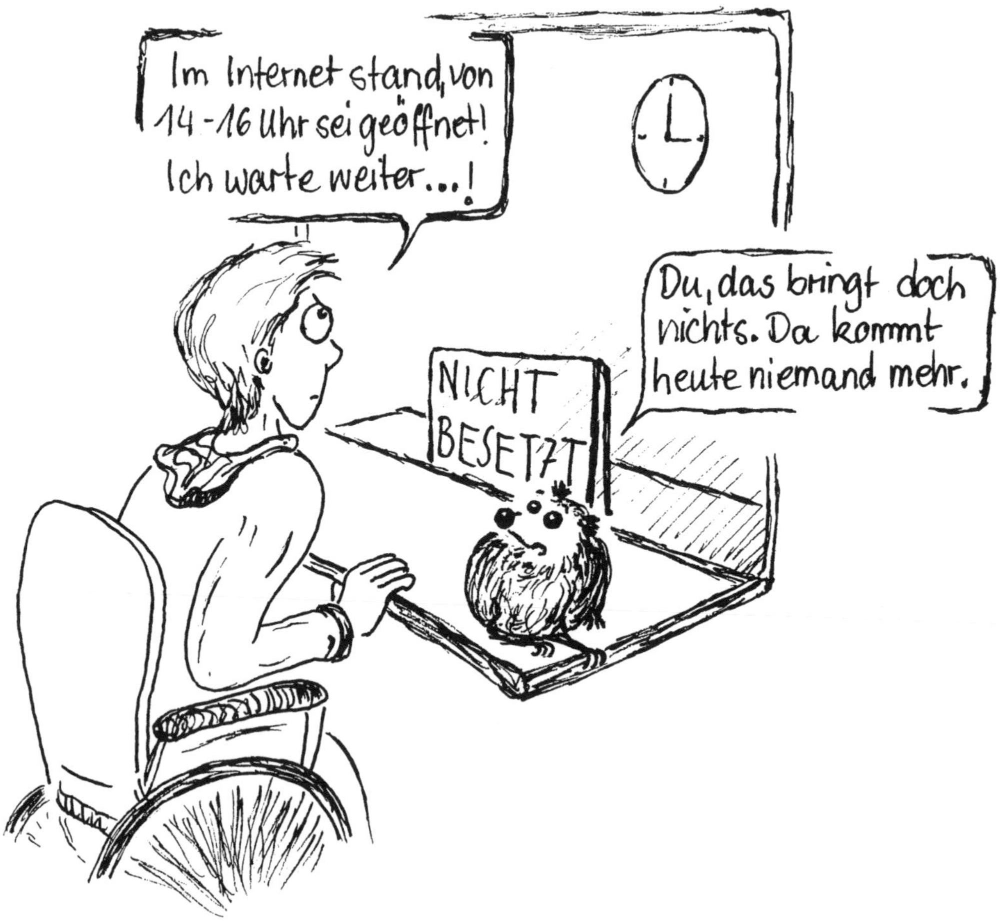
Im Internet stand, von 14-16 Uhr sei geöffnet! Ich warte weiter...!
NICHT BESETZT
Du, das bringt doch nichts. Da kommt heute niemand mehr.

Das Gegenteil von „Mit dem Kopf durch die Wand“ ist die Haltung „Innere Bereitschaft“!

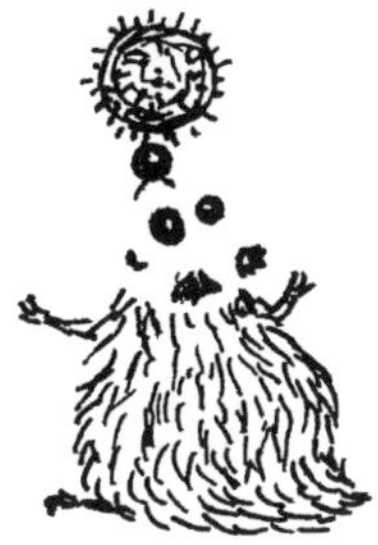

Infoblatt Stresstoleranz 16

Was bedeutet das?

Innere Bereitschaft heißt,

- wach und offen zu sein.
- die Dinge anzunehmen, wie sie sind.
- auch einmal unangenehme Entscheidungen zu treffen, die langfristig aber hilfreich und zielführend sind.

Was kannst du tun?

- Sei in jeder Situation wach und offen!
- Sei dir deiner Situation und deiner Ziele bewusst!
- Sei bereit, das zu tun, was gerade notwendig und möglich ist!
- Gehe achtsam mit dir um und höre auf deine innere Weisheit!

Merke

Der beste Weg von A nach B ist nicht immer der kürzeste!

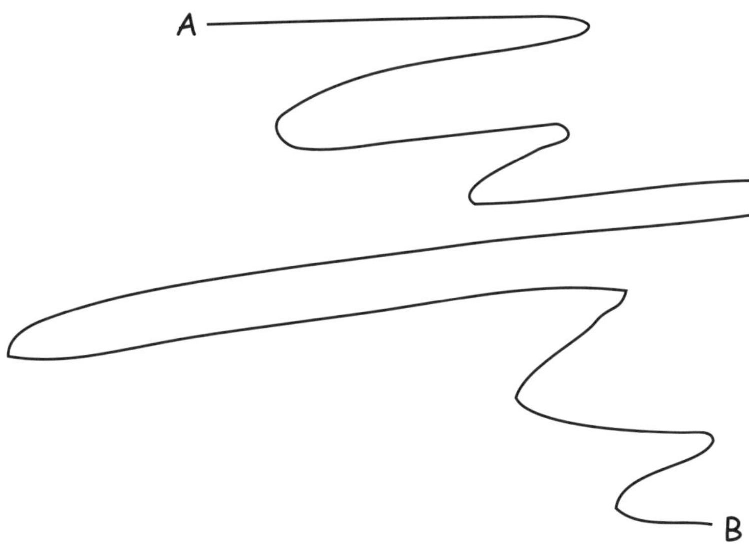

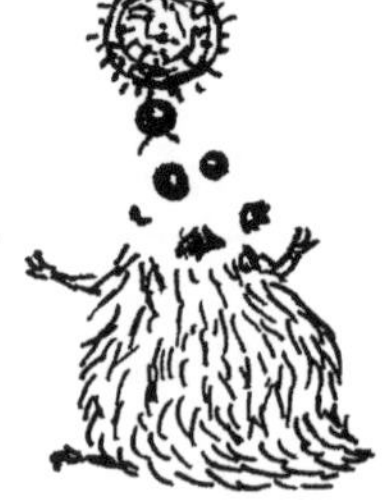

Übung zur inneren Bereitschaft

Anna steht 4 Tage vor einer wichtigen Mathearbeit. Diese Arbeit entscheidet darüber, ob sie in die nächste Klassenstufe versetzt wird. Sie ruft ihren Mathe-Nachhilfelehrer an, um noch zwei zusätzliche Nachhilfestunden mit ihm zu vereinbaren. Der hat aber keine Zeit, weil er zu einem Freund nach Hamburg fährt. Nun hat sie Angst, dass sie die Arbeit verhaut. Sie denkt: „Das schaffe ich nie im Leben. Ich bin viel zu blöd dafür. Und dieser doofe Nachhilfelehrer lässt mich in meiner allergrößten Not auch noch hängen. Das macht der doch nur, weil er keinen Bock auf mich hat. Ich kann diese Prüfung ja gar nicht bestehen. Am besten, ich gehe erst gar nicht hin." Sie tritt mit dem Fuß ein paarmal gegen eine Mauer, bis er schmerzt.

Weil sie so verzweifelt ist, ruft sie ihre beste Freundin Katharina an, die Klassenbeste in Mathe ist, um ihr davon zu erzählen. Doch Katharina hat nicht viel Zeit. Anna denkt: „Nie hat jemand Zeit für mich. Selbst dann nicht, wenn es mir echt dreckig geht. Kathi müsste doch merken, wie schlecht es mir geht, und mir helfen. Ach, eigentlich hab ich sie nie gemocht, die dumme Kuh. Ich pfeife auf sie."

Anna rennt mit dem Kopf gegen die Wand. Sie ist außer sich und total wütend. Am nächsten Tag geht sie nicht wie vereinbart zur Therapiestunde.

An welchen Punkten könnte Anna innere Bereitschaft zeigen und wie würde sie sich dann verhalten?

____

____

____

____

____

____

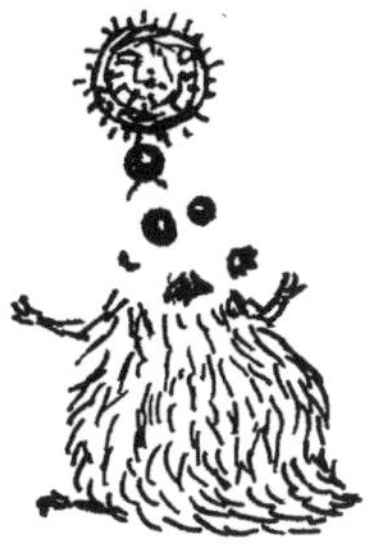

Leichtes Lächeln

Das „leichte Lächeln“ kann dir helfen, deine innere Bereitschaft zu aktivieren.

Dein Körper hat einen Einfluss auf deine Gedanken und Gefühle. Mit einem leichten Lächeln tust du **dir selbst** etwas Gutes. Aber wie funktioniert das?

- Entspanne dein Gesicht, deinen Nacken und die Schultern, indem du diese Bereiche erst sehr stark anspannst und nach einer Weile plötzlich wieder locker lässt. Ganz locker lassen!
- Beim leichten Lächeln sind dein Gesicht und dein Körper entspannt. Die Mundwinkel können leicht nach oben zeigen. Das leichte Lächeln kann jedoch auch nur ein inneres Lächeln sein, das man von außen nicht sieht.
- Versuche einmal, einen gelassenen Gesichtsausdruck anzunehmen. Vielleicht hilft es dir, wenn du erst eine Grimasse schneidest und danach die Gesichtsmuskeln locker lässt. Jetzt kannst du anfangen, deine Mundwinkel leicht nach oben zu heben.

Übungen

Leichtes Lächeln am Morgen

Hänge ein Bild oder einen Zettel mit dem Wort „Lächeln“ an die Zimmerdecke, auf den Nachttisch oder an den Spiegel. Wenn du es siehst, kannst du eine Grimasse schneiden und dreimal tief ein- und ausatmen. Danach wandern deine Mundwinkel etwas nach oben … bis du leicht lächelst.

Leichtes Lächeln in freien Augenblicken

Wo immer du sitzt oder stehst, übe so oft wie möglich ein leichtes Lächeln. Schaue dir die Wolken an, ein Blatt, ein Kind oder ein Foto – irgendetwas, das beruhigend auf dich wirkt. Atme dreimal still ein und aus. Lächle leicht. Du kannst auch eine Erinnerung auf deinem Smartphone einstellen.

Leichtes Lächeln bei Anspannung

Wenn du bemerkst, dass du gereizt oder angespannt bist, übe ein leichtes Lächeln. Fange wieder mit einer Grimasse an, atme ruhig ein und aus und versuche, ein leichtes Lächeln entstehen zu lassen. Diese Übung fällt vielen schwerer.

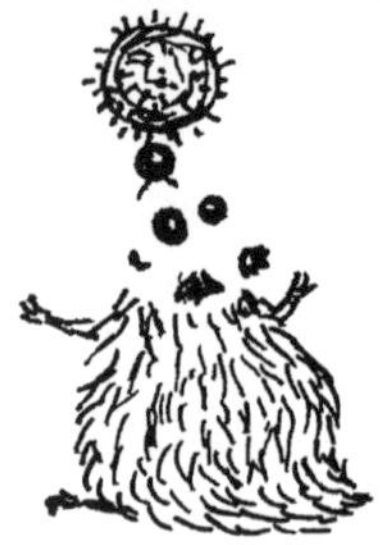

Annehmen der Realität und radikale Akzeptanz

Was bedeutet Annehmen der Realität?

- Annehmen der Realität bedeutet, die Situation, die Gefühle, Gedanken und Wünsche, die gerade da sind, so anzunehmen wie sie sind.
- Es bedeutet, mit dem Kämpfen („Es sollte doch …", „Es müsste doch …") aufzuhören und das Beste aus der Situation zu machen.
- Manchmal lässt sich die Situation dadurch verändern. Wenn ich z.B. angespannt bin und diese Situation annehme, dann kann ich Stresstoleranzskills anwenden und die Annspannung verringern.
- Manchmal lässt sich ein Gefühl dadurch verändern. Wenn ich z.B. die Bahn verpasst habe und diese Situation annehme, dann kann ich einen Kaffee trinken gehen und höre auf, mich zu ärgern.

Was bedeutet radikale Akzeptanz?

- Radikale Akzeptanz ist notwendig, wenn wir eine Situation nicht verändern können (= Problemlösung ist nicht möglich) und wenn unsere Gefühle nicht zu verändern sind.
- Durch radikale Akzeptanz wandeln wir Leid in Schmerz um. Wenn wir gegen die Wirklichkeit ankämpfen („Das kann so nicht sein"), leiden wir. Aber vielleicht spüren wir dadurch den Schmerz nicht so sehr. Wenn wir die Wirklichkeit akzeptieren, spüren wir den Schmerz sehr deutlich. Aber nur so haben wir die Chance, dass der Schmerz langsam schwächer wird.

Die Situation ist so, wie sie ist, weil sie nicht anders sein kann, sonst wäre sie anders.

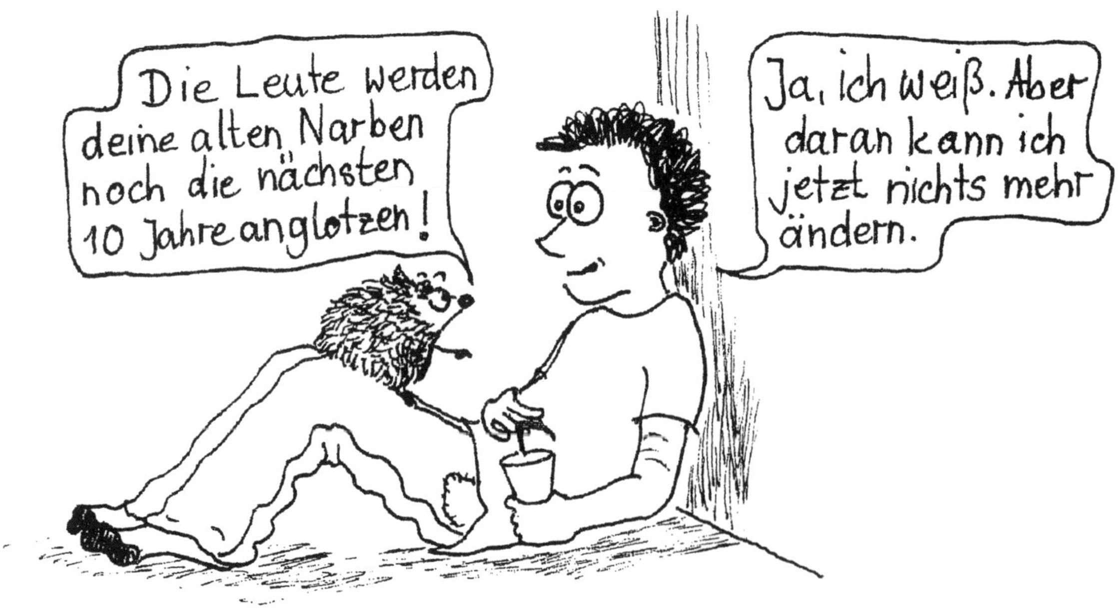
Die Leute werden deine alten Narben noch die nächsten 10 Jahre anglotzen!
Ja, ich weiß. Aber daran kann ich jetzt nichts mehr ändern.

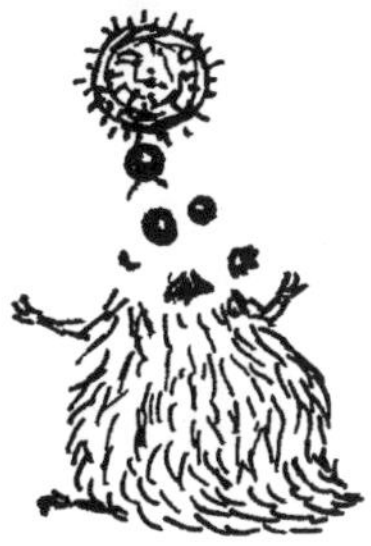

Infoblatt Stresstoleranz 19

Blatt 2/2

Beispiele:

- Ich habe eine Lese-Rechtschreib-Schwäche. Es wird für mich schwieriger sein als für andere, das Abitur zu schaffen. Manchmal habe ich Angst, dass ich es nicht schaffen werde. Das ist nicht fair – und doch ist es so.
- Meine Schwester ist besser in der Schule als ich. Sie schafft immer alles auf Anhieb. Ich bin eifersüchtig auf sie. Das fühlt sich nicht gut an – und dennoch ist es so.
- Ich habe in meiner Kindheit Gewalt erfahren. Daran werde ich mich mein Leben lang erinnern. Das ist schmerzhaft – aber es ist so.
- Wenn ich alleine bin, fühle ich mich oft einsam. Das fühlt sich nicht gut an – doch es ist so.

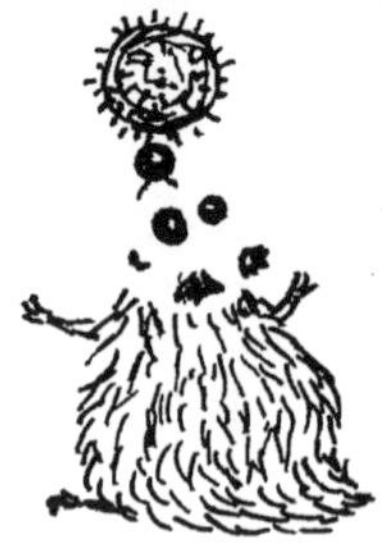

Radikale Akzeptanz

Eine Liste zur radikalen Akzeptanz erstellen

Bitte schreibe drei Dinge auf, die du in deinem Leben radikal akzeptieren möchtest, weil sie sich nicht verändern lassen, und schreibe auch deine Gefühle dazu auf:

- ____
  ____
- ____
  ____
- ____
  ____

Was kann dir helfen, diese drei Dinge radikal zu akzeptieren?

- Sage dir die Sätze einige Mal laut vor. Du kannst sie auch auf dein Smartphone aufnehmen und sie dir anhören. Es ist wichtig, dass du jeden Satz mit einem deutlichen „Ja, so ist es." beantwortest, wenn du ihn gehört hast.
- Erzähle jemandem (z. B. Freund, Freundin, Haustier) ganz genau, was du radikal akzeptieren willst.
- Du kannst das Arbeitsblatt natürlich auch mit zu deiner Einzeltherapie nehmen und dort besprechen.

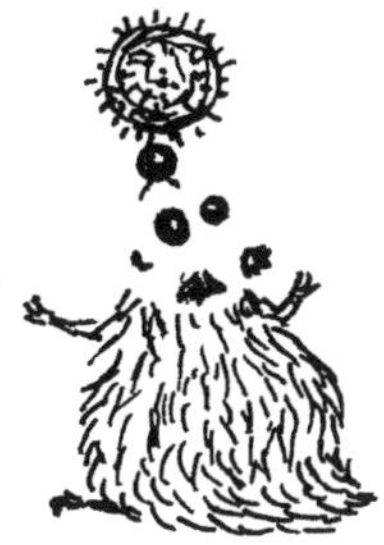

Krisenplan

Was ist eine Krise?

Eine Krise ist eine sehr unangenehme Situation, für die du keine Lösung weißt. Wenn du dich so verhältst wie gewohnt, wird alles nur schlimmer. Du willst einfach, dass alles sofort anders wird und der Schmerz aufhört. Um schnell aus dieser Krise herauszukommen, greifst du vielleicht auf Verhaltensweisen zurück, die dir kurz-, mittel- oder langfristig schaden. Jetzt ist es besonders wichtig, einen Krisenplan zu haben. Übe die Schritte bereits „trocken" vor einer Krisensituation, damit sie im Ernstfall verfügbar sind!

Was tun in einer Krise?

1. Wahrnehmen	Wie hoch ist deine Anspannung gerade? Wenn sie höher als 70 % ist: → Aktiviere deine Stresstoleranzskills und deinen Notfallkoffer.
2. Überlegen	Wie sind deine Gedanken und Gefühle?
3. Prüfen	Kannst du die Situation klären oder ist das Problem lösbar? → Problem lösen Wenn das Problem nicht lösbar scheint, dann gehe zu 4. oder nutze den Telefonjoker!
4. Prüfen	Kannst du dein Gefühl verändern? → Skills aus dem Modul „Umgang mit Gefühlen" anwenden Wenn das Gefühl nicht veränderbar scheint, dann gehe zu 5. oder nutze den Telefonjoker!
5. Annehmen	Was geschieht tatsächlich, wenn du gar nichts tust und die Situation so annimmst, wie sie ist? → Annehmen der Realität Wenn du die Situation nicht annehmen kannst, dann kannst du jemanden anrufen.
6. Unterstützung	Wenn du bei 1.–5. nicht weiterkommst, dann hole dir Unterstützung (z. B. Eltern, Freunde, Therapeut, Notfalldienst)! Wen könntest du um Rat fragen? a) Tel.: ______________________ (Eltern) b) Tel.: ______________________ (Freund/in) c) Tel.: ______________________ (Therapeut/in) d) Tel.: ______________________ (Notfalldienst)

7 Umgang mit Gefühlen (Emotionsregulation)

Anne Kristin von Auer

Hintergrundwissen zum Umgang mit Gefühlen
Diesen Text finden Sie online unter www.schattauer.de/3116.

Ziele dieses Moduls

Gemäß dem bio-sozialen Modell haben wir es in der Arbeit mit emotional instabilen Jugendlichen mit Menschen zu tun, die eine **höhere emotionale Verletzlichkeit** mitbringen und **Gefühle intensiver erleben**. Ziel dieses Moduls ist es, den Jugendlichen einen bewussteren Umgang mit den eigenen Gefühlen zu ermöglichen. Eine Voraussetzung dafür ist, dass sie die Entstehung und Funktion von Gefühlen verstehen. Die Vermittlung des Gefühlsmodells soll zum besseren Verständnis beitragen. Die Jugendlichen sollen lernen, dass Gefühle „automatisierte ‚Programme' sind, die unter bestimmten Umständen aktiviert werden, um den Betroffenen bestimmte Handlungen ‚vorzuschlagen'" (Bohus u. Wolf-Arehult 2013, S. 154). Sie sollen den Zusammenhang zwischen Grundannahmen, Bewertungen und Gefühlen kennenlernen und begreifen, dass zu jedem Gefühl ein spezifisches **emotionales Netz** gehört, welches Wahrnehmung, Gedanken, Körperreaktionen und -ausdruck sowie einen Handlungsimpuls umfasst.

Im nächsten Schritt lernen die Jugendlichen einzuschätzen, ob ein Gefühl einer bestimmten Situation „angemessen" ist oder nicht. Es werden Strategien vermittelt, mit denen sie die Intensität ihrer Gefühle und manchmal auch das Gefühl selbst verändern können. Ein zentraler Skill hierzu ist das „entgegengesetzte Handeln". Dieser Skill bezieht sich nicht ausschließlich auf die Handlung, sondern auf die vier Komponenten: entgegengesetzte Wahrnehmung, entgegengesetztes Denken, entgegengesetzte Körperhaltung und entgegengesetzte Handlung.

Zum Abschluss geht es darum, sich langfristig emotional zu stabilisieren, in dem man seine Anfälligkeit für intensive Gefühle verringert, positiven Gefühlen mehr Raum gibt und auch starke Gefühle aushält, ohne etwas zu tun, was einem schadet. Bohus und Wolf-Arehult (2013, S. 159) weisen darauf hin, dass Therapeuten häufig „sehr viel Zeit damit verbringen, mit ihren Klienten daran zu arbeiten, wie sie die Aktivierung unangenehmer Emotionen meiden können, und wenig Zeit investieren, um das gezielte Aufsuchen angenehmer Emotionen zu verbessern". Unter den Skills zum „ABC GESUND", die die Anfälligkeit für intensive Gefühle verringern sollen, finden sich daher auch spezifische Strategien, die angenehme Gefühle erzeugen oder ihnen mehr Raum geben sollen.

Didaktisches Vorgehen

Da die Jugendlichen – wie gerade beschrieben – oft versuchen, Gefühle zu vermeiden, fällt vielen der Einstieg in dieses Modul nicht leicht. Lassen Sie die Teilnehmerinnen möglichst viel selbst erarbeiten und validieren Sie, dass die Auseinandersetzung mit Gefühlen schwierig sein kann. Verwenden Sie daher viele Beispiele, erzählen Sie (unverfänglich) von eigenen Erfahrungen im Umgang mit Emotionen und beziehen Sie Humor mit ein. So fragen Sie z. B. ironisch: „Was soll das eigentlich mit diesen blöden Gefühlen? Warum haben wir die? Wäre es nicht besser, wir hätten keine?"

In der Skillsgruppe mit Jugendlichen lässt sich beobachten, wie entlastet diese sich fühlen, wenn sie feststellen, dass andere Teilnehmerinnen ähnlich mit ihren Emotionen umgehen wie sie selbst und dass ihnen ähnliche Dinge Schwierigkeiten bereiten. Sich über Gefühle und den Umgang damit zu unterhalten ist für die Jugendlichen oft eine völlig neue Erfahrung. Die Validierung, die durch die Patientinnen untereinander erfolgt, ist dabei von großem Wert. Nutzen Sie dies, indem Sie der Gruppe Raum für einen Austausch geben. Nehmen Sie auch die Gelegenheit wahr, wenn Sie „alte Hasen" in der Gruppe haben, die sich mit diesem Modul bereits auskennen. Wenn eine Jugendliche berichtet, wie „doof" sie den Skill „Gefühlssurfing" fand, dass sie dann aber doch feststellen musste, dass ihr dieser Skill hilft, und sie ihn jetzt regelmäßig einsetzt, wiegt das tausendmal mehr als die Worte eines Skillstrainers.

Einsatz der Info- und Arbeitsblätter

Skillsprotokoll zum Umgang mit Gefühlen

Ziel

Das Protokoll bietet einen Überblick über die Skills aus diesem Modul und soll den Jugendlichen ein regelmäßiges Üben erleichtern.

Didaktik

Teilen Sie das Protokoll zum Beginn des Moduls aus und bitten Sie die Jugendlichen, darin zu vermerken, welche Skills sie in der betreffenden Woche bereits eingesetzt haben. Die Teilnehmerinnen können das Protokoll jeweils in der Eingangsrunde (▶ Kap. 3, S. 23) der nächsten Skillsgruppensitzung verwenden, um zu erläutern, welche Skills aus diesem Modul sie in der Woche genutzt haben.

Infoblatt Umgang mit Gefühlen 1: Einführung in das Modul „Umgang mit Gefühlen"

Ziel

Die Jugendlichen sollen verstehen, warum es sinnvoll ist, den Umgang mit Gefühlen zu erlernen, und einen Überblick über die entsprechenden Skills bekommen.

Didaktik

Bevor Sie das Infoblatt ausgeben, fragen Sie die Teilnehmerinnen, warum dieses Modul für sie wichtig sein könnte und was sie im Umgang mit Gefühlen lernen möchten. Gehen Sie dann das Infoblatt mit den Jugendlichen durch.

Infoblatt Umgang mit Gefühlen 2: Was wissen wir über Gefühle?

Ziel

Dieses Infoblatt gibt den Jugendlichen allgemeine Informationen über Gefühle und deren Funktion.

Didaktik

Listen Sie mit den Jugendlichen am Flipchart auf, welche Emotionen sie kennen. Nehmen Sie dabei alles auf, was genannt wird, ohne zu diskutieren, ob dies ein Gefühl ist oder nicht. Bevor Sie den Teilnehmerinnen das Infoblatt geben, fragen Sie sie, warum wir Gefühle haben. Wäre es nicht besser, keine zu haben? Sammeln Sie die Argumente zunächst am Flipchart und besprechen Sie erst dann das Infoblatt mit den Jugendlichen.

Infoblatt Umgang mit Gefühlen 3 und 4: Das Gefühlsmodell

Ziel

Die Jugendlichen sollen das Gefühlsmodell verstanden haben.

Didaktik

Zeichnen Sie folgende Abbildung schrittweise ans Flipchart (► Abb. 7-1a):

Abb. 7-1a Einfluss von Bewertungen auf Gefühle.

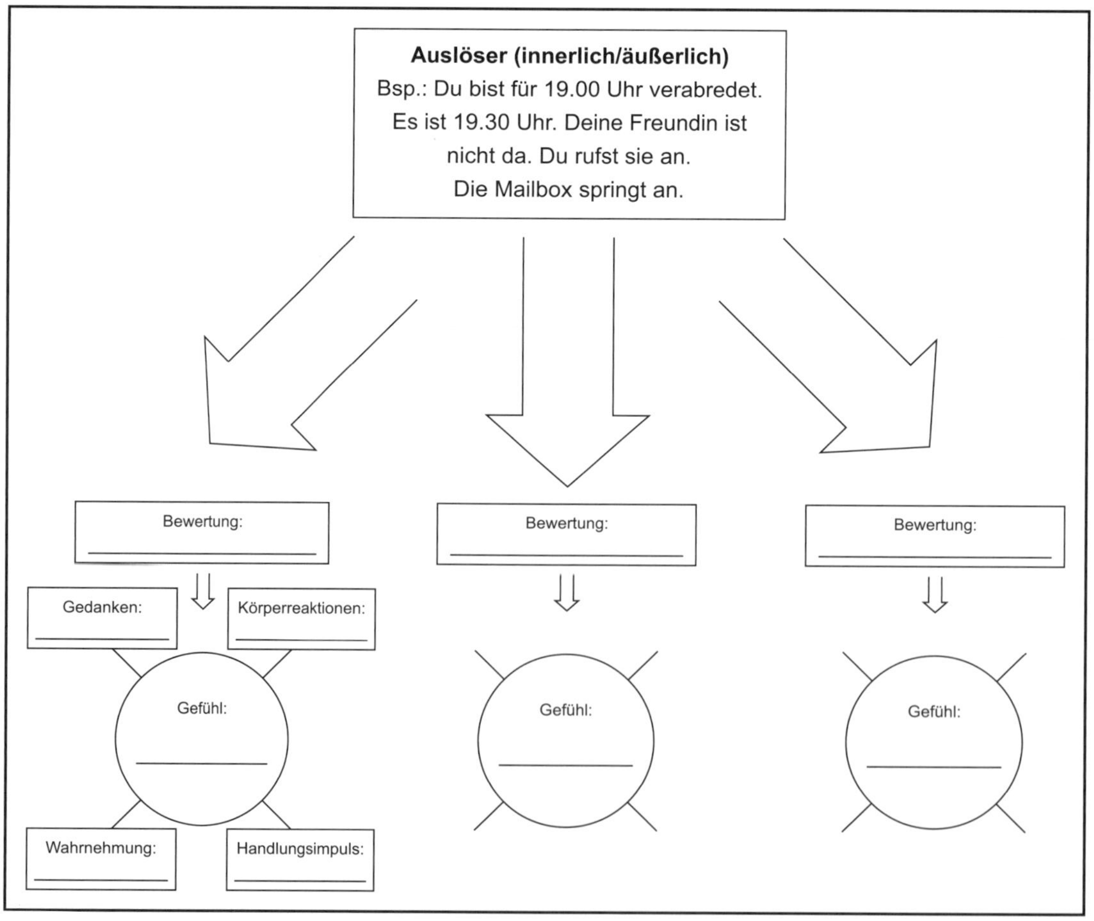

Dazu erläutern Sie: „Folgendes ist die Situation: Du bist mit einer Freundin für 19.00 Uhr verabredet. Es ist 19.30 Uhr und sie ist noch immer nicht da. Du versuchst, sie zu erreichen, es springt aber nur die Mailbox an."

Fragen Sie die Jugendlichen: „Was könntest du über diese Situation denken, wie würdest du sie bewerten?" Versuchen Sie, drei verschiedene Bewertungen unter die breiten Pfeile einzutragen.

Anschließend zeichnen Sie unter jede Bewertung einen Pfeil zu einem Kreis mit der Beschriftung „Gefühl" und fragen: „Je nachdem, wie ihr die Situation bewertet, welches Gefühl kommt dabei wohl heraus?"

Schreiben Sie das jeweilige Gefühl in den Kreis und ergänzen Sie das emotionale Netz (▶ Abb. 7-1a). Die Teilnehmerinnen sollen zu jedem Gefühl die entsprechenden Gedanken, Körperreaktionen, die Wahrnehmung und den Handlungsimpuls nennen. Ergänzen Sie dies am Flipchart.

Fragen Sie die Jugendlichen dann, was dieses Modell aussagt. Ziel ist hier, dass die Teilnehmerinnen erkennen, dass verschiedene Bewertungen zu unterschiedlichen Gefühlen und damit auch zu unterschiedlichen Handlungsimpulsen führen.

Nun diskutieren Sie in der Gruppe, womit es zusammenhängt, dass sie ein und dieselbe Situation so unterschiedlich bewerten. Dabei sollen die Jugendlichen darauf kommen, dass dies mit Erfahrungen und evtl. auch mit der aktuellen emotionalen Verletzlichkeit zu tun hat. Falls die Teilnehmerinnen es selbst nicht so benennen, können Sie ergänzen, dass Erfahrungen zu bestimmten Grundannahmen führen. Dies wird in die oberen Pfeile eingetragen (▶ Abb. 7-1b).

Abb. 7-1b Einfluss von Erfahrungen und Grundannahmen auf Gefühle.

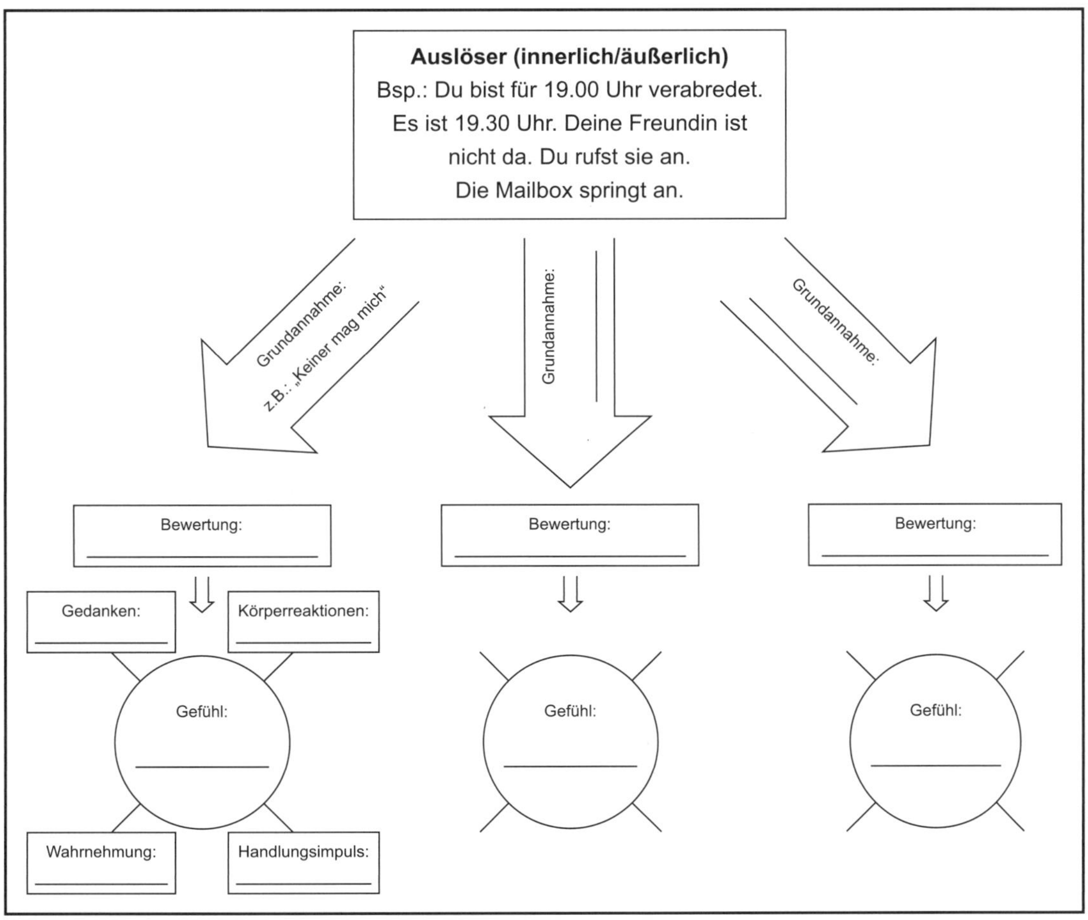

7 Umgang mit Gefühlen (Emotionsregulation)

Suchen Sie mit den Teilnehmerinnen nach passenden Grundannahmen und fügen Sie diese am Flipchart ein. Grundannahmen könnten hier z. B. sein: „Keiner mag mich.“ oder „Ich darf niemandem trauen.“, aber auch „Ich bin okay.“

Bevor Sie fortfahren, sollten Sie sicherstellen, dass die Jugendlichen das Modell bis hierhin verstanden haben. Malen Sie dann eine neue Skizze auf (▶ Abb. 7-1c), wobei Sie diesmal nur einen Bewertungsstrang herausgreifen.

Abb. 7-1c Das Entstehen von Folgegefühlen.

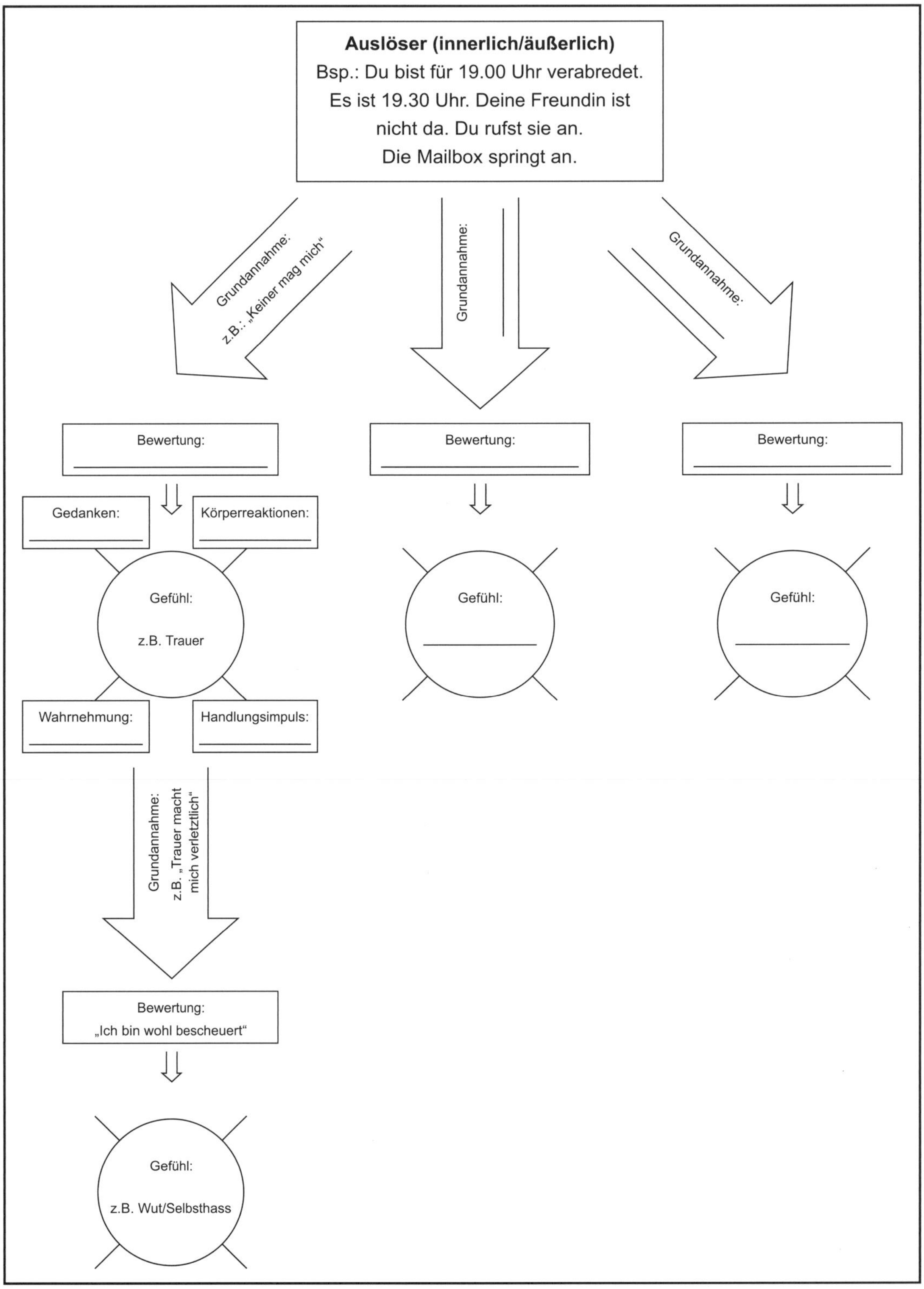

Nehmen Sie hier z. B. Trauer als Gefühl heraus und zeichnen Sie darunter einen weiteren breiten Pfeil, der wiederum zu einer Bewertung führt. Nun erfragen Sie, welche Grundannahme jemand entwickelt haben könnte, der gelernt hat, dass er für Trauer bestraft oder ausgelacht wird. Dies könnte z. B. die Grundannahme sein: „Trauer macht mich verletzlich und schwach." Wie wird eine solche Person es dann bewerten, wenn sie traurig ist? Sie könnte die Bewertung haben: „Ich bin wohl bescheuert!" Welches Gefühl würde dann entstehen? Es könnte z. B. Wut gegen sich selbst oder Selbsthass aufkommen. Tragen Sie alle Schritte ein, die Sie mit den Jugendlichen erarbeiten.

Besprechen Sie mit den Teilnehmerinnen, dass bestimmte Gefühle bei uns aufgrund unserer Erfahrungen und Grundannahmen bestimmte Folgegefühle auslösen.

Die oben aufgeführten Schritte können natürlich auch auf mehrere Sitzungen verteilt werden, je nachdem, was sie den Patientinnen zutrauen und zumuten möchten.

Teilen Sie erst danach die ► Infoblätter 3 und 4 aus und besprechen diese.

Infoblatt Umgang mit Gefühlen 5, Arbeitsblatt Umgang mit Gefühlen 6: Held des Alltags

Ziel

Jede Teilnehmerin sollte einen eigenen Helden des Alltags gefunden haben.

Didaktik

Führen Sie diesen Skill anhand des Infoblattes ein. Betonen Sie, dass diese Heldenfigur nicht perfekt sein muss. Es geht darum, jemanden zu finden, der einem in schwierigen Situationen gute Tipps geben könnte und die Ruhe oder den Humor bewahrt. Eigene Beispiele der Skillsgruppentrainer sind an dieser Stelle hilfreich. Lassen Sie die Jugendlichen dann das ► Arbeitsblatt 6 ausfüllen und besprechen Sie es anschließend.

Infoblatt Umgang mit Gefühlen 7: Entgegengesetzt handeln

Ziel

Die Jugendlichen sollen im ersten Schritt lernen, anhand welcher Kriterien sie entscheiden können, ob sie eine Emotion abschwächen wollen oder nicht. Im zweiten Schritt sollen sie Techniken erwerben, mit denen sie das Gefühl abschwächen.

Didaktik

Greifen Sie zunächst einige Beispiele von Emotionen heraus und lassen Sie die Teilnehmerinnen in Kleingruppen erarbeiten:

1. Was bedeutet es bei diesem Gefühl, dem Gefühl entsprechend zu handeln?
2. Was bedeutet es bei diesem Gefühl, dem Gefühl entgegengesetzt zu handeln?
3. In welchen Situationen hat es Sinn, dem Gefühl entsprechend zu handeln?
4. In welchen Situationen hat es Sinn, dem Gefühl entgegengesetzt zu handeln?

Dabei empfehlen wir, die Gefühle Angst, Trauer, Scham und Wut/Ärger auf jeden Fall bearbeiten zu lassen. Erst danach besprechen Sie das Infoblatt gemeinsam.

Infoblatt Umgang mit Gefühlen 8, Arbeitsblatt Umgang mit Gefühlen 9a: Gefühlsprotokoll

Ziel

Die Jugendlichen sollen lernen, eigene Gefühle und die zugehörigen Komponenten zu erkennen und zu entscheiden, ob sie das Gefühl abschwächen wollen oder nicht.

Didaktik

Entwickeln Sie am Flipchart ein Gefühlsprotokoll anhand eines konkreten Beispiels. Sie können die Teilnehmerinnen z. B. fragen, wie sie sich gefühlt haben, kurz bevor sie in die Skillsgruppe gekommen sind. Wenn in der Runde unterschiedliche Gefühle benannt werden, lässt sich hieran gut aufzeigen, dass dies vermutlich auch mit unterschiedlichen Bewertungen zu tun hat. Einige Teilnehmerinnen haben also vermutlich entgegengesetzt gehandelt, wenn sie jetzt in der Gruppe sitzen. Dann kann man gemeinsam mit ihnen nachvollziehen, was sie zu dieser Entscheidung bewogen hat und ob sich ihre Emotion jetzt, da sie in der Gruppe sind, verändert hat. Anhand dieses konkreten Beispiels, bei dem i. d. R. keine extremen Emotionen genannt werden, lässt sich gut ins Thema „Gefühlsprotokolle" einsteigen.

Listen Sie gemeinsam auf, welchen Sinn es grundsätzlich für die Jugendlichen haben kann, Gefühlsprotokolle auszufüllen. Dabei sollte herausgearbeitet werden, dass sie auf diese Weise lernen, Gefühle zu erkennen, Zusammenhänge besser einzuschätzen, evtl. auch etwas Distanz zu dem Gefühl zu bekommen und eine bewusste Entscheidung zu treffen, ob sie dem Handlungsimpuls folgen oder nicht. Teilen Sie dann die Gefühlsprotokolle aus und geben Sie den Auftrag, das Gefühlsprotokoll bis zur nächsten Gruppensitzung zu einem nicht zu intensiven Gefühl auszufüllen.

Arbeitsblatt Umgang mit Gefühlen 9b: Gefühlsprotokoll-Kurzform

Falls Sie den Eindruck haben, die Gruppe sei mit dem ausführlichen Gefühlsprotokoll überfordert, dann nutzen Sie zuerst die Kurzform. Auch in der Einzeltherapie bietet es sich manchmal an, eher die Kurzform zu nutzen.

Arbeitsblatt Umgang mit Gefühlen 10: Überprüfe die Fakten (check the facts)

Ziel

Die Jugendlichen sollen einüben, wie sie ihre Bewertungen einer bestimmten Situation überprüfen können.

Didaktik

Vielleicht bringt eine Patientin ein konkretes Beispiel mit, zu dem Sie das Arbeitsblatt gemeinsam durchgehen können. Sonst bieten Sie eine Situation an, z. B: „Ich treffe einen Bekannten, der auf der anderen Straßenseite geht und mich nicht grüßt. Ich denke: ‚Der ist bestimmt sauer auf mich, weil ich mich so lange nicht gemeldet habe.'" Erarbeiten Sie daran die einzelnen Schritte des Arbeitsblattes.

Zum Abschluss fragen Sie die Jugendlichen, an welcher Stelle des Gefühlsmodells (► Infoblatt 4) dieser Skill ansetzt.

Als Auftrag für die kommende Woche sollen die Teilnehmerinnen anhand des Arbeitsblattes eine eigene Situation analysieren.

Infoblatt Umgang mit Gefühlen 11, Arbeitsblatt Umgang mit Gefühlen 12: Vorsicht Falle!

Ziel

Im ersten Schritt sollen die Jugendlichen lernen, wie sie erkennen, wann sie in „alte" Gefühle zurückfallen und welche Muster und Grundannahmen dazu gehören. Anschließend geht es darum, wie sie aus diesen Gefühlen wieder „herauskommen" bzw. rechtzeitig gegensteuern können, wenn die Gefahr eines Rückfalls in alte Gefühlsmuster droht.

Didaktik

Bespricht man diesen Skill in einer Gruppe mit traumatisierten Jugendlichen, kann es sein, dass einzelne Patientinnen in hohe Anspannung geraten und dies in der Gruppe nicht gut aufzufangen ist. Klären Sie daher im Voraus, ob Sie den Skill in der Gruppensitzung behandeln können oder ob die Jugendlichen das entsprechende Info- und Arbeitsblatt besser in der Einzeltherapie besprechen sollten.

Wenn Sie das Infoblatt in der Gruppe diskutieren, geben Sie den Teilnehmerinnen den Auftrag, das Arbeitsblatt zu Hause auszufüllen, so gut es für sie geht, und besprechen Sie es in der nächsten Sitzung nach. Oder Sie beauftragen die Jugendlichen, das Arbeitsblatt in der Einzeltherapie nachzubesprechen, und fragen in der nächsten Gruppensitzung nur grob nach den Erfahrungen, die beim Ausfüllen gemacht wurden.

Infoblatt Umgang mit Gefühlen 13a–m: Einzelne Gefühle

Ziel

Die Jugendlichen sollen sich mit einzelnen Emotionen auseinandersetzen. Sie sollen damit vertraut werden, was typische Auslöser für bestimmte Gefühle sind, woran man sie erkennt und wie man sie ggf. abschwächen kann. Durch die Auflistung der Gefühle soll den Teilnehmerinnen bewusst werden, dass alle Menschen diese Emotionen spüren – sie sind also keine schlechten Menschen, weil sie dies oder jenes Gefühl haben. Der Umgang mit den Gefühlen soll dadurch auch selbstverständlicher werden.

Didaktik

Bilden Sie Kleingruppen und geben Sie einige zentrale Emotionen vor (Angst, Wut, Trauer, Scham, Schuld, Freude, Liebe). Jede Kleingruppe darf sich ein Gefühl aussuchen. Auf einem Flipchartblatt sollen die Jugendlichen folgende Fragen beantworten:

1. typische Situationen, in denen diese Emotion auftritt
2. typische Gedanken zu diesem Gefühl
3. Körperreaktionen und Körpersprache (Körperhaltung, Gestik, Mimik)
4. Wahrnehmung
5. Handlungsimpuls

Treffen Sie sich danach wieder in der Großgruppe. Die Kleingruppen stellen einander nun ihre Arbeit vor. Die Stimmung lässt sich auflockern, indem einer der beiden Trainer kurz den Raum verlässt, die Gruppe sich ein Gefühl aussucht und den Trainer anschließend so „modelliert", dass er diese Emotion darstellt. Die Jugendlichen instruieren also den Trainer, wie er sich hinstellen oder -setzen soll, beschreiben den Gesichtsausdruck und die Körperhaltung insgesamt. Der Trainer muss dann raten, welches Gefühl er ausdrückt.

Die Infoblätter zu den einzelnen Gefühlen lassen sich unterschiedlich einsetzen. Sie können einzelne davon in der Gruppe diskutieren oder die Teilnehmerinnen bitten, sie zu Hause zu lesen. Ebenso können Sie die Jugendlichen anregen, die Blätter in der Einzeltherapie zu besprechen.

Infoblatt Umgang mit Gefühlen 14: ABC GESUND

Ziel

Die Jugendlichen sollen ein Verständnis dafür entwickeln, was sie für heftige Gefühle anfällig macht, was ihre Stabilität erhöht und wie sie ihre Stimmung verbessern können.

Didaktik

Besprechen Sie das Infoblatt in der Großgruppe. Diskutieren Sie die einzelnen Punkte und die Erfahrungen, die die Jugendlichen damit gemacht haben.

Infoblatt Umgang mit Gefühlen 15a, b, Arbeitsblatt Umgang mit Gefühlen 16: A = Angenehme Gefühle sammeln

Ziel

Die Jugendlichen sollen herausfinden, wie sie angenehme Gefühle häufiger werden lassen können.

Didaktik

Besprechen Sie das ► Infoblatt 15a, gehen Sie dann mit den Teilnehmerinnen die Liste angenehmer Aktivitäten durch (► Infoblatt 15b) und lassen Sie sie weitere Aktivitäten ergänzen. Die Aufgaben des Arbeitsblattes sollten als Hausaufgabe erledigt werden. Ermutigen Sie die Jugendlichen, sich für jeden Tag der Woche mindestens eine angenehme Aktivität vorzunehmen und diese auch durchzuführen. Ihre Erfahrungen sollen sie dann auf dem Arbeitsblatt festhalten.

Arbeitsblatt Umgang mit Gefühlen 17 und 18: A = Angenehme Gefühle sammeln – die Bohnengeschichte

Die Arbeitsblätter mit der „Bohnengeschichte“ sind eine zusätzliche Möglichkeit, sich das Erleben angenehmer Ereignisse im Alltag bewusst zu machen und positive Aktivitäten zur Stimmungsverbesserung einzusetzen. Unserer Erfahrung nach reagieren die Jugendlichen sehr unterschiedlich auf die „Bohnenübung“. Einige sind gern bereit, sie auszuprobieren, andere finden sie albern. Lassen Sie sich nicht abschrecken, wenn eine Gruppe eher ablehnend reagiert, die nächste setzt die Anregung vielleicht begeistert um.

Ziel

Die Übung soll die Wahrnehmung von alltäglichen angenehmen Erlebnissen schulen.

Didaktik

Lesen Sie gemeinsam die Bohnengeschichte (► Arbeitsblatt 17). Teilen Sie dann ► Arbeitsblatt 18 als praktische Anleitung für die Übung aus. Natürlich können ebenso Steine,

Münzen, Erbsen, Perlen etc. anstelle von Bohnen verwendet werden. Manche Jugendliche bevorzugen auch eine Notiz auf ihrem Smartphone.

Infoblatt Umgang mit Gefühlen 19, Arbeitsblatt Umgang mit Gefühlen 20: B = Bauen von Verantwortung

Ziel

Die Jugendlichen sollen sich etwas vornehmen, das ihnen eine Wichtigkeit verleiht. So machen sie die Erfahrung, dass dies sich positiv auf ihre Stimmung auswirkt.

Didaktik

Besprechen Sie das Infoblatt in der Gruppe. Anschließend lassen Sie die Jugendlichen das Arbeitsblatt jede für sich ausfüllen. Helfen Sie gemeinsam mit der Gruppe dabei, für jede Teilnehmerin etwas Passendes zu finden.

Arbeitsblatt Umgang mit Gefühlen 21: C = Chaos durch Planung vorbeugen

Ziel

Anhand einer eigenen Situation sollen die Jugendlichen erkennen, wie sie schwierige Situationen vorbereiten und dadurch den Stresspegel senken können.

Didaktik

Besprechen Sie das Arbeitsblatt und geben Sie den Teilnehmerinnen den Auftrag, es am Beispiel einer eigenen Situation auszufüllen – in der Gruppe oder als Hausaufgabe.

Infoblatt Umgang mit Gefühlen 22, Arbeitsblatt Umgang mit Gefühlen 23: Gefühlssurfing

Ziel

Das Ziel beim Gefühlssurfing besteht darin, eine Emotion wahrzunehmen und zu beschreiben. Damit akzeptiere ich das Gefühl, ohne handeln zu müssen. Durch diesen Skill kann ich die Erfahrung machen, dass ich eine Emotion aushalten kann und dass sie mit der Zeit schwächer wird. So kann ich mir das Gefühl z. B. als Welle vorstellen, die größer und kleiner wird oder kommt und geht.

Didaktik

Führen Sie mit den Jugendlichen die folgende Übung durch:

Übungen

Die Teilnehmerinnen sitzen einander zu zweit gegenüber, Knie an Knie, und schauen sich in die Augen. Sagen Sie den Jugendlichen, dass dies eine schwierige Übung ist und dass es Ihr Ziel ist, durch diese Sitzordnung ein unangenehmes Gefühl entstehen zu lassen. Bitten Sie sie, sich auf die Übung einzulassen: das unangenehme Gefühl zuzulassen und so wenig zu lachen wie möglich.

Nun lesen Sie die Instruktionen aus dem Arbeitsblatt vor. Die Jugendlichen sollen die Erfahrung machen, dass das Gefühl sich verändert. Besprechen Sie die Übung nach.

Es gelingt nicht allen Patientinnen, sich auf die Übung einzulassen. Meist berichten aber einige Gruppenteilnehmerinnen tatsächlich von einem „Aha-Effekt" – dass sie deutlich gemerkt haben, wie sie Distanz zu dem Gefühl bekommen haben und wie es sich verändert hat.

Diskutieren Sie mit den Jugendlichen, wie und wann sie diesen Skill einsetzen könnten, und geben Sie ihnen den Auftrag, den Skill für sich auszuprobieren und zu üben.

Zum Abschluss der Sitzung fragen Sie die Teilnehmerinnen, was ihnen in diesem Modul besonders wichtig war und was sie mitnehmen.

Falls Sie am Ende eines Moduls jeweils eine Sitzung mit den Eltern gemeinsam machen, bereiten Sie diese mit den Jugendlichen vor (► Kap. 3, S. 25 f.).

Übersicht der Info- und Arbeitsblätter

Diese Info- und Arbeitsblätter sind in der Software unter den angegebenen Kürzeln hinterlegt und können als PDF-Datei ausgedruckt werden.

Skillsprotokoll zum Umgang mit Gefühlen

Trage in die weißen Kästchen ein, welchen Skill du geübt hast. In die hellgrauen Kästchen schreibst du, ob und wie sehr es dir geholfen hat.
(0 = gar nicht; 1 = kaum; 2 = mittel; 3 = viel; 4 = sehr viel)

Skill	Montag	Dienstag	Mittwoch	Donnerstag	Freitag	Samstag	Sonntag
Held des Alltags							
Gefühlsprotokoll							
Entgegengesetzt Handeln							
Fakten überprüfen							
Vorsicht Falle!							
Gefühlssurfing							
ABC GESUND							

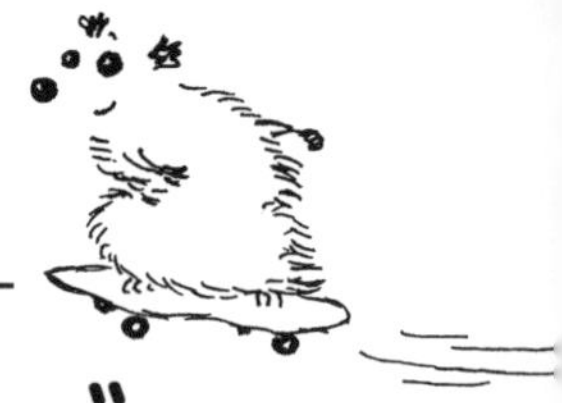

Einführung in das Modul „Umgang mit Gefühlen"

Warum ist es wichtig, mit meinen Gefühlen umgehen zu lernen?

Jugendliche mit Problemen wie z. B. Essstörungen, Depressionen oder Selbstverletzungen kennen in der Regel sehr starke Gefühle (Emotionen).

↓

Oft berichten sie, dass sie mit diesen Gefühlen nicht klarkommen.

↓

Wenn sie mit ihren Gefühlen nicht zurechtkommen, kann eine hohe Anspannung entstehen.

↓

Selbstschädigende Verhaltensweisen (z. B. Selbstverletzungen, Erbrechen, Drogenkonsum) dienen meist dazu, die Anspannung zu verringern und/oder die Gefühle „wegzumachen" oder weniger zu spüren.

In dem Modul „Umgang mit Gefühlen" lernst du Skills kennen, die dir dabei helfen, besser mit deinen Gefühlen umzugehen.

Du kannst hier lernen,

- deine Gefühle zu beobachten, zu benennen und die Bedeutung und Auswirkung deiner Gefühle besser zu verstehen.
- deine emotionale Verletzlichkeit zu verringern und angenehmen Gefühlen mehr Raum zu geben.
- weniger unter deinen Gefühlen zu leiden.

Die Skills dazu sind:

- Held des Alltags
- Gefühlsprotokoll
- Gefühle abschwächen durch entgegengesetztes Handeln
- Vorsicht Falle
- Fakten überprüfen
- Gefühlssurfing
- ABC GESUND

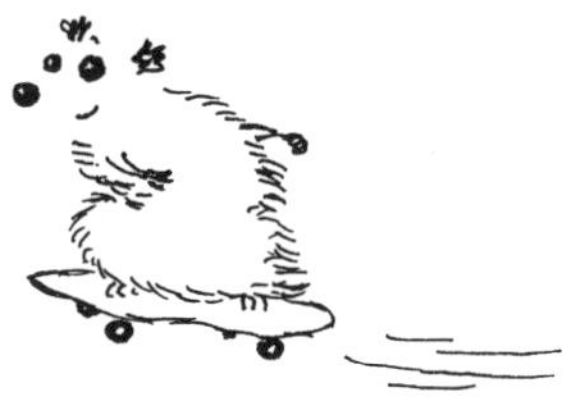

Was wissen wir über Gefühle?

Ohne Gefühle könnten wir nicht überleben. Sie zeigen uns, was gerade los ist, was und wer uns wichtig ist, wo Gefahren lauern und vieles mehr.

Gefühle geben uns wichtige Informationen. Sie zeigen uns, dass etwas für uns bedeutsam oder gefährlich ist.

- Wenn ich mich z.B. darauf freue, dass meine Freundin zu Besuch kommt, dann weiß ich, dass sie mir wichtig ist, dass ich gern etwas mit ihr unternehme und sie mir guttut.
- Wenn ich beim Wandern an einem Abgrund entlanggehe und Angst bekomme, dann weiß ich, dass die Situation gefährlich ist und ich aufpassen muss. Gefühle sollen uns also auch schützen.

Wenn ich erkenne, welche Gefühle eine andere Person hat, beeinflusst mich das. Wenn eine andere Person meine Gefühle erkennt, beeinflusst sie das.

Oft bemerke ich ein Gefühl beim anderen am Gesichtsausdruck und der Körperhaltung, ohne dass der andere etwas sagen muss. Wenn die andere Person also Tränen in den Augen hat und nach unten schaut, verstehe ich, dass sie vermutlich traurig ist. Dann entwickle ich Mitgefühl oder möchte sie trösten. So geht es den anderen natürlich auch mit mir.

Gefühle steuern unser Handeln.

Jedes Gefühl löst in uns den Impuls aus, etwas Bestimmtes zu tun. Bei Angst wollen wir uns in Sicherheit bringen und weglaufen, bei Wut wollen wir angreifen usw. Durch die Gefühle können wir sehr schnell reagieren, ohne lange nachzudenken. Das ist wichtig, um zu überleben. Unsere Gefühle steuern unser Handeln aber auch im Vorfeld. Das heißt, wir tun Dinge, die vermutlich angenehme Gefühle auslösen, und vermeiden Dinge, die vermutlich unangenehme Gefühle verursachen werden.

- Gefühle entstehen meist schnell und vergehen auch schnell.
- Starke Gefühle lösen auch einen starken Handlungsdrang aus.
- Wir unterscheiden Gefühle (kurz und schnell wechselnd) und Stimmungen (länger anhaltend und stabiler).
- Durch unsere Gedanken und unser Verhalten können wir unsere Gefühle verändern.

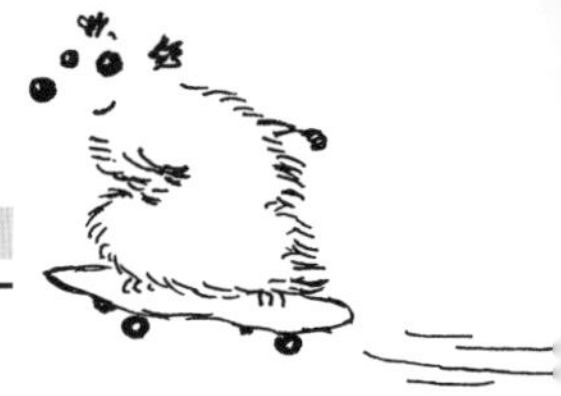

Das Gefühlsmodell

Grundlagen

Unsere Gefühle sind entwicklungsgeschichtlich sehr alt. Einige teilen wir mit allen Säugetieren (z. B. Angst oder Wut). Andere entstanden, als unsere Vorfahren begonnen haben, sich zu sozialen Gruppen zusammenzuschließen (z. B. Schuld, Scham, Neid oder Stolz).

Jedes Gefühl drängt uns zu einer ganz bestimmten Handlung. Dabei werden die meisten Gefühle durch unsere Bewertungen beeinflusst.

Wenn wir z. B. meinen, gegen eine Regel in einer Gruppe verstoßen zu haben, dann fühlen wir uns schuldig. Wenn wir uns schuldig fühlen, dann wollen wir es wiedergutmachen. Das hat damit zu tun, dass wir nicht von der Gruppe ausgestoßen werden wollen.

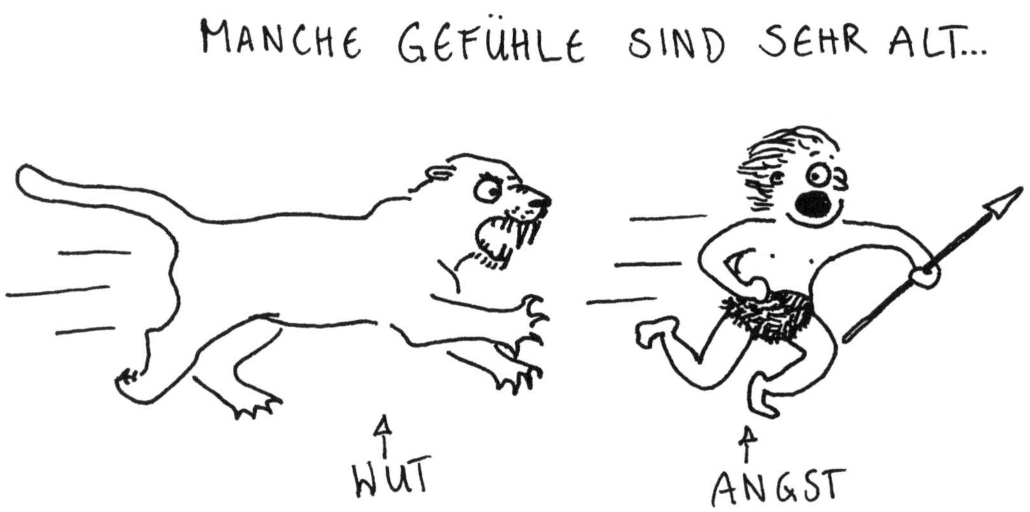

Typische Auslöser und Bewertungen

Alle Gefühle können durch bestimmte Auslöser oder Bewertungen aktiviert werden. Wenn wir z. B. Angst empfinden, dann haben wir etwas als bedrohlich bewertet. Wenn wir neidisch sind, haben wir die Bewertung, dass jemand etwas besitzt, was wir eigentlich gern selbst hätten.

Oft sind uns diese Bewertungen gar nicht bewusst, außerdem sind sie nicht unbedingt immer richtig. Daher sind auch unsere Gefühle manchmal nicht angemessen.

Körperreaktionen und Körperausdruck (Haltung, Gestik, Mimik)

Viele Gefühle führen zu ganz spezifischen Körperreaktionen und einem spezifischen Körperausdruck. So drängt uns Wut oder Ärger dazu, die Fäuste zu ballen, das Kinn vorzurecken und die Bauchmuskulatur anzuspannen.

Es ist gut, diese Reaktionen zu kennen. Dadurch können wir nämlich schnell feststellen, welches Gefühl wir gerade haben. Außerdem können wir ein Gefühl abschwächen, indem wir unseren Körperausdruck bewusst verändern und eine entgegengesetzte Körperhaltung einnehmen. Klingt seltsam – aber es hilft.

Infoblatt Umgang mit Gefühlen 3

Blatt 2/2

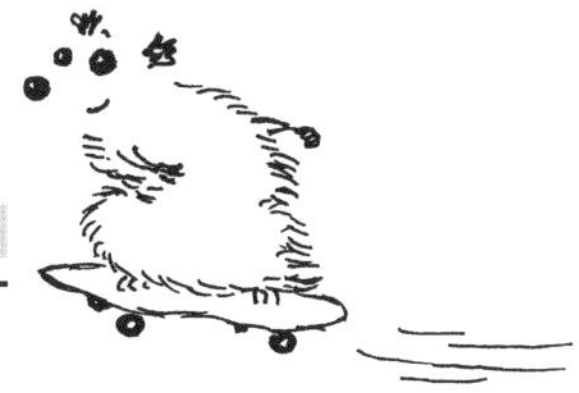

Wahrnehmung

Die meisten Gefühle steuern auch unsere Wahrnehmung: Sie beeinflussen, welchen Dingen wir Bedeutung geben. Wenn wir z. B. Angst haben, werden wir unsere Aufmerksamkeit verschärft auf bedrohliche Dinge richten, etwa Schatten oder plötzliche Bewegungen. So können plötzlich auch harmlose Dinge eher bedrohlich erscheinen. Unser Gefühl setzt uns also eine spezielle „Brille" auf, durch die wir dann unsere Umgebung wahrnehmen.

Handlungsdrang

Jedes Gefühl wurde dazu entwickelt, uns zu ganz bestimmten Handlungen zu bringen – das ist sein eigentlicher Sinn. Dabei nehmen wir häufig das zugrunde liegende Gefühl gar nicht wahr, sondern nur das, wozu es uns „drängt".

- So will z. B. die Wut, dass wir angreifen oder uns wehren.
- Die Angst fordert, dass wir flüchten und uns verstecken.

Es ist gut, sich hiermit auszukennen. Ebenso ist es wichtig, sich klarzumachen, dass die Handlung immer nur ein **Vorschlag** von unserem Gefühl ist. Ob wir diesen Vorschlag befolgen oder nicht, ist unsere bewusste Entscheidung.

Häufige Folgegefühle

Gefühle lösen oft erneute Bewertungen aus. Auch dies sind Bewertungen, die mit unseren Erfahrungen und Grundannahmen zu tun haben.

Beispielsweise kann ich auf etwas stolz sein. Wenn ich früher in meiner Familie gelernt habe, dass man Stolz nicht zeigen soll, weil das „Angeberei" ist, dann habe ich das als Grundannahme übernommen: „Stolz ist Angeberei!" Damit kommt die Bewertung: „Ich bin ein Angeber, wie peinlich!" Dann empfinde ich vielleicht sofort Scham, obwohl ich eigentlich stolz war.

Wenn wir uns nach unseren Folgegefühlen richten und entsprechend handeln, kann es sein, dass wir uns damit selbst schaden. Daher hilft es uns, herauszufinden, welches unsere Grundannahmen und unsere typischen Bewertungen sind und zu welchen Gefühlen sie führen. Auf diese Weise können wir auch lernen, etwas daran zu ändern.

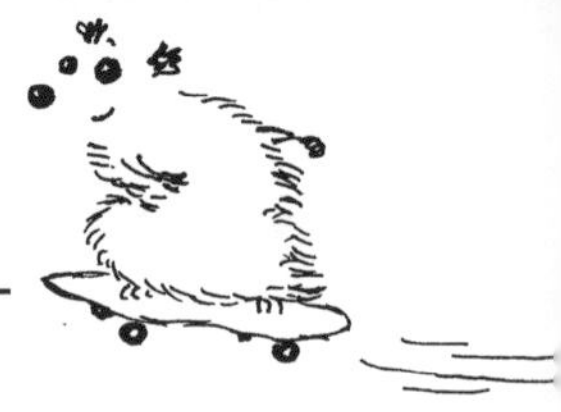

Das Gefühlsmodell

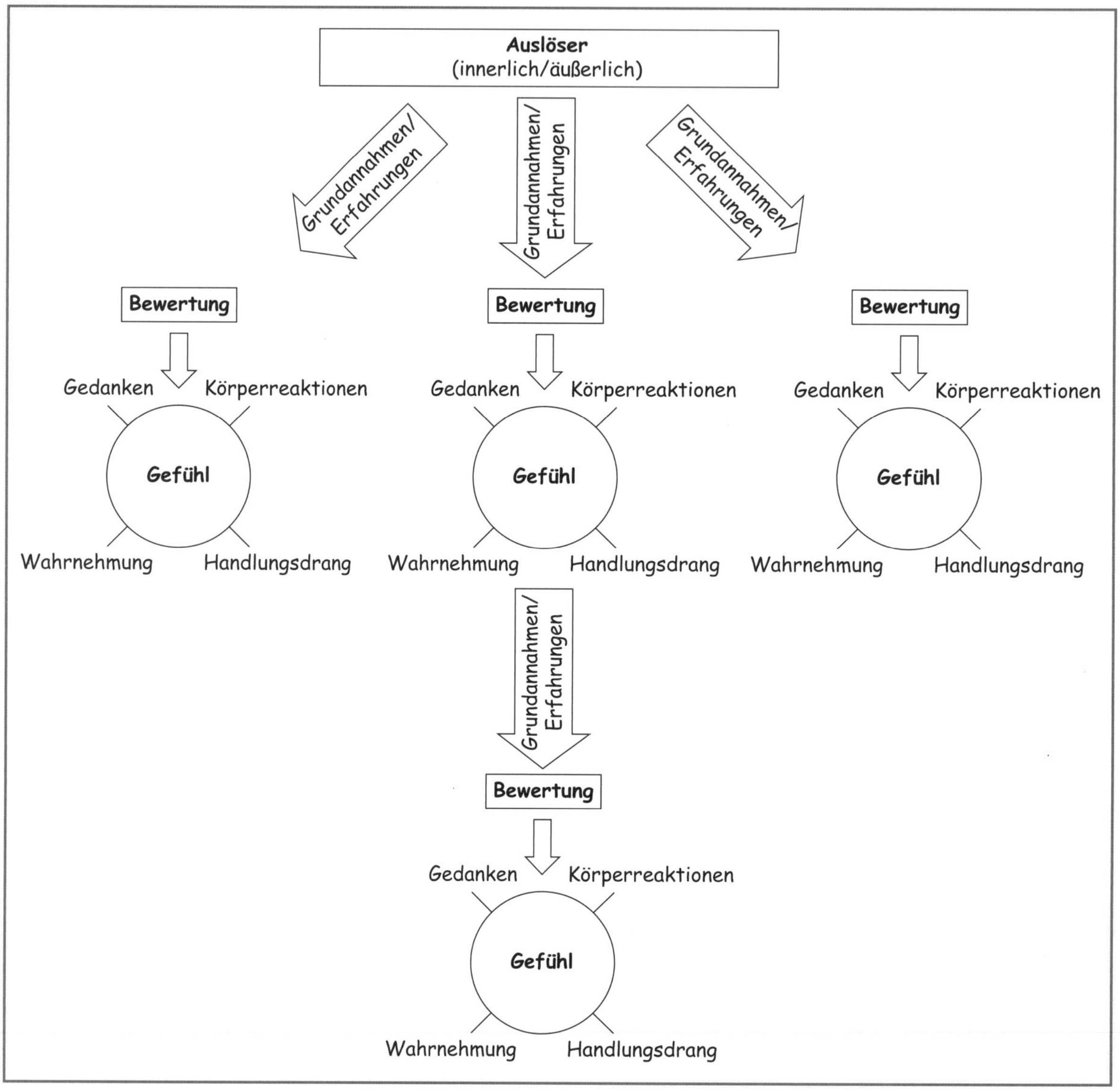

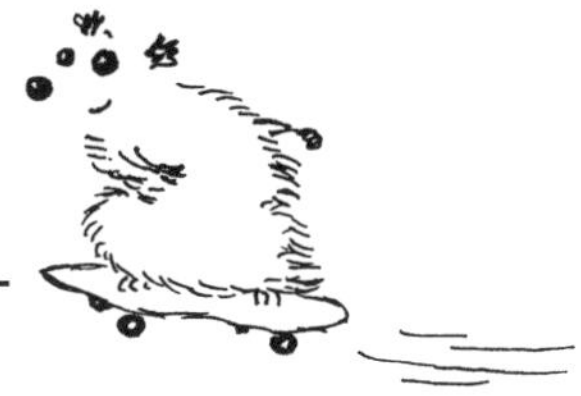

Held des Alltags

Zieh dich an einen ruhigen Ort zurück und nimm dir Zeit, über folgende Frage nachzudenken:

> Gibt es einen Menschen, den du sehr schätzt und der dir früher schon mal gute Ratschläge gegeben hat? Das kann jemand aus der Wirklichkeit sein, wie z. B. eine Freundin oder ein Familienmitglied. Es kann aber auch eine Person aus deiner Fantasie sein, etwa eine Schauspielerin oder eine Romanfigur. Also jemand, der dir in deinen Gedanken gute Ratschläge geben könnte.

Wichtig ist, dass dieser Mensch oder diese Figur mit beiden Beinen im Leben steht und auch schwierige Situationen meistert, ohne dass er gleich perfekt ist.

Dieser Mensch oder diese Figur könnte **deine Heldin oder dein Held des Alltags** sein. Dein Held des Alltags sollte die Eigenschaften Weisheit, Stärke und Engagement verkörpern. So könntest du in schwierigen Situationen überlegen:

- Wie würde sie/er in einem solchen Moment empfinden?
- Was würde sie/er in einem solchen Moment tun oder sagen?
- Welchen Rat würde sie/er mir in einer solchen Situation geben?

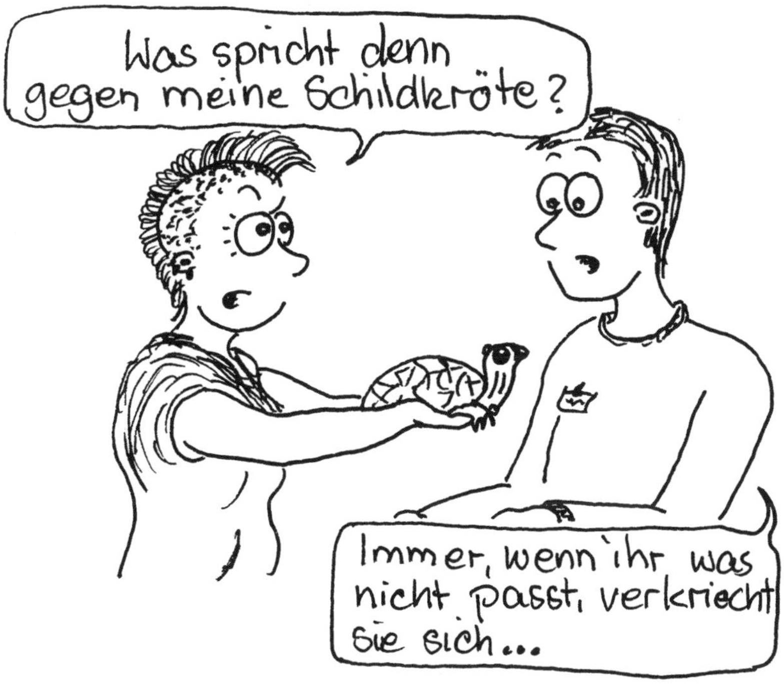
Was spricht denn gegen meine Schildkröte?
Immer, wenn ihr was nicht passt, verkriecht sie sich...

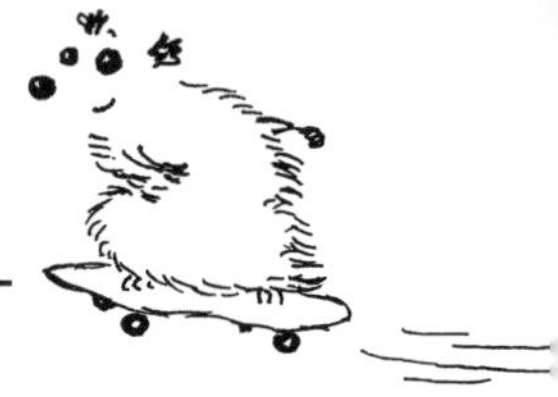

Held des Alltags

Meine Heldin/mein Held des Alltags ist:

____

Was würde deine Heldin/dein Held des Alltags tun, wenn sie/er an deiner Stelle wäre und folgende Situationen erleben würde?

Ein Zug fährt gerade ab, als sie/er ankommt.

____

____

____

Sie/er wird in der Straßenbahn angepöbelt.

____

____

____

Sie/er erfährt, dass jemand anders ein Lob für eine Aufgabe bekommt, die sie/er erledigt hat.

____

____

____

Sie/er kommt zu einem wichtigen Termin zu spät.

____

____

____

Sie/er erfährt, dass eine Freundin oder ein Freund nicht die Wahrheit erzählt hat.

____

____

____

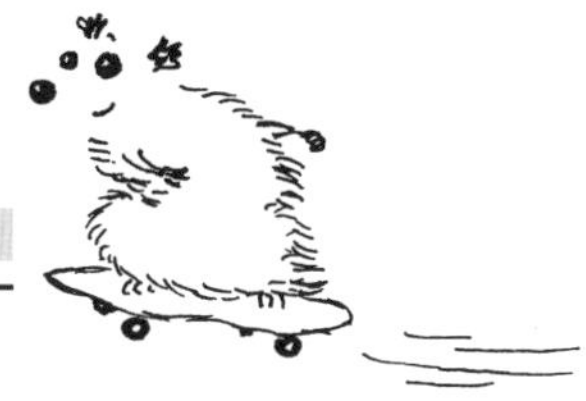

Entgegengesetzt handeln

Wann ist ein Gefühl gerechtfertigt?

Ein Gefühl ist für uns *„gefühlt"* immer stimmig – wir glauben also, dass ein Gefühl immer seine Berechtigung hat. Das hat es grundsätzlich auch. Manchmal jedoch ist das Gefühl zwar aus unserer persönlichen Geschichte heraus erklärbar, aber es passt nicht zur aktuellen Situation. Dies kann ich herausfinden, indem ich mich frage, ob die meisten Menschen jetzt das gleiche Gefühl hätten oder ob mein „Held des Alltags" (▶ Infoblatt 5, Arbeitsblatt 6) auch so empfinden würde.

Es kann auch sein, dass das Gefühl zwar zur Situation passt, aber so stark ist, dass ich nicht mehr vernünftig handeln kann.

Oder mein Gefühl passt und ist auch in der Stärke angemessen, es wäre aber trotzdem ungünstig, meinem Handlungsdrang zu folgen, weil ich mir oder anderen Personen damit schaden würde.

Ich muss also drei Dinge beachten:

1. Passt das Gefühl zur Situation?
2. Kann ich noch vernünftig handeln? (Oder ist das Gefühl zu stark?)
3. Ist es okay, meinem Handlungsdrang zu folgen? (Oder ist das ungünstig?)

Wenn ich eine der Fragen mit „Nein" beantworte, ist es sinnvoll, das **Gefühl abzuschwächen**.

Du erinnerst dich, dass ein Gefühl immer vier Bereiche betrifft:

a) Wahrnehmung
b) Denken
c) Körperreaktion
d) Handlungsdrang

Wenn du einen oder mehrere dieser Bereiche veränderst, sodass er nicht mehr zu dem Gefühl passt, dann verändert sich auch das Gefühl. Dieser Skill heißt **„Entgegengesetzt handeln"** und lässt sich auf die vier Teilbereiche anwenden:

a) **Entgegengesetzte Wahrnehmung:** Du versuchst ganz bewusst, die Aufmerksamkeit auf etwas zu lenken, was dein Gefühl eher abschwächt. Wenn du z. B. Angst spürst, dann schaust du dir etwas an, was dich beruhigt (etwa die Taube vor dem Fenster) oder du tastest nach dem Armband, das dir ein guter Freund geschenkt hat.
b) **Entgegengesetztes Denken:** Du denkst nicht das, was sich sofort anbietet. Wenn du etwa Angst vor einer Situation hast, überlegst du dir nicht, was schon alles Schlimmes passiert ist oder passieren könnte, sondern erinnerst dich bewusst daran, wie du eine ähnliche Situation gemeistert hast.
c) **Entgegengesetzte Körperhaltung:** Du machst mit deinem Körper das Gegenteil von dem, wonach dir eigentlich zumute ist. Bei Angst kauerst du dich z. B. nicht zusammen, sondern stehst aufrecht und nimmst die Schultern zurück.
d) **Entgegengesetztes Handeln:** Du tust das Gegenteil von dem, was du eigentlich tun möchtest. Bei Angst beispielsweise stellst du dich der Situation und läufst nicht weg.

Infoblatt Umgang mit Gefühlen 7

Blatt 2/2

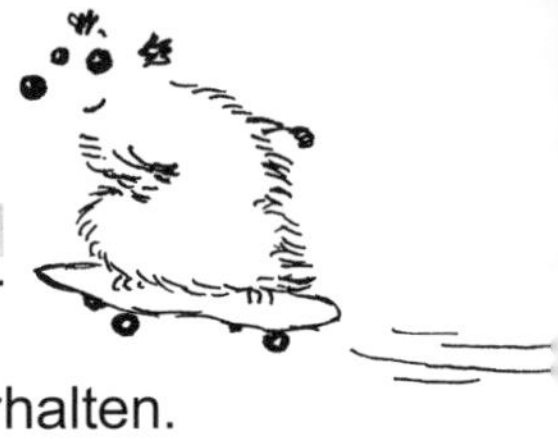

Du merkst, das fühlt sich seltsam an. Es muss auch geübt werden, sich so zu verhalten. Du wirst aber schnell merken, dass es funktioniert.

Zusammenfassung: Vorgehen beim entgegengesetzten Handeln

1. Annehmen

Du hast jetzt ein Gefühl. Damit musst du umgehen.

↓

2. Prüfen

Macht das, was ich jetzt tun möchte, auch langfristig Sinn?

Hat es Sinn, dem Handlungsdrang zu folgen?

Nimm deinen „Helden des Alltags“ zu Hilfe.

↓

3. Entscheiden

Ja	Nein
Folge deinem Handlungsdrang.	Wende den Skill „Entgegengesetzt handeln“ an.

↓

Am besten in der Kombination:

entgegengesetztes Handeln

\+

entgegengesetztes Denken

\+

entgegengesetzte Körperhaltung

\+

entgegengesetzte Wahrnehmung

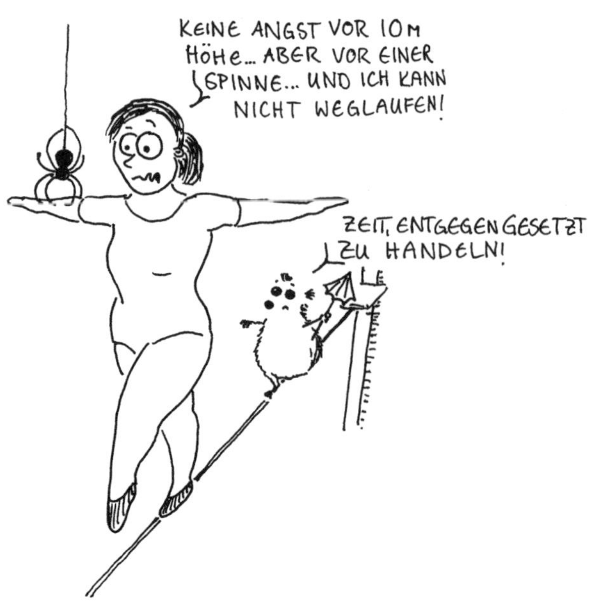
KEINE ANGST VOR 10 M HÖHE... ABER VOR EINER SPINNE... UND ICH KANN NICHT WEGLAUFEN!
ZEIT, ENTGEGENGESETZT ZU HANDELN!

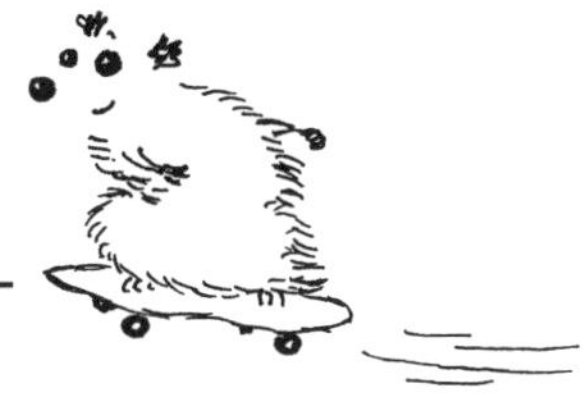

Gefühlsprotokoll

Das Gefühlsprotokoll kann dir dabei helfen, dein Gefühl zu erkennen und es zu benennen. Außerdem lernst du dadurch einzuschätzen, ob

- das Gefühl zur Situation passt („angemessen“ ist),
- es so stark ist, dass du nicht vernünftig handeln kannst,
- es langfristig für dich oder andere von Nachteil ist, wenn du deinem Gefühl – und damit dem Handlungsimpuls, den es dir gibt – folgst.

Während du das Gefühlsprotokoll ausfüllst, ist es wichtig, auf deine **Anspannung** zu achten. Am Anfang, in der Mitte und am Ende des Protokolls kannst du deshalb deine Anspannung eintragen.

Zusätzlich schätzt du die Stärke des Gefühls ein, zu dem du das Protokoll schreibst. So kannst du leichter sehen, ob das Ausfüllen des Protokolls etwas an der Gefühlsstärke verändert.

> Ein Gefühlsprotokoll solltest du nur bei einer Anspannung bis höchstens 70 % ausfüllen. Falls deine Anspannung während des Ausfüllens steigt, schreibe bitte nicht weiter und nutze deine Stresstoleranzskills.

Durch das Ausfüllen des Protokolls hast du festgestellt, welches Gefühl du in der Situation genau hattest und wie du dich verhalten kannst, um damit umzugehen. Notiere danach bitte unten auf dieser Seite, um welches Gefühl es sich handelt. Dies kann dir beim nächsten Mal helfen, schneller zu entscheiden, wie du dich in einer ähnlichen Situation verhalten kannst.

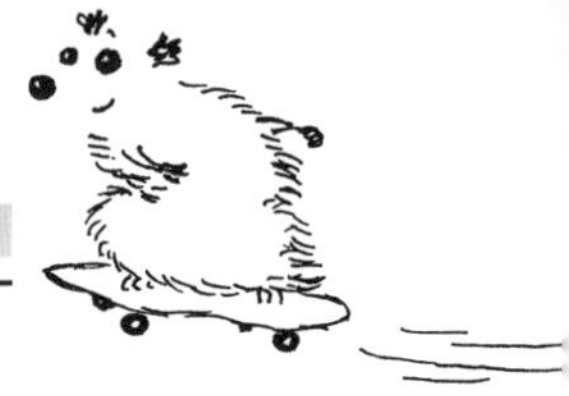

Gefühlsprotokoll

Aktuelle Anspannung (0–100 %):	________________	(wenn >70 %, dann STOPP! und Stresstoleranzskills anwenden)
Stärke des Gefühls (0–100):	________________	

A. Was macht dich für dieses Gefühl anfällig oder verletzlich?

- ❒ zu wenig Schlaf
- ❒ zu viel Schlaf
- ❒ Essverhalten
- ❒ Trinkverhalten
- ❒ Einnahme von Substanzen, z. B. Alkohol, Medikamente
- ❒ körperliche Beschwerden
- ❒ zu wenig Aktivität
- ❒ ____________________
- ❒ ____________________
- ❒ ____________________

B. Welches Ereignis ist dem Gefühl vorausgegangen?

Wann passiert? (Datum und Uhrzeit) ______________________________

Wo passiert? ____

Wer war beteiligt? ______________________________________

____

Was ist genau passiert? __________________________________

____

____

C. Was hast du in der Situation als Erstes gedacht?

____

____

____

Gefühlsprotokoll, Seite 1

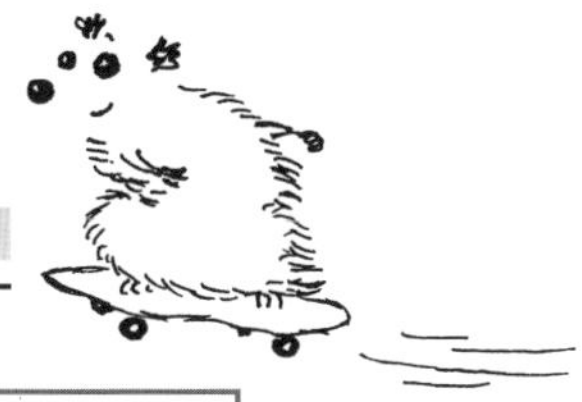

Aktuelle Anspannung (0–100 %):	______________________	(wenn >70 %, dann STOPP! und Stresstoleranzskills anwenden)
Stärke des Gefühls (0–100):	______________________	

D. Das Gefühl kommt nicht allein!

Wenn Du ein Gefühl hast, dann spielen deine Wahrnehmung, die Gedanken, die Körperreaktionen und der Handlungsimpuls alle zusammen eine wichtige Rolle. Wie ist das bei diesem Ereignis bei dir?

Wahrnehmung:	**Gedanken:**
Körperreaktion:	**Handlungsdrang:**

Wahrnehmung: Auf was achtest du am meisten?

Gedanken: Welche Erinnerungen, Gedanken und Bewertungen gehen dir durch den Kopf?

Körperreaktion: Wie sind deine Körperhaltung, dein Gesichtsausdruck, deine Gesten?

Was für körperliche Veränderungen nimmst du wahr (Atmung, Herz usw.)?

Handlungsdrang: Was würdest du am liebsten tun?

Was würdest du gerne sagen?

Ich habe folgendes Gefühl:

____

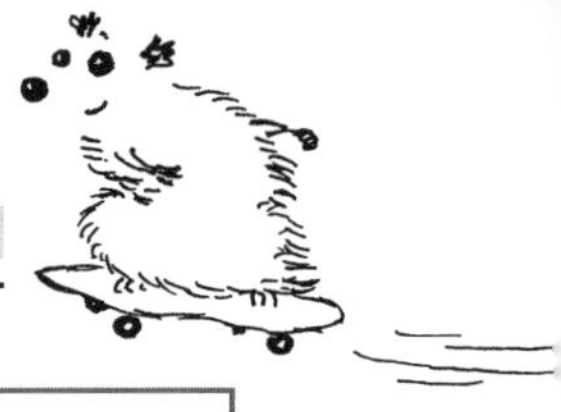

Arbeitsblatt Umgang mit Gefühlen 9a

Aktuelle Anspannung (0–100 %):	______________________	(wenn >70 %, dann STOPP! und Stresstoleranzskills anwenden)
Stärke des Gefühls (0–100):	______________________	

E. Und was mache ich jetzt mit dem Gefühl?

Du hast jetzt schon festgestellt, was für ein Gefühl du hast. Um zu entscheiden, ob du

- dem *Handlungsimpuls nachgeben* oder
- das *Gefühl abschwächen* solltest,

beantworte bitte für dich folgende Fragen:

1. Ist das Gefühl angemessen in Bezug auf das Ereignis, das das Gefühl ausgelöst hat?

Würden die meisten Menschen oder mein „Held des Alltags" so empfinden?

❒ Nein → Handle entgegengesetzt, um das Gefühl abzuschwächen! (siehe F. auf der nächsten Seite)

❒ Ja → Gehe weiter zu Frage 2.

2. Ist mein Gefühl im Moment so stark, dass ich noch vernünftig handeln kann?

❒ Nein → Handle entgegengesetzt, um das Gefühl abzuschwächen! (siehe F. auf der nächsten Seite)

❒ Ja → Gehe weiter zu Frage 3.

3. Ist es langfristig (!) für mich oder für andere schädlich, wenn ich meinem Handlungsdrang folge?

❒ Ja → Handle entgegengesetzt, um das Gefühl abzuschwächen! (siehe F. auf der nächsten Seite)

❒ Nein → Gehe weiter zu 4.

4. Handeln!

Folge deinem Handlungsdrang, den du weiter oben bei **D.** notiert hast. Tu das, was dein Gefühl dir rät!

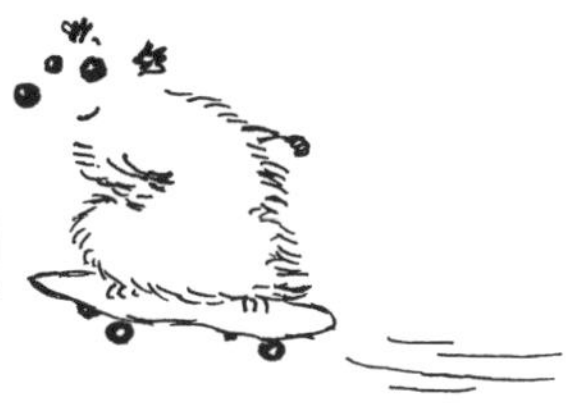

F. Das Gefühl abschwächen

Weiter oben im Gefühlsprotokoll (bei **D.**) hast du aufgeschrieben, welche Gedanken und Körperreaktionen dein Gefühl begleiten. Außerdem hast du notiert, worauf du dich konzentriert hast (Wahrnehmung).

Bei **E.** hast du evtl. festgestellt, dass du deinem Gefühl entgegengesetzt handeln solltest.

Schau dir noch einmal deine Notizen bei **D.** an und überlege dir zu den einzelnen Punkten, welche *Gedanken*, *Körperhaltungen* und *Handlungen* hilfreich sind, um das Gefühl abzuschwächen. Worauf kannst du dich außerdem konzentrieren, damit das Gefühl schwächer wird (*Wahrnehmung*)?

- Entgegengesetzte **Wahrnehmung** (sinnesbezogene Skills):

- Entgegengesetzte **Körperhaltung** (körperbezogene Skills, Atmung):

- Entgegengesetztes **Denken** (gedankenbezogene Skills):

- Entgegengesetztes **Handeln** (handlungsbezogene Skills):

Aktuelle Anspannung (0–100 %):		(wenn >70 %, dann STOPP! und Stresstoleranzskills anwenden)
Stärke des Gefühls (0–100):		

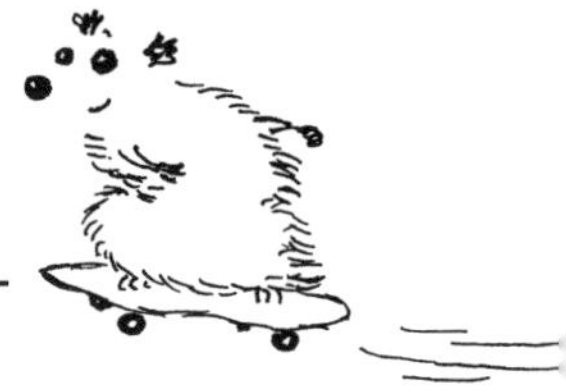

Gefühlsprotokoll – Kurzform

Aktuelle Anspannung (0–100 %):	____________	(wenn > 70 %, dann STOPP! und Stresstoleranzskills anwenden)
Stärke des Gefühls (0–100):	____________	

A. Welches Ereignis ist dem Gefühl vorausgegangen?

Was ist genau passiert? ____________

B. Das Gefühl kommt nicht allein!

Wenn du ein bestimmtes Gefühl hast, dann spielen deine Wahrnehmung, die Gedanken, die Körperreaktionen und der Handlungsimpuls alle zusammen eine wichtige Rolle. Wie ist das bei dir in dieser Situation?

Wahrnehmung: Auf was achtest du am meisten?

Gedanken: Welche Erinnerungen, Gedanken und Bewertungen gehen dir durch den Kopf?

Körperreaktion: Wie sind deine Körperhaltung, dein Gesichtsausdruck, deine Gesten?

Welche körperlichen Veränderungen bemerkst du (Atmung, Herz usw.)?

Handlungsdrang: Was würdest du am liebsten tun?

Was würdest du gern sagen?

Ich habe folgendes Gefühl:

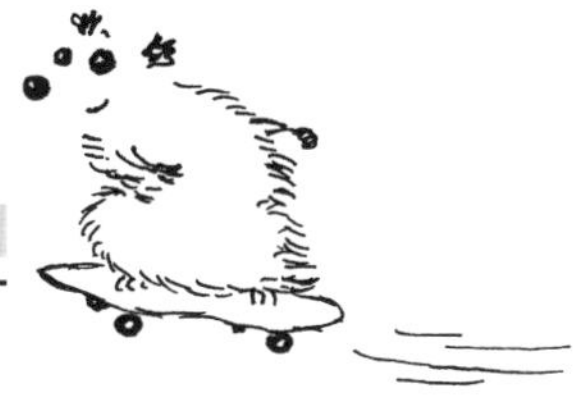

Überprüfe die Fakten (check the facts)

Denke an ein Ereignis, das du kürzlich erlebt hast und das dir Sorge bereitet. Fülle das Arbeitsblatt möglichst vollständig aus. Wenn du verschiedene Sorgen hast, greife zunächst nur eine heraus und bearbeite diese zuerst. Suche dir dabei die Sorge aus, die für dich am wichtigsten ist oder die das schmerzhafteste Gefühl verursacht. Oder nimm zuerst die Sorge, die am leichtesten zu bearbeiten ist.

Gefühl: ______________________ **Stärke (0–100 %):** ____________

Sorge: Sei bitte ganz exakt. Benenne die Sorge oder den Gedanken genau.

____

____

Wie sehr glaubst du an deinen Gedanken? (0 % = gar nicht, 100 % = sehr): ________

Auf welchen Fakten oder Tatsachen beruht deine Sorge?

____

____

Wie hoch ist die Wahrscheinlichkeit, dass deine Interpretationen oder Bewertungen der Fakten korrekt sind? Überprüfe die Fakten (check the facts):

- ❒ Sie sind keineswegs richtig.
- ❒ Die Wahrscheinlichkeit ist niedrig.
- ❒ Die Wahrscheinlichkeit liegt bei 50/50.
- ❒ Die Wahrscheinlichkeit ist hoch.
- ❒ Ich bin zu 100 % sicher, dass sie richtig sind.

Wie könnte man die Fakten noch interpretieren oder bewerten? Finde möglichst viele Deutungen:

1. ____
2. ____
3. ____
4. ____
5. ____
6. ____

Arbeitsblatt Umgang mit Gefühlen 10

Blatt 2/2

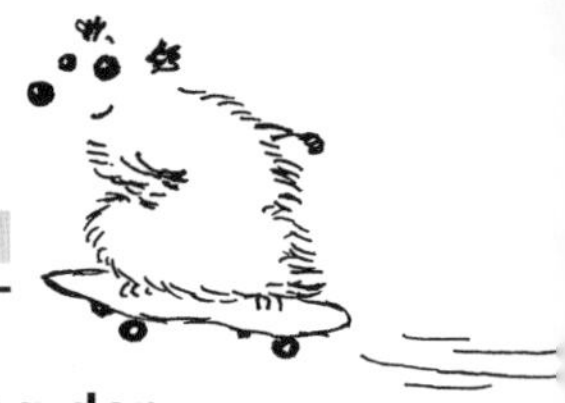

Welche Probe könntest du machen, um deine Interpretation oder Bewertung der Fakten zu überprüfen?

____

____

Was kam dabei heraus?

- ☐ Die Interpretation der Fakten war korrekt.
- ☐ Ich habe meine Vermutungen nicht getestet.
- ☐ Eine bessere Interpretation ist:

____

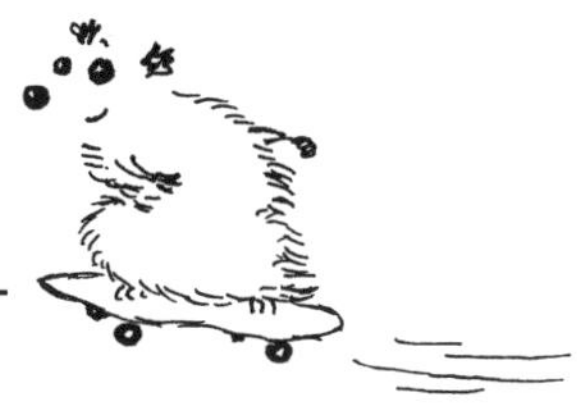

Vorsicht Falle!

Beim Gefühlsmodell haben wir darüber gesprochen, dass über unsere Grundannahmen frühere Erfahrungen, bestimmte Bewertungen und damit auch „alte" Gefühle aktiviert werden. Doch vielleicht passt das alte Gefühl gar nicht zu der jetzigen Situation oder es ist viel zu stark – möglicherweise schadet es dir sogar.

Man könnte auch sagen, du schaust im Fernsehen nicht die Nachrichten, sondern einen alten Heimatfilm an. Aber wie kannst du das merken und damit umgehen?

Der Skill „Vorsicht Falle" soll dir dabei helfen, folgende Fragen zu klären:

1. Wie bemerke ich, dass „alte" Gefühle da sind?
2. Wie komme ich von den „alten" Gefühlen zurück in die Gegenwart?
3. Wie verhindere ich, dass ich immer wieder in „alte" Gefühle gerate?

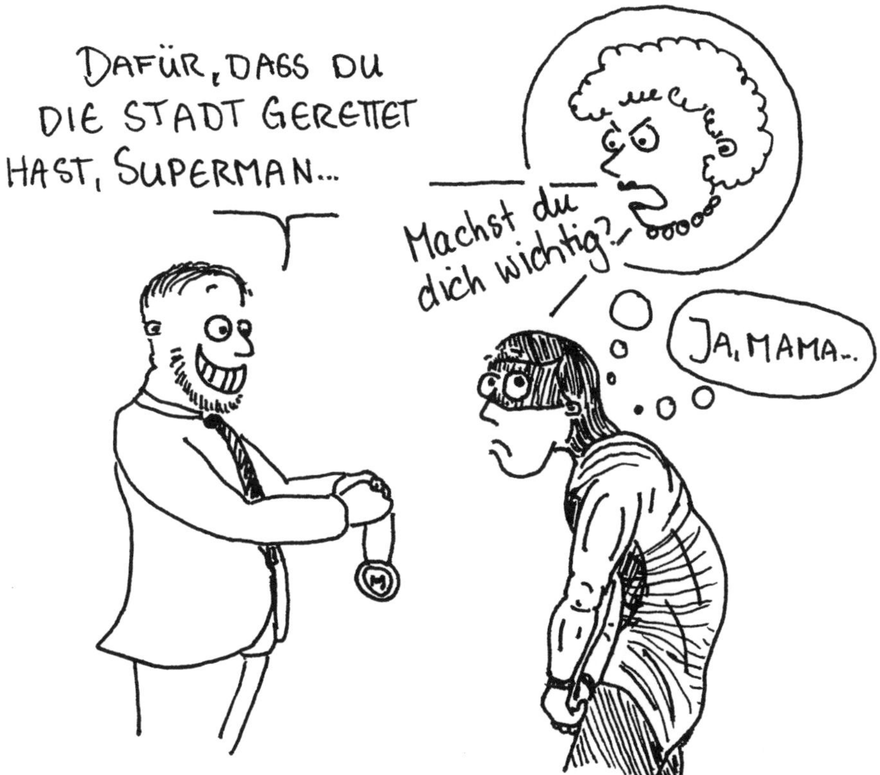
DAFÜR, DASS DU DIE STADT GERETTET HAST, SUPERMAN...
Machst du dich wichtig?
JA, MAMA..

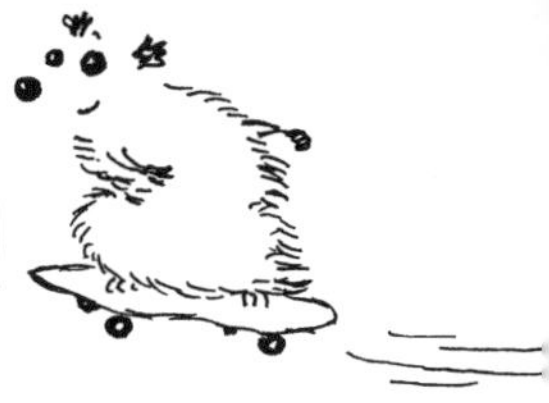

Vorsicht Falle!

1. Woran merke ich, dass „alte“ Gefühle da sind?

Das was früher war, ist alt. Du merkst es daran, dass sich dein Erleben nicht ändert und sich wiederholt. Es sind immer wieder die gleichen Gefühle, Gedanken und Handlungswünsche. Folgendes kann dir helfen:

a) Gib deinem „alten Erleben“ einen Namen:

---

b) Beschreibe die typischen Gedanken, Körperreaktionen und Handlungswünsche, die dazu gehören:

---

c) Merke dir ein typisches Erkennungsmuster:

---

2. Wie kommst du von dem „alten Erleben“ wieder in die Gegenwart?

a) Schwäche das „alte“ Gefühl ab, indem du **entgegengesetzt handelst**.

b) Überprüfe die **Wirklichkeit (Fakten)**: Was ist in diesem Augenblick anders als früher?

Beschreibe die **Umgebung**, in der du gerade bist. Was ist der Unterschied zu früher?

Welche **Personen** sind beteiligt? Was ist hierbei anders als früher?

Was haben die Personen **gesagt**? Was ist hier anders als früher?

Was haben die Personen genau **getan**? Was ist dabei anders als früher?

Wie kannst du **reagieren**? Was ist der Unterschied zu früher?

---

c) Handle so, wie die Situation heute ist – im Zweifelsfall *gegen* dein „altes“ Gefühl.

Arbeitsblatt Umgang mit Gefühlen 12

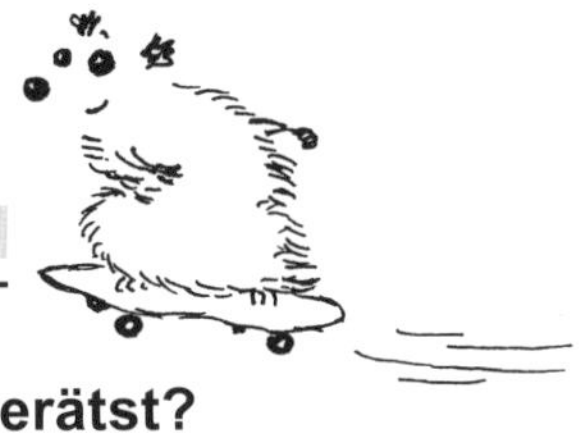

3. Wie kannst du verhindern, dass du immer wieder in das „alte“ Erleben gerätst?

a) Brich die Brücken ab! Erkenne deine automatischen Gedanken.

b) Hinterfrage die Bedeutung deiner automatischen Gedanken:

Unter welchen Umständen hatten diese automatischen Gedanken einmal Sinn?

Was hat sich seither verändert?

Was nützen dir die automatischen Gedanken heute noch?

Wann behindern dich diese Gedanken?

Welche Sätze könntest du stattdessen formulieren?

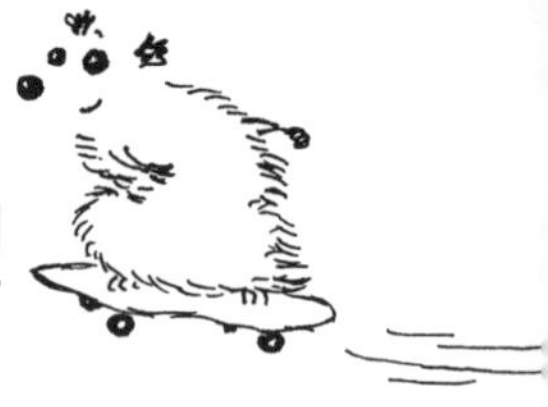

Angst

Das Gefühl Angst ist eines der Grundgefühle. Ohne Angst könnten wir nicht überleben.

Angst hilft uns z. B.:

- zu erkennen, ob eine Situation gefährlich ist.
- bei einer Gefahr schnell zu fliehen.
- schnell zu merken, dass eine Situation einer anderen ähnelt, die für uns gefährlich war.

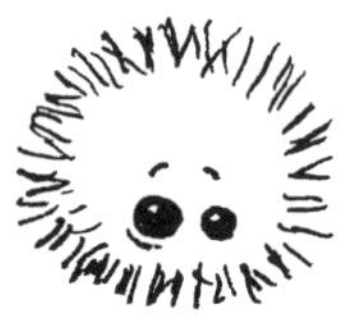

Angst ist also eine Art **Warnsystem** für uns, das aus den Erfahrungen lernt, die wir mit gefährlichen Situationen machen. So wird z. B. ein Kind, das zum ersten Mal von einer Wespe gestochen wurde, das nächste Mal vorsichtiger sein, wenn es eine Wespe sieht.

Unser Gehirn speichert diese Situationen ganz automatisch und erinnert uns beim nächsten Mal sehr schnell daran, sodass dann Angst entsteht und wir auf die Gefahr rasch reagieren können.

Typische Auslöser

Angst kann durch bestimmte Situationen ausgelöst werden, aber auch durch einige Gedanken. Vielleicht kennst du einige dieser Auslöser oder auch noch andere:

- „Ich werde bedroht!“
- „Mein Leben ist in Gefahr!“
- „Jemand, der mir wichtig ist, wird bedroht!“
- Erinnerungen an gefährliche Situationen
- Alleinsein
- Dunkelheit
- Stille
- Enge
- „Ich verliere jemand Wichtiges!“
- „Ich verliere die Kontrolle!“
- „Ich erreiche nicht das, was mir wichtig ist!“
- ______________________________
- ______________________________
- ______________________________
- ______________________________

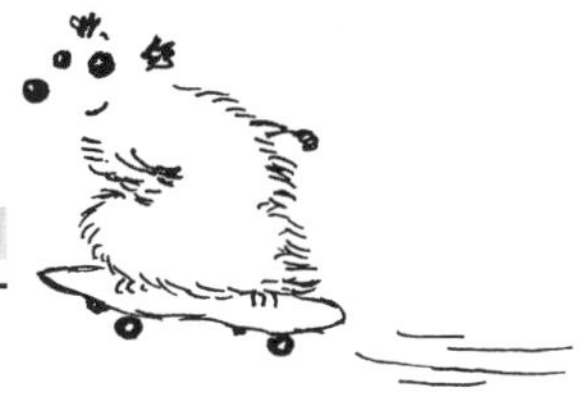

Woran erkenne ich, dass ich Angst habe?

Angst kann man an verschiedenen Reaktionen bemerken. Dazu zählen:

a) die Reaktionen in deinem Körper
b) die Art und Weise, wie du deine Umgebung wahrnimmst
c) deine Körperhaltung
d) ein Handlungsdrang

a) Körperreaktionen

Wenn du Angst hast, bereitet dich dein Körper entweder auf Flucht oder auf Kampf vor. Wenn Kampf und Flucht nicht möglich sind, kann auch so etwas wie ein „Totstellreflex“ ausgelöst werden, dann fühlst du dich eher wie gelähmt.

Das alles macht dein Körper, indem er z. B. das Herz schneller schlagen lässt. Neben dem Herzklopfen bemerkt man Angst auch an diesen Reaktionen:

- Kloß im Hals
- Enge in der Brust
- Grummeln im Magen
- schnelle Atmung
- Verkrampfung der Muskeln
- Durchfall
- Sprachstörungen
- Gefühl, auf die Toilette zu müssen

Wenn die Angst sehr stark ist, können noch weitere Reaktionen auftreten:

- Kribbeln in den Beinen und Armen
- Unempfindlichkeit für Schmerz
- „Tunnelblick“
- flache Atmung
- alles wirkt wie „im Nebel“
- man kann sich nicht mehr bewegen oder sprechen

b) Wahrnehmung

Wenn wir Angst haben, nehmen wir die Dinge um uns herum anders wahr.

- Es kann sein, dass wir ungefährliche Dinge als gefährlich einschätzen. Zum Beispiel erschrecken wir in der Dunkelheit schneller vor einem Schatten oder wenn etwas raschelt, als wenn die Sonne hell scheint.
- Möglicherweise rasen unsere Gedanken durch den Kopf, wir denken dann sehr schnell und oft kommen Erinnerungen an frühere gefährliche Situationen hoch.
- Bei sehr starker Angst kann es passieren, dass wir das Gefühl haben, aus unserem Körper herauszutreten und uns selbst von außen zu sehen. Auch Erinnerungen an frühere Geschehnisse können sich dann sehr echt anfühlen, so als würden sie gerade stattfinden.

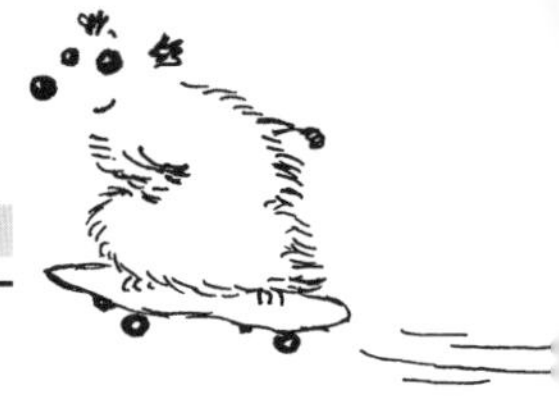

c) Körperhaltung

Ob wir Angst haben, kann man ebenso an unserem Gesichtsausdruck und der Körperhaltung sehen:

- hochgezogene Augenbrauen
- aufgerissene Augen
- geöffneter Mund
- Schreien
- Weinen
- Schweißausbrüche
- hochgezogene Schultern
- Arme schützen den Oberkörper
- Bauchmuskeln verkrampfen sich
- Beine werden angezogen

d) Handlungsdrang

Wenn du Angst hast, möchtest du entweder am liebsten weglaufen oder dich wehren. Das heißt, die Angst gibt uns einen Hinweis darauf, wie wir uns verhalten sollen, um mit der Gefahr umzugehen.

Wie soll ich mich verhalten, wenn ich Angst habe?

Wenn du Angst hast, gibt es zwei Möglichkeiten:

1. Du kannst auf dein Gefühl hören und das tun, was es dir sagt.

Dann würdest du das tun, was dein Handlungsdrang dir vorgibt, also entweder fliehen oder dich wehren. Damit handelst du **deinem Gefühl entsprechend**.

Dies hat dann Sinn, wenn du oder jemand anders wirklich in Gefahr ist oder wenn es passieren könnte, dass du etwas sehr Wichtiges verlierst.

Eine sinnvolle Handlung kann in solch einem Fall sein:

- Hilfe holen
- zeigen oder sagen, dass man Angst hat
- fliehen
- sich wehren
- Schutz suchen

2. Du kannst dein Gefühl abschwächen.

Damit tust du das Gegenteil von dem, was dein Gefühl dir rät. Du handelst **dem Gefühl entgegengesetzt**.

Infoblatt Umgang mit Gefühlen 13a

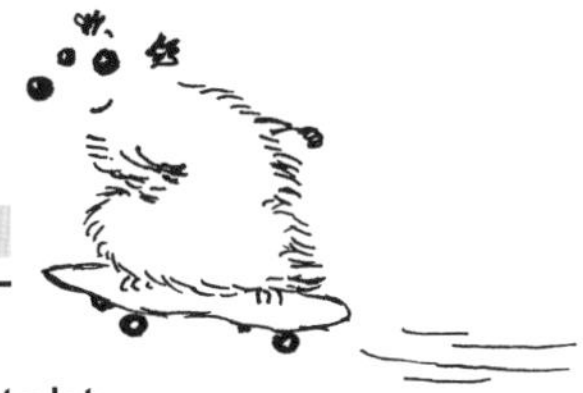

Das hat Sinn, wenn du Angst bekommst, aber gerade keine wirkliche Gefahr besteht.

- Dies kann etwa der Fall sein, wenn alte Erinnerungen hochkommen.
- Oder stell dir jemanden mit Angst vor Spinnen vor. Ist eine kleine Spinne wirklich so gefährlich, dass man schreiend weglaufen sollte?

Sinnvoll sind dann drei Dinge:

a) entgegengesetztes Handeln
- in der Situation bleiben, nicht fliehen
- die Situation aufsuchen, die dir Angst macht, und versuchen, sie zu bewältigen

b) entgegengesetztes Denken
- dich an Situationen erinnern, die du schon geschafft hast, obwohl du Angst hattest
- an Menschen denken, die du liebst und die dich unterstützen
- die Realität überprüfen und gucken, ob deine Befürchtung, dass die Situation gefährlich ist, überhaupt stimmt

c) entgegengesetzte Körperhaltung
- aufrechte Körperhaltung
- Schultern zurücknehmen
- Fäuste ballen
- Blick nach oben
- Fersen zueinander und Fußspitzen nach vorne außen richten
- tief in den Bauch atmen

Bei **Dissoziation** solltest du starke Reize einsetzen, z. B.:

- scharfe Gerüche
- laute Geräusche
- scharfer Geschmack
- kaltes Wasser an den Füßen oder Fußsohlen
- Kopf unter kaltes Wasser halten
- Eiswürfel in den Mund nehmen

Die folgenden **Skills** können ebenfalls hilfreich sein:

- innerer sicherer Ort
- starke innere Helfer

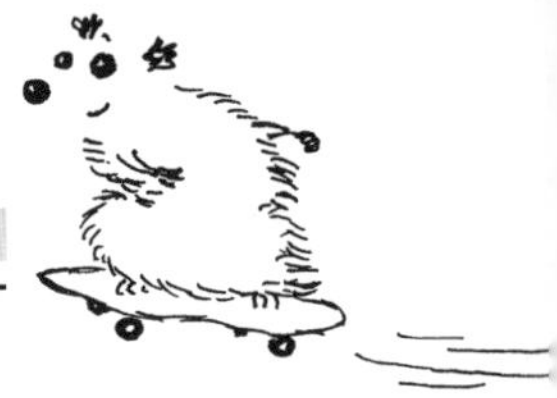

Freude

Freude ist eines der schönsten Geschenke. Sie ist auf den Moment gerichtet. Die Freude ist oft leicht, kann aber auch sehr stark werden. Freude gibt uns Energie und strahlt oft auf andere Menschen aus. Wir umgeben uns gern mit Menschen, die sich freuen können, denn Freude ist ansteckend.

Typische Auslöser

Freude entsteht z. B. in folgenden Situationen:

- wenn etwas Schönes passiert, das wir nicht erwartet haben
- aber auch, wenn wir es erwartet haben
- wenn wir etwas bekommen, was wir möchten oder wofür wir hart gearbeitet haben
- wenn wir Anerkennung und Respekt erhalten
- wenn wir Liebe und Zuneigung erhalten
- wenn wir das Gefühl haben, zu jemandem oder zu einer Gruppe zu gehören
- wenn wir mit jemandem zusammen sind, der uns mag oder liebt
- wenn wir etwas tun, was uns Spaß macht
- wenn wir jemand anderem eine Freude bereiten

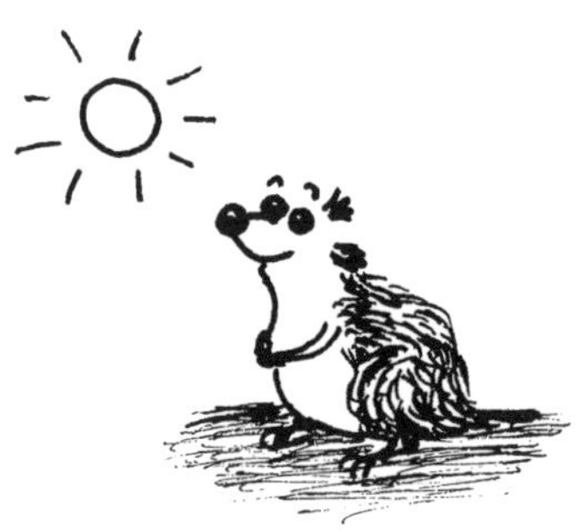

Woran erkenne ich Freude?

Freude kannst du an verschiedenen Reaktionen bemerken. Dazu zählen:

a) die Reaktionen in deinem Körper
b) die Art und Weise, wie du deine Umgebung wahrnimmst
c) deine Körperhaltung
d) ein Handlungsdrang

a) Körperreaktionen

- Du fühlst dich ein bisschen aufgeregt.
- Du fühlst dich körperlich aufgeladen und aktiv.
- Du lachst, wirst vielleicht auch mal rot.

b) Wahrnehmung

Wenn du voller Freude bist, verändert sich deine Wahrnehmung. Der Blick weitet sich, du nimmst die Dinge intensiver wahr. Kleinigkeiten, die du sonst übersiehst, findest du nun toll und schön und freust dich an ihnen.

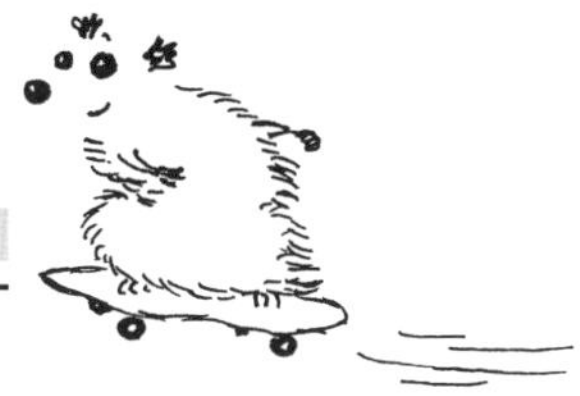

c) Körperhaltung/Körperausdruck

- Das Gesicht wirkt offen und begeistert, du lachst oder lächelst häufig.
- Vielleicht wirst du auch „übersprudelnd", mitteilsam oder auch albern und witzig.

d) Handlungsdrang

Das Schöne an der Freude ist, dass es keinen gezielten Handlungswunsch gibt. Du willst:

- den Augenblick genießen.
- die Freude teilen, am liebsten mit der ganzen Welt.
- Manchmal möchtest du die ganze Welt umarmen.
- Manchmal möchtest du auch hüpfen wie ein Gummiball.

Wie soll ich mich verhalten, wenn ich mich freue?

Es gibt eigentlich kaum Situationen, in denen du nicht auf dein Gefühl hören und nach ihm handeln solltest. Wie oben schon gesagt, ist Freude auch ansteckend. Andere freuen sich mit dir, wenn du dich freust, und werden gern in deiner Nähe sein.

Also handle deinem Gefühl entsprechend:

- Lass die Freude da sein.
- Zeig anderen, dass du dich freust.
- Lächle, lache und hüpfe wie ein Gummiball.

Wann ist Freude gerechtfertigt?

Nur dann, wenn deine Freude mit dem Schaden anderer verknüpft ist oder wenn es gerade nicht angemessen ist, deine Freude zu zeigen, weil es jemandem in der Nähe sehr schlecht geht, solltest du etwas vorsichtiger sein. Das könnte z. B. dann der Fall sein, wenn du eine Klassenarbeit mit einer guten Note zurückbekommst und deine Freundin neben dir eine sehr schlechte Note geschrieben hat. Dann darfst du dich natürlich auch freuen, solltest es aber nicht so deutlich zeigen, während deine Freundin dabei ist.

Wie kann ich Freude auslösen?

Achtsamkeitsübungen ermöglichen dir, dich öfter über den gegenwärtigen Moment zu freuen. Du wirst selbst häufiger Freude erleben, wenn du zu anderen nett bist und sie mit schönen Dingen überraschst. Bemühe dich, dir einmal am Tag selbst eine Freude zu machen, ganz gezielt und bewusst. Genieße dann diesen Augenblick und lass die Freude zu.

Es gibt einen schönen Merksatz für traumatisierte Menschen:

„Living well is the best revenge."

„Lass es dir gut gehen – das ist die beste Rache."

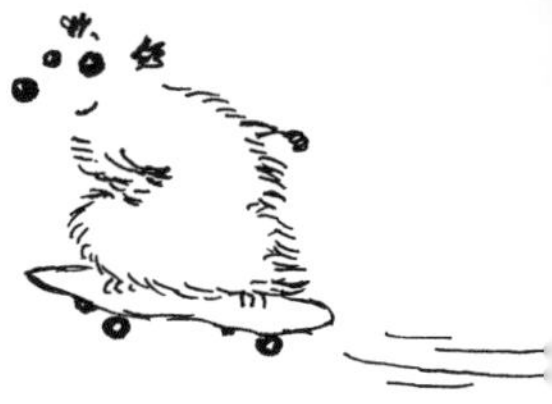

Wut/Ärger

Ärger und Wut kommen dann hoch, wenn wir selbst bedroht werden oder wenn jemand bedroht wird, der uns wichtig ist. Wut und Ärger entstehen auch, wenn wir ein wichtiges Ziel haben und uns Steine in den Weg gelegt werden. Wut macht uns körperlich und psychisch zum Kampf bereit. Sie ist wichtig, wenn wir kämpfen müssen, weil wir angegriffen werden. Ärger und Wut brauchen wir aber ebenso, damit wir uns für unsere Ziele einsetzen. Auf der anderen Seite müssen wir lernen, uns selbst zu steuern und unserem Ärger nicht einfach freien Lauf zu lassen. Wenn wir das nicht tun, schadet das uns und anderen.

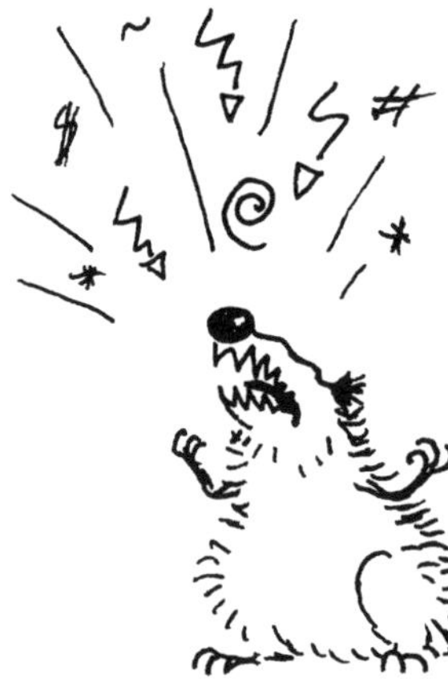

Typische Auslöser

- Wir werden daran gehindert, ein wichtiges Ziel zu erreichen.
- Eine wichtige oder angenehme Tätigkeit wird unterbrochen.
- Wir selbst oder jemand, der uns wichtig ist, wird angegriffen, körperlich oder seelisch verletzt.
- Wir selbst oder jemand, der uns wichtig ist, wird beleidigt.
- Die Dinge laufen nicht so wie erwartet.
- Wir glauben, dass wir unfair behandelt wurden und dass Dinge anders sein sollten, als sie sind.

Woran erkenne ich, dass ich wütend bin?

Wie alle anderen Gefühle bemerke ich auch Wut und Ärger an:

a) den Reaktionen in meinem Körper
b) der Art und Weise, wie ich meine Umgebung wahrnehme
c) meiner Körperhaltung
d) meinem Handlungsdrang

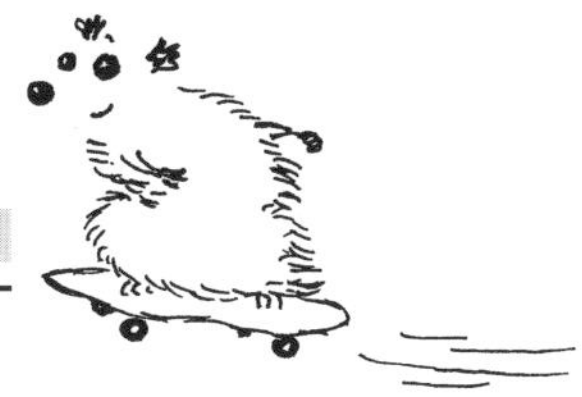

Infoblatt Umgang mit Gefühlen 13c

a) Körperreaktionen

- Die Muskeln spannen sich an.
- Auch Mund und Kiefer sind angespannt oder die Zähne mahlen aufeinander.
- Das Herz schlägt schneller, der Puls schlägt höher
- Die Muskeln sind gut durchblutet, das Gesicht wird warm und rot.
- Manchmal hast du auch den Impuls zu weinen.

b) Wahrnehmung

Du bist sehr auf dich selbst konzentriert und auf den, der dich oder deine Ziele bedroht. Du nimmst all das wahr, was „gegen dich" ist, und suchst Bestätigung für deine eigene Wahrnehmung: „Es ist wirklich ungerecht, was mir passiert!" usw. Du spürst den Ärger förmlich in dir aufsteigen.

c) Körperhaltung/Ausdruck

- hochgezogene Schultern
- geballte Fäuste
- angespanntes Gesicht
- zusammengekniffene Augen
- scharfer Tonfall

d) Handlungstendenz

- *Du möchtest angreifen – mit Worten oder auch körperlich.*
- Du möchtest Dinge kaputtmachen.
- Du möchtest auf den Boden stampfen, Türen knallen, laut sein und schreien.
- Du malst dir aus, wie du dich rächen kannst.

Wie soll ich mich verhalten, wenn ich wütend bin?

1. Meinem Gefühl entsprechend handeln

- Wenn ich selbst oder jemand, der mir viel bedeutet, in Lebensgefahr ist und ich die Gefahr durch meinen Angriff vielleicht abwenden kann, dann werde ich angreifen, ohne weiter nachzudenken. Das ist auch gut so!
- Wenn ich selbst oder jemand, der mir wichtig ist, mit Worten angegriffen wird oder wenn jemand mich davon abhält, meine Ziele zu erreichen, dann sind Wut und Ärger ebenfalls angemessen.

  In diesen Situationen ist es jedoch meist sinnvoll, der Wut und dem Ärger nicht einfach freien Lauf zu lassen. Es ist gut, sich einen passenden Zeitpunkt zu suchen und sich zu überlegen, in welchem Ausmaß man den Ärger zeigen will. Hierfür sind folgende Schritte notwendig:

  1. Zuerst muss ich wahrnehmen, dass ich wütend bin und dass dies auch angemessen ist.
  2. Dann muss ich mir überlegen, wie ich meine Ziele am besten durchsetzen kann. Oft spielt dabei auch die Beziehung zu einer anderen Person eine Rolle. Das heißt, wenn ich in einer Klassenarbeit falsch bewertet wurde, ist mein Ärger ange-

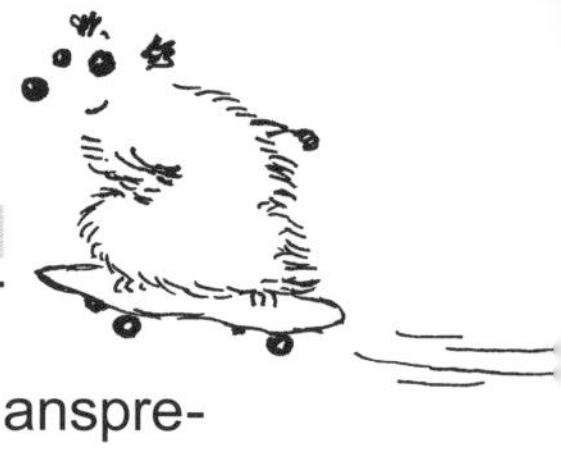

messen. Ich sollte mir dann aber überlegen, wann und wie ich den Lehrer anspreche, um mein Ziel zu erreichen.

3. Dafür muss ich dann meistens zwischenmenschliche Fertigkeiten einsetzen.

2. Wenn die Wut sehr stark ist, dann bedeuten diese Schritte wahrscheinlich auch teilweise schon, **entgegengesetzt** zu **handeln**. Was heißt das noch?

a) Entgegengesetztes Handeln

- Versuche, ruhig durchzuatmen.
- Zähle langsam bis 5, bevor du etwas sagst.
- Sage etwas Freundliches und Versöhnliches.
- Gehe auf den anderen zu.
- Validiere den anderen, wenn das möglich ist.

b) Entgegengesetztes Denken

Bei Ärger und Wut haben wir oft Gedanken wie: „Alle sind gegen mich." – „Ich muss mich wehren." – „Ich muss als Erster zuschlagen." – „Ich mache alle fertig." – „Ich gehe einfach und die sollen sehen, wie sie ohne mich zurechtkommen."

Entgegengesetztes Denken wäre dann:

- Versetze dich in den anderen hinein.
- Denk daran, wann du mit dem anderen schon mal gut ausgekommen bist und wie das war.
- Überlege dir, wann und warum dir diese Person noch nützlich sein könnte.
- Stell dir eine Situation vor, in der du dem anderen überlegen bist.
- Stell dir vor, wie die Person reagieren würde, wenn du ihr etwas schenkst.
- Stell dir vor, dass der andere dir als geheimer „Trainingspartner" geschickt wird, damit du üben kannst, mit Wut und Ärger besser umzugehen.

c) Entgegengesetzte Körperhaltung/entgegengesetzter Ausdruck

- Entspanne deine Schultern und deine Kiefermuskulatur.
- Lass deine Schultern fallen.
- Öffne die Hände und dreh die Handflächen nach vorne.
- Versuche, ein leichtes inneres Lächeln aufkommen zu lassen. Das ist unglaublich schwer, aber es hilft wirklich.
- Dreh die Fußspitzen etwas nach innen.

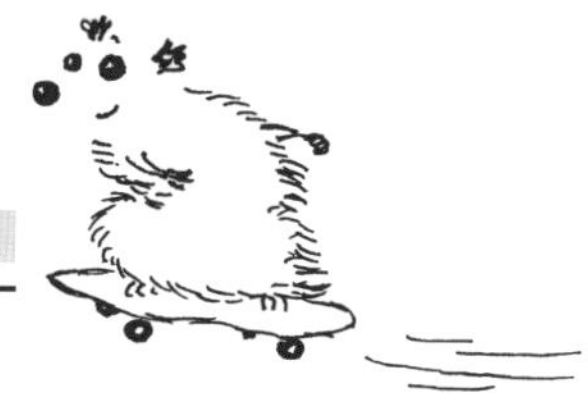

Liebe – Verliebtheit

Der Begriff „Liebe“ umschreibt viele verschiedene Gefühle. Die „Verliebtheit“ in einen Partner ist also nur ein Teil davon. Diesen Teil wollen wir uns hier genauer ansehen.

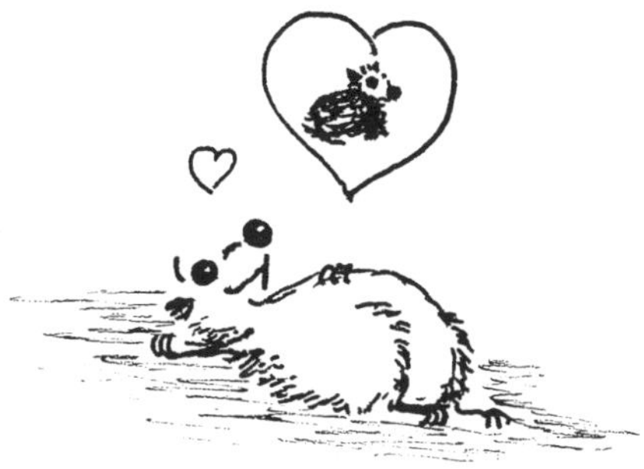

Warum verlieben wir uns?

Verliebt zu sein ist ein sehr starkes, manchmal schmerzhaftes Gefühl. Wir verlieben uns, damit wir eine intensive Beziehung zu jemandem eingehen können, der nicht zu unserer Familie gehört. Sich zu verlieben soll uns also helfen, unsere Familie zu „verlassen“. Das hat die Natur so eingerichtet, damit sich unterschiedliche Gene mischen. Wenn wir uns verlieben, sind wir im „Ausnahmezustand“. Wir schweben im siebten Himmel. Der Partner ist der tollste Mensch überhaupt. Wir wundern uns, dass so ein Wunderwesen sich überhaupt mit uns abgibt. Wenn jemand uns warnt oder Kritik an dem Partner übt, blenden wir das völlig aus: „Das sagen die anderen nur, weil sie neidisch sind.“ Wir sind bereit, für diese Liebe andere Beziehungen zu vernachlässigen oder sogar kaputt zu machen.

Wenn wir verliebt sind, wollen wir immer in der Nähe des Partners sein. Wir wollen Besitz ergreifen, sind nicht bereit zu teilen und leiden selbst unter kurzer Abwesenheit. Die Vorstellung einer Trennung ist unerträglich; wir meinen tatsächlich, ohne den anderen nicht leben zu können – obgleich wir ihn vor zwei Wochen noch gar nicht gekannt haben.

Für unsere Freundschaften und für unser Alltagsleben ist es daher ganz gut, dass dieser Zustand irgendwann aufhört. Manche Menschen erleben ihn vielleicht gar nicht, manche dagegen zu oft. Man muss auch nicht „wahnsinnig verliebt“ sein, um eine gute Partnerschaft aufzubauen. Es ist sogar so, dass man lernen muss, damit umzugehen, dass der andere ein ganz normaler Mensch mit ganz normalen Macken ist, wenn man eine gute Partnerschaft führen will.

Beide Partner müssen lernen, sich gegenseitig loszulassen, sich auch über längere Zeiträume nicht zu sehen und Missverständnisse zu klären. Man muss akzeptieren, dass der Partner andere Interessen und Ansichten hat. Manchmal ist dieser Prozess enttäuschend und man ist sogar wütend, dass der „Verliebtheitszustand“ vorbei ist.

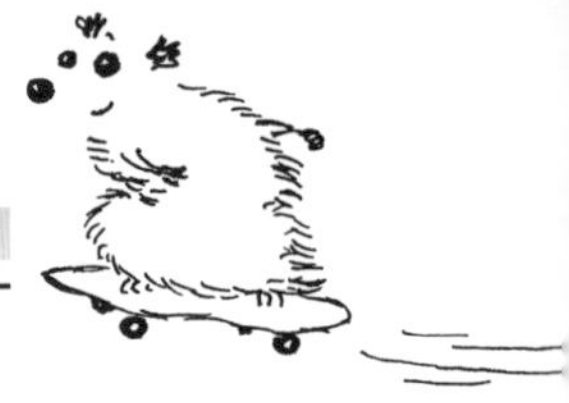

Typische Auslöser

Darüber, wer sich wann und warum in wen verliebt, ist viel nachgedacht und geschrieben worden. Ob es nun Menschen sind, die unserer Familie ähneln oder völlig verschieden von uns sind – es scheint viele verschiedene Möglichkeiten zu geben, und das ist auch schön so.

Auffällig ist jedoch, wie oft sich Menschen in Partner verlieben, die ihnen offensichtlich nicht guttun. Dann stellt sich die Frage, weshalb jemand Gewalt aushält oder sich demütigen lässt und sich dennoch zu diesem Partner hingezogen fühlt. Dies hat oft mit dem zu tun, was wir kennen. Wenn wir in unserer Kindheit Gewalt erlebt haben, suchen wir uns auch eher einen gewalttätigen Partner. Die Wahrscheinlichkeit, sich nach einer Trennung von einem gewalttätigen Partner wieder in einen ähnlichen Menschen zu verlieben, ist leider hoch.

Also … Vorsicht!

Woran erkenne ich, dass ich verliebt bin?

Es ist eher schwer, das nicht zu merken. Wie alle anderen Gefühle erkenne ich auch Verliebtheit an

a) den Reaktionen in meinem Körper
b) der Art und Weise, wie ich meine Umgebung wahrnehme
c) meiner Körperhaltung
d) meinem Handlungsdrang

a) Körperreaktionen

Die Reaktionen des Körpers können sehr unterschiedlich sein:

- Viele kennen die berühmten Schmetterlinge im Bauch.
- Wir fühlen uns voller Energie.
- Wir fühlen uns leicht.
- Wir sind aufgeregt.

Das kann wunderschön, aber auch total anstrengend sein.

b) Wahrnehmung

Natürlich ist unsere Wahrnehmung eingeengt. Liebe macht bekanntlich blind. Das heißt, wir sehen hauptsächlich die guten Seiten an unserem Partner. Auch wenn wir wissen, dass der andere sich früher nicht gut verhalten hat, blenden wir das lieber aus und hoffen, dass nun „alles anders wird“. Wir können uns auf nichts anderes mehr konzentrieren und denken ständig an den anderen.

c) Körperhaltung/Ausdruck

Vielen Menschen sieht man an, wenn sie verliebt sind: Der Blick ist strahlend, das ganze Wesen öffnet sich und derjenige wirkt, als könnte er die ganze Welt umarmen.

Infoblatt Umgang mit Gefühlen 13d

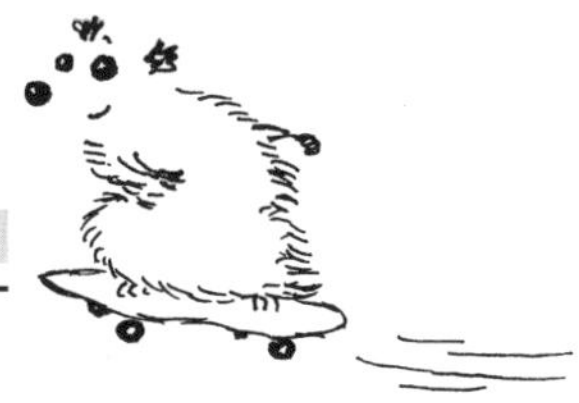

d) Handlungstendenz

Verliebtheit beeinflusst unser Verhalten sehr stark. Sie drängt uns dazu, den anderen so schnell und so lange wie möglich an uns zu binden. Wir wollen, dass wir für ihn eine so einzigartige Bedeutung haben wie er für uns. Wir wollen den anderen immer in der Nähe haben, ihn berühren und ansehen. Wir wollen aller Welt davon erzählen, wie toll der andere ist und wie verliebt wir sind. Wir wollen uns ständig mit dem anderen und unserer Verliebtheit beschäftigen, dem anderen eine Nachricht scheiben, mit ihm chatten, ihm Geschenke machen, ihn anrufen …

Es ist uns egal, wenn andere sich über uns und unser Verhalten lustig machen.

Wie soll ich mich verhalten, wenn ich verliebt bin?

- Wenn der andere auch in mich verliebt ist und einer Beziehung nichts im Wege steht, dann kann ich natürlich auf mein Gefühl hören und **meinem Gefühl entsprechend handeln**.
- Wenn ich in jemanden verliebt bin, der
  - nicht (mehr) in mich verliebt ist,
  - nicht frei ist (also schon eine Beziehung hat oder verheiratet ist),
  - unerreichbar ist (Lehrer, Pfarrer, Therapeut),
  - gewalttätig ist,
  - drogenabhängig ist und keine Therapie macht oder
  - mir auf andere Weise schadet,

  dann sollte ich versuchen, **mein Gefühl abzuschwächen** durch entgegengesetztes Handeln oder Denken.

a) Entgegengesetztes Handeln

Gegen zu viel oder zu starke Liebe hilft nur **Distanz**:

- Halte Abstand.
- Baue eigene Aktivitäten auf, die dich ausfüllen und Freude bereiten.
- Frische alte Freundschaften wieder auf und knüpfe neue Bekanntschaften.
- Mache keine Kontrolltelefonate und keinen WhatsApp-Terror.
- Entferne Bilder, Kleider und Erinnerungsstücke aus deinem Sichtfeld (zumindest in der Trennungsphase).
- Führe keine „klärenden Gespräche“.
- Lass dich auf keine sexuellen Kontakte ein.
- Vielleicht kannst du eine Weile wegfahren und jemanden besuchen, der in einer anderen Stadt lebt.

Wenn du dich trennst, dann sei konsequent. Trennung ist wie ein Drogenentzug.

Infoblatt Umgang mit Gefühlen 13d

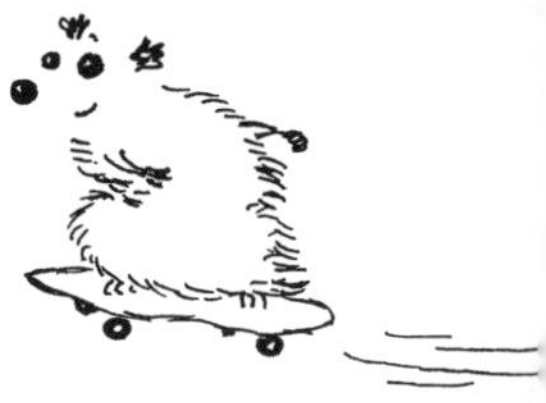

b) Entgegengesetztes Denken

- Besinne dich auf dich selbst, auf deine Stärken und das, was dir Spaß macht.
- Triff gute Freunde, unternimm etwas, lass dich ablenken.
- Schreibe auf, welche Schwächen dein Ex-Partner hat.
- Schreibe auf, welche Probleme ihr in eurer Beziehung hattet.
- Lies diese Dinge, wenn du anfängst zu schwanken.
- Sprich mit einer guten Freundin oder einem guten Freund über all diese Dinge und hole dir Unterstützung.

Eine Trennung ist immer schmerzhaft. Es ist wichtig, dass du dir erlaubst, den Schmerz und die Trauer zu empfinden (also auch, der Trauer entsprechend zu handeln und sie zuzulassen). Selbst wenn es zunächst nicht zu glauben ist: Der Trennungsschmerz ist dazu da, uns vom alten Partner zu lösen und auf neue Beziehungen vorzubereiten.

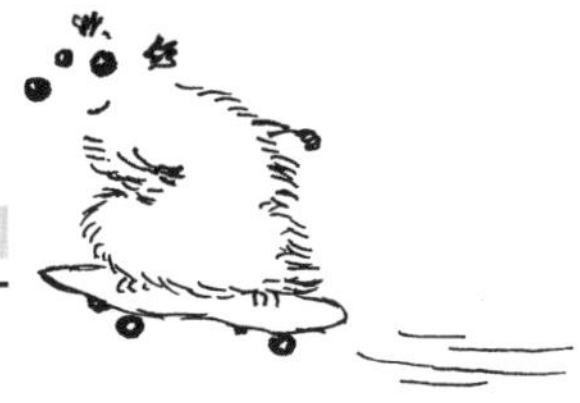

Scham

Sich zu schämen ist ein äußerst quälendes Gefühl. Mit der Scham ist es viel komplizierter als mit der Angst. Sie tritt immer dann auf, wenn wir befürchten, in einer Gruppe oder von anderen Menschen nicht mehr anerkannt oder sogar abgelehnt zu werden.

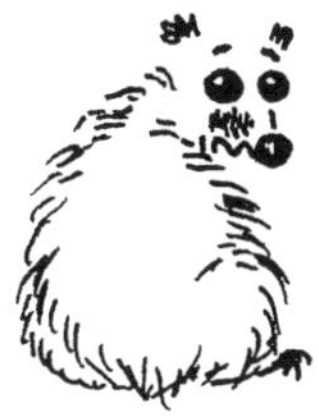

Wir schämen uns etwa, wenn wir uns lächerlich machen oder wenn wir uns bloßgestellt oder unterlegen fühlen. Ebenso können wir uns vor uns selber schämen oder für unsere Angehörigen, wenn wir – oder diese – unseren eigenen Ansprüchen nicht genügen. In der Menschheitsentwicklung hat Scham insbesondere die Bedeutung, den Einzelnen davor zu schützen, sich in den Augen der anderen zu „blamieren“ und damit soziale Anerkennung zu verlieren. Die Scham verhindert also einerseits, dass wir uns als „zu gut“ präsentieren. Andrerseits soll sie uns auch signalisieren, wenn andere uns als „zu schlecht“ darstellen, und dabei helfen, uns zu wehren.

Besonderheiten

Hast du gewusst, dass wir uns auch für jemand anderen oder etwas anderes schämen können? Für unsere Eltern, für unsere Freunde, für unsere einfachen Verhältnisse …?

Typische Auslöser

- Wir selbst oder jemand sehr Nahestehendes erbringt nicht die gewünschte Leistung.
- Wir werden gedemütigt oder erniedrigt.
- Uns passiert etwas, das peinlich ist (wir fallen z. B. hin oder uns fällt etwas herunter).
- Wir selbst oder jemand sehr Nahestehendes erfüllt nicht die eigenen Wertvorstellungen.
- Wir fühlen uns bloßgestellt.
- Wir werden von wichtigen Menschen zurückgewiesen.
- Wir werden vor anderen Personen kritisiert oder lächerlich gemacht.
- Wir erinnern uns an „peinliche“ Erlebnisse in der Vergangenheit.
- Jemand überschreitet unsere persönlichen Grenzen.
- Wir denken, jemand sieht eine Schwäche von uns.
- Wir denken, wir sind anders (schlechter) als die anderen.

Woran erkenne ich Scham?

a) Körperreaktionen

- Du errötest.
- Dir wird ganz heiß.

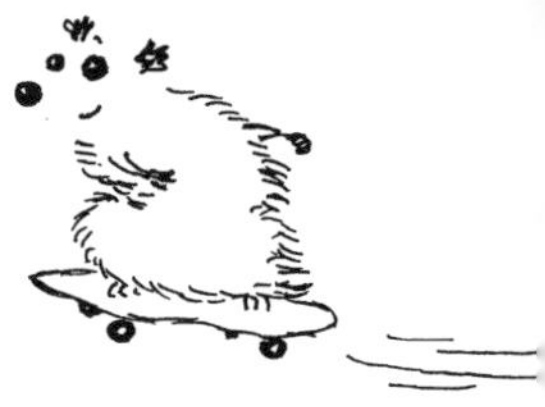

- Der Puls wird schneller.
- Vielleicht kannst du nicht mehr klar sprechen, fängst z. B. an zu stottern.

b) Wahrnehmung

Die Wahrnehmung wird auf die eigenen Schwächen gelenkt. Du erinnerst dich an frühere Demütigungen, stellst dir vor, wie du erniedrigt wirst oder wie du dich lächerlich machst.

c) Körperhaltung

- den Blick abwenden
- die Beine verschränken
- sich klein machen

d) Handlungsdrang

- weglaufen
- sich verstecken, zurückziehen
- andere Menschen meiden
- Schwäche verbergen
- alles vermeiden, was Scham auslösen könnte

Menschen mit sehr negativem Selbstwertgefühl laufen häufig Gefahr, in „beschämende" Situationen zu geraten. Daher wird es verständlich, dass sie versuchen, derartige Situationen im Vorfeld zu meiden. Dass das Selbstwertgefühl dadurch nicht besser wird, liegt auf der Hand.

Wie soll ich mich verhalten, wenn ich mich schäme?

1. **Ich kann der Scham entsprechend handeln.**
   Das hat nur dann Sinn, wenn ich wirklich etwas getan habe, was dazu führen könnte, dass andere mich ablehnen oder „unter Wert" behandeln.

   *Wie kann ich der Scham entsprechend **sinnvoll** handeln?*

   Nur wenn die Scham berechtigt ist, solltest du entsprechend handeln. Dann muss du unterscheiden:

   a) Schämst du dich, weil du dich „zu weit aus dem Fenster gelehnt" hast?
   Dann ist es sinnvoll,
   - ○ dich eine Weile zurückzuziehen.
   - ○ deine Fähigkeiten zu verbessern.
   - ○ bescheidener aufzutreten.

   b) Schämst du dich, weil du von anderen gedemütigt wirst?
   Dann ist es sinnvoll,
   - ○ sich zu verteidigen.
   - ○ darum zu kämpfen, gerecht behandelt zu werden.
   - ○ dir vielleicht auch Hilfe zu holen.

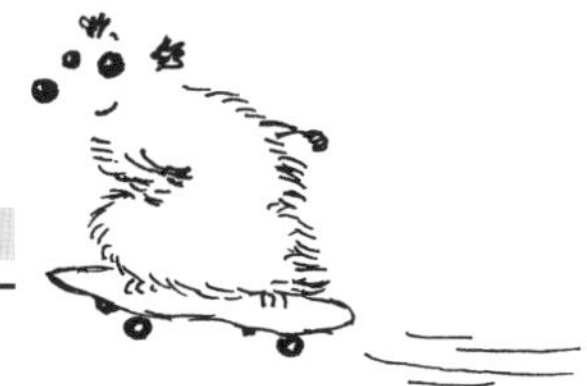

2. Ich kann das Gefühl der Scham abschwächen.
Dann sollte ich Folgendes tun:

a) Entgegengesetztes Handeln

- Bleibe in der Situation.
- Zeige dich.
- Zeige eine aufrechte Körperhaltung.

b) Entgegengesetztes Denken

Wenn wir uns schämen, haben wir Gedanken wie: „Jemand sieht, dass ich schlechter bin, als ich sein sollte." – „Ich bin blöd, ich bin nichts wert, ich habe kein Recht auf Anerkennung und Liebe." – „Ich sollte mich verkriechen. Wenn man sieht, wie blöd ich bin, wird man mich auslachen und fortjagen." Entgegengesetztes Denken bei Scham wäre dann:

- Denke an deine Eigenschaften, mit denen du zufrieden bist.
- Denke an eine Situation, in der du dich erfolgreich durchgesetzt hast.
- Stelle dir dein Gegenüber in einer peinlichen Situation vor (etwa in Unterhosen).

Mache dir klar, dass die Scham ausschließlich in deinem Kopf vorhanden ist und dass niemand in deinen Kopf hineinsehen kann.

c) Entgegengesetzte Körperhaltung

Eigentlich möchtest du dich verstecken. Du willst den Blick abwenden, den Kopf und die Schultern zur Seite drehen. Du möchtest deine Hände verbergen. Entgegengesetzte Körpersprache heißt nun:

- Zeige dich! Du bist gut, so wie du bist.
- Stehe auf!
- Lass die Schultern nach hinten fallen.
- Hebe den Kopf und zeige deine Stirn.
- Lächle dabei.
- Atme tief in den Bauch.

Und noch etwas:

Manchmal führt Scham zu **Selbsthass** – dann willst du vielleicht deinem Körper schaden und verletzt ihn deswegen. Die Folge davon kann jedoch wieder Scham sein. Auch hier ist also „entgegengesetztes Handeln" sinnvoll.

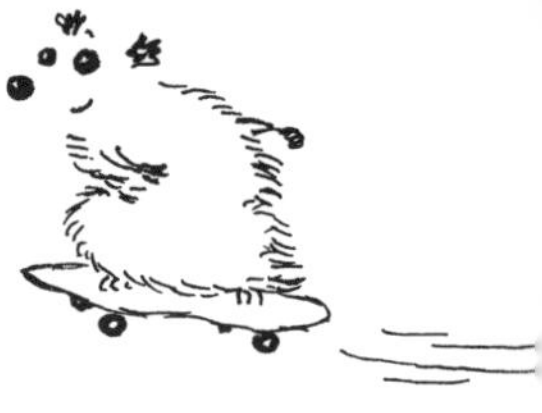

Schuld

Ähnlich wie die Scham ist auch Schuld ein Gefühl, das dadurch entsteht, wie wir über eine Situation oder über uns denken. Schuld ist eng an den Gedanken geknüpft, etwas getan zu haben, was der eigenen Moralvorstellung widerspricht. Im Gegensatz zur Scham geht es bei der Schuld also um **Handlungen**. Wir empfinden dann Schuld, wenn wir annehmen, dass wir unsere Handlung oder das Geschehene „irgendwie" beeinflussen konnten. Wenn wir keinen Einfluss darauf haben, ob etwas passiert, können wir uns auch nicht schuldig fühlen.

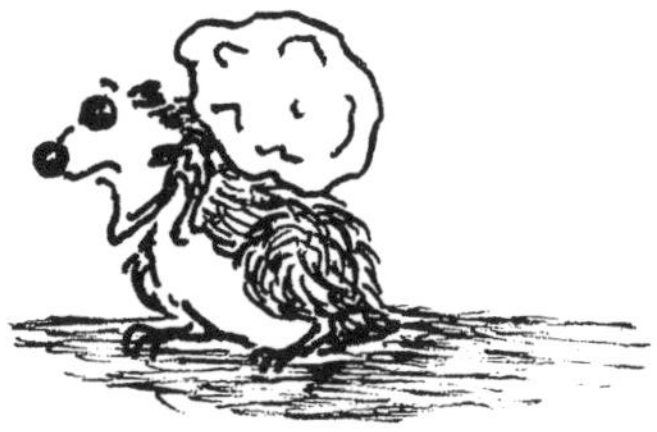

Schuld hat zwei Funktionen. Die eine Funktion dient der Gemeinschaft, die andere uns selbst.

Das Schuldgefühl führt zu dem Bedürfnis, eine Handlung, die nicht richtig war oder jemandem geschadet hat, wiedergutzumachen. Das Schuldgefühl sagt uns also, dass wir eine wichtige Regel übertreten haben, dass wir darunter leiden und dass wir es „wieder in Ordnung bringen" wollen. Damit zeigen wir der Gemeinschaft, dass wir uns an den Regeln der Gruppe orientieren und uns ggf. dem Interesse der Gruppe unterordnen. Nach einer schwerwiegenden Verfehlung können wir eine Wiedergutmachung leisten. Vielleicht müssen wir etwas für die Gemeinschaft leisten, was uns persönlich schmerzt. Wenn dieses „Opfer" angenommen wird, kann uns die Gemeinschaft vergeben und wir werden wieder aufgenommen. Die Angst davor, Schuld auf sich zu laden, steuert in sehr starkem Maße unser Sozialverhalten. Denn die Befürchtung, aus einer wichtigen Bezugsgruppe ausgestoßen zu werden, ist eine Urangst des Menschen, da er früher nur in der Gruppe überleben konnte.

Wie die Schuld mir selbst nützen soll, ist viel schwieriger zu erklären. Nehmen wir folgendes Beispiel: Ein Kind, das sehr früh innerhalb seiner Familie Gewalt erfährt oder Zeuge von Gewalt zwischen Familienmitgliedern wird, hat kaum die Möglichkeit, sich von seiner Familie zu distanzieren. Es ist von Vater und Mutter abhängig und kann nicht einfach weggehen. Es hat nur eine Chance zu überleben, wenn es die Eltern liebt. Nun ist es schwierig, jemanden zu lieben, den man als gewalttätig erlebt. Die einzige Möglichkeit liegt oft darin, dass das Kind sich selbst die Schuld an der Gewalt gibt: „Ich bin schlecht, ich habe es so verdient, ich bin im Kern irgendwie verdorben." Indem das Kind diese „Schuld" auf sich nimmt, hat es zumindest eine Art „Erklärungsmodell". Die Welt wird wieder durchschaubar, das Ganze bekommt einen „Sinn".

Auch später fühlen wir häufig **unangemessene Schuld**. So fühlt sich der Ehemann eines Zugunglück-Opfers schuldig, weil er seiner Frau erlaubt hat, mit dem ICE zu fahren. Unangemessene Schuld geht also mit der unpassenden Vorstellung einher, dass man das Geschehene „irgendwie" hätte beeinflussen können. So haben wir noch irgendwie ein Gefühl von Kontrolle – selbst wenn das gar nicht stimmt. Der Preis ist sehr hoch. Jemand, der unangemessene Schuldgefühle auf sich lädt, wird es schwer haben, sich zu entfalten oder gar Glück zu empfinden, weil er ja glaubt, es „nicht verdient" zu haben.

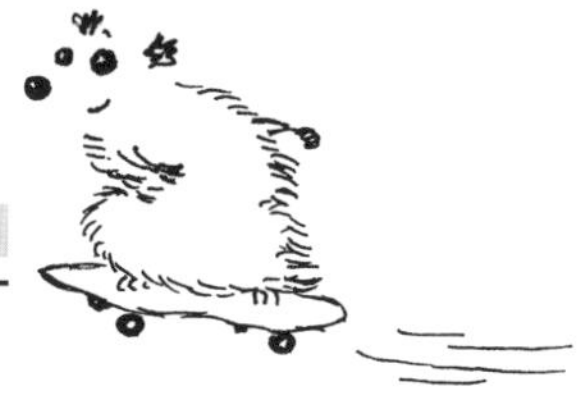

Typische Auslöser

- Ich mache etwas, was nicht meinen eigenen Werten entspricht (Ich schade einem anderen oder einem Tier, ich klaue, lüge ...).
- Ich tue in der Fantasie etwas, was nicht meinen Werten entspricht.
- Ich fühle mich von unberechenbaren Ereignissen überwältigt und ohnmächtig. Ich hege die Vorstellung, ich hätte dies oder jenes tun können (müssen), um ein Unglück zu verhindern.

Woran erkenne ich Schuldgefühle?

Schuldgefühle kannst du an verschiedenen Reaktionen bemerken. Dazu zählen:

a) die Reaktionen in deinem Körper
b) die Art und Weise, wie du deine Umgebung wahrnimmst
c) deine Körperhaltung
d) ein Handlungsdrang

a) Körperreaktionen

- Kloßgefühl im Hals
- Enge in der Brust
- Erröten
- Verkrampfung der Muskeln
- Durchfall
- Gefühl, auf die Toilette zu müssen
- nicht mehr klar und ruhig sprechen können

b) Wahrnehmung

Die Wahrnehmung ist eingeengt darauf, dass man sich für „schlecht" hält. Bisweilen findet man zahlreiche Hinweise und „Beweise", dass man versagt hat, dass man immer schon schlecht gewesen ist. Man hat das Gefühl, als ob „die anderen" sehen würden, dass man ein Verbrechen begangen hat. Man fühlt sich durchschaut und manchmal gejagt.

c) Körperhaltung

- abgewandter Blick
- gebückte Haltung, die Schultern fallen nach vorne
- eingezogener Kopf
- zerknirschter Gesichtsausdruck
- Versuch, sich klein zu machen

d) Handlungsdrang

Manchmal möchte man auch hierbei einfach nur abhauen. Andererseits ist einem oft auch daran gelegen, seine Schuld „wiedergutzumachen". Um eine Wiedergutmachung zu leisten, muss man der Gruppe (oder sich selbst) vermitteln, dass man die Regeln und Normen der anderen stärker achtet als seine eigenen Bedürfnisse. Man wird also ein Opfer anbieten, manchmal auch sich selbst bestrafen.

Infoblatt Umgang mit Gefühlen 13f

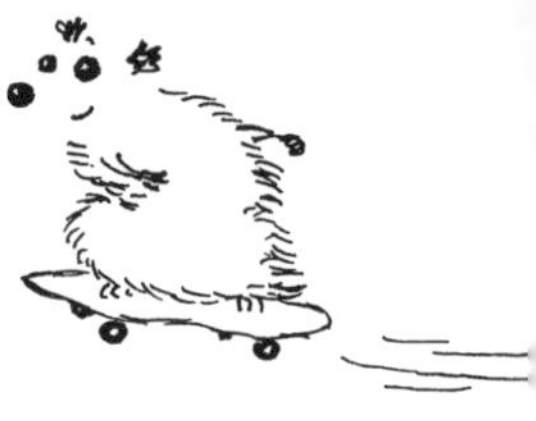

Was soll ich tun, wenn ich mich schuldig fühle?

1. Ich kann dem Gefühl entsprechend handeln.

Das sollte ich aber nur dann tun, wenn die Schuld berechtigt ist, also wenn ich tatsächlich gegen meine moralische Auffassung gehandelt oder jemandem geschadet habe. Von Schuld kann man nur dann sprechen, wenn ich die Wahl hatte, etwas anderes zu tun, und die Folgen meiner Handlung abschätzen konnte.

Weiterhin ist zu überprüfen, ob deine eigenen moralischen Vorstellungen mit der von anderen Menschen in deiner Umgebung übereinstimmen. Wenn du z. B. die Vorstellung hast, du dürftest nie wütend werden, so wäre dies nicht besonders sinnvoll.

Wie kann ich der Schuld entsprechend sinnvoll handeln?

Wenn die Schuld berechtigt ist (vergewissere dich im Gespräch mit deinem Freund, deiner Freundin oder deinem Therapeuten), dann solltest du eine Wiedergutmachung leisten. Das sollte für dich wirklich ein „Opfer" darstellen und es sollte für den anderen hilfreich sein. Dabei kannst du kleinere Wiedergutmachungen nutzen, um auch kleinere Schäden im zwischenmenschlichen Bereich zu reparieren.

Wird dir „verziehen", so solltest du dies annehmen. Niemandem ist geholfen, wenn man sich ein Leben lang schuldig fühlt, ohne dies in Handlung umzusetzen und die Vergebung anzunehmen.

2. Ich kann das Gefühl der Schuld abschwächen, indem ich entgegengesetzt handele.

a) Entgegengesetztes Handeln

- Tue dir etwas Gutes, verwöhne dich.
- Zeige dich offen. Erzähle, was du getan oder gedacht hast; mache dein Handeln öffentlich.

b) Entgegengesetztes Denken

Bei Schuldgefühlen haben wir Gedanken wie: „Ich habe etwas Schlimmes getan und ich bin schuld." – „Ich bin ein Monster." – „Man wird mich verstoßen." – „Ich habe ungeahnte geheime dunkle Kräfte." – „Ich bin von Grund auf unkontrollierbar und schlecht." – „Ich muss mich selbst bestrafen." – „Alle sollen sehen, was ich getan habe."

Entgegengesetztes Denken bedeutet dann:

- „War ich wirklich in der Lage, das Ereignis zu beeinflussen, oder konnte ich nicht anders?"
- „Wie viel Prozent von dem, was passiert ist, ist wirklich von mir bewirkt?"
- „Hätte jemand anderes nicht genauso gehandelt?"
- „Wer noch hat die Verantwortung für das, was passiert ist?"
- „Würde ich meine Freundin oder meinen Bruder verurteilen, wenn sie/er in dieser Situation so gehandelt hätte?"
- Versöhne dich mit dir.
- Sei freundlich zu dir.
- Verzeihe dir den kleinen Anteil an Schuld.
- Denke an positive Dinge, die du für andere getan hast.

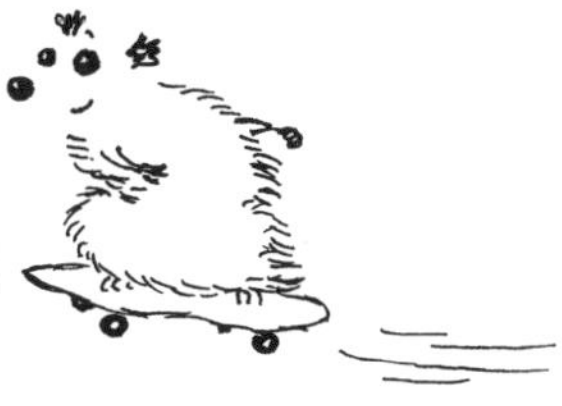

c) Entgegengesetzte Körperhaltung

- Zeige dich – du hast nichts Unrechtes getan.
- Entspanne deine Gesichtsmuskulatur.
- Hebe den Kopf.
- Nimm die Schultern zurück.
- Vielleicht hüpfst du einige Male auf den Fußspitzen?

Grundsätzlich ist es hilfreich, sehr genau zu unterscheiden, welche Ereignisse man tatsächlich beeinflussen kann und welche nicht. Es gibt Zufälle und es gibt „äußere Umstände", die sich unserer Kontrolle entziehen. Gerade wenn man schlechte Erfahrungen gemacht hat, neigt man dazu, zu viele Ereignisse auf sich selbst zu beziehen. Eine Überprüfung der Realität ist daher stets sinnvoll.

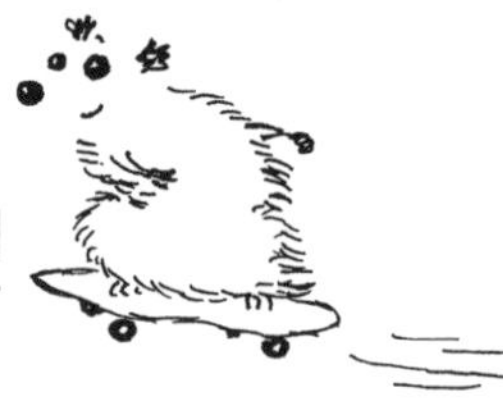

Trauer

Wenn wir etwas verlieren, trauern wir darum. Das kann der Verlust eines geliebten Menschen sein, eine lange Trennung oder auch der Verlust von etwas Wichtigem, uns Vertrautem. Ebenso können wir trauern, wenn wir unser Zuhause verlieren, wenn wir krank werden, wenn eine Lebensphase vorbei ist. Wir können auch trauern, wenn wir eine Rolle verlieren. Vielleicht waren wir lange Zeit die beste Freundin einer Klassenkameradin und nun kommt ein neues Mädchen in die Klasse, mit der sich unsere Freundin ebenfalls sehr gut versteht. Oder es kann ein Grund zur Trauer sein, wenn wir merken, dass wir gar nicht so sind, wie wir es uns immer vorgestellt hatten.

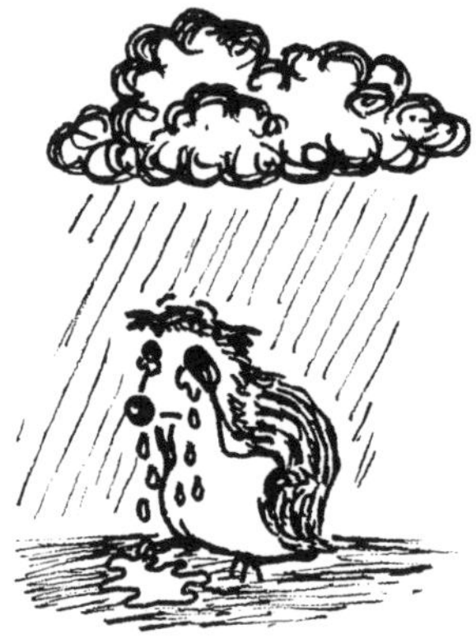

Der **Trauerprozess** verläuft normalerweise in bestimmten **Phasen**:

1. Wir leugnen den Verlust: „Das kann doch nicht wahr sein, nicht ich …"
2. Dann folgt häufig eine Phase der Wut und der Auflehnung, gefolgt von Niedergeschlagenheit.
3. Schließlich mündet der Prozess in die radikale Akzeptanz. Ich nehme den Verlust an – und damit auch die Trauergefühle.

Nur wenn uns dieser letzte Schritt gelingt, können wir „erfolgreich" trauern, das heißt, nur dann wird die Trauer auf Dauer auch abnehmen und letzlich aufhören.

Trauern ist sinnvoll und wichtig. Die Trauer ermöglicht es uns, alte Bindungen aufzulösen und neue einzugehen. Früher sind Kinder oder der Partner häufig früh gestorben, sodass eine Lösung von alten und das Knüpfen von neuen starken Bindungen sehr wichtig war.

Viele körperliche Trauerreaktionen (z. B. Weinen) senden ein Signal an unsere Umgebung: „Kümmert euch um mich, ich bin alleine und hilflos, ich brauche Geborgenheit." Die Umgebung reagiert mit „Mit-Leid", das heißt, sie kümmert sich für eine gewisse Zeit vermehrt um den Trauernden, bis er wieder in der Lage ist, eigene Bindungen aufzubauen.

Typische Auslöser

Einige typische Gedanken oder Situationen, die Trauer auslösen, sind nachfolgend aufgelistet. Vielleicht fallen dir auch noch eigene Beispiele ein.

- „Ich verliere jemanden oder etwas."
- „Ich vermisse ihn/sie so doll."

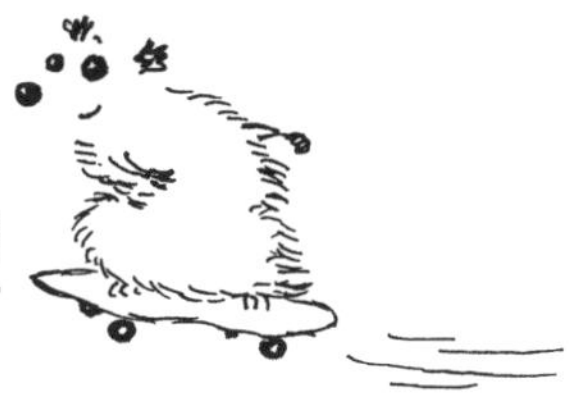

- „Ich bin einsam."
- Etwas verläuft ganz anders, als ich es mir vorgestellt und gewünscht hatte.
- Ich war fest davon überzeugt, etwas zu bekommen, und habe es nicht bekommen.
- Jemand anders ist sehr traurig oder verletzt.
- Ich lese oder höre von anderen Menschen, denen es sehr schlecht geht.
- ____________________
- ____________________
- ____________________
- ____________________

Woran erkenne ich Trauer?

Auch Trauer löst verschiedene typische Reaktionen aus:

a) die Reaktionen in deinem Körper
b) die Art und Weise, wie du deine Umgebung wahrnimmst
c) deine Körperhaltung
d) einen Handlungsdrang

a) Körperreaktionen

Die Trauer kann sich im Körper so bemerkbar machen:

- Weinen
- Atemnot
- Kloß im Hals
- Schluckprobleme
- Schmerz in der Brust
- Bauchschmerzen
- Müdigkeit/Schlappheit/Erschöpfung

b) Wahrnehmung

In der ersten Phase eines Verlustes empfindest du vielleicht Verzweiflung, Entsetzen und Wut. Dann kommt evtl. ein Gefühl von Leere und Sinnlosigkeit auf und das Gefühl, mit dem Weinen nie mehr aufhören zu können. Wenn man so richtig traurig ist, dann nimmt man alles als grau, fahl und düster wahr. Man sieht nur noch die Dinge, die schlecht und traurig sind. Schönes bemerkt man gar nicht mehr. Manchmal kommt man sich geradezu taub vor.

c) Körperhaltung

Die Köperhaltung eines trauernden Menschen drückt Energielosigkeit aus:

- gebeugter Körper/Schonhaltung
- hängende Schultern
- Schlaffheit, keine Körperspannung
- schleppender Gang
- gesenkter/in sich gekehrter Blick

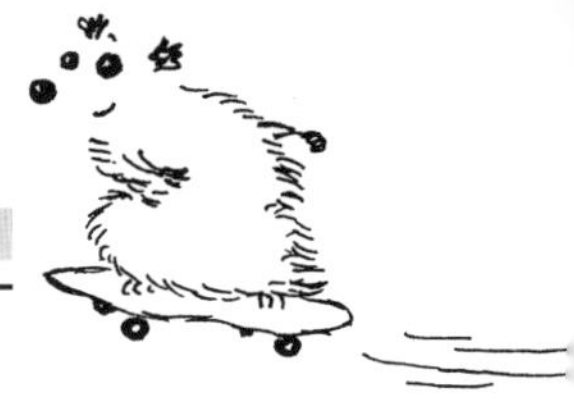

- leerer Gesichtsausdruck
- monotone/leise Stimme

d) Handlungsdrang

Wenn du traurig bist, möchtest du dich am liebsten verkriechen, dir „die Decke über den Kopf ziehen" und von der Welt nichts mehr mitbekommen. Andererseits wünschst du dir, dass andere dich trösten und sich um dich kümmern. Dinge, die du eigentlich gerne machst, tust du jetzt nicht mehr. Du grübelst, bläst Trübsal, bist mürrisch und schlecht gelaunt und lässt den Kopf hängen.

Wie soll ich mich verhalten, wenn ich traurig bin?

Es ist wichtig, zu trauern, wenn ich etwas verloren habe oder wenn ich einen alten, noch nicht betrauerten Verlust akzeptieren möchte. Dabei läuft der Trauerprozess manchmal erst viel später ab, z. B. dann, wenn ich eine Psychotherapie mache und mich mit bestimmten Dingen auseinandersetze. Ein Trauerprozess kann beispielsweise beginnen, wenn ich merke, dass ich früher schreckliche Dinge erlebt habe oder die Geborgenheit, die ich mir gewünscht hätte, nicht bekommen habe. Dieser Prozess ist sehr wichtig, damit ich mich weiterentwickeln kann.

Grundsätzlich entstehen die meisten Probleme eher durch die Vermeidung von Trauer als durch „übermäßiges Trauern". Daher ist es in aller Regel gut und notwendig, wenn der Trauerprozess durchlebt und abgeschlossen wird. Die Trauer löst sich dann von selbst auf.

In diesen Fällen solltest du daher **dem Gefühl entsprechend handeln**:

- Lass dich auf dein Gefühl ein und gib der Trauer Raum und Zeit. Nimm Rücksicht auf dich. Du bist verletzt und angeschlagen und brauchst Ruhe. Du kannst nicht funktionieren wie sonst. Nimm das ernst. Es braucht Zeit und geht irgendwann vorüber. Verlange nicht von dir, dass du immer gut drauf bist. Es ist okay, jetzt nicht auf jede Party zu gehen und sich lieber mit Leuten zu umgeben, bei denen man auch traurig sein und durchhängen darf, oder eben mit sich alleine zu sein.
- Oft ist es so, dass man in manchen Phasen weinen muss und sich zurückziehen will, es dann aber auch Phasen gibt, in denen man sich von der Trauer ablenken möchte – bis die nächste Phase kommt, in der die Traurigkeit wieder sehr stark wird. Auch das ist völlig okay. Geh diesen Bedürfnissen nach. Trauer verläuft normalerweise in Wellen. Du kannst „rein-" und „rausgehen", wie es gerade für dich passt.
- Bei sehr starker Trauer kann es sinnvoll sein, wenn du das Trauern bewusst auf bestimmte Orte und Zeiten begrenzt. Dazu dienen Trauerrituale: Man sucht sich z. B. einen Ort außerhalb der eigenen Wohnung, errichtet dort eine Gedenkstätte und geht zu bestimmten Zeiten dorthin, um zu trauern. Dann nimmt man Abschied und kehrt wieder in den Alltag zurück. Das bedeutet, man wechselt hier ganz gezielt zwischen entsprechendem und entgegengesetztem Handeln ab. Es kann auch hilfreich sein, nach einiger Zeit übermächtige Erinnerungen aus dem Alltag zu entfernen (die Wohnung umräumen, Fotos und Bilder wegpacken) und an einem besonderen Platz aufzubewahren, über den man nicht immer „stolpert". All dies sind Wege in die Akzeptanz.

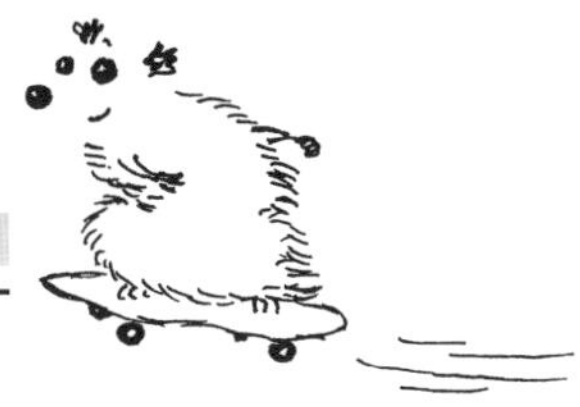

Wie kannst du Trauer abschwächen?

a) Entgegengesetztes Handeln

Wie oben bereits beschrieben ist es bei Trauer meist sinnvoll, entsprechendes und entgegengesetztes Handeln abzuwechseln. Entgegengesetzes Handeln bedeutet, sich von der Trauer abzulenken: nette Menschen zu treffen, ins Kino zu gehen, seinem Schul- oder Arbeitsalltag wieder nachzugehen, sich eine Tagesstruktur zu schaffen oder auch Sport zu treiben.

b) Entgegengesetztes Denken

Bei Trauer haben wir Gedanken wie: „Ich habe etwas oder jemanden, der mir wichtig ist, für immer oder für lange Zeit verloren." – „Das darf nicht sein." – „Das wird nie wieder kommen." – „Das halte ich nicht aus." – „Das darf nicht wahr sein." – „Warum passiert das mir?" – „Ich kann nicht ohne ihn leben." – „Niemand spürt, wie alleine ich bin." – „Warum werde ich verlassen?"

Entgegengesetztes Denken bei Trauer wäre dann:

- Gib dem Verlorenen einen Platz in deinem Herzen.
- Erlaube dir, deine Gedanken auch wieder auf andere Menschen bzw. Dinge zu richten.
- Denke daran, was du dir für dein Leben vornimmst, wer und was dir im Leben wichtig ist, wofür du dich einsetzen möchtest.
- Denke daran, dass dieser Verlust vielleicht einen tieferen Sinn hat, den du noch nicht erkennst. Vielleicht wirst du dadurch reifer oder öffnest dich für andere Dinge.

c) Entgegengesetzte Körperhaltung

Versuche, dich auch über deine Körperhaltung wieder für neue Situationen und Menschen in deiner Umgebung zu öffnen:

- Hebe den Blick.
- Richte deinen Körper auf.
- Nimm die Schultern zurück.
- Atme tief durch.
- Vielleicht gelingt dir sogar manchmal ein leichtes inneres Lächeln.

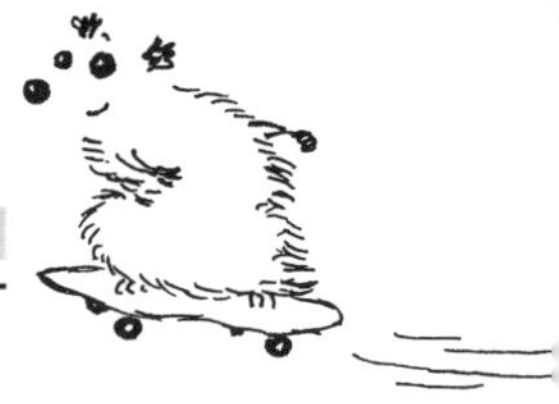

Niedergeschlagenheit

Niedergeschlagenheit ist eigentlich kein Gefühl, sondern eine Stimmung. Sie hält in der Regel länger an als ein Gefühl und gibt keine klaren Handlungsimpulse. Die Bedeutung in der menschlichen Entwicklungsgeschichte ist nicht ganz klar. Möglich ist, dass sich die Niedergeschlagenheit als Begleitsymptom für schwere körperliche Erkrankungen entwickelt hat, um Energie zu sparen.

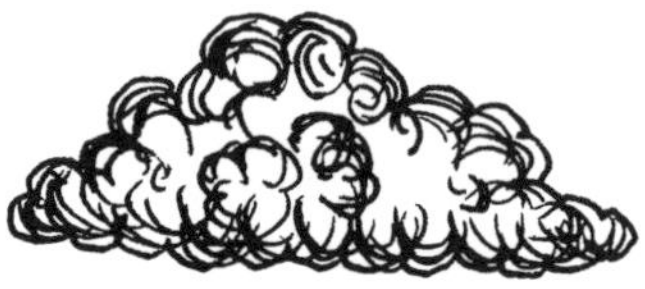

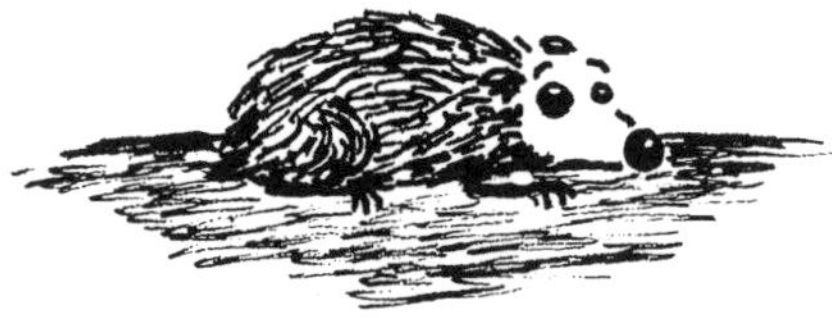

Typische Auslöser

Die Auslöser können bei jedem Menschen sehr unterschiedlich sein. Bei Personen, die häufig depressive Phasen erleben, reichen meist schon kleine Anlässe. Einige Beispiele sind hier aufgeführt, vielleicht fallen dir auch noch eigene Auslöser ein.

- Konflikte
- Überforderung
- Änderung im eigenen Leben, z. B. ich wechsele die Schule oder den Wohnort, ich bekomme ein Geschwisterchen, ein guter Freund zieht weg …
- Trennung vom Partner
- ______________________________
- ______________________________
- ______________________________

Woran erkenne ich, dass ich niedergeschlagen bin?

Niedergeschlagenheit zeigt sich ebenso wie die übrigen Gefühle in verschiedenen typischen Reaktionen:

a) die Reaktionen in deinem Körper
b) die Art und Weise, wie du deine Umgebung wahrnimmst
c) deine Körperhaltung
d) ein Handlungsdrang

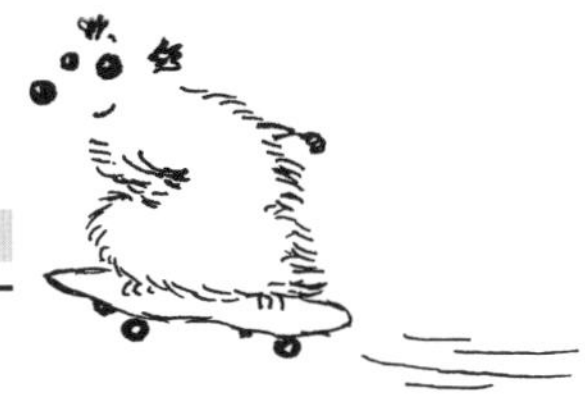

a) Körperreaktionen

- Der Körper fühlt sich schlapp und energielos an.
- Wir haben keinen Antrieb, etwas zu tun, und müssen uns sehr zwingen, uns zu irgendwas zu bewegen.
- Jegliche Bewegung strengt uns an, die Muskeln verkrampfen sich.

b) Wahrnehmung

Wenn wir niedergeschlagen sind, nehmen wir die Dinge um uns herum anders wahr.

- Wir sehen die Welt und uns selbst grau in grau.
- Alles erscheint stumpf und öde, auch Dinge, die uns sonst Spaß gemacht haben.
- Wir können uns schlecht konzentrieren.
- Wir nehmen unsere Gefühle nicht mehr richtig wahr, alles ist wie unter einem Schleier.

c) Körperhaltung/Ausdruck

- ernstes oder ausdrucksloses Gesicht
- wenig Körperspannung, eher in sich zusammengesackte Haltung
- schwer bewegliche Körperteile

d) Handlungsdrang

- Du möchtest eigentlich nur noch deine Ruhe haben, du willst gar nichts mehr.
- Am liebsten würdest du dich verkriechen und die Decke über den Kopf ziehen.

Wie soll ich mich verhalten, wenn ich niedergeschlagen bin?

Tatsächlich gibt es wenig Gründe, dem Gefühl entsprechend zu handeln – es sei denn, du bist wirklich krank und brauchst Erholung.

Wie kannst du dein Gefühl abschwächen?

a) Entgegengesetztes Handeln

- Sag dir: „Raus aus den Federn“ und steh auf, geh nach draußen.
- Bewege dich, mache Sport: fahre Fahrrad, mach Gymnastik oder Yoga, geh joggen oder ins Sportstudio, geh Fußball spielen oder tanzen, mache einen Spaziergang mit dem Hund …
- Triff dich mit Freunden.
- Geh ins Kino.
- Tue kleine Dinge, die deine Stimmung verbessern könnten: Koche dir einen Tee, iss mit Genuss ein Stück Schokolade, schaue dir ein schönes Bild an, höre deine Lieblingsmusik, male etwas, koche oder backe, fertige etwas an, mache Achtsamkeitsübungen …

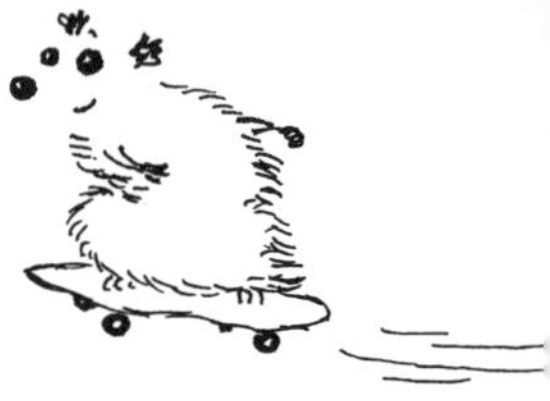

Infoblatt Umgang mit Gefühlen 13h

b) Entgegengesetztes Denken

- Erinnere dich an eine Situation, in der du dich aktiv und kräftig gefühlt hast.
- Denke an eine zukünftige Situation, auf die du dich freust.
- Lenke deine Gedanken ab, indem du etwas Lustiges oder Spannendes liest oder im Fernsehen anschaust, oder tue etwas, das dich und deinen Geist fordert.

c) Entgegengesetzte Körperhaltung

- Richte deinen Körper auf.
- Nimm die Schultern zurück.
- Versuche, etwas Spannung in den Körper zu bringen.
- Probiere ein leichtes inneres Lächeln.
- Lenke den Blick nach oben.

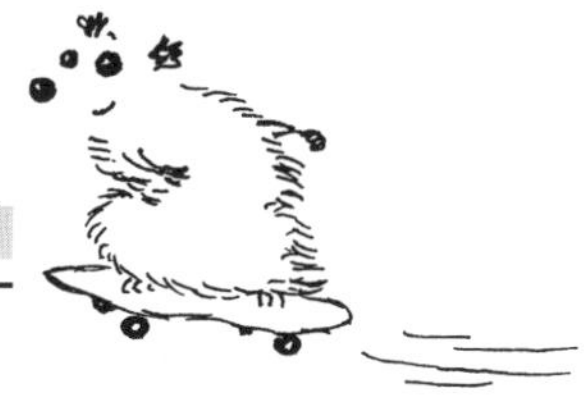

Einsamkeit

Grundsätzlich ist der Mensch ein soziales Wesen, alleine kann er – zumindest als Kind – nicht überleben. Auch später sind wir von den Mitmenschen abhängig. Weil wir nicht einsam sein wollen, entwickeln wir die Fähigkeit, mit anderen Menschen Kontakt zu haben und uns zu binden. Wenn wir uns einsam fühlen, denken wir etwas wie: „Ich bin mit den anderen nicht verbunden.“ oder „Ich bin anders als die anderen, ich gehöre nicht dazu.“ Solche Gedanken gehen dem Gefühl der Einsamkeit häufig voraus. Deshalb können wir uns manchmal sogar in Gruppen einsam fühlen.

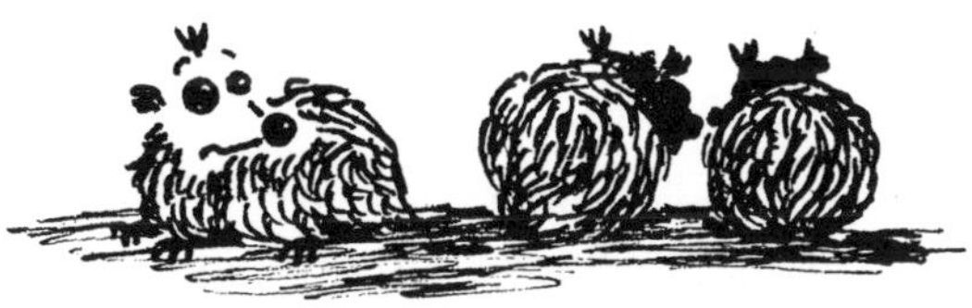

Problematisch wird dieses Gefühl, wenn es sich automatisiert und immer auftritt, sobald man alleine ist.

Es ist ein großer Unterschied, ob man sich alleine oder einsam fühlt! Ersteres kann durchaus angenehm sein, Letzteres ist oft sehr quälend.

Typische Auslöser

Wir können uns einsam fühlen, wenn wir von jemandem, der uns sehr wichtig ist, getrennt sind und keinen Kontakt zu ihm aufnehmen können. Wie oben beschrieben, können wir aber auch alleine sein, ohne uns einsam zu fühlen, oder wir können mit anderen zusammen sein und gleichzeitig Einsamkeit spüren. Ob wir uns einsam fühlen, hat also meist mit unseren Bewertungen zu tun.

Einige typische Bewertungen sind hier aufgelistet. Vielleicht fallen dir auch noch weitere ein:

- „Ich bin anders als alle anderen.“
- „Ich habe niemanden.“
- „Ich gehöre nirgendwohin.“
- „Ich gehöre nicht dazu.“
- „Niemand will mit mir etwas zu tun haben.“
- ______________________________
- ______________________________
- ______________________________
- ______________________________

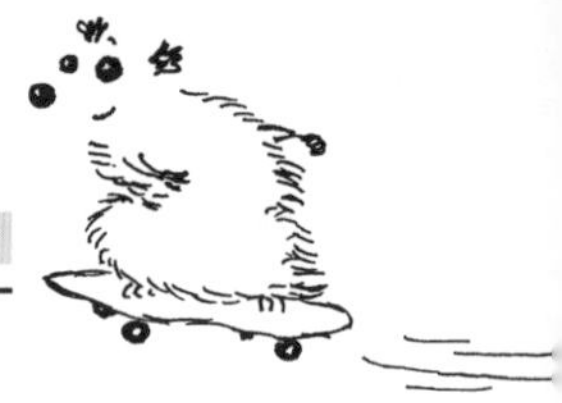

Woran erkenne ich, dass ich mich einsam fühle?

Auch Einsamkeit ist an verschiedenen Reaktionen zu bemerken. Dazu zählen:

a) die Reaktionen in deinem Körper
b) die Art und Weise, wie du deine Umgebung wahrnimmst
c) deine Körperhaltung
d) ein Handlungsdrang

a) Körperreaktionen

Einsamkeit kann sich in unterschiedlichen Reaktionen des Körpers zeigen:

- Vielleicht hast du Bauchschmerzen oder bist angespannt.
- Oder du fühlst dich sehr schlapp und schwer.
- Vielleicht hast du das Gefühl, dass dein Körper vor Einsamkeit richtig wehtut.
- Es kann auch sein, dass dein Körper sich etwas taub anfühlt.

b) Wahrnehmung

Unsere Wahrnehmung kann verzerrt sein. So nehmen wir die anderen z. B. als fröhliche Gruppe wahr, die zusammenhält und uns ausschließt. Wir merken es gar nicht, wenn andere versuchen, eine Beziehung zu uns aufzubauen.

c) Körperhaltung/Ausdruck

Eine eindeutige Körperhaltung gibt es hier nicht. Wer sich einsam fühlt, wirkt oft verschlossen, verkrampft oder in sich gekehrt und nimmt eher keinen Blickkontakt auf.

d) Handlungsdrang

- Man wünscht sich, Kontakt zu anderen aufzunehmen, in der Realität oder in der Fantasie.
- Manchmal macht man Dinge, die kurzfristig einen Kontakt zu anderen herstellen, langfristig Beziehungen aber eher belasten. Man bombadiert z. B. jemanden mit Nachrichten, teilt anderen mit, dass man sich umbringen will, oder verletzt sich selbst.

Wie soll ich mich verhalten, wenn ich mich einsam fühle?

Du hast zwei Möglichkeiten, wenn du dich einsam fühlst:

1. Du kannst dem Gefühl entsprechend handeln.

- Versuche, Kontakt zu anderen aufzunehmen und Freunde zu finden.
- Finde für dich eine sinnvolle Aufgabe im Leben.
- Suche dir Menschen, die dich mal in den Arm nehmen und zärtlich zu dir sind (pass dabei allerdings auf, dass du dich nicht sexuell ausnutzen lässt, um nicht einsam zu sein!).
- Finde heraus, welches Hobby dir Spaß macht, geh in einen Verein oder eine Interessengruppe.

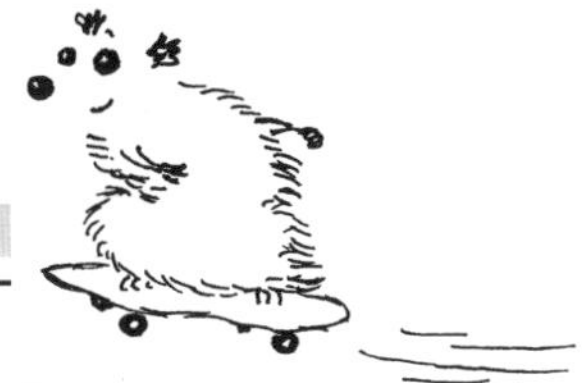

2. Du kannst dein Gefühl abschwächen, indem du entgegengesetzt handelst.

Oft suchen wir verzweifelt nach Kontakt, wenn wir uns einsam fühlen. Es ist jedoch gut, auch einmal alleine sein zu können. Um das zu lernen, musst du entgegengesetzt handeln.

a) Entgegengesetztes Handeln

- Versuche zu akzeptieren, dass du gerade alleine bist.
- Verzichte darauf, verzweifelt Kontakt zu anderen aufzunehmen.
- Mach es dir mit dir selbst gemütlich. Suche dir eine angenehme Tätigkeit: Lies ein schönes Buch, schau deine Lieblingsserie im Fernsehen an, koche dir einen Tee, mach es dir auf dem Sofa gemütlich, zünde dir eine Kerze an, höre schöne Musik, meditiere oder mache Achtsamkeitsübungen. Versuche, freundlich mit dir zu sein.

b) Entgegengesetztes Denken

- Sei auch im Denken freundlich mit dir und sag dir nette Dinge. Sag dir, dass es okay ist, auch mal Zeit mit dir alleine zu verbringen. Sag dir, dass du es dir jetzt schön machst.
- Denke an Menschen, die du magst und mit denen du dich verbunden fühlst.

c) Entgegengesetzte Körperhaltung

- Nimm eine offene, aufrechte Haltung ein.
- Lass ein leichtes inneres Lächeln aufkommen.
- Versuche, dich zu entspannen.
- Atme tief in den Bauch und spüre deinem Atem nach. Dein Atem verbindet dich mit der Welt und zeigt, dass du ein lebendiger Teil von ihr bist.

d) Vielleicht hast du auch einen **„inneren Helfer“**, der dich begleitet.

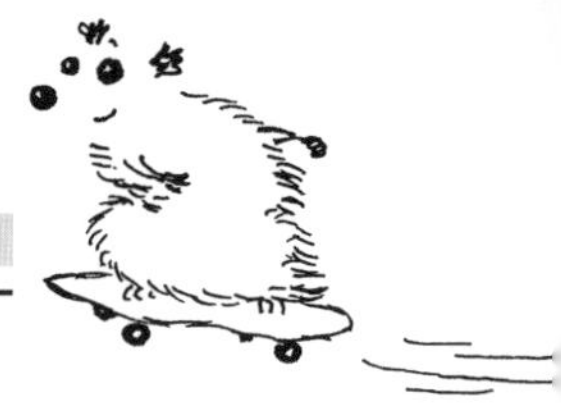

Eifersucht

Eifersucht entsteht, wenn ich wahrnehme, dass zwischen zwei anderen Menschen oder innerhalb einer Gruppe Beziehungen entstehen, während ich aber alleine die Person sein möchte, die eine solche Beziehung zu dem anderen hat. In der menschlichen Entwicklungsgeschichte sollte Eifersucht dafür sorgen, dass wir um die Beziehung zu wichtigen Bezugspersonen kämpfen, damit wir nicht aus lebenswichtigen Verbindungen ausgeschlossen werden. Hierzu kann etwa die Beziehung zu den Eltern, zu einer wichtigen Bezugsgruppe und später auch die zu einem Partner gehören.

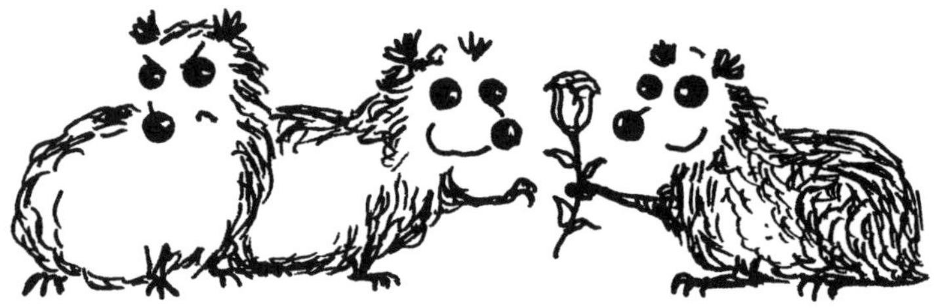

Typische Auslöser

Nachfolgend sind einige Beispiele aufgeführt, wann Eifersucht entstehen kann. Vielleicht hast du auch selbst noch weitere Situationen erlebt.

- Ich sehe oder glaube, dass zwischen zwei (oder mehreren) anderen Menschen eine Beziehung entsteht, aus der ich mich ausgeschlossen fühle.
- Ich befürchte, dass meine Beziehung zu jemandem zerstört wird.
- Ich nehme wahr, dass jemand anderes von einer Person, die mir sehr wichtig ist, lieber gemocht wird oder mehr Interesse und Aufmerksamkeit erhält.
- Ich denke: „Mein Freund/Partner/... mag mich nicht mehr." – „Ich bin ihm nicht mehr wichtig." – „Er wird mich verlassen."
- ______________________________
- ______________________________
- ______________________________

Woran erkenne ich, dass ich eifersüchtig bin?

Wie bei allen Gefühlen gibt es Anzeichen auf verschiedenen Ebenen:

a) die Reaktionen in deinem Körper
b) die Art und Weise, wie du deine Umgebung wahrnimmst
c) deine Körperhaltung
d) ein Handlungsdrang

a) Körperreaktionen

Da die Eifersucht nicht will, dass man sie von außen sofort sieht, sind die Körperreaktionen nicht eindeutig. Vielleicht spürst du

- Anspannung und Verkrampfung,
- einen Kloß im Hals,

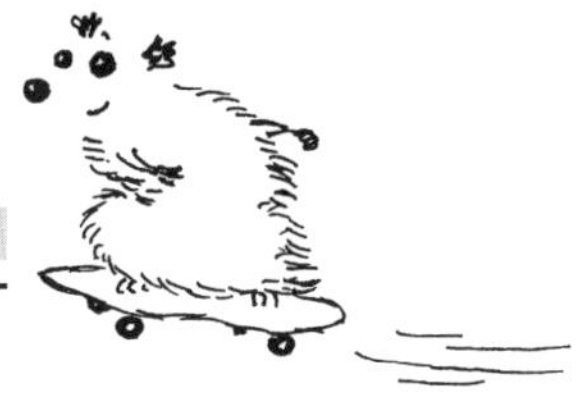

- Enge in der Brust,
- ein Grummeln im Magen oder auch
- einen körperlichen Schmerz.

b) Wahrnehmung

Wenn wir sehr eifersüchtig sind, nehmen wir die Dinge um uns herum anders wahr. Unsere ganze Wahrnehmung ist auf diese Punkte ausgerichtet:

- Meine Gedanken drehen sich darum, wie ich die andere Person an mich binden kann.
- Ich denke darüber nach, wie ich den Konkurrenten oder die Konkurrentin beschädigen oder ausstechen kann.
- Ich habe den Wunsch, den anderen zu kontrollieren.
- Ich sehe in vielen harmlosen Situationen Beweise dafür, dass der andere „untreu“ ist.

c) Körperhaltung/Ausdruck

Da wir die Eifersucht meistens nicht zeigen wollen, gibt es keine spezifische Körperhaltung.

d) Handlungsdrang

- Ich versuche, mehr Nähe herzustellen, mich besonders „wichtig“ zu machen (z. B. durch „Klammern“, andauernde Liebesbekundungen, vielleicht auch gesteigertes sexuelles Verlangen).
- Ich kontrolliere die andere Person oder „spioniere“ sie aus (lese z. B. WhatsApp-Nachrichten oder Kommunikationen im Internet, rufe häufig an …)
- Ich verbiete dem anderen, bestimmte Dinge zu tun (z. B. alleine wegzugehen).
- Ich versuche die Konkurrenz auszustechen oder schlechtzumachen.

Wie soll ich mich verhalten, wenn ich eifersüchtig bin?

- Zuerst muss ich merken, dass ich eifersüchtig bin, und das Gefühl annehmen.
- Dann ist zu überlegen, ob die Eifersucht gerechtfertigt ist. Geht es z. B. um meine Partnerschaft und mein Partner teilt Dinge mit anderen, die ich in der Partnerschaft alleine für mich beanspruche? Dann muss ich mit meinem Partner sprechen und Vereinbarungen mit ihm treffen. Ich muss jedoch aufpassen, dass ich den anderen nicht einenge, da ich ihn sonst vielleicht in die Flucht schlage.
- Langfristig hat eine gute Beziehung nur dann eine Chance, wenn ich dem anderen vertraue. Es ist wichtig, dass ich aufmerksam für alle Handlungen und Gesten des anderen bin, die mir zeigen, dass er mich mag und dass ich ihm etwas bedeute. Beide Partner sollen genügend Selbstständigkeit behalten können. Darüber muss man sich in der Partnerschaft austauschen.

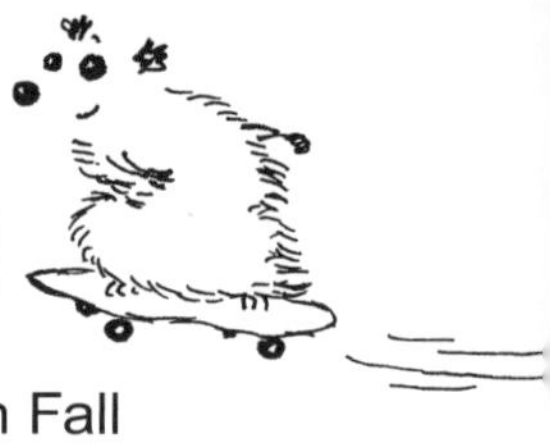

Infoblatt Umgang mit Gefühlen 13j

Wenn meine Eifersucht zu stark oder unangemessen ist, dann muss ich auf jeden Fall **entgegengesetzt handeln**, wenn ich den anderen nicht verlieren will:

a) Entgegengesetztes Handeln

- Gib alle Kontrollversuche auf.
- Gib der anderen Person die Freiheiten, die sie braucht und möchte.
- Bemühe dich um einen freundlichen Umgang mit der „Konkurrenz".
- Suche dir Tätigkeiten, die dir selbst guttun und die du ohne den anderen ausführen kannst (triff dich mit Freunden, geh deinem Hobby nach, geh in einen Verein …).
- Mach eine Achtsamkeitsübung und konzentriere dich auf den Fluss deines Atems.

b) Entgegengesetztes Denken

- Erinnere dich an Situationen, in denen es zwischen dir und deinem Partner/Freund oder deiner Partnerin/Freundin viel Nähe gegeben hat.
- Denke daran, dass es andere Menschen gibt, die dir wichtig sind und denen du viel bedeutest.
- Denke daran, dass es auch für dich gut ist, Freiheiten zu haben und dich mit anderen zu treffen oder Zeit für dich zu haben.
- Mach dir bewusst, dass du ohne den anderen überleben kannst!
- Mach dir klar, dass du genügst.

c) Entgegengesetzte Körperhaltung

- Nimm eine aufrechte, selbstbewusste, offene Haltung ein.
- Nimm die Schultern zurück und entspanne sie.
- Versuche, dich insgesamt zu entspannen und die Muskeln loszulassen.
- Probiere ein leichtes inneres Lächeln.
- Atme tief in den Bauch.

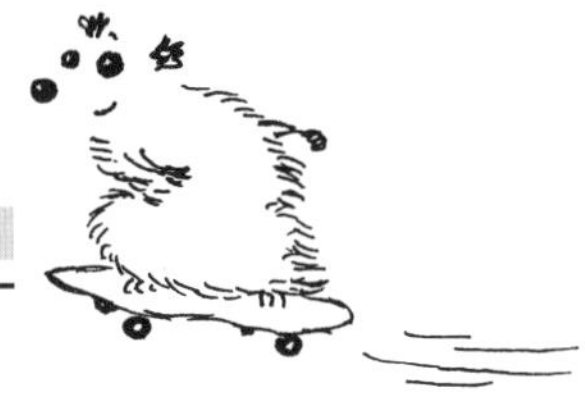

Ekel

Das Gefühl Ekel tritt auf, wenn wir mit Dingen in Berührung kommen, die für uns giftig, ansteckend oder schädlich sein könnten. Ekel soll uns vor gefährlichen Stoffen warnen. Aber auch Menschen können bei uns Ekel auslösen, wenn sie unsere Grenzen überschreiten und uns zu nahe kommen.

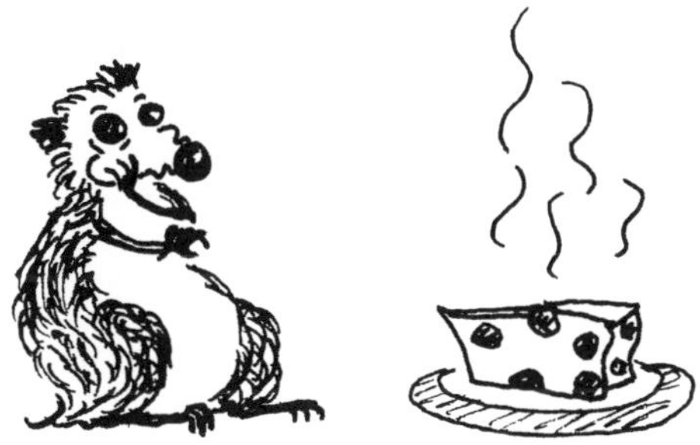

Typische Auslöser

Es gibt einige typische Situationen, die Ekel auslösen. Vielleicht fallen dir noch weitere Beispiele ein:

- Exkremente von Menschen oder Tieren sehen oder riechen
- in der Nähe eines schmutzigen Menschen oder Tieres sein
- einen toten Körper sehen oder in dessen Nähe sein
- Blut sehen oder eine Spritze bekommen
- beobachten, wie die Würde eines Menschen verletzt wird
- zu einem sexuellen Kontakt gezwungen werden
- glauben, dass man selbst „schmutzig“ oder „besudelt“ ist
- ____________________
- ____________________
- ____________________
- ____________________

Woran erkenne ich Ekel?

Ekel kannst du an verschiedenen Reaktionen bemerken. Dazu zählen:

a) die Reaktionen in deinem Körper
b) die Art und Weise, wie du deine Umgebung wahrnimmst
c) deine Körperhaltung
d) ein Handlungsdrang

a) Körperreaktionen

- Übelkeit
- Brechreiz
- Krankheitsgefühl

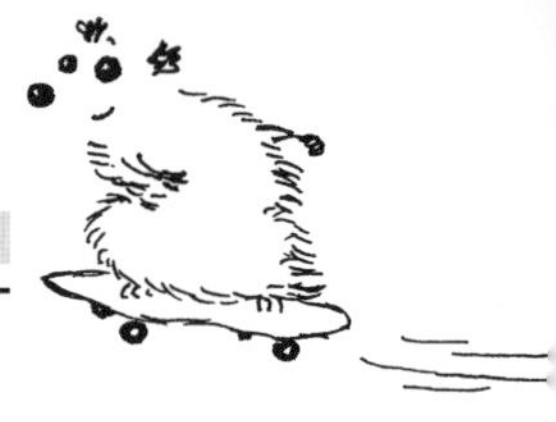

b) Wahrnehmung

Wenn wir uns ekeln, richten wir unsere Aufmerksamkeit stark auf das, was den Ekel auslöst. Manchmal erinnern uns bestimmte Dinge an etwas von früher, das wir ekelig fanden – dann ekeln wir uns oft auch vor diesen Dingen, obwohl sie selbst gar nicht schädlich oder schmutzig sind. Wenn wir uns aufgrund von früheren Erfahrungen vor unserem eigenen Körper ekeln, nehmen wir diesen oft verzerrt wahr (zu dick, unproportional, hässlich).

c) Körperhaltung

Ekel soll von anderen Menschen erkannt werden, damit sie gewarnt sind. Deswegen kann man Ekelgefühle gut an unserem Gesichtsausdruck und der Körperhaltung erkennen:

- gerümpfte Nase
- hochgezogene Oberlippe
- heruntergezogene Mundwinkel
- hochgezogene Augenbrauen
- grimmiger Gesichtsausdruck
- Abwendung von dem Ekelobjekt

d) Handlungsdrang

Wenn du dich ekelst, möchtest du das, wovor du dich ekelst, am liebsten sofort loswerden. Das heißt, du möchtest

- dich übergeben.
- dich waschen und duschen.
- die Kleidung wechseln.
- nichts essen und trinken.
- weglaufen.

Wie soll ich mich verhalten, wenn ich mich ekele?

Wenn du Ekelgefühle spürst, hast du zwei Möglichkeiten:

1. Du kannst auf dein Gefühl hören und das tun, was es dir sagt.

Dann handelst du **deinem Gefühl entsprechend**.

Dies hat dann Sinn, wenn du wirklich eine gefährliche Substanz eingenommen hast oder damit in Berührung gekommen bist. Sinnvoll kann in solch einem Fall sein:

- dich waschen, duschen, die Kleidung wechseln, wenn du mit etwas in Berührung gekommen bist, was schädlich ist
- dich übergeben, wenn du etwas gegessen oder getrunken hast, was schädlich ist
- es ausspucken, wenn du es noch nicht geschluckt hast
- zum Arzt gehen, wenn die Substanz sehr gefährlich ist

Infoblatt Umgang mit Gefühlen 13k

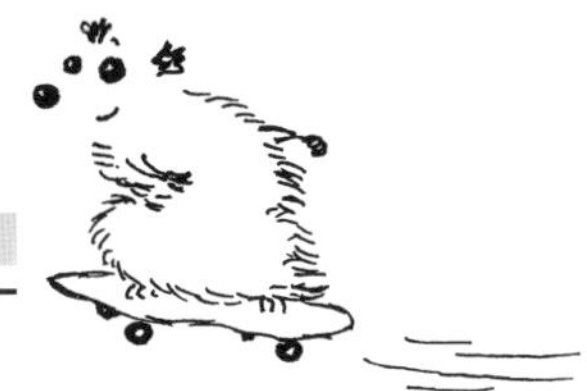

Wenn wir mit Menschen Kontakt haben, die unsere Grenzen und unser Schamgefühl missachten, ist Ekel ebenfalls gerechtfertigt. Dann ist es sinnvoll,

- zu sagen, dass du das nicht willst.
- dich klar und deutlich zu wehren.
- dich abzugrenzen, Abstand zu der Person zu halten oder ihr ganz aus dem Weg zu gehen.
- dir Unterstützung zu holen, wenn du es alleine nicht schaffst.

2. Du kannst dein Gefühl mit der Zeit abschwächen.

Dann tust du das Gegenteil von dem, was dein Gefühl dir rät. Du handelst **dem Gefühl entgegengesetzt**.

Das hat Sinn, wenn du bei etwas Ekelgefühle hast, das gar nicht schmutzig oder schädlich ist, z. B. wenn dich etwas an frühere Erfahrungen erinnert oder du dich vor deinem eigenen Körper ekelst.

a) Entgegengesetztes Handeln

- Setze dich mit der Substanz auseinander: Schaue sie dir an, rieche an ihr, iss oder trinke sie, falls sie dafür vorgesehen ist. Wenn du das alles tust, bewusst und oft und lange genug, dann wirst du dich daran gewöhnen und der Ekel wird weniger.
- Wenn es um deinen Körper geht, dann ist es ebenfalls wichtig, dass du dich mit ihm auseinandersetzt: Sieh ihn dir z. B. im Spiegel an, creme ihn ein und berühre ihn. Verwöhne dich und deinen Körper.

b) Entgegengesetztes Denken

Bei Ekel denken wir oft: „Ich muss mich übergeben, mich waschen, mich abschrubben.“ oder „Ich bin widerlich, ekelig, andere werden sich von mir abwenden.“

Entgegengesetztes Denken wäre dann:

- Konzentriere dich auf die Gegenwart.
- Versuche zu unterscheiden zwischen dem, was du jetzt ekelig findest, und dem, was früher ekelig war. Was ist anders an dem Geschmack, Geruch und der Form von dem, was ich jetzt gerade vor mir habe?
- Denke an angenehme Situationen mit einem guten Geruch und Geschmack.

c) Entgegengesetzte Körperhaltung

Ekel führt dazu, dass sich die Gesichtsmuskulatur verspannt und die Bauchmuskeln sich zusammenkrampfen. Entgegengesetzte Körperhaltung heißt also:

- Entspanne dein Gesicht – stell dir vor, du streifst eine Maske vom Gesicht ab.
- Entspanne deinen Bauch – atme tief in den Bauch hinein.
- Wende dich dem Ekelobjekt zu.

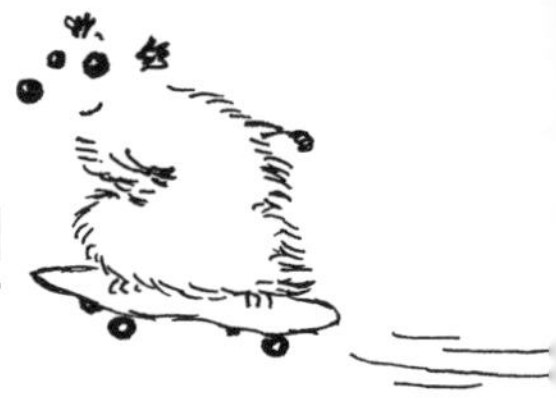

Infoblatt Umgang mit Gefühlen 13k

3. Du kannst dem Ekel vorbeugen.

Das funktioniert am besten, wenn du dich an deine eigenen Grenzen und Geschmacksempfindungen hältst. Sag z. B. „Stopp", wenn du keinen Alkohol oder nicht mehr Alkohol trinken willst, auch wenn die anderen (weiter-)trinken. Signalisiert dein Körper dir, dass er etwas nicht will (nicht zu sich nehmen will, aber auch diese Berührung nicht will oder die Nähe zu einer Person nicht will), dann solltest du das ernst nehmen. Das gilt genauso für den sexuellen Bereich. Niemand sollte sich, nur um dem Partner zu gefallen, auf sexuelle Handlungen einlassen, wenn er das nicht will. Das schadet auf Dauer dem Selbstwertgefühl und ebenso der Partnerschaft. Auch wenn andere etwas tun, was du widerlich findest, z. B. jemanden aus der Klasse ärgern und demütigen, solltest du nicht mitmachen, am besten sogar jemanden um Hilfe bitten.

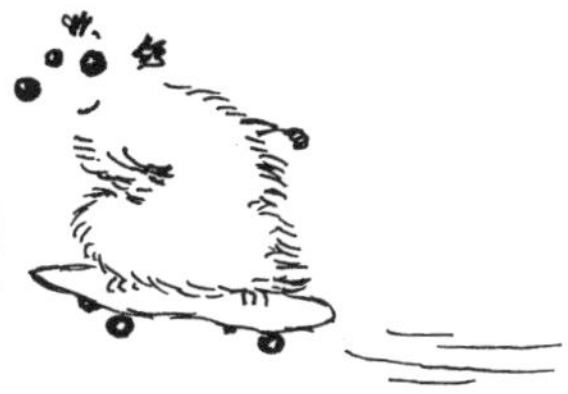

Ohnmacht

Wir fühlen uns ohnmächtig, wenn wir ein starkes Gefühl haben, aber dem Handlungsdrang, den es auslöst, nicht folgen können. Lässt sich andererseits das Gefühl auch nicht abschwächen, dann wird es zuerst immer stärker, bis es irgendwann kippt und wir uns nur noch hilflos und machtlos fühlen.

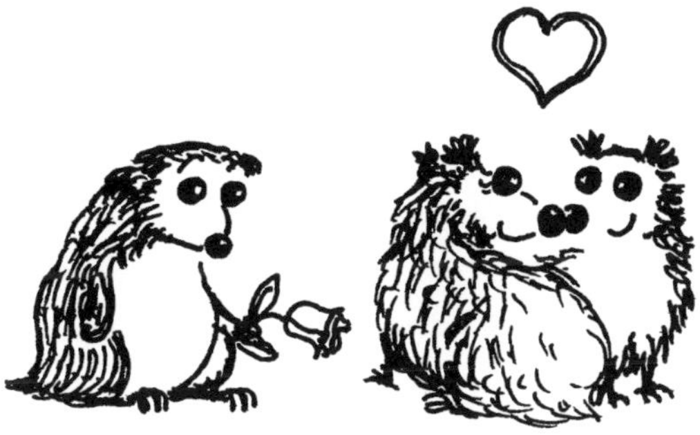

Typische Auslöser

Ohnmachtsgefühle treten in bestimmten typischen Situationen auf. Vielleicht fallen dir noch weitere Beispiele ein:

- Wir haben große Angst, können jedoch nicht weglaufen.
- Wir spüren starke Wut, können aber nicht angreifen.
- Wir lieben jemanden sehr, doch er reagiert gar nicht auf uns.
- Wir haben eine tolle Leistung erbracht und keiner interessiert sich dafür.
- Wir wünschen uns etwas sehr, aber kurz vor dem Ziel wird es uns weggeschnappt.
- ______________________________
- ______________________________
- ______________________________

Woran erkenne ich, dass ich mich ohnmächtig fühle?

Ohnmacht ist nicht leicht zu erkennen. Auch hier kann man sich die Reaktionen in den vier Bereichen ansehen:

a) die Reaktionen in deinem Körper
b) die Art und Weise, wie du deine Umgebung wahrnimmst
c) deine Körperhaltung
d) ein Handlungsdrang

a) Körperreaktionen

- Dein Puls schlägt schneller.
- Das Herz klopft.
- Die Muskeln sind angespannt.
- Du fühlst dich innerlich unruhig.
- Dein Körper schwankt zwischen Erschöpfung und starker Erregung.

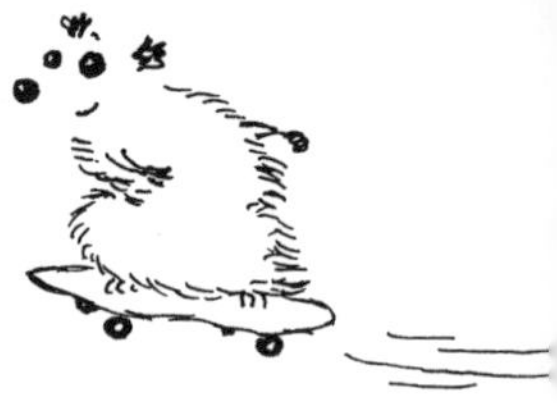

b) Wahrnehmung

Wenn du dich ohnmächtig fühlst, nimmst du deine Hilflosigkeit wahr, aber auch Wut und Verzweiflung. Du empfindest sehr deutlich, dass du nichts tun kannst, dass du allein und verlassen bist. Vielleicht bemerkst du auch eine Anspannung, ein Gefühl der Lähmung oder eine Erschöpfung.

c) Körperhaltung

Deine Körperhaltung signalisiert Verzweiflung:

- Vielleicht bist du eher zusammengesunken, zeigst dich erschöpft und schwer.
- Oder deine Muskeln sind angespannt und dein Körper fühlt sich starr und unbeweglich an.

d) Handlungsdrang

- Du möchtest diesen Zustand so schnell wie möglich beenden, willst irgendetwas tun.
- Du schwankst, ob du lieber weglaufen, angreifen oder aufgeben sollst.

Wie soll ich mich verhalten, wenn ich mich ohnmächtig fühle?

Bei Ohnmacht gibt es nicht wirklich eine sinnvolle Handlung.

- Wenn es möglich ist, dann versuche wahrzunehmen, welches Gefühl hinter der Ohnmacht steht, und dem dazugehörigen Handlungsdrang zu folgen.
- Vielleicht hast du die Möglichkeit, dir Hilfe zu holen.

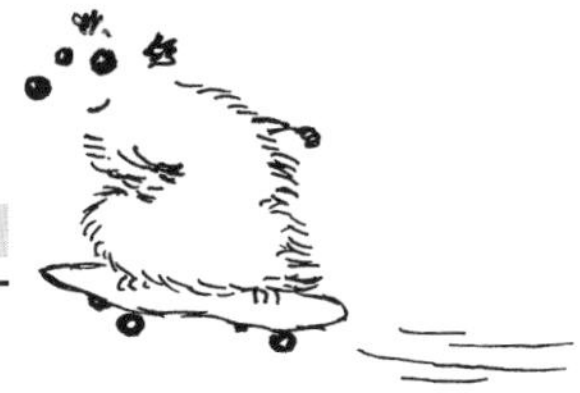

Stolz

Wann sind wir stolz?

- Wenn wir eine Leistung, etwas Besonderes vollbracht haben.
- Wenn jemand, mit dem wir uns verbunden fühlen, eine Leistung vollbracht hat.
- Meist waren wir oder unsere Gruppe dann besser als die Konkurrenz.

Viele Menschen sind z. B. stolz, wenn ihre Fußballmannschaft gewonnen hat. Das ist dann eine Form von Stolz, die alle sehen können.

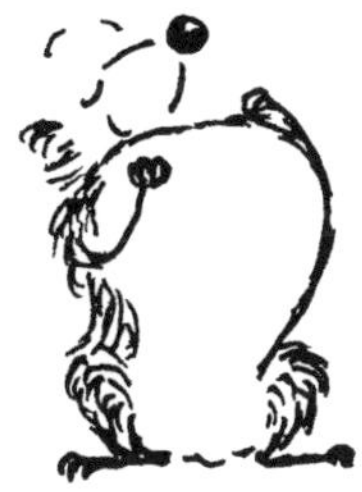

Es gibt aber auch eine leise Art von Stolz:

- Wenn wir einer Versuchung widerstehen (z. B. mit dem Rauchen oder mit Selbstverletzungen aufhören) oder wenn wir „lästige" Aufgaben erledigt haben (z. B. regelmäßig Klavierspielen üben).
- Wenn wir etwas schaffen, das uns schwerfällt (z. B. ein Referat vor der Klasse halten).

Stolz treibt uns selbst zur Leistung an oder bewirkt, dass wir für unsere Gruppe kämpfen.

Typische Auslöser

In diesen Situationen empfinden wir typischerweise Stolz. Vielleicht fallen dir noch weitere Beispiele ein:

- Ich habe etwas geschafft.
- Ich habe mich durchgesetzt.
- Jemand, den ich bewundere, hat mir für etwas Anerkennung gegeben.
- Mein Team hat gewonnen.
- ______________________________
- ______________________________
- ______________________________
- ______________________________

Woran erkenne ich Stolz?

Stolz kann man an verschiedenen Reaktionen bemerken. Dazu zählen:

a) die Reaktionen in deinem Körper
b) die Art und Weise, wie du deine Umgebung wahrnimmst
c) deine Körperhaltung
d) ein Handlungsdrang

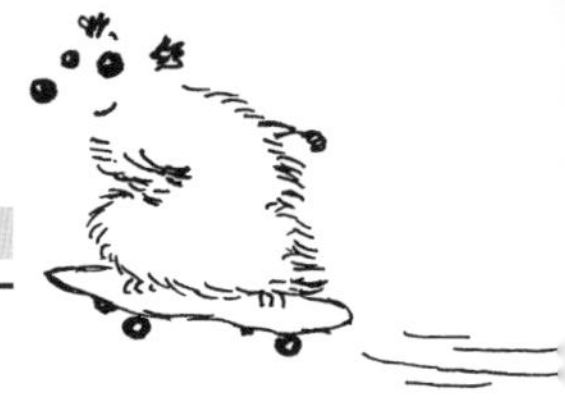

a) Körperreaktionen

- Du fühlst dich leicht und beschwingt.
- Du bist voller Energie.
- Vielleicht brauchst du sogar weniger Schlaf.
- Deine Gedanken laufen schnell.

b) Wahrnehmung

Wenn wir stolz sind, sind wir in Hochstimmung. Wir fühlen uns stark und leistungsfähig, glauben an uns und fühlen uns siegessicher. Wir erinnern uns an frühere Erfolge und planen neue Herausforderungen.

c) Körperhaltung

Stolz will gesehen werden. Deswegen führt er dazu, dass wir

- den Körper aufrichten,
- uns groß machen,
- den Kopf erhoben tragen,
- die Nase hochnehmen,
- die Brust weiten.

d) Handlungsdrang

Auch im Handeln möchten wir unseren Stolz zeigen, d. h., wir wollen

- anderen von unseren Taten erzählen,
- Anerkennung bekommen,
- Lob ernten,
- den Stolz teilen,
- das Erreichte feiern,
- dieses Gefühl gern erhalten oder bald wieder haben. Deswegen versuchen wir, bald wieder eine solche Leistung zu erbringen.

Wenn z. B. das „eigene“ Fußballteam gewonnen hat, gehen viele Menschen auf die Straße und wollen gemeinsam feiern.

Was geschieht, wenn du Stolz nicht zulässt?

Bei Jugendlichen, die belastende Dinge erlebt haben und vielleicht eher ein geringeres Selbstwertgefühl haben, gibt es häufig das Problem, dass sie sich selbst nicht erlauben, stolz zu sein. Sie denken, sie hätten kein Recht auf Stolz. Oft haben sie Angst vor der Reaktion der anderen und fürchten, ausgegrenzt zu werden, wenn sie Stolz zeigen. Manche haben auch Angst, sie könnten die damit geweckten Erwartungen nicht erfüllen. Einige Jugendliche glauben sich deshalb selbst demütigen oder bestrafen zu müssen, wenn sie Stolz empfinden. Sie denken: „Du hast das nicht verdient.“ – „Du taugst zu nichts, du bist dümmer als alle anderen. Am besten, du ziehst dich wieder zurück.“

Infoblatt Umgang mit Gefühlen 13m

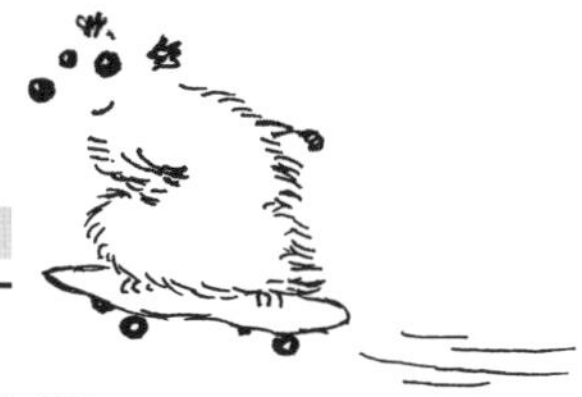

Die Schwierigkeit dabei ist, dass Stolz der wichtigste Motor dafür ist, dass wir uns anstrengen und Leistung bringen. Stolz führt ebenso dazu, dass wir uns für andere Menschen einsetzen.

Wenn du dir selbst also verbietest, stolz zu sein, dann wirst du große Schwierigkeiten haben, deine Ziele zu erreichen.

Wie soll ich mich verhalten, wenn ich stolz bin?

1. Du kannst auf dein Gefühl hören und das tun, was es dir sagt.

Dann handelst du **deinem Gefühl entsprechend**. Dies ist dann sinnvoll, wenn du zu Recht stolz bist.

- Dafür solltest du das Gefühl zulassen, zeigen und mit anderen teilen.
- Du wirst sehen, andere freuen sich mit dir und geben dir Anerkennung.

2. Du kannst dein Gefühl abschwächen.

Viele Jugendliche in der Skillsgruppe sind Meister darin, ihren Stolz abzuschwächen, obwohl er berechtigt ist. Das machen sie hauptsächlich über **entgegengesetztes Denken**:

- „Es ist gar nicht mein Verdienst, dass es geklappt hat."
- „Es liegt an den anderen oder an den Umständen, dass ich diese Leistung vollbracht habe. Mit meinem Können hat das nichts zu tun."
- „Es war sowieso nur Zufall."
- „Das nächste Mal wird es bestimmt nicht klappen."

Solches Denken wäre höchstens dann sinnvoll, wenn der Stolz nicht gerechtfertigt ist, ich also auf etwas stolz bin, womit ich wirklich gar nichts zu tun habe.

Es kann auch passieren, dass **Stolz zu wichtig** wird. Dann braucht man sein ganzes Leben lang immer mehr Anerkennung und ist nur zufrieden, wenn man ständig Erfolg hat.

Letzterer Fall ist in der Regel nicht das Problem der Jugendlichen, die an diesem Skillstraining teilnehmen. Du musst also vermutlich eher daran arbeiten, dass du dir selber erlaubst, stolz zu sein.

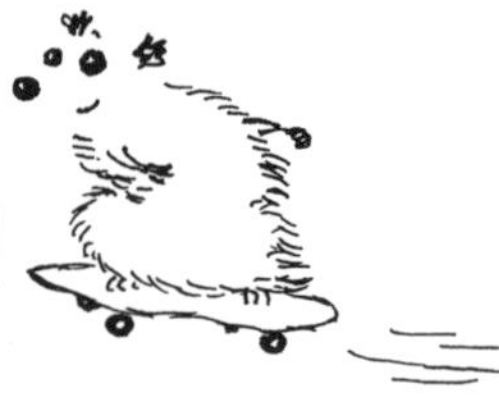

ABC GESUND

Wie stark und damit vielleicht auch unerträglich ein Gefühl für uns ist, hängt auch davon ab, wie anfällig oder verletzlich wir gerade sind.

Vielleicht kennst du das: Wenn ich Hunger habe, bin ich viel ungeduldiger und reagiere schneller gereizt, als wenn ich mich gut gesättigt fühle. Wenn ich krank bin, bin ich nörgelig und empfindlich. Dann erlebe ich alle um mich herum und überhaupt die ganze Welt als ungerecht.

Auf den nächsten Info- und Arbeitsblättern sind Dinge beschrieben, die dich anfällig und verletzlicher machen können oder dir im Gegenteil Stabilität geben – auf der körperlichen Ebene und auch in psychischer Hinsicht.

ABC

Diese Skills helfen dir, deine Anfälligkeit für heftige Gefühle zu verringern:

A = Angenehme Gefühle sammeln

- Angenehme Dinge tun oder angenehme Situationen aufsuchen, wenn das möglich ist.
- Ziele ins Auge fassen und Schritt für Schritt angehen.
- Beziehungen pflegen und neue aufbauen.
- Achtsam sein für angenehme Erfahrungen.
- Sorgen kommen und wieder gehen lassen.

B = Bauen von Verantwortung

- Täglich für kleine Dinge Verantwortung übernehmen.
- Einen kleinen Beitrag für eine bessere Welt leisten.

C = Chaos durch Planung vorbeugen

- Überlege im Vorhinein, welche Situation in der nächsten Zeit schwierig für dich werden könnte.
- Plane dann, was du tun kannst, um den Verlauf der Situation für dich gut zu gestalten und das, was du nicht beeinflussen kannst, auszuhalten.

GESUND

Auch der Umgang mit deinem Körper hat einen Einfluss darauf, wie anfällig und verletzlich du für starke Gefühle bist und wie gelassen du mit schwierigen Situationen umgehen kannst.

Schone deine Seele, indem du deinen Körper schonst!

Infoblatt Umgang mit Gefühlen 14

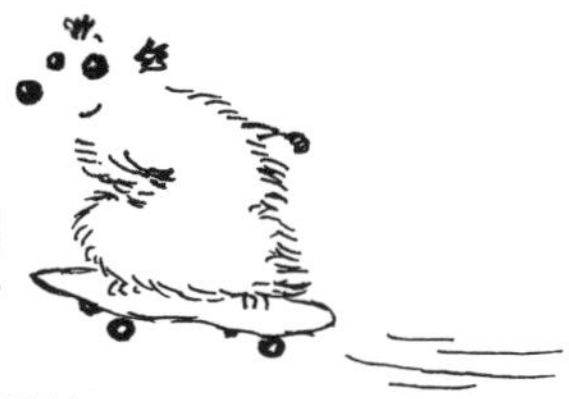

Wenn du auf folgende Punkte achtest, kannst du dich körperlich und damit auch psychisch stärken:

G = Gymnastik, Bewegung, Sport

- Sorge jeden Tag für ausreichende Bewegung (mindestens 20 Minuten pro Tag).

E = Essen und Trinken

- Iss nicht zu viel und auch nicht zu wenig.
- Kümmere dich um eine ausgewogene Ernährung.
- Iss regelmäßig und achtsam.
- Trinke ausreichend Wasser und andere alkoholfreie Getränke, aber nicht zu viel Cola, Kaffee, Energy-Drinks o. Ä.

S = Schlaf

- Schlafe – wenn irgend möglich – so viel, dass du dich wohl fühlst, d. h. nicht zu viel und auch nicht zu wenig. 7–8 Stunden gelten als ein guter Richtwert.
- Hast du Schlafprobleme, dann finde heraus, was dir hilft, besser zu schlafen (z. B. ein Schlafprogramm, Abendrituale).

UN = Untersuchung und Behandlung von Krankheiten

- Achte auf deinen Körper und nimm mögliche Beschwerden ernst:
  - Geh zum Arzt, wenn es notwendig ist.
  - Nimm Medikamente ein, die dir verordnet werden.
  - Schone dich, wenn dein Körper Ruhe braucht.

D = Drogen und Alkohol *vermeiden*

- Verzichte auf Drogen, nicht verordnete Medikamente und andere stimmungsverändernde Substanzen.

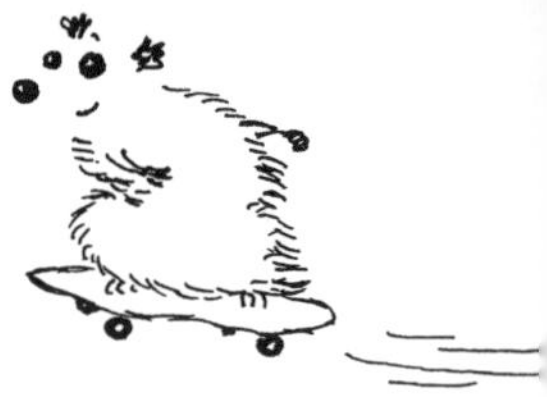

A = Angenehme Gefühle sammeln

Gefühle kommen und gehen – die angenehmen genauso wie die unangenehmen. Du kannst jedoch selbst dafür sorgen, dass du häufiger angenehme Gefühle erlebst und ihnen mehr Raum gibst. Das hilft dabei, die unangenehmen Gefühle auszugleichen und dein Leben lebenswerter zu machen.

Wie kannst du das erreichen?

Kurzfristig:

- Tue angenehme Dinge, die du jetzt gerade tun kannst.
- Suche Situationen auf oder umgib dich mit Menschen, die dir guttun.
- Wähle jeden Tag etwas aus der Liste angenehmer Aktivitäten aus und mache es.

Versuche, deine Ziele zu erreichen.

- Überleg dir, welche kleineren oder größeren Ziele du erreichen möchtest.
- Schreib auf, welche kleinen Schritte in Richtung deiner Ziele du schon gehen kannst.
- Mache den ersten Schritt.

Kümmere dich um deine Beziehungen.

- Stelle alte Beziehungen wieder her: Melde dich bei Menschen, von denen du weißt, dass sie dir guttun und mit denen du gerne Kontakt hast, auch wenn du dich längere Zeit nicht mehr gemeldet hast.
- Schaffe neue Beziehungen:
    - Denke darüber nach, zu wem du gerne mehr Kontakt hättest, und nimm Kontakt auf.
    - Überlege dir, wo und wie du nette Menschen kennenlernen könntest, und setze deine Ideen um.
- Kümmere dich um deine schon bestehenden Beziehungen:
    - Halte regelmäßig Kontakt.
    - Erkundige dich, wie es dem anderen geht.
    - Schlage vor, zusammen etwas zu unternehmen.
- Beende Beziehungen, die dir schaden!
    - Überlege dir, wie du es machen kannst, und setze zwischenmenschliche Fertigkeiten ein.
    - Berate dich evtl. mit einem Freund/einer Freundin, deinem Therapeuten oder einer anderen Person deines Vertrauens.
    - Denke daran, dass du nicht verpflichtet bist, eine Beziehung aufrechtzuerhalten, die dir nicht guttut. Das könnte auch deiner Therapie schaden.

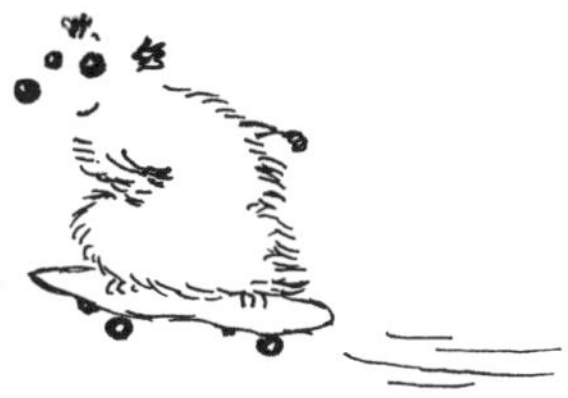

Sei achtsam für angenehme Erfahrungen.

Richte deine Aufmerksamkeit bewusst auf die Dinge, die angenehm sind und gute Gefühle erzeugen. Das müssen nicht unbedingt großartige Erfahrungen sein, manchmal sind es auch kleine Dinge: jemand lächelt dich an; du fühlst, wie die Sonne dir ins Gesicht scheint; du bemerkst, dass dir etwas gut gelungen ist – auch wenn es nur eine kleine Sache war.

- Schreibe diese Dinge auf. Du kannst sie z. B. in deine Diary-Card eintragen oder dir ein kleines Tagebuch für angenehme Erfahrungen anlegen.
- Es ist möglich, sich darin zu trainieren, angenehme Dinge immer häufiger wahrzunehmen. Wenn dir das gelingt, wird sich deine Stimmung insgesamt verbessern.

Wenn Sorgen oder andere unangenehme Gedanken kommen: Versuche, sie ziehen zu lassen,

- wenn du z. B. denkst, dass das gute Gefühl ja sowieso gleich wieder verschwindet.
- wenn du glaubst, du hast die angenehme Erfahrung vielleicht gar nicht verdient.
- wenn du vermutest, dass du in Zukunft bestimmt nicht oft wieder solche guten Gefühle haben wirst.
- wenn …

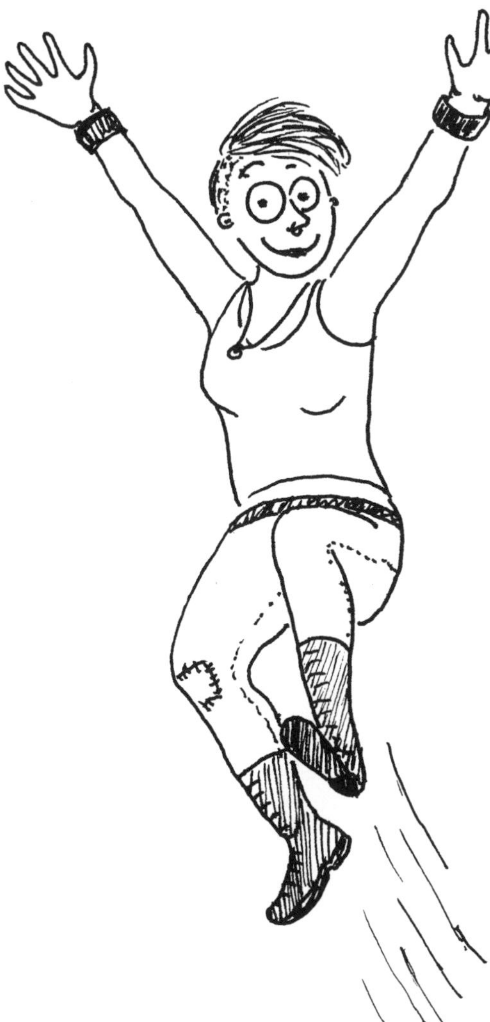

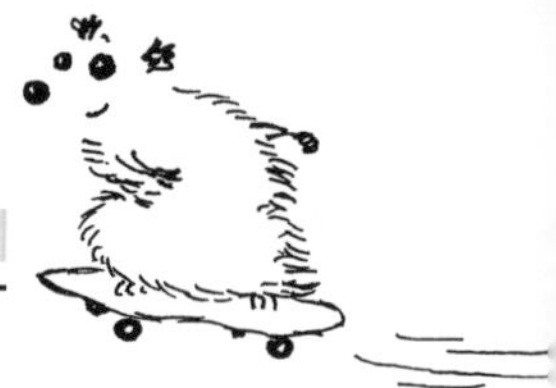

Infoblatt Umgang mit Gefühlen 15b

Blatt 1/4

Liste angenehmer Aktivitäten

- ein Bad nehmen
- Dinge sammeln (Steine, Münzen, Muscheln)
- von der Zeit nach der Schule träumen
- Zukunftspläne schmieden
- alte Dinge reparieren
- DVDs oder CDs sortieren
- zu einer Verabredung gehen
- faulenzen
- ins Kino gehen
- joggen
- Fußball spielen
- reiten
- Musik hören
- mich an die letzte gute Party erinnern
- auf eine Party gehen
- mein Zimmer neu gestalten, Möbel umstellen, dekorieren
- mich sonnen
- an frühere Reisen/Ausflüge denken
- für andere da sein
- ein Sudoku lösen
- Geld für etwas sparen
- Zeitschriften oder Zeitung lesen
- meinem Hobby nachgehen
- arbeiten
- achtsam essen
- Zeit mit einem guten Freund/einer guten Freundin verbringen
- mich an schöne Landschaften erinnern
- spielen
- ein Mandala ausmalen
- backen
- Karate, Judo oder Yoga üben
- am Fahrrad herumbasteln
- an etwas denken, was jemand, den ich mag, gesagt oder getan hat
- ausgeflippte oder auffällige Kleidung tragen
- ruhige Zeit mit mir alleine in meinem Zimmer genießen
- kochen
- mich um Pflanzen kümmern
- Sport treiben
- zu einem Konzert gehen
- Eis essen
- Fotos anschauen oder zeigen
- ein Picknick machen
- Karten oder Gesellschaftsspiele spielen

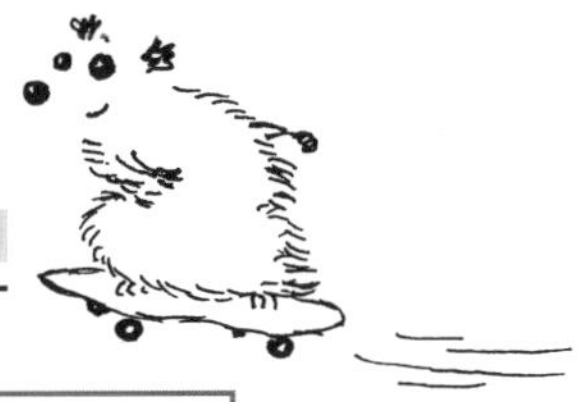

- puzzeln
- Billard oder Kicker spielen
- Nintendo, Wii oder Video- oder Handyspiele spielen
- telefonieren
- mein Lieblingsessen essen
- in die Stadt gehen
- Sachen für mich kaufen
- mich massieren lassen
- Zukunftsträumen nachhängen
- Fahrrad fahren
- im Wald, am Meer oder in einer anderen schönen Landschaft spazieren gehen
- Geschenke kaufen oder selbst gestalten
- in einen Tierpark gehen
- jemand anderem etwas beibringen oder erklären
- fotografieren
- Gedanken aufschreiben
- Sport-, Tanz- oder Musikunterricht nehmen
- jemand anderen massieren
- Inlineskates/Skateboard fahren
- Musik oder Filme kaufen (auf CD, DVD oder im Internet)
- einen Roman lesen
- Tagebuch oder Briefe schreiben
- jemandem bei den Hausaufgaben oder der Vorbereitung auf eine Arbeit helfen
- putzen
- schwimmen
- tanzen gehen
- mich selbst loben („Das habe ich wirklich gut gemacht")
- daran denken, mir etwas zu kaufen
- Drachen steigen lassen
- eine Diskussion mit Freunden führen
- Sachbücher lesen
- laut singen
- mit meiner Familie zusammen sein
- kegeln, bowlen
- an den Strand gehen
- Mode gestalten (z. B. batiken)
- in meinem Zimmer tanzen
- ein Mosaik machen
- Blumen arrangieren
- beten oder in die Kirche gehen
- barfuß laufen
- einen Tag lang überhaupt nichts tun
- zeichnen oder malen
- Handarbeiten machen (nähen, stricken, häkeln …)

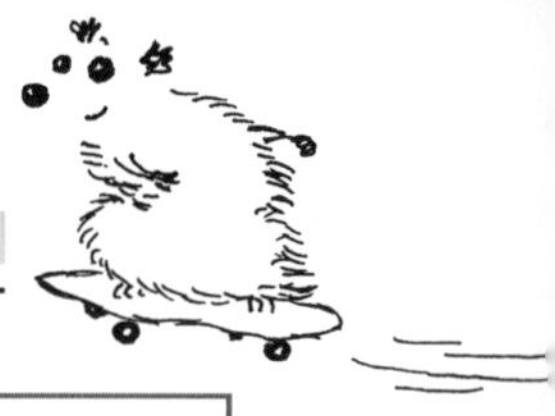

Infoblatt Umgang mit Gefühlen 15b

- masturbieren
- meine Lieblingskleidung tragen
- eine Liste von Dingen erstellen, die ich mir vornehme
- mit anderen zusammen singen
- mich in den Regen stellen
- ein Fußbad nehmen
- eine Pyjama-Party machen
- einen DVD-Abend machen
- chatten
- mich in eine weiche Decke kuscheln
- ein Raumspray benutzen
- in den Schnee gehen
- zu einem Festival fahren
- mich schminken
- Kanu oder Tretboot fahren
- jemandem etwas Gutes tun
- flirten
- mir einen Kaffee, Tee oder Kakao machen und ihn genießen
- ein Musikinstrument spielen
- mich schick, elegant oder sexy anziehen
- künstlerisch oder handwerklich tätig sein
- jemandem etwas schenken
- bei einer Sportveranstaltung zuschauen
- eine Party planen
- spazieren gehen
- einen Ausflug machen
- die Haare färben
- ein Gedicht schreiben
- Klamotten kaufen
- zu einem fremden Menschen freundlich und aufmerksam sein (z. B. jemandem die Tür aufhalten, bei etwas behilflich sein, ein Lächeln oder nettes Wort schenken)
- Tiere beobachten
- mir die Haare stylen
- mir einen guten Kaffee kaufen und trinken
- etwas für die Schule tun
- Kindern beim Spielen zuschauen
- fernsehen
- mich um mein Haustier kümmern
- mich in sozialen Netzwerken aufhalten
- Skulpturen bilden
- zum Essen ausgehen
- sprayen (auf legale Art)
- die Haare schneiden/stylen lassen
- tagträumen
- trainieren

Infoblatt Umgang mit Gefühlen 15b

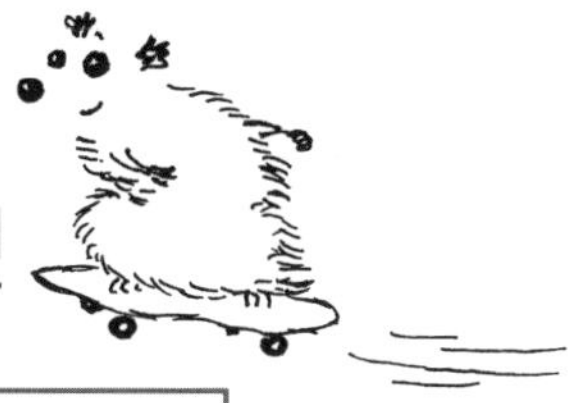

- ein Hörspiel hören
- in einen Freizeitpark gehen
- an Liebe und Sex denken
- eine Fantasiereise machen
- mich eincremen
- lustige Videos angucken
- mir eine Wärmflasche machen/ein Körnerkissen warm machen
- es mir gemütlich machen mit Kerzen, Duftlampe, schöner Musik …
- Collagen, Scrapbooks machen
- duschen
- meine Lieblingsserie anschauen
- mich körperlich betätigen
- soziale Kontakte pflegen
- (im) Auto (mit-)fahren
- Witze lesen, hören, erzählen
- basteln
- am Computer zocken
- aufräumen
- die Natur beobachten
- dekorieren
- Achtsamkeitsübungen machen/meditieren
- ______________________________
- ______________________________
- ______________________________
- ______________________________
- ______________________________

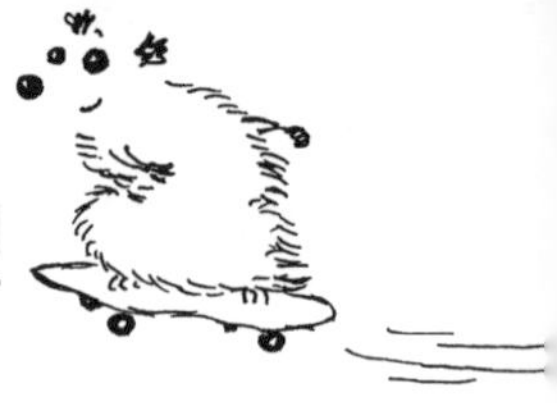

A = Angenehme Gefühle sammeln

Wähle für jeden Tag etwas aus der Liste positiver Aktivitäten aus oder plane etwas anderes, das dir guttut. Trage es in die Tabelle ein und schreibe auf, wie deine Stimmung davor und danach ist. So kannst du Experte dafür werden, welche Aktivitäten deine Stimmung verbessern.

Schätze deine Stimmung ein von 0 = extrem schlechte Stimmung bis 5 = sehr gute Stimmung.

Wochentag	Aktivität	Stimmung davor	Stimmung danach
Montag			
Dienstag			
Mittwoch			
Donnerstag			
Freitag			
Samstag			
Sonntag			

Versuche, deine Ziele zu erreichen.

Welches Ziel möchte ich erreichen?

____

Welche Schritte muss ich tun, um mich in Richtung meines Zieles zu bewegen?

____

____

____

Welches ist der erste Schritt und wann werde ich diesen gehen?

____

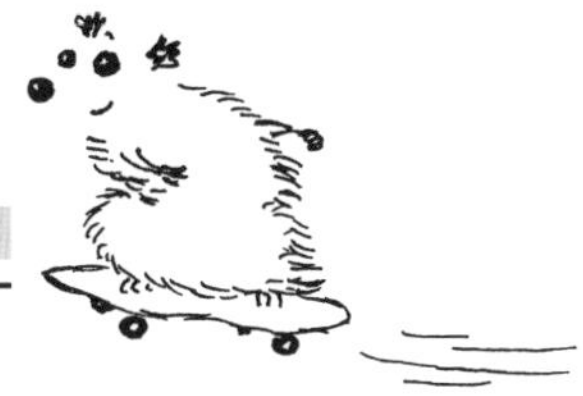

Kümmere dich um deine Beziehungen.

Zu wem würde ich gern wieder Kontakt aufnehmen?

Wann und wie könnte ich das machen?

Wie und wann könnte ich neue Kontakte aufnehmen?

Wen habe ich in letzter Zeit vernachlässigt, obwohl der Kontakt mir guttut?

Zu wem sollte ich den Kontakt abbrechen, weil er mir nicht guttut?

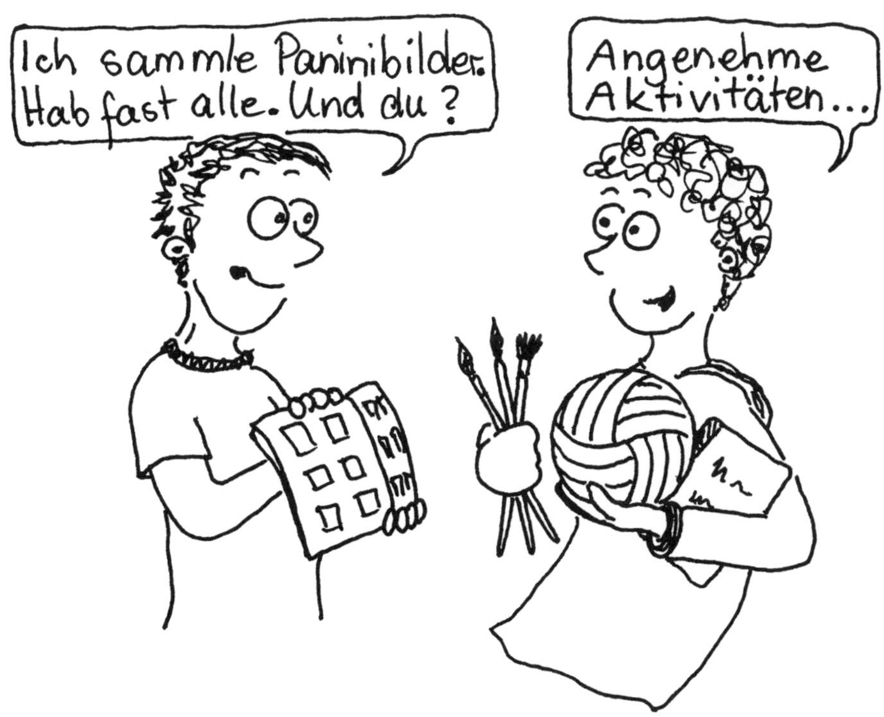
Ich sammle Paninibilder. Hab fast alle. Und du ?
Angenehme Aktivitäten...

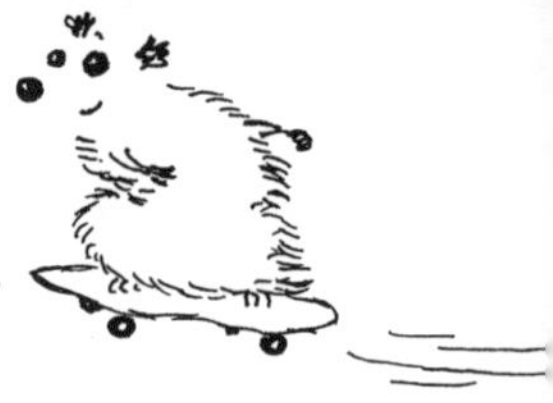

A = Angenehme Gefühle sammeln

Eine Bohnengeschichte

Dies ist die Geschichte von einem Grafen, der sehr alt wurde.

Er verließ niemals das Haus, ohne sich zuvor eine Handvoll Bohnen in die rechte Hosentasche zu stecken. Er tat es nicht etwa, um die Bohnen zu kauen. Nein, er nahm sie mit, um so die schönen Momente des Tages bewusster wahrnehmen und sie zählen zu können.

Für jede schöne Kleinigkeit, die er tagsüber erlebte, z. B. einen netten Plausch auf der Straße, das Lachen eines Menschen, einen besonders schönen Anblick des Himmels, das Zwitschern eines Vogels – einfach alles, was seine Sinne erfreute –, ließ er eine Bohne von der rechten in die linke Hosentasche wandern. Manchmal waren es sogar gleich zwei oder drei.

Abends saß er dann zu Hause und zählte die Bohnen aus seiner linken Hosentasche. So führte er sich Abend für Abend vor Augen, wie viel Schönes ihm an diesem Tag widerfahren war. Und sogar ein Tag, an dem er nur eine Bohne zählte, war ein guter Tag.

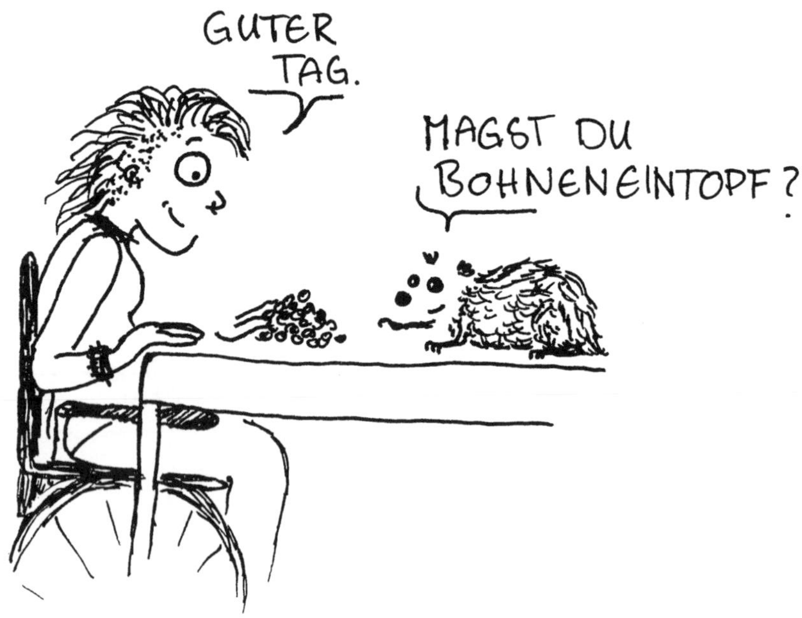

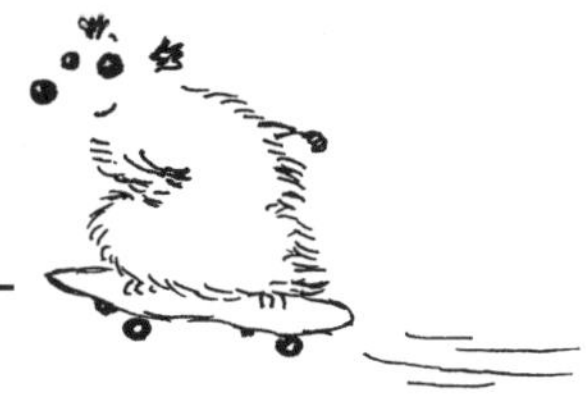

A = Angenehme Gefühle sammeln

Probiere es einmal so wie der Mann in der Bohnengeschichte.

Nimm dir morgens ein paar trockene Bohnen und stecke sie in deine rechte Hosentasche. Immer wenn dir während des Tages etwas Angenehmes passiert, nimmst du eine Bohne aus der rechten Tasche und legst sie in die linke Hosentasche.

Angenehme Erfahrungen können ganz unterschiedlich sein. Achte einmal bewusst auf deine Umgebung!

Das kann ein Lächeln von jemand anderem sein, ein leckeres Abendbrot, das Lesen in deinem Buch, die warme Dusche am Morgen, dein Lieblingssong …

> Ganz wichtig ist dabei: Es wandert keine Bohne zurück, wenn der Alltagsfrust wieder mal auftaucht!

Am Abend nimmst du dann die Bohnen aus der linken Hosentasche und schreibst dir auf, welche angenehmen Erfahrungen du heute gemacht hast:

Meine Bohnen von heute stehen für:

____

____

____

____

____

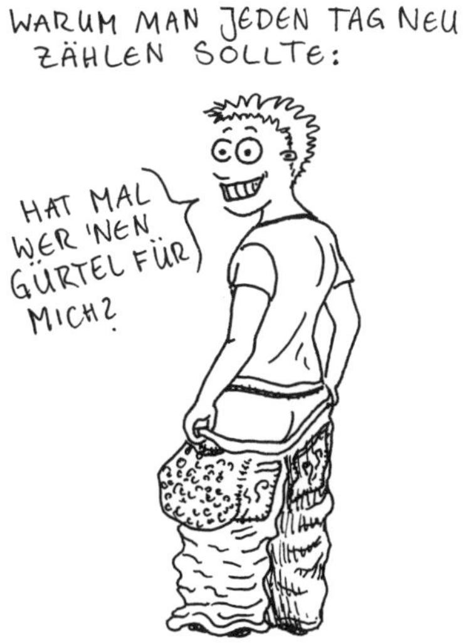
WARUM MAN JEDEN TAG NEU ZÄHLEN SOLLTE:
HAT MAL WER 'NEN GÜRTEL FÜR MICH?

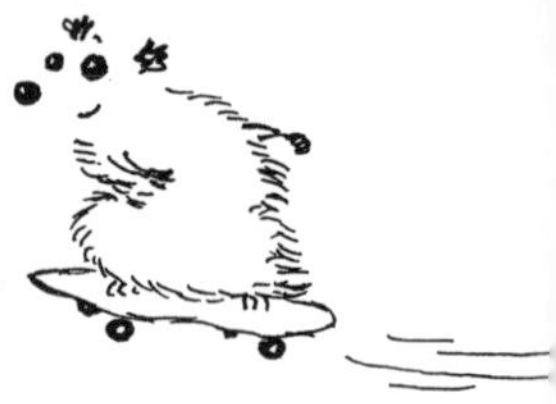

B = Bauen von Verantwortung

Wenn du für kleine Dinge (natürlich auch für Größeres) in deinem Leben Verantwortung übernimmst, hast du eher das Gefühl, „dazuzugehören" und für etwas in dieser Welt wichtig zu sein.

Wenn du der Welt etwas gibst, gibt dir die Welt etwas zurück.

Plane jeden Tag mindestens eine Tätigkeit ein, bei der du für etwas Verantwortung übernimmst.

- Übernimm z. B. die Fürsorge für ein Tier oder eine Pflanze.
- Hilf jemandem, der deine Hilfe braucht.
- Tue etwas für einen guten Zweck.
- Übernimm eine Aufgabe, erledige etwas Unangenehmes.

Beachte dabei, dass auch hier **kleine Schritte** wichtig sind. Es muss nicht etwas Schwieriges oder Außergewöhnliches sein. Es sollte eine Aufgabe sein, die du heute bewältigen kannst.

Vielleicht gibt es etwas, das du sowieso schon tust. Dann mache es bewusster, evtl. auch etwas sorgfältiger.

Mach dir klar, dass du damit etwas tust, das die Welt ein bisschen besser macht.

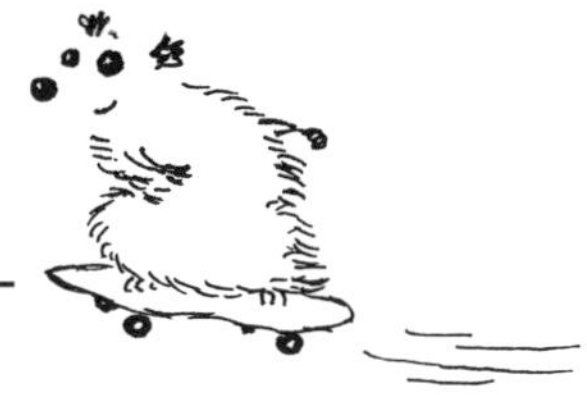

B = Bauen von Verantwortung

Wofür könnte ich Verantwortung übernehmen?

____

____

____

Welche Schritte muss ich unternehmen, um diesen Plan zu verwirklichen?

____

____

____

____

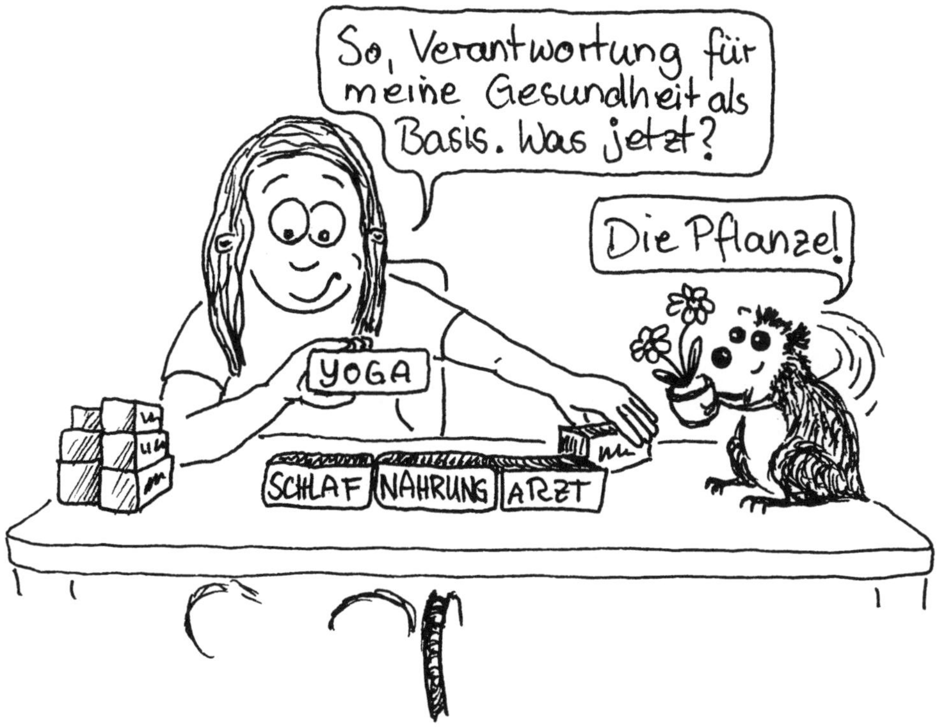
So, Verantwortung für meine Gesundheit als Basis. Was jetzt?
Die Pflanze!
YOGA
SCHLAF
NAHRUNG
ARZT

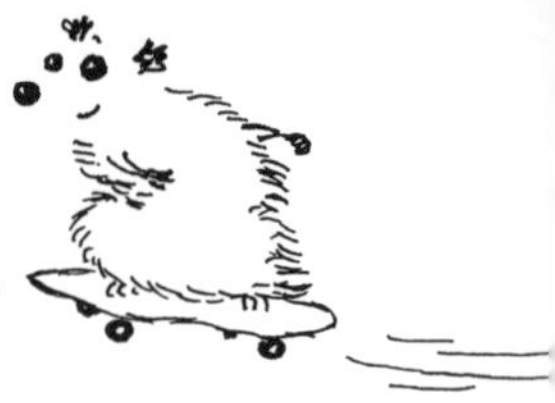

C = Chaos durch Planung vorbeugen

Beschreibe eine Situation, die für dich wahrscheinlich schwierig sein wird.

____

____

Welche Gefühle könnten dabei auftreten?

____

Was könntest du an der Situation beeinflussen?

____

____

Was ist nicht zu beeinflussen?

____

____

Was kannst du tun, um den Verlauf der Situation zu verbessern?

____

____

Was kannst du tun, um die Dinge, die du nicht beeinflussen kannst, besser auszuhalten?

____

____

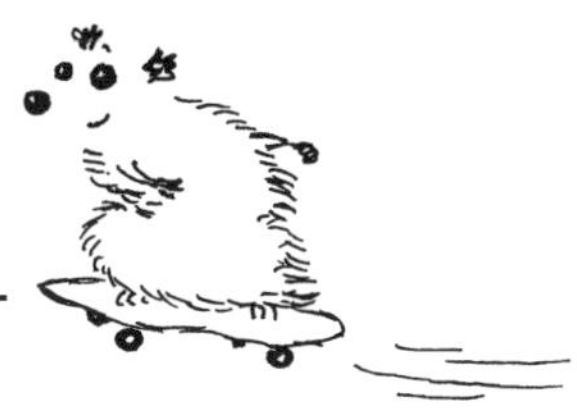

Gefühlssurfing

Was machen wir mit einem schmerzhaften Gefühl, wenn es gerechtfertigt ist?

Annehmen!

Annehmen von Gefühlen meint, das Gefühl zuzulassen, ohne zu handeln.

Gefühle kommen und gehen (wie Wellen). Wenn wir es schaffen, eine annehmende Haltung einzunehmen, erleichtern wir, dass die Gefühle sich verändern. Dabei helfen die Skills aus dem Bereich der Achtsamkeit: Wahrnehmen und Beschreiben.

Wenn wir ein Gefühl wahrnehmen und beschreiben, dann machen wir die Erfahrung, dass wir das Gefühl aushalten können und dass es nach einer Weile schwächer wird.

Es hilft auch, wenn du dir klar machst:

Ich *bin nicht* mein Gefühl. Ich *habe* ein Gefühl.

Wenn du ein starkes Gefühl hast (Spannung > 70 %), dann hast du zwei Wege damit umzugehen:

Extremes Gefühl

↙ **Kurzfristige Stresstoleranzskills**

↘ **Gefühlssurfing**

So funktioniert Gefühlssurfing

1. Tritt innerlich einen Schritt zurück.
2. Benenne dein Gefühl (z. B. „Da ist Angst, Wut, Trauer …“).
3. Wie stark ist dein Gefühl (0–100 %)?
4. Beobachte und beschreibe deine Körperreaktion (z. B. „Ich fühle, dass mein Herz rast.“, „Ich spüre einen Kloß im Hals.“).
5. Beobachte und beschreibe deine Gedanken (z. B. jetzt denke ich „Schnell weg hier!“ oder „Lasst mich doch alle in Ruhe.“).
6. Beobachte und beschreibe deinen Handlungswunsch (z. B. „Ich möchte abhauen.“, „Ich möchte mich in mein Zimmer verkriechen und alles dunkel machen.“).
7. Lass dir Zeit. Du hast ein Gefühl, du bist nicht das Gefühl.
8. Versuche, mit deinem Gefühl zu atmen.
9. Beginne wieder bei 1.

Du wirst merken, dass die Welle abnimmt.

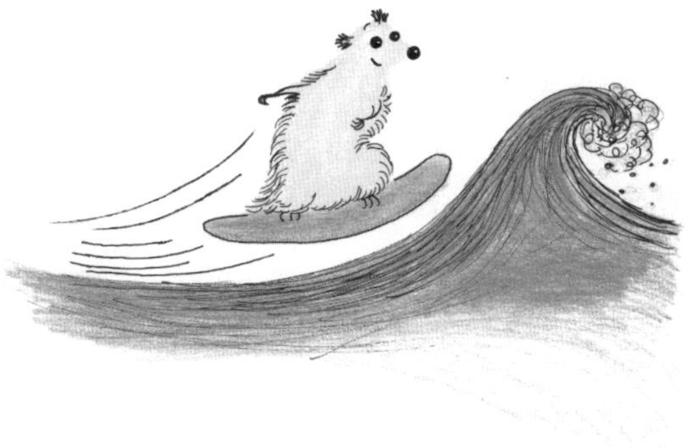

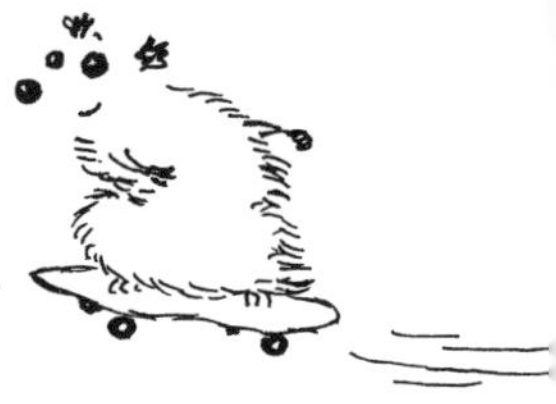

Gefühlssurfing

Auch das Aushalten und Wahrnehmen von Gefühlen muss geübt werden.

So funktioniert Gefühlssurfing:

1. **Tritt innerlich einen Schritt zurück.**

2. **Benenne dein Gefühl** (z. B.: „Da ist Angst, Wut, Trauer …").

____

3. **Wie stark ist dein Gefühl** (0–100 %)?

____

4. **Beobachte und benenne deine Körperreaktion** (z. B.: „Ich fühle, dass mein Herz rast.", „Ich spüre einen Kloß im Hals.").

____

____

5. **Beobachte und benenne deine Gedanken:** Was denkst du jetzt (z. B.: „Schnell weg hier!", „Lasst mich doch alle in Ruhe.")?

____

____

6. **Beobachte und benenne deinen Handlungswunsch** (z. B. „Ich möchte abhauen.", „Ich möchte mich in mein Zimmer verkriechen und alles dunkel machen.").

____

____

7. **Lass dir Zeit.** Du *hast* ein Gefühl, du *bist nicht* das Gefühl. Sag dir: „Das ist jetzt so."

8. **Versuche, mit deinem Gefühl zu atmen.**

9. Beginne wieder bei 1.

Du wirst merken, dass die Welle abnimmt.

8 Zwischenmenschliche Skills

Sonia Ludewig und Anne Kristin von Auer

Hintergrundwissen zu den zwischenmenschlichen Fertigkeiten
Diesen Text finden Sie online unter www.schattauer.de/3116.

Ziele dieses Moduls

Dieses Modul dient der Verbesserung der sozialen Kompetenzen. Die Jugendlichen sollen lernen, eigene Ziele zu verfolgen, ohne dass dies auf Kosten ihrer Selbstachtung oder der Beziehung zu anderen geht. Sie sollen die Fähigkeit entwickeln, zu unterscheiden, in welchen Situationen welche zwischenmenschlichen Skills eingesetzt werden können. Im Rollenspiel wird der Einsatz der Skills trainiert.

Didaktisches Vorgehen

Neben der Theorievermittlung und den Hausaufgaben liegt in diesem Modul der Schwerpunkt auf dem konkreten Üben im Rollenspiel.

Wir beschreiben in diesem Kapitel sehr genau, wie wir Rollenspiele vorbereiten und durchführen. Machen Sie dabei von Anfang an klar, dass Sie erwarten, dass alle an den Rollenspielen teilnehmen, und validieren Sie gleichzeitig, dass dies für viele Jugendliche (und andere Menschen ebenso) eine große Überwindung erfordert. Geben Sie bei der Durchführung der Rollenspiele viel Halt und Orientierung: Lassen Sie die Teilnehmerinnen genau wissen, wie die Rollenspiele ablaufen und welche Unterstützung sie dabei erhalten. Gehen Sie strukturiert vor. Das alles hilft den Jugendlichen, sich aktiv an den Spielszenen zu beteiligen. Unserer Erfahrung nach ist die Hürde am Anfang groß und man muss recht hartnäckig sein. Mit der Zeit finden die Teilnehmerinnen dann aber oft großen Gefallen an den Rollenspielen.

Listen Sie zuerst allgemein am Flipchart auf, wozu wir zwischenmenschliche Fertigkeiten benötigen. Fragen Sie die Teilnehmerinnen, welche zwischenmenschlichen Situationen sie bereits gut meistern und was ihnen eher schwer fällt, sodass sie es gern üben möchten. Soweit das möglich ist, beziehen Sie die konkreten Wünsche der Jugendlichen in die Rollenspiele ein. Es ist ratsam, erst mit einem „Standard-Rollenspiel" zu beginnen (z. B. Pullover umtauschen). Später können Sie flexibel die Wünsche der Patientinnen aufgreifen.

Einsatz der Info- und Arbeitsblätter

Skillsprotokoll zu den zwischenmenschlichen Skills

Ziel

Das Protokoll bietet einen Überblick über die Skills aus diesem Modul und soll den Jugendlichen ein regelmäßiges Üben erleichtern.

Didaktik

Teilen Sie das Protokoll zum Beginn des Moduls aus und bitten Sie die Jugendlichen, darin zu vermerken, welche Skills sie in der betreffenden Woche bereits eingesetzt haben. Die Teilnehmerinnen können das Protokoll jeweils in der Eingangsrunde (► Kap. 3, S. 23) der nächsten Skillsgruppensitzung verwenden, um zu erläutern, welche Skills aus diesem Modul sie in der Woche genutzt haben.

Infoblatt Zwischenmenschliche Skills 1: Einführung

Ziel

Die Jugendlichen sollen einen Überblick über die Ziele von zwischenmenschlichen Skills erhalten.

Didaktik

Besprechen Sie das Infoblatt und überlegen Sie gemeinsam mit den Teilnehmerinnen, welche ihrer Anliegen sich zu den einzelnen Bereichen zuordnen lassen.

Infoblatt Zwischenmenschliche Skills 2: Orientierung festlegen

Ziel

Die Jugendlichen sollen lernen, besser einzuschätzen, auf welches Ziel sie sich in einer zwischenmenschlichen Situation orientieren wollen, um entsprechend dazu passende Skills gezielt einsetzen zu können.

Didaktik

Lesen und diskutieren Sie das Infoblatt in der Gruppe.

Ans Flipchart zeichnen Sie drei Töpfe und beschriften diese wie in der ► Abbildung 8-1:

Abb. 8-1 Die drei Orientierungsrichtungen der zwischenmenschlichen Interaktion.

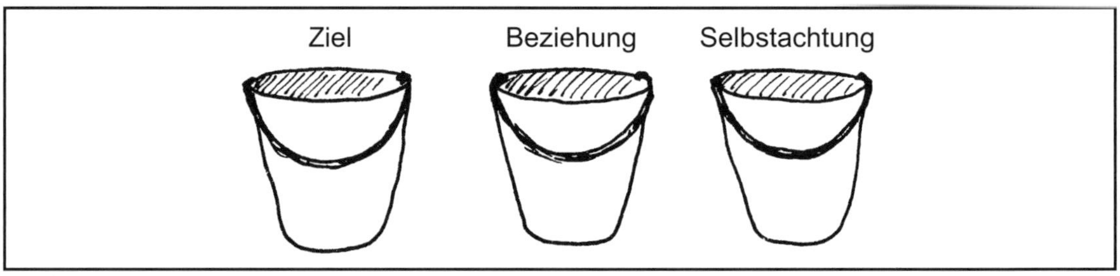

Verteilen Sie an jede Teilnehmerin drei Klebezettel. Geben Sie dann eine Situation vor, z. B.:

„Du hast einen Pullover gekauft, der dir doch nicht gefällt, und möchtest ihn umtauschen. Wie wichtig wären dir in dieser Situation dein Ziel, die Beziehung und die Selbstachtung? Verteile 100 Kugeln im Geiste auf die drei Töpfe und notiere die Anzahl der Kugeln für jeden Topf auf einem Zettel."

Lassen Sie die Jugendlichen ihre Klebezettel an die gemalten Töpfe am Flipchart kleben und erläutern, warum sie die Verteilung so gewählt haben. Diskutieren Sie in der Gruppe darüber, wie die Übung ausgefallen ist.

Wiederholen Sie das Vorgehen mit anderen Beispielsituationen, etwa:

- Mein Freund möchte sich bei mir 20 Euro leihen. Ich brauche mein Geld aber selbst, weil ich auf ein Konzert gehen möchte. Mein Ziel ist, nein zu sagen.
- Ich möchte mir ein Piercing stechen lassen. Mein Freund sagt, er trennt sich von mir, wenn ich das tue.

Nutzen Sie auch Beispiele der Patientinnen oder Themen, von denen Sie wissen, dass sie in der Gruppe gerade aktuell sind.

Arbeitsblatt Zwischenmenschliche Skills 3: Orientierung festlegen

Ziel

Die Jugendlichen sollen Übung darin erlangen, ihre Orientierung in eigenen Situationen einzuschätzen.

Didaktik

Je nachdem, wie viel Zeit Sie haben, können Sie dieses Arbeitsblatt als Hausaufgabe mitgeben oder in der Gruppe ausfüllen lassen und besprechen.

Infoblatt Zwischenmenschliche Skills 4, 5 und 6: Orientierung auf das Ziel, die Beziehung, die Selbstachtung

Ziel

Die Jugendlichen sollen lernen, welche Skills sie einsetzen können, um ihr Ziel zu erreichen bzw. die Beziehung oder die Selbstachtung zu erhalten.

Didaktik

Steht nicht viel Zeit zur Verfügung, können sie die Infoblätter mit den Teilnehmerinnen lesen und besprechen. Um die Jugendlichen zu aktivieren, empfehlen wir, die Gruppe in drei Kleingruppen aufzuteilen. Jede Kleingruppe bearbeitet ein Thema (Skills zur Orientierung auf das Ziel, die Beziehung oder die Selbstachtung). Anschließend stellt jede Kleingruppe den anderen jeweils die von ihr erarbeiteten Skills vor.

Arbeitsblatt Zwischenmenschliche Skills 7, 8 und 9: Orientierung auf das Ziel, die Beziehung, die Selbstachtung festlegen

Ziel

Mit diesen Arbeitsblättern sollen die Jugendlichen üben, die entsprechenden Skills gezielt einzusetzen.

Didaktik

Geben Sie das ► Arbeitsblatt 7 als Übung bis zur nächsten Sitzung mit. Je nachdem, wie es für diese Gruppe passt, können Sie die ► Arbeitsblätter 8 und 9 ebenfalls schon mitgeben oder als Hausaufgaben auf die weiteren Sitzungen verteilen.

Infoblatt Zwischenmenschliche Skills 10, Arbeitsblatt Zwischenmenschliche Skills 11: Hindernisse beseitigen

Ziel

Die Jugendlichen sollen verstehen, welche Faktoren einen davon abhalten können, sein Ziel zu erreichen. Indem sie herausfinden, welches ihre typischen individuellen Schwierigkeiten sind, erfahren sie gleichzeitig, dass es anderen oft ähnlich geht und sie damit nicht allein sind.

Didaktik

Diskutieren Sie mit der Gruppe, was jemanden daran hindern kann, seine Ziele zu erreichen. Die Aussagen werden am Flipchart gesammelt. Besprechen Sie danach das Infoblatt.

Anschließend lassen Sie die Jugendlichen das Arbeitsblatt ausfüllen und diskutieren in der Gruppe die Erfahrungen, Ideen und Fragen, die sich daraus ergeben.

Infoblatt Zwischenmenschliche Skills 12: Störende Gedanken, Arbeitsblatt Zwischenmenschliche Skills 13: Störende Gedanken und hilfreiche Aussagen

Ziel

Die Jugendlichen sollen erkennen, welche störenden Gedanken sie vom Erreichen ihrer Ziele abhalten und dass sie auch hier nicht allein dastehen. Im nächsten Schritt geht es darum, hilfreichere Gedanken zu formulieren.

Didaktik

Besprechen Sie das Infoblatt und fragen Sie nach den Erfahrungen, die die Teilnehmerinnen mit solchen störenden Gedanken gemacht haben.

Das Arbeitsblatt können Sie als Übung für zu Hause aufgeben oder Sie lassen es in der Sitzung ausfüllen. Besprechen Sie die Ideen zu möglichen Alternativgedanken in der Gruppe nach. Mit ihren persönlichen störenden Gedanken sollten die Jugendlichen sich in der Einzeltherapie auseinandersetzen.

Infoblatt Zwischenmenschliche Skills 14, Arbeitsblatt Zwischenmenschliche Skills 15: Selbstsicheres Verhalten

Ziel

Die Jugendlichen sollen lernen, woran man selbstsicheres Verhalten erkennt. Weiterhin sollen sie verstehen, dass sowohl selbstunsichere als auch aggressive Verhaltensweisen i. d. R. ein Zeichen für Unsicherheit sind.

Didaktik

Lesen Sie gemeinsam das Infoblatt und greifen Sie dabei die Unterscheidung zwischen selbstsicher, aggressiv und unsicher auf (Hinsch u. Pfingsten 2007, S. 148). Die Jugendlichen sollen herausarbeiten, dass aggressives Verhalten häufig nicht aus einer hohen Selbstsicherheit resultiert, sondern Ausdruck von Unsicherheit ist. Diskutieren Sie in der Gruppe, mit welchem Verhalten ich am ehesten meine Ziele erreiche und warum das so ist.

Betonen Sie den Übungsaspekt: Je häufiger ich neues Verhalten übe, desto sicherer wird es – ebenso wie beim Fahrradfahren-, Lesen- oder Schwimmenlernen. Sie können die Jugendlichen fragen, ob sie damals vielleicht einmal gedacht haben, dass sie das nie lernen werden.

Lesen Sie mit den Teilnehmerinnen dann den Beginn des Arbeitsblattes und ergänzen Sie die ► Tabelle 8-1 am Flipchart (in Anlehnung an Hinsch u. Pfingsten 2007). Dabei sollten Beispiele genutzt werden, um den Jugendlichen die Ableitung zu erleichtern:

„Stellt euch vor, eine junge Frau möchte einen Pullover im Geschäft umtauschen und verhält sich dabei sehr unsicher. Woran würdet ihr das erkennen?"

Zur Verdeutlichung können Sie ggf. auch einzelne Aspekte vorzeigen (z. B. Körperhaltung). Diese Arbeit bietet eine wichtige Grundlage für die späteren Rückmeldungen bei Rollenspielen („Was ist selbstsicher?").

Tab. 8-1 Nonverbale und verbale Anzeichen für unsicheres, selbstsicheres und aggressives Verhalten.

		Unsicheres Verhalten	Selbstsicheres Verhalten	Aggressives Verhalten
„ohne Worte" (nonverbal)	**Körperhaltung**	• sich „klein" machen • Beine/Arme verschränken	• fester Stand • offene Körperhaltung • entspannt	• sich „groß" machen • hohe Körperspannung • fester Stand
	Gestik	unruhig oder starr	• unterstreichend • ruhig	Fäuste ballen
	Mimik	kein Blickkontakt	• Blickkontakt • ggf. Lächeln	• starrer Blick • kleine Augen • Lippen zusammengepresst

Tab. 8-1 Fortsetzung

		Unsicheres Verhalten	Selbstsicheres Verhalten	Aggressives Verhalten
Sprache (verbal)	**Stimme**	• zittrig • leise • schnell	• klar und deutlich • Lautstärke der Situation angepasst	• laut oder betont leise • zischend • abgehackt
	Inhalt/Formulierung (Was wird wie gesagt?)	• Entschuldigungen • Rechtfertigungen • viele Nebensätze • lange Sätze	• Anliegen wird klar formuliert • Ich-Botschaften • keine Verallgemeinerungen oder Vorwürfe • nicht-bewertend	• Drohungen • Abwertungen • Beleidigungen • Verallgemeinerungen („immer“) • Vorwürfe • Du-Botschaften • kurze Sätze

Infoblatt Zwischenmenschliche Skills 16: Rollenspiele – warum überhaupt?

Ziel

Häufig bestehen bei den Patientinnen große Ängste oder zumindest eine ausgeprägte Skepsis gegenüber Rollenspielen, insbesondere natürlich bei komorbider sozialer Phobie. Dieses Infoblatt soll den Jugendlichen dabei helfen, den Sinn von Rollenspielen in der Gruppe zu erkennen und ein Commitment zur Teilnahme an Rollenspielen zu geben.

Didaktik

Fragen Sie die Jugendlichen zu Beginn, ob sie bereits Erfahrungen mit Rollenspielen gemacht haben und wie diese aussehen. Sammeln Sie in der Gruppe Argumente, warum Rollenspiele hilfreich sein könnten. Dabei validieren Sie die Sorgen und Ängste der Jugendlichen. Wenn die Teilnehmerinnen anmerken, dass die Situation sehr künstlich sei, validieren Sie auch das und vergleichen Sie es ggf. mit einem Flugsimulator, in dem Piloten fliegen lernen.

Erst dann lesen Sie gemeinsam das Infoblatt und diskutieren die dort genannten Vorteile. Berichten Sie auch von eigenen Erfahrungen mit Rollenspielen in Workshops oder der Therapieausbildung.

Erläutern Sie, dass alle Jugendlichen mindestens ein Rollenspiel machen sollen, auch wenn es ihnen vielleicht schwerfällt. Wer anfängt, hat es als Erster „hinter sich gebracht“.

Ablauf von Rollenspielen und Arbeitsblatt Zwischenmenschliche Skills 17, 18 und 19: Zwischenmenschliche Skills üben

Ziel

Sowohl bei den Rollenspielen als auch bei den Hausaufgaben geht es darum, zwischenmenschliche Fertigkeiten praktisch einzuüben.

Didaktik

Erläutern Sie den Ablauf der Rollenspiele. Wir empfehlen folgende Vorgehensweise:

1. Situation gemeinsam vorbereiten:
   a) *Situation:* Wer ein Rollenspiel machen möchte, wählt zunächst eine Situation aus (z. B. aus ▶ Arbeitsblatt 11 oder aus dem „echten Leben"). Diese wird in Stichworten aufgeschrieben.
   b) *Orientierung:* Leiten Sie dann die Verteilung der Punkte an (Ziel, Beziehung, Selbstachtung).
   c) *Schwerpunkt:* Fragen Sie die „Hauptdarstellerin", worauf sie bei ihrem Verhalten besonders achten möchte. Das könnte z. B. sein, Blickkontakt zu halten oder höflich zu bleiben. Sie können dabei das ▶ Arbeitsblatt 8 nutzen.
   d) *Dialog:* Fragen Sie, ob die Hauptdarstellerin vorher überlegen möchte, was sie genau sagt, und ob sie sich dabei Unterstützung wünscht. Wenn nicht, lassen Sie das erste Rollenspiel frei spielen. Wenn ja, erarbeiten Sie mithilfe der Gruppe vorher einen möglichen Wortlaut, den Sie ans Flipchart schreiben.
2. Rollenspielmitspieler auswählen: Wählen Sie gemeinsam mit der Jugendlichen eine Mitspielerin aus der Gruppe aus.
3. Situation aufbauen: Legen Sie mit den Gruppenteilnehmerinnen fest, wie die Situation nachgestellt werden kann. Nutzen Sie dafür auch Requisiten (z. B. eine Ladentheke durch einen Stuhl symbolisieren).
4. Instruieren Sie die Rollenspielpartnerin, es der Hauptdarstellerin nicht zu schwer zu machen.
5. Erinnern Sie die anderen Gruppenteilnehmerinnen an ihre Rolle. Sie sollen aufmerksam zusehen, um später Rückmeldungen zu geben. Je nach Gruppe kann es hilfreich sein, vor dem Rollenspiel festzulegen, worauf jede Einzelne achten möchte (z. B. eine auf die Stimme, eine auf die Körperhaltung, eine auf den Inhalt, eine auf Gestik und Blickkontakt). Die Jugendlichen fühlen sich dann in der Rückmelderunde stärker verpflichtet, etwas zu sagen. Weisen Sie darauf hin, dass jede Zuschauerin eine Rückmeldung geben muss.
6. Fragen Sie vor dem Spielen nach der Anspannung.
7. Lassen Sie das erste Rollenspiel durchführen. Dabei achten Sie darauf, dass es einen klaren Anfang („Los geht's" o. Ä.) und ein klares Ende (z. B. Klatschen) gibt. Unterstützen Sie bei Bedarf, indem Sie nah an der Hauptakteurin bleiben, evtl. soufflieren, kurz unterbrechen und die anderen um Ideen bitten oder ermutigen, falls die Spielerin abbrechen will.
8. Fragen Sie nach dem Rollenspiel erneut nach der Anspannung.
9. Leiten Sie die Rückmeldung an.
   a) Zunächst berichtet die Hauptdarstellerin, was sie aus ihrer eigenen Sicht gut gemacht hat. Wenn die Jugendlichen sich dabei selbst abwerten, validieren Sie, dass es schwerfällt, auf das zu sehen, was geklappt hat. Ermutigen Sie dazu, wenigstens eine kleine Gegebenheit zu nennen, die aus ihrer Sicht zumindest okay war.
   b) Lassen Sie dann zuerst die Mitspielerin, danach alle anderen aus der Gruppe rückmelden, was aus ihrer Sicht geklappt hat. Fragen Sie die Mitspielerin zusätzlich nach ihrer Erfahrung im Rollenspiel. Achten Sie darauf, dass jede Gruppenteilnehmerin eine Rückmeldung gibt, selbst wenn sich Beobachtungen wiederholen. Ergänzen Sie die positiven Rückmeldungen durch eigene Beobachtungen.

c) In einer zweiten Rückmelderunde fragen Sie, ob die Hauptakteurin selbst Verbesserungsideen hat und ob es welche aus der Gruppe gibt. Achten Sie darauf, dass die Verbesserungsvorschläge konstruktiv, verhaltensnah und konkret bleiben. Wenn dies den Jugendlichen schwerfällt, können Sie das ▶ Arbeitsblatt 15 als Anregung nutzen. Fragen Sie die Hauptdarstellerin, welche der Verbesserungsvorschläge sie im nächsten Rollenspiel umsetzen möchte.

10. Wiederholen Sie das Rollenspiel – entweder unter Einbezug der Verbesserungsvorschläge oder mit erhöhtem Schwierigkeitsgrad durch die Reaktion der Mitspielerin.
11. Gehen Sie weiter vor wie vorangehend beschrieben.
12. Bei Bedarf können Sie das Rollenspiel ein drittes Mal wiederholen.

Nachdem Sie mit den Jugendlichen den Ablauf durchgegangen sind, fragen Sie, ob noch Fragen oder Unsicherheiten bestehen.

Listen Sie dann mit der Gruppe am Flipchart auf: „Was wünschen wir uns für die Rollenspiele von der Gruppe?“ Häufig benannt werden an dieser Stelle z. B. nicht (aus-) lachen, konzentriert zusehen, Rückmeldungen geben. Das Plakat wird im Gruppenraum aufgehängt.

Nutzen Sie für den ersten Durchlauf eine Standardsituation (z. B.: „Ich möchte einen Pullover umtauschen.“ oder „Ich habe eine Sitzplatzreservierung im Zug, aber eine andere Person sitzt bereits auf dem Platz.“).

Falls Sie eine Gruppe vor sich haben, die sich kaum zu einem Rollenspiel motivieren lässt, versuchen Sie dies: Erarbeiten Sie mit der Gruppe einen Satz, der von der Hauptdarstellerin gesagt wird. Nun spielen Sie selbst den Rollenspielpartner und lassen alle Jugendlichen diese Situation einmal durchspielen, diesmal ohne Rückmeldung. Danach gehen Sie weiter vor wie oben beschrieben.

Gehen Sie vor dem ersten individuellen Rollenspiel mit den Jugendlichen das ▶ Arbeitsblatt 17 durch und erläutern Sie, dass dieses Protokoll sich sowohl für die Dokumentation von „echten“ Situationen als auch von Rollenspielsituationen eignet.

Zum ▶ Arbeitsblatt 18 erklären Sie, dass die dort genannten zwischenmenschlichen Situationen für viele Menschen schwierig sind. Lassen Sie die Jugendlichen in Einzelarbeit ankreuzen, welche der Situationen für sie schwer zu bewältigen wären. Diese Liste bildet eine Grundlage für die ersten Rollenspiele, sie kann mit eigenen Situationen ergänzt werden.

Beginnen Sie dann mit den Rollenspielen, wobei die Teilnehmerinnen jeweils mehrfach spielen sollen. Legen Sie mit ihnen gemeinsam fest, wer wann zu welchem Thema spielen wird, und arbeiten Sie dies ab. Wenn es darum geht, die Jugendlichen davon zu überzeugen, selbst zu spielen, seien Sie validierend hartnäckig und bieten Sie ggf. Hilfestellungen an.

Das ▶ Arbeitsblatt 17 sollte zusätzlich als Hausaufgabe aufgegeben werden.

Teilen Sie das ▶ Arbeitsblatt 19 aus und ermuntern Sie die Jugendlichen, dieses Blatt auszufüllen, wenn eine zwischenmenschliche Situation nicht zu ihrer Zufriedenheit verlaufen ist. Solange Sie noch mit diesem Modul arbeiten, kann das Arbeitsblatt in die Gruppe mitgebracht und gemeinsam besprochen werden. Später können die Patientinnen es in die Einzeltherapie mitnehmen.

Infoblatt Zwischenmenschliche Skills 20: Nein sagen, Arbeitsblatt Zwischenmenschliche Skills 21: Soll ich nein sagen?

Ziel

Die meisten Jugendlichen mit emotional instabilen Zügen geben an, dass es ihnen schwer fällt, sich abzugrenzen und „nein“ zu sagen. Sie wollen sich nicht unbeliebt machen und sind oft der Überzeugung, kein Recht auf ein Nein zu haben. Info- und Arbeitsblatt sollen einen Leitfaden bieten, der mithilfe sachlicher Informationen die Entscheidung darüber erleichtert, ob man nein sagen kann und soll.

Didaktik

Sprechen Sie das Infoblatt in der Gruppe durch. Die Jugendlichen sollen eine Beispielsituation nennen, anhand derer Sie den nachfolgenden Algorithmus am Flipchart durchgehen.

1. Die richtige Vorbereitung
Weiß ich genau, was der andere von mir möchte bzw. was ich ablehne?

2. Meine Fähigkeiten
Kann ich der anderen Person grundsätzlich geben, was sie möchte?

3. Entscheidungsmöglichkeit
- Kann ich es mir überhaupt erlauben, nein zu sagen?
- Hat derjenige in bestimmten Bereichen Macht über mich, z. B. mein Lehrer, mein Chef, meine Eltern?
- Ist es vielleicht nicht sinnvoll, nein zu sagen?

4. Unsere Beziehung
- Darf die Person so etwas von mir verlangen?
- Ist es meine Pflicht (rechtlich oder moralisch), das zu tun, was sie möchte?
- Passt die Bitte der Person zu unserer Beziehung? (Es ist z. B. ein Unterschied, ob ein entfernter Verwandter mich darum bittet, ihm beim Umzug zu helfen, oder meine beste Freundin.)
- Schulde ich der Person einen Gefallen?

5. Auswirkungen
Welche Auswirkungen hätte das Nein bzw. Ja jeweils kurz- und langfristig für mich und meine Ziele? (Dabei ist eine Pro-&-Contra-Liste oft hilfreich.)
- Ist es in dieser Situation wichtiger, nein zu sagen, als der Beziehung zuliebe ja zu sagen?
- Werde ich es später bedauern oder mich darüber ärgern, dass ich nein gesagt habe?
- Ist es kurzfristig zwar leichter, aber langfristig problematisch, wenn ich ja sage?

6. Selbstachtung
Schadet es meiner Selbstachtung, wenn ich nein sage?

7. Zeitpunkt
Ist jetzt ein guter Zeitpunkt zum Neinsagen oder schiebe ich die Antwort lieber noch auf? (Steht z. B. gerade unsere Clique um uns herum? Günstiger ist es oft zu zweit.)

Geben Sie den Jugendlichen zum Abschluss den Auftrag, das Arbeitsblatt anhand eines eigenen Beispiels für sich auszufüllen.

Infoblatt Zwischenmenschliche Skills 22: Um etwas bitten, Arbeitsblatt Zwischenmenschliche Skills 23: Soll ich um etwas bitten?

Ziel

Wie beim Neinsagen fällt es den meisten emotional instabilen Jugendlichen schwer, um etwas zu bitten oder sich Hilfe zu holen. Sie haben oft die Angst, anderen zur Last zu fallen, oder werden durch Grundannahmen wie „Ich bin es nicht wert, um etwas zu bitten." behindert. Mit dem Info- und Arbeitsblatt erhalten sie eine Entscheidungsmöglichkeit, die auf sachlichen Fakten beruht.

Didaktik

Gehen Sie wie beim ▶ Infoblatt 20 und ▶ Arbeitsblatt 21 vor. Auch in diesem Fall gehen Sie den Algorithmus anhand des Beispiels am Flipchart durch.

1. Gute Vorbereitung
- Weiß ich genau, was ich will?
- Kann ich das gut begründen?

2. Fähigkeit der anderen Person
Kann sie mir geben, was ich will?

3. Entscheidungsmöglichkeit
Kann die andere Person mir überhaupt zusagen oder entscheidet letztlich jemand anderes?

4. Unsere Beziehung
- Darf ich die andere Person überhaupt darum bitten?
- Ist sie gesetzlich oder moralisch verpflichtet, mir zu geben, was ich möchte?
- Passt die Bitte zu unserer Beziehung?
- Bin ich bereit, auch etwas zu geben, wenn sie ja sagt?

5. Auswirkungen
Ist die Bitte wichtig, um meine langfristigen Ziele zu erreichen? (Eine Pro-&-Contra-Liste kann hier hilfreich sein.)

6. Selbstachtung
Mache ich mich durch die Bitte weniger kompetent? (Das würde z. B. passieren, wenn ich um etwas bitte, was ich leicht selbst tun könnte.)

7. Zeitpunkt
- Ist jetzt ein guter Zeitpunkt für meine Frage?
- Ist die andere Person in der richtigen Stimmung, um mir zuzuhören?

Übersicht der Info- und Arbeitsblätter

Diese Info- und Arbeitsblätter sind in der Software unter den angegebenen Kürzeln hinterlegt und können als PDF-Datei ausgedruckt werden.

Skillsprotokoll zu den zwischenmenschlichen Skills

Trage in die weißen Kästchen ein, welchen Skill du geübt hast. In die hellgrauen Kästchen schreibst du, ob und wie sehr es dir geholfen hat.
(0 = gar nicht; 1 = kaum; 2 = mittel; 3 = viel; 4 = sehr viel)

Skill	Montag	Dienstag	Mittwoch	Donnerstag	Freitag	Samstag	Sonntag
Hilfreiche Aussagen							
Orientierung auf das Ziel							
Orientierung auf die Beziehung							
Orientierung auf die Selbst-achtung							

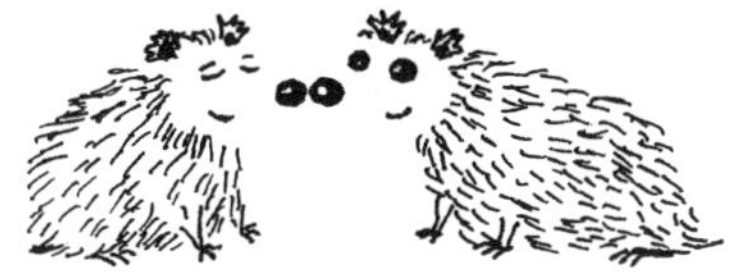

Einführung

Wozu brauchst du zwischenmenschliche Skills?

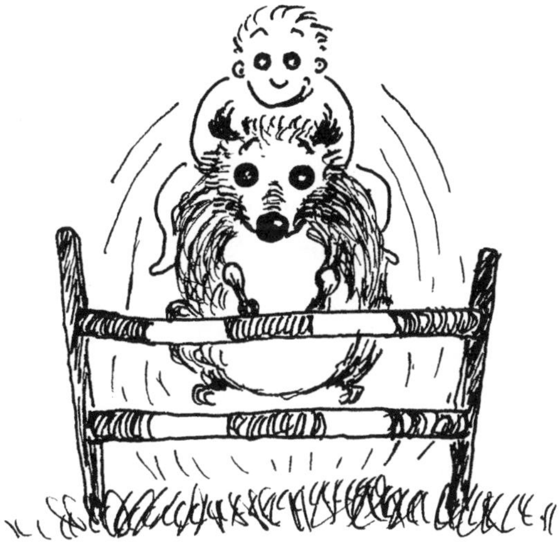

Um deine Ziele durchzusetzen!

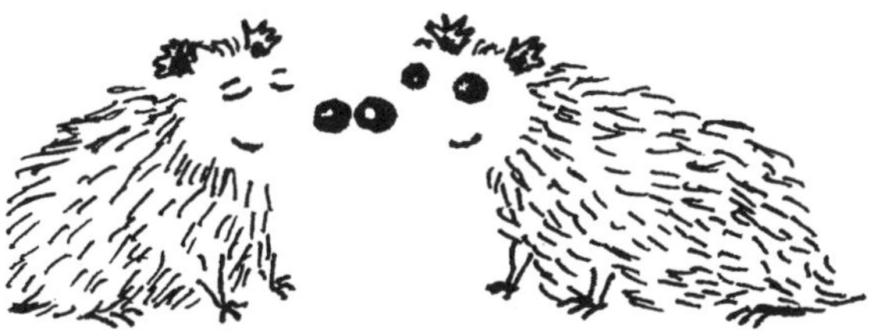

Um Beziehungen zu knüpfen und zu pflegen!

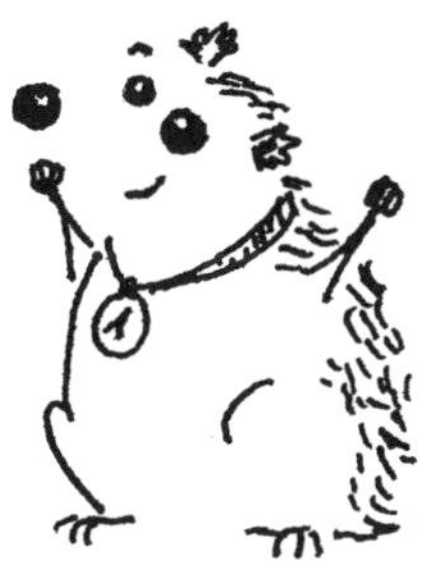

Um in Begegnungen mit anderen deine Selbstachtung zu wahren!

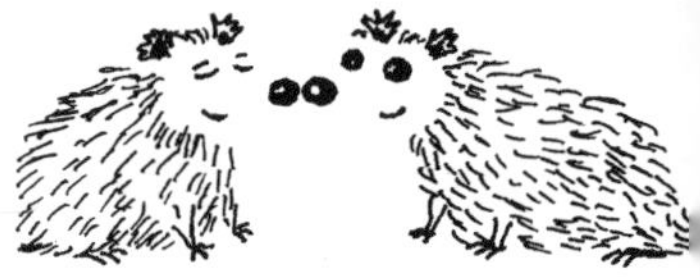

Orientierung festlegen

In jeder Situation, an der auch andere Menschen beteiligt sind, musst du entscheiden:

• Wie wichtig ist es mir, mein Ziel zu erreichen?	Orientierung auf das **Ziel**
• Wie wichtig ist mir die Beziehung zu der anderen Person? (Was soll die andere Person nach dieser Begegnung über mich denken oder mir gegenüber empfinden?)	Orientierung auf die **Beziehung**
• Wie wichtig ist mir meine Selbstachtung? (Wie möchte ich mich während und nach der Begegnung fühlen bzw. was möchte ich danach über mich und mein Verhalten denken?)	Orientierung auf die **Selbstachtung**

Stell dir vor, du hättest 100 Kugeln und drei Töpfe. Der eine Topf steht für dein **Ziel**, der zweite für die **Beziehung** zu der anderen Person und der dritte für deine **Selbstachtung**. Dann stellst du dir eine bestimmte Situation mit anderen Menschen vor. Verteile deine Kugeln so auf die Töpfe, dass du damit zeigen kannst, wie wichtig die einzelnen Punkte (Ziel, Beziehung, Selbstachtung) für dich in dieser Situation sind. Das ist nicht so einfach, weil sich 100 Kugeln nicht gleichmäßig auf drei Töpfe verteilen lassen.

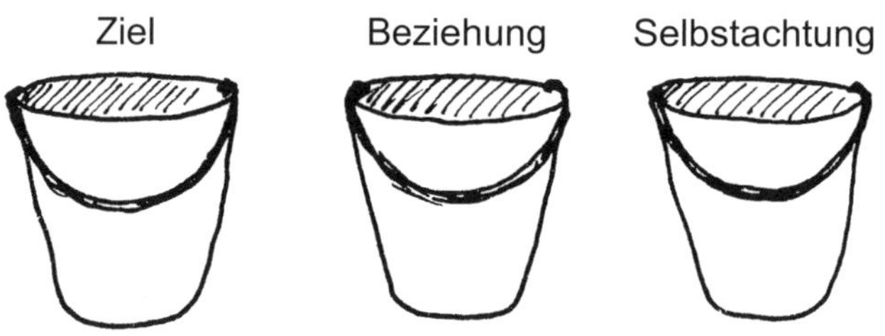

Je nach Situation wirst du die Kugeln anders auf die Töpfe verteilen. Außerdem unterscheiden sich Menschen darin, welche Orientierung sie in bestimmten Situationen am wichtigsten finden.

Je nachdem, wie viele Kugeln in welchen Töpfen sind, wirst du dein Verhalten anders planen.

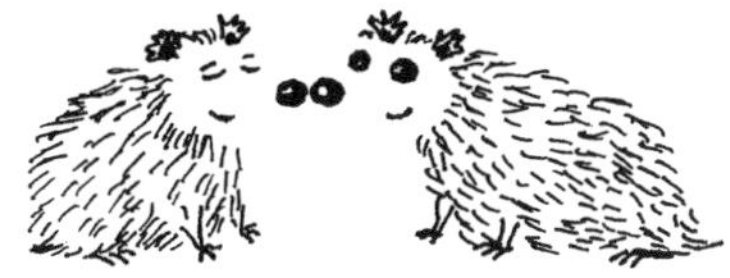

Orientierung festlegen

Was ist dir wichtig?

Beschreibe die Situation: Wer ist daran beteiligt? Was passiert?

Beispiel: Deine Freundin fragt, ob du ihr beim Umzug helfen kannst. Du hast keine Zeit, weil du auf ein Konzert gehst, das dir wichtig ist.

____

____

____

____

Was ist dein Ziel? (z. B. der Freundin angemessen sagen, dass ich nicht helfen kann)

____

____

____

____

Wie viele Kugeln kommen in den Topf „Ziel“ (0–100)? ____________

Wie wichtig ist dir die Beziehung? Wie soll die andere Person dir gegenüber empfinden, wenn die Begegnung vorüber ist? (z. B. sie soll mich mögen)

____

____

____

____

Wie viele Kugeln kommen in den Topf „Beziehung“ (0–100)? ____________

Arbeitsblatt Zwischenmenschliche Skills 3

Blatt 2/2

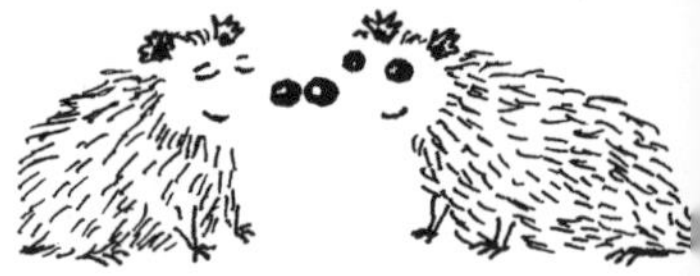

Wie wichtig ist dir deine Selbstachtung? Wie möchtest du dich nach der Begegnung fühlen? Was möchtest du nach der Begegnung über dich und dein Verhalten denken? (z. B. Ich habe dafür gesorgt, dass meine Bedürfnisse auch Raum bekommen. Ich habe mich selbstsicher verhalten.)

____

____

____

____

Wie viele Kugeln kommen in den Topf „Selbstachtung“ (0–100)? ____________

Einstufung der Gesamtsituation: Schreibe auf, wie viele Kugeln du in die jeweiligen Töpfe legst.

Ziel | Beziehung | Selbstachtung

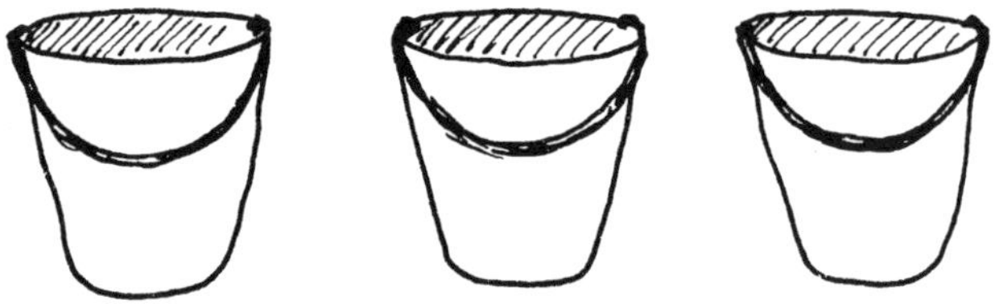

Was bedeutet das für die Situation? Was nimmst du dir vor?

____

____

____

____

____

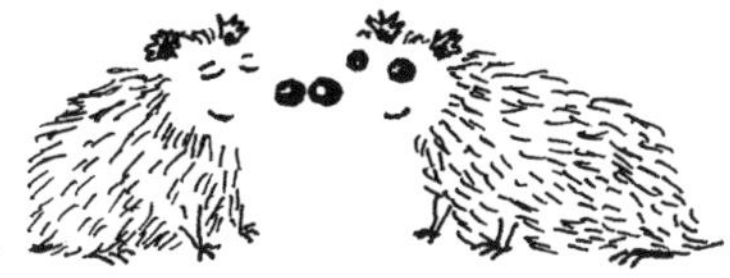

Orientierung auf das Ziel (6 Bs)

Welche Skills helfen dir, dein Ziel zu erreichen?

1. Die drei „Was“-Bs: Was tust du, um dein Ziel zu erreichen?

Beschreiben	Beschreibe die Situation ganz genau. Bleibe bei den Tatsachen (nicht bewerten!). Das hilft dabei, Missverständnisse zu vermeiden.
Bitten	Sage klar, was du möchtest (Bitte) oder nicht möchtest (Ablehnung).
Belohnen	Belohne die andere Person. Beobachte die andere Person. Wenn sie so reagiert, wie du es dir wünschst, belohne sie, z. B. durch • Lächeln, • Kopfnicken, • „Danke“ sagen.

Die drei „Wie“-Bs: Wie verhältst du dich, um dein Ziel zu erreichen?

Beharren	Bleibe bei deinem Wunsch oder deiner Absage. Konzentriere dich auf dein Ziel. Lass dich nicht von deinem Standpunkt abbringen und nicht ablenken. Gehe auf Angriffe oder Drohungen nicht ein. Wiederhole dein Ziel immer wieder (als hätte deine CD einen Fehler und würde die gleiche Stelle immer wieder spielen). Bleibe dabei sachlich.
Beeindrucken	Zeige dich selbstsicher. Überlege dir, was das bedeutet (z. B. eine aufrechte Körperhaltung, eine ruhige und deutliche Stimme, eine lockere Gestik, Blickkontakt).
Bieten	Biete der anderen Person auch etwas an: Verhandle oder sei zu Kompromissen bereit. Das gilt besonders für Situationen, in denen die andere Person nicht verpflichtet ist, dir dabei zu helfen, dein Ziel zu erreichen.

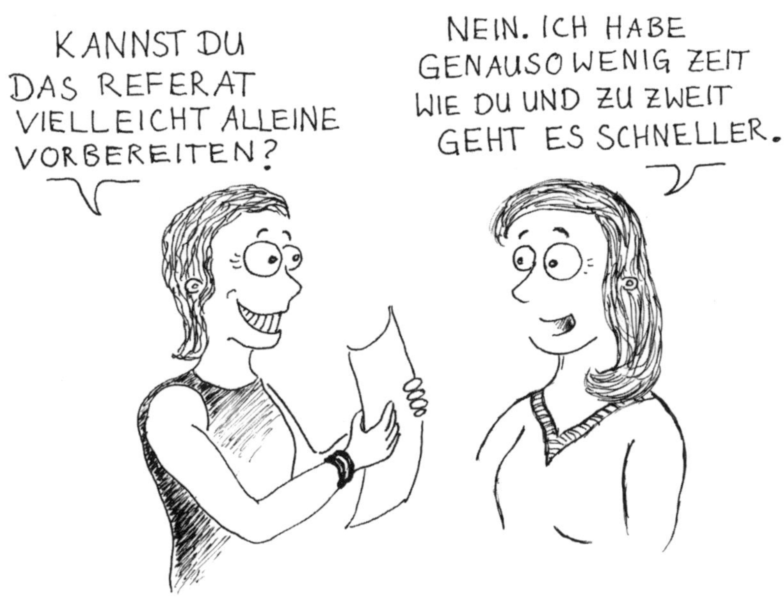
KANNST DU DAS REFERAT VIELLEICHT ALLEINE VORBEREITEN?
NEIN. ICH HABE GENAUSO WENIG ZEIT WIE DU UND ZU ZWEIT GEHT ES SCHNELLER.

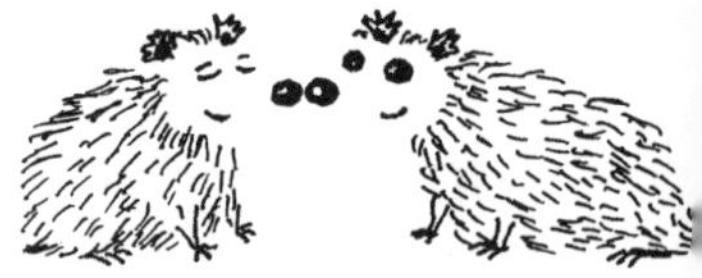

Orientierung auf die Beziehung (LIVE)

Was kannst du tun, um eine gute Beziehung aufzubauen und aufrechtzuerhalten, auch wenn du versuchst, dein Ziel zu erreichen oder etwas abzulehnen?

Lächeln (Freundlichkeit)	• Sei freundlich. • Vermeide Angriffe oder Drohungen. • Bleibe höflich, selbst wenn du deinen Ärger ausdrückst. • Bewerte nicht. • Achte darauf, dass deine Stimme, deine Körpersprache und dein Gesichtsausdruck offen und freundlich wirken.
Interesse	• Höre der anderen Person zu. • Unterbrich sie nicht. • Halte Blickkontakt. • Frag nach, wenn du etwas nicht verstanden hast.
Validierung	Zeige dem anderen, dass du seine Gefühle, Verhaltensweisen und Gedanken aus seiner Sicht verstehen kannst. Das bedeutet nicht unbedingt, dass du auch so gefühlt hättest oder dass du das, was der andere getan hat, für richtig hältst.
Easy!	• Versuche, „leicht“ zu sein, und zeige dich humorvoll. • Besänftige und sei charmant. • Sorge für eine angenehme Atmosphäre.

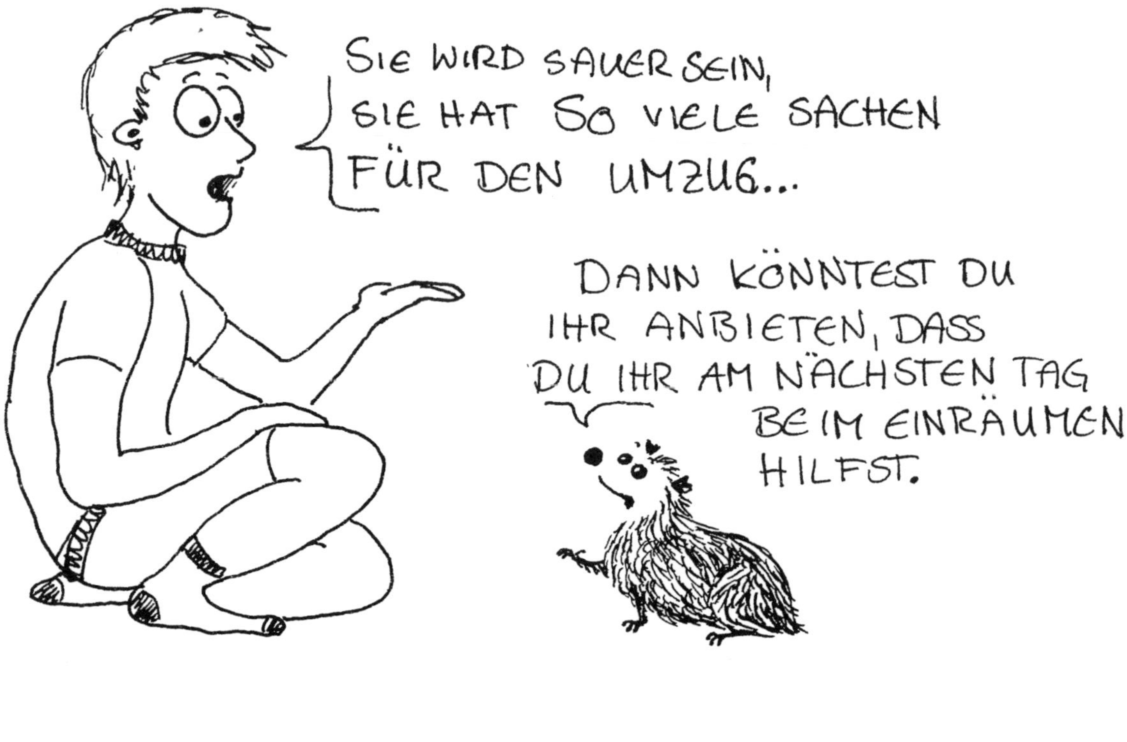
SIE WIRD SAUER SEIN, SIE HAT SO VIELE SACHEN FÜR DEN UMZUG...
DANN KÖNNTEST DU IHR ANBIETEN, DASS DU IHR AM NÄCHSTEN TAG BEIM EINRÄUMEN HILFST.

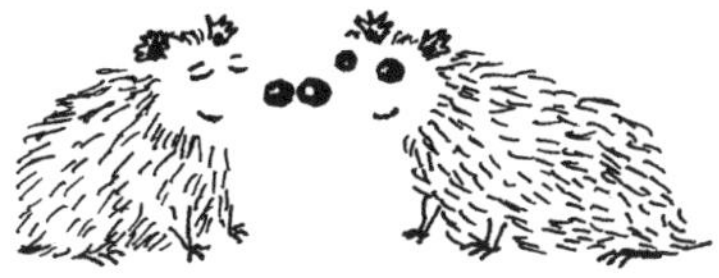

Orientierung auf die Selbstachtung (FAIR)

Wie kannst du deine Selbstachtung aufbauen und bewahren?

Du versuchst, deine Ziele zu erreichen und gleichzeitig bei deinen Werten und Überzeugungen zu bleiben. Dabei helfen die **FAIR-Skills**:

Fairness	• Sei fair zu dir selbst. • Sei fair zu anderen. • Rechtfertige dich nicht ständig.
Akzeptanz	Akzeptiere … • dich selbst, • deine Meinung, • deine Wünsche und Bedürfnisse, • deine Entscheidungen. Das wird dir dabei helfen, dass auch andere dich und deine Entscheidungen akzeptieren.
Innere Werte	• Halte dich an deine Werte und Überzeugungen. • Geh nicht so weit, dass du deine Werte opferst, um ein Ziel zu erreichen oder eine Beziehung zu retten!
Realität	• Bleibe bei der Wahrheit. • Zeige dich nicht hilflos, wenn du es nicht bist. • Übertreibe nicht.

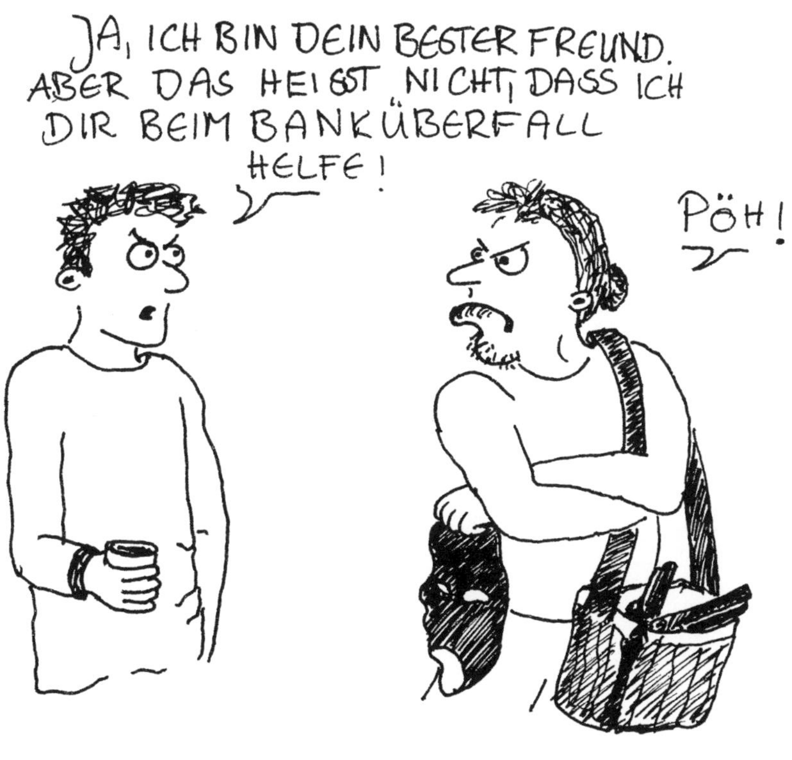
JA, ICH BIN DEIN BESTER FREUND. ABER DAS HEIẞT NICHT, DASS ICH DIR BEIM BANKÜBERFALL HELFE!
PÖH!

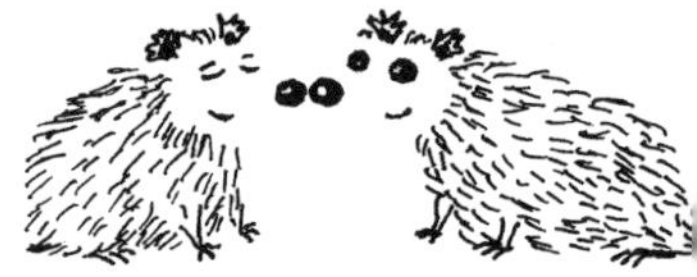

Orientierung auf das Ziel festlegen

Wähle eine Situation aus, in der du deine Skills zur Orientierung auf das Ziel eingesetzt hast, und beschreibe diese.

Welche Skills hast du angewendet?

- ❐ Beschreiben
- ❐ Bitten (oder Ablehnen)
- ❐ Belohnen
- ❐ Beharren
- ❐ Beeindrucken (selbstsicher sein)
- ❐ Bieten (Verhandeln)

In welcher Situation hast du versucht, deine Skills einzusetzen?

____

____

____

Was war dein Ziel?

____

Verteile deine Punkte:

Ziel: __________ Beziehung: __________ Selbstachtung: __________

Wie hast du deine Skills eingesetzt? Beschreibe möglichst genau, was du gesagt oder getan hast.

____

____

____

____

____

____

____

Arbeitsblatt Zwischenmenschliche Skills 7

Blatt 2/2

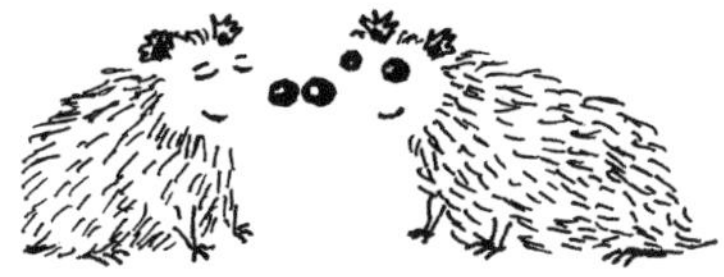

Was kam dabei heraus? (Konsequenzen)

____

____

____

Wie hast du dich gefühlt, nachdem du deine Skills eingesetzt hattest?

____

____

____

8 Zwischenmenschliche Skills

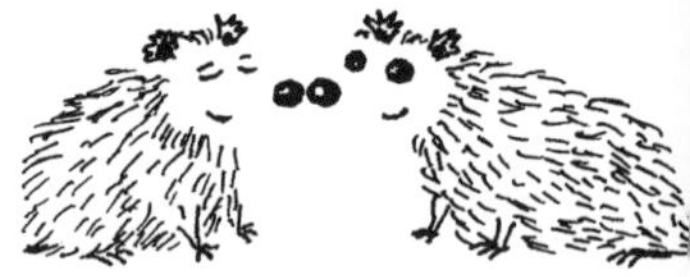

Orientierung auf die Beziehung festlegen (LIVE)

Wähle eine Situation aus, in der du deine Skills zum Aufbau und Aufrechterhalten einer guten Beziehung eingesetzt hast, und beschreibe diese.

Welche Skills hast du angewendet?

- ❒ Lächeln (Freundlichkeit)
- ❒ Interesse zeigen
- ❒ Validieren
- ❒ Easy

In welcher Situation hast du versucht, deine Skills einzusetzen?

Wie hast du deine Skills eingesetzt? Beschreibe möglichst genau, was du gesagt oder getan hast.

Was kam dabei heraus? (Konsequenzen)

Wie hast du dich gefühlt, nachdem du deine Skills eingesetzt hattest?

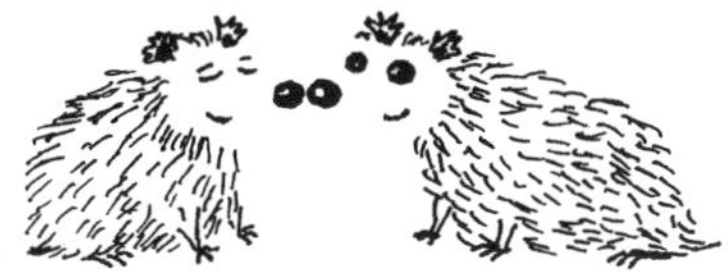

Orientierung auf die Selbstachtung festlegen

Wähle eine Situation aus, in der du deine Skills zum Aufbau und Aufrechterhalten deiner Selbstachtung eingesetzt hast, und beschreibe diese.

Welche Skills hast du angewendet?

- ❐ Fairness
- ❐ Akzeptanz
- ❐ Innere Werte
- ❐ Realität

In welcher Situation hast du versucht, deine Skills einzusetzen?

____

____

____

Wie hast du dich verhalten? Beschreibe möglichst genau, was du gesagt oder getan hast.

____

____

____

____

____

____

____

Was kam dabei heraus? (Konsequenzen)

____

____

____

Wie hast du dich gefühlt, nachdem du deine Skills eingesetzt hattest?

____

____

____

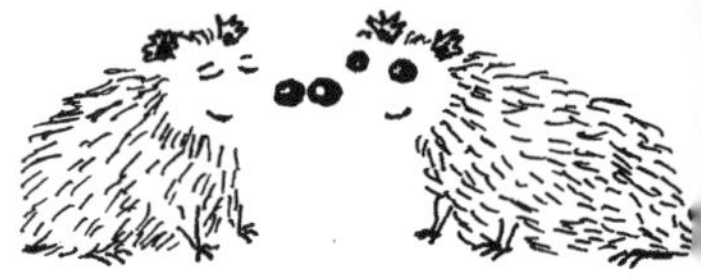

Hindernisse beseitigen

Was hält dich davon ab, deine Ziele zu erreichen?

Beispiel: Du hast bei einer Klassenarbeit zu wenig Punkte bekommen und fühlst dich ungerecht behandelt.

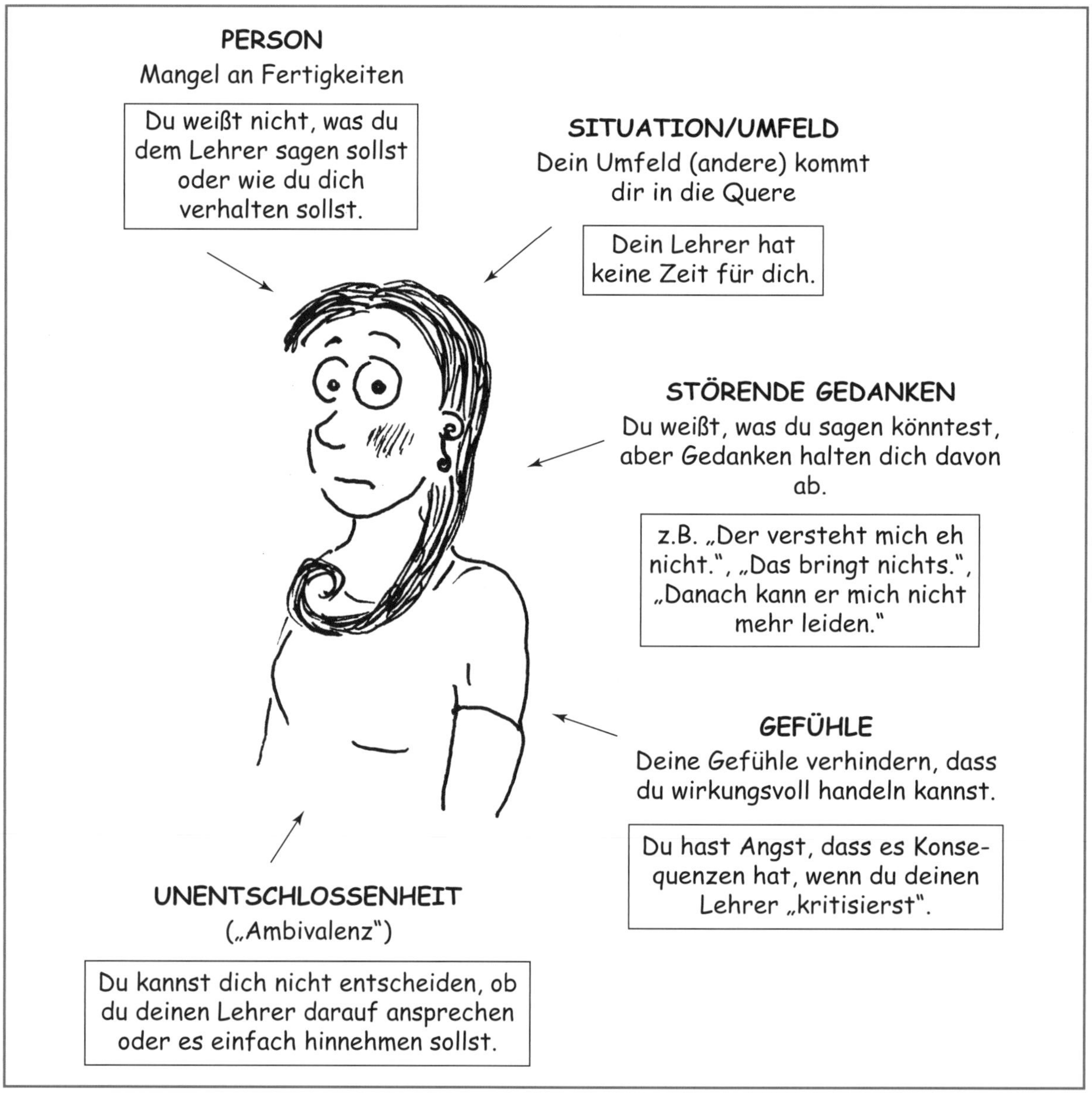

(in Anlehnung an Fleischhaker 2011)

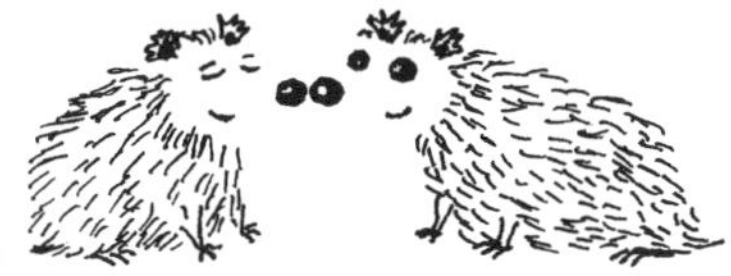

Hindernisse beseitigen

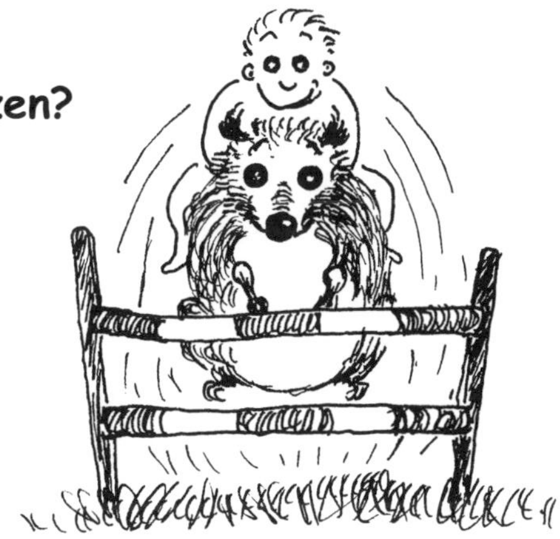

Welches Ziel kannst du gerade nicht umsetzen?

Beispiele:

- Du willst deinen Eltern sagen, dass du abends länger unterwegs sein möchtest.
- Du willst einen Nebenjob finden.
- Du willst jemandem sagen, dass du ihn magst.

Schreibe hier dein Ziel auf:

____

____

Überlege jetzt, welche der unten aufgeführten Punkte dich davon abhalten.

Was genau hindert dich jeweils, dein Ziel zu erreichen?

- ☐ Mangel an Fertigkeiten: ______________________
- ☐ Störende Gedanken oder Einstellungen: ______________________
- ☐ Störende Gefühle: ______________________
- ☐ Unentschlossenheit: ______________________
- ☐ Ein ungünstiges Umfeld: ______________________

Kannst du ein Hindernis beseitigen? Welches?

____

____

____

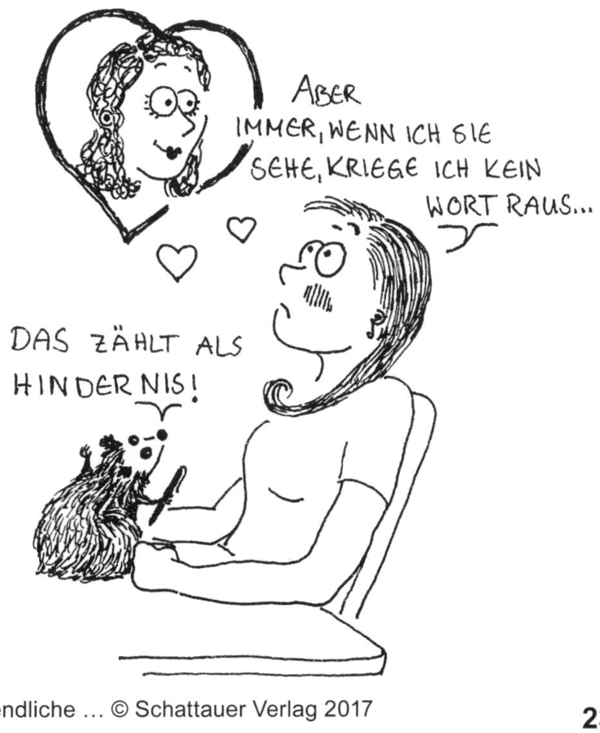
ABER IMMER, WENN ICH SIE SEHE, KRIEGE ICH KEIN WORT RAUS...
DAS ZÄHLT ALS HINDERNIS!

Was kannst du dafür tun?

____

____

____

____

____

____

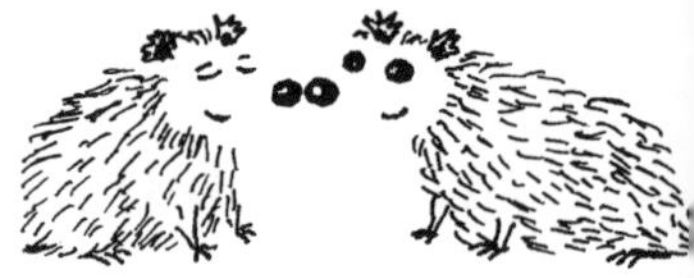

Störende Gedanken

Beispiele für störende Gedanken:

- „Ich kann das nicht."
- „Ich verdiene das nicht."
- „Es bringt sowieso nichts, zu fragen."

Eine Möglichkeit, störende Gedanken abzuschwächen, sind **hilfreiche Gedanken**, die du dagegensetzen kannst. Du kannst dir z. B. überlegen, was du deiner besten Freundin oder deinem besten Freund sagen würdest, wenn sie/er diesen störenden Gedanken äußert.

Der hilfreiche Gedanke ist meistens nicht genau das Gegenteil von deiner ursprünglichen Aussage. Oft wirkt ein nicht völlig entgegengesetzter Gedanke überzeugender:

Statt „Ich kann das nicht." → „Ich kann das."

kannst du sagen: → „Ich versuche mein Bestes."

Nutze das Arbeitsblatt Zwischenmenschliche Skills 13 und überlege dir hilfreiche Gedanken für die dort aufgeführten Beispiele. Probiere es dann auch mit deinen eigenen Gedanken aus.

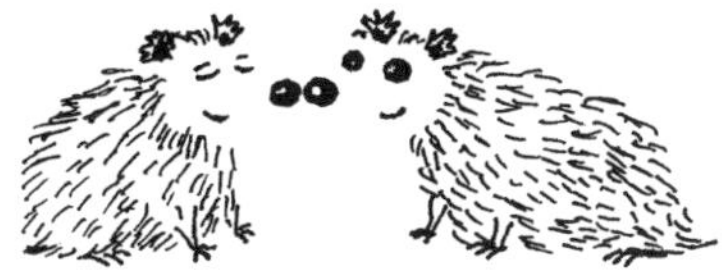

Störende Gedanken und hilfreiche Aussagen

Lies dir bitte die folgenden Gedanken durch. Wie könnte eine hilfreichere Aussage lauten? Trage diese in das freie Feld ein.

Störender Gedanke	Hilfreiche Aussage
Es bringt sowieso nichts, zu fragen.	
Wenn ich frage, halten sie mich für dumm.	
Ich bin wertlos und habe nicht verdient zu bekommen, was ich möchte.	
Wenn ich nein sage, werden sie nie wieder mit mir reden.	
Die anderen werden über mich lachen, wenn …	
Ich kann … nicht.	
Eigenes Beispiel:	

(in Anlehnung an Fleischhaker et al. 2011)

Selbstsicheres Verhalten

- Selbstsicheres Verhalten ist in allen zwischenmenschlichen Situationen hilfreich. Wenn man sich in einer Situation unsicher fühlt, verhält man sich häufig entweder unsicher (z. B. man stottert, entschuldigt sich oft und vermeidet Blickkontakt) oder aber aggressiv (z. B. man spricht mit lauter Stimme, macht Vorwürfe oder wertet den anderen ab).
- Selbstsicheres Verhalten führt am ehesten dazu, dass ich meine Ziele erreiche.
- Je häufiger ich mich selbstsicher verhalte, desto vertrauter und leichter wird es.

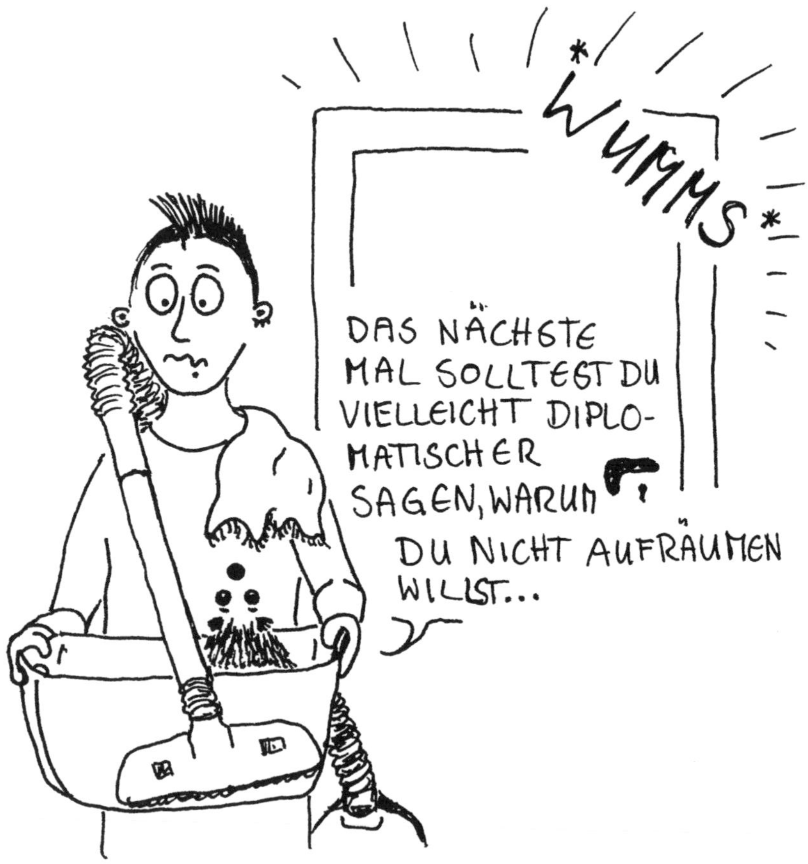
WUMMS
DAS NÄCHSTE MAL SOLLTEST DU VIELLEICHT DIPLOMATISCHER SAGEN, WARUM DU NICHT AUFRÄUMEN WILLST...

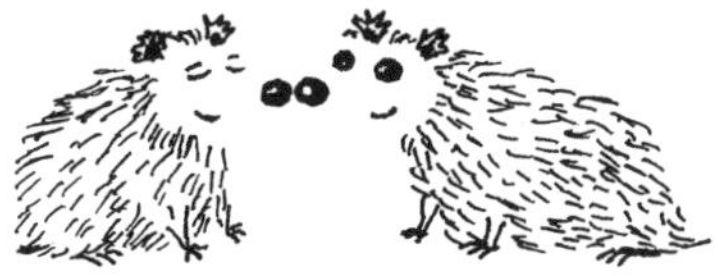

Was ist selbstsicheres Verhalten?

Wir gehen davon aus, dass unsicheres, selbstsicheres und aggressives Verhalten unterschieden werden können (angelehnt an Hintsch u. Pfingsten 2007). Oft steckt hinter aggressivem Verhalten auch Unsicherheit!

Die Tabelle soll dir dabei helfen, selbstsicheres Verhalten von den anderen Verhaltensweisen abzugrenzen.

		Unsicheres Verhalten	**Selbstsicheres Verhalten**	**Aggressives Verhalten**
„ohne Worte“ (nonverbal)	Körperhaltung			
	Gestik			
	Mimik			
Sprache (verbal)	Stimme			
	Inhalt/Formulierung (Was wird wie gesagt?)			

Rollenspiele – warum überhaupt?

Rollenspiele sind zunächst einmal künstliche Situationen, das stimmt. Es hat jedoch einige Vorteile, erstmal nicht im Alltag zu üben:

- Du kannst neue Verhaltensweisen im geschützten Rahmen (nicht gleich „in echt“) ausprobieren und einüben.
- Du bekommst Rückmeldungen zu deinem Verhalten.
- Wenn es beim ersten Versuch nicht so gut läuft, bekommst du eine neue Chance.
- Neues Verhalten wird dir vertrauter und wird damit auch „draußen“ leichter.
- Du kannst Ängste überprüfen und überwinden.
- Du kannst verschiedene Verhaltensweisen für die gleiche Situation ausprobieren.
- Du kannst auch mal in die Rolle des Gegenübers oder des Zuschauers schlüpfen und daraus lernen.

Nicht ohne Grund sind Rollenspiele ein wichtiger Bestandteil in der Ausbildung von Therapeuten!

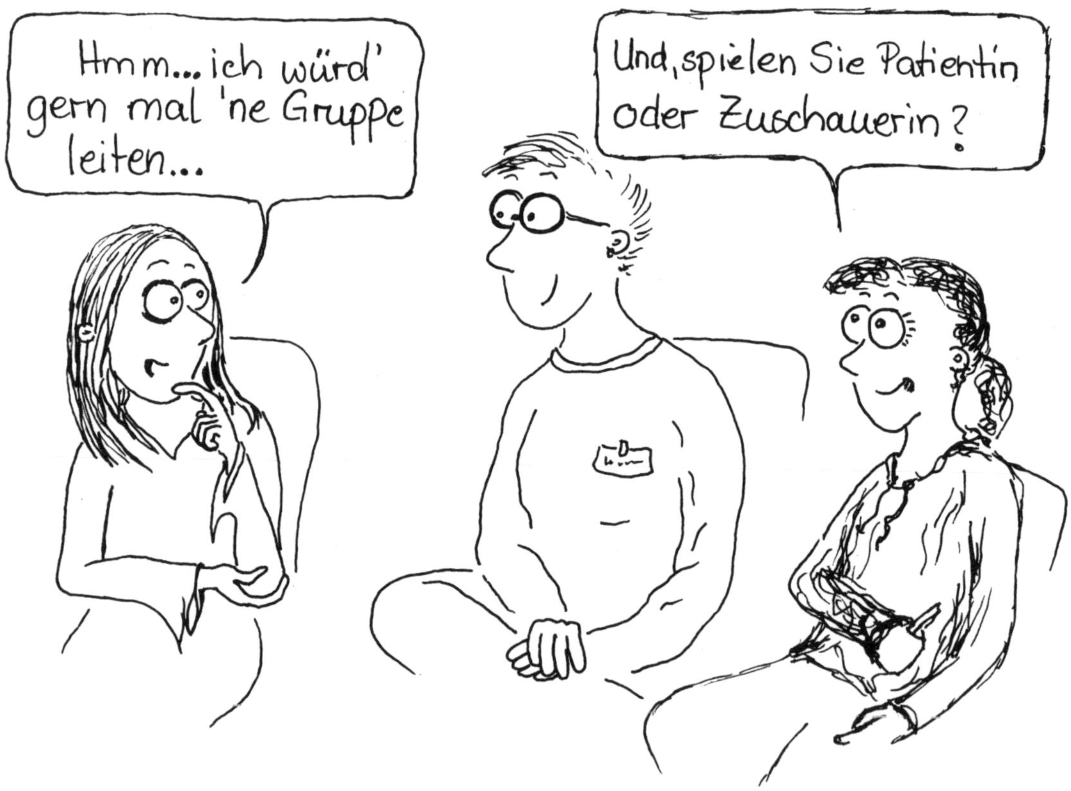

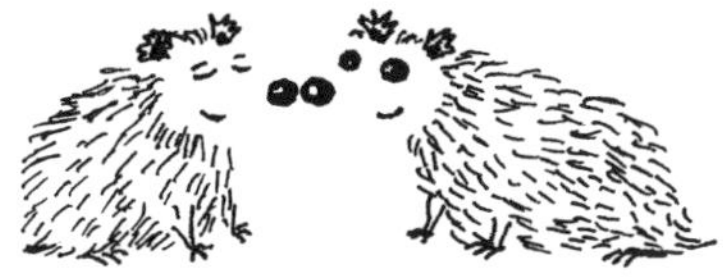

Zwischenmenschliche Skills üben – Protokoll

Zwischenmenschliche Fertigkeiten kann man nur lernen oder verbessern, indem man sie immer wieder übt (auch wenn das nervt!). Hier kannst du eintragen, was du in dieser Woche im Rollenspiel oder „in echt" üben möchtest. Du kannst Situationen aus der Liste (▶ Arbeitsblatt Zwischenmenschliche Skills 18) oder eigene Situationen auswählen.

Situation:

____

____

Verteile deine Punkte auf die drei Töpfe:

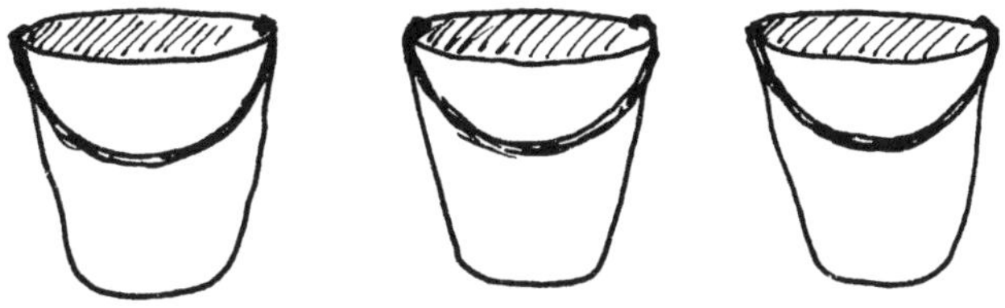

Welche Skills möchtest du üben?

- ❒ Zielorientiertes Verhalten (6 Bs)
- ❒ Beziehungsorientiertes Verhalten (LIVE)
- ❒ Orientierung auf die Selbstachtung (FAIR)

Wann wirst du üben?

____

Was wirst du üben?

____

____

Übung macht den Meister: Es ist sinnvoll, das Üben einer Situation mehrfach zu wiederholen, um Veränderungen feststellen zu können. Protokolliere deine verschiedenen Durchläufe auf Blatt 2 dieses Arbeitsblattes.

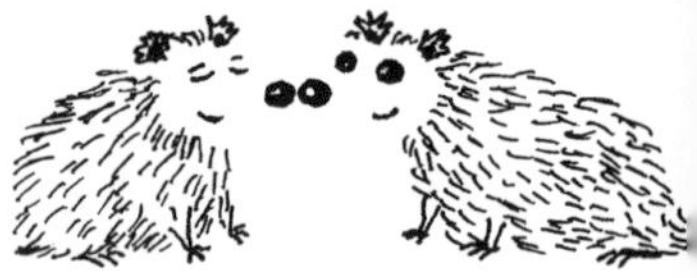

Dokumentation	**Durch-gang 1**	**Durch-gang 2**	**Durch-gang 3**	**Durch-gang 4**
Wie schwierig hast du die Übung **vor dem Üben** eingeschätzt? (0–100)				
Wie hoch war die Anspannung **vor dem Üben**? (0–100)				
Wie hoch war die Anspannung **während der Übung**? (0–100)				
Wie zufrieden warst du mit deiner Leistung **nach dem Üben**? (0–100)				
Wie stark war deine Anspannung **nach dem Üben?** (0–100)				
Wie schwierig hast du die Übung **nach dem Üben** eingeschätzt? (0–100)				

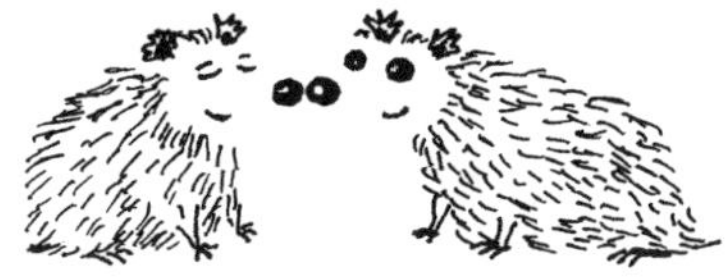

Zwischenmenschliche Skills üben

In der Liste sind verschiedene zwischenmenschliche Situationen aufgeführt.

Bitte kreuze die Situationen an, mit denen du manchmal Schwierigkeiten hast.

Ergänze auch eigene Beispiele.

Eine Zigarette, Alkohol, Drogen ablehnen.	□
Eine Hose umtauschen, a) weil sie kaputt ist oder b) weil sie mir doch nicht gefällt.	□
Jemand provoziert mich.	□
Ein Freund/eine Freundin möchte sich Geld leihen, aber a) ich habe keins oder brauche es für etwas anderes, b) er/sie hat mir schon einmal Geld nicht zurückgegeben.	□
Einen Lehrer bitten, mir etwas noch einmal zu erklären.	□
Auf eine Party dazukommen, auf der ich kaum jemanden kenne.	□
Ein Referat halten.	□
Nach der Uhrzeit fragen.	□
Mich jemandem vorstellen/Kontakt zu ihm aufnehmen.	□
Werbezettel, Spendennachfragen oder jemand, der an der Tür etwas verkaufen möchte (z. B. Staubsaugervertreter), ablehnen.	□
Sagen, dass ich jetzt gerade nicht sprechen möchte.	□
Mir Hilfe holen (z. B. auf der Station).	□
Am Bahnschalter eine Fahrkarte kaufen.	□
Meinen reservierten Sitzplatz im Zug einfordern.	□
Auf einer Familienfeier jemandem sagen, dass ich ihn zur Begrüßung nicht umarmen möchte.	□
Meinem Freund/meiner Freundin sagen, dass ich gerne mal ohne ihn/sie weggehen möchte.	□
Jemand spricht mich darauf an, dass ich in der Klinik war/mich selbst verletze.	□
Meinen Eltern sagen, dass ich gerne abends länger unterwegs sein möchte/mehr Taschengeld möchte.	□
Oder:	□
Oder:	□

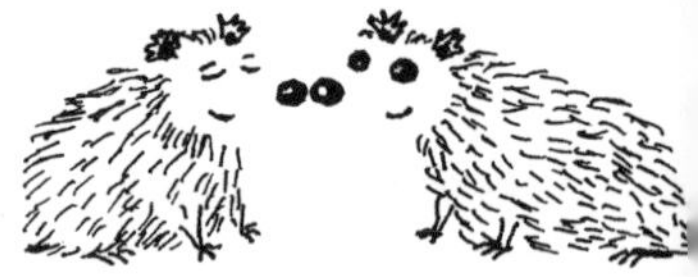

Zwischenmenschliche Skills üben: Wenn zielorientiertes Handeln schwierig war

Mit diesem Arbeitsblatt kannst du eine zwischenmenschliche Situation noch einmal durchdenken, die irgendwie „schiefgelaufen“ ist.

Beschreibe die kritische Situation:

____

____

____

Was war das Ergebnis dieser Situation?

____

____

Was wolltest du eigentlich erreichen? Welches Ergebnis hättest du dir gewünscht?

____

____

____

War dieses Ziel in der Situation wirklich erreichbar? Wenn nicht: Was wäre möglich gewesen?

____

____

____

Was hättest du tun können, um das Ziel zu erreichen?

____

____

Wie kannst du das in Zukunft umsetzen?

____

____

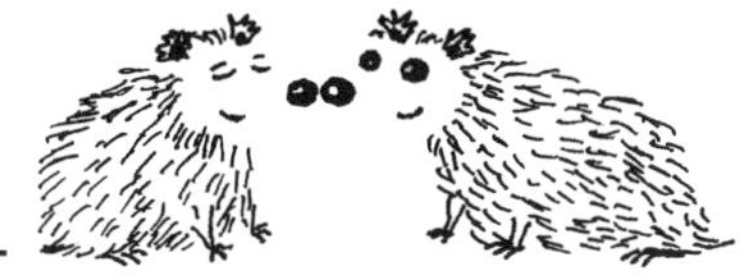

Nein sagen

Nein zu sagen fällt vielen Menschen schwer. Wie kannst du entscheiden, ob du trotzdem nein sagen möchtest? Die folgenden Punkte sollen dir bei der Entscheidung helfen, ob und wie deutlich du nein sagst.

Zuerst beantwortest du für dich folgende Fragen zur Situation:

1. Vorbereitung

Weißt du, was die andere Person möchte bzw. was du ablehnen möchtest?

Ja → weiter

Nein → Sammle zuerst mehr Informationen, frage nach.

2. Fähigkeit

Kannst du der Person geben, was sie will?

Ja → weiter

Nein → Lehne die Bitte ab!

3. Freie Entscheidung

Kannst du es dir erlauben, nein zu sagen?

Ja → weiter

Nein (Die Person hat „Macht" über dich.) → Verhandle!

Nach diesen drei Grundfragen sind noch folgende Punkte wichtig:

- Passt die Bitte der anderen Person zu eurer Beziehung?
- Wirst du es später bedauern, nein gesagt zu haben?
- Schadet es deiner Selbstachtung, wenn du nein sagst – oder ist es im Gegenteil für deine Selbstachtung sogar wichtig, nein zu sagen?

Wenn du nun zu der Entscheidung kommst, dass du nein sagen möchtest, musst du dir zuletzt noch überlegen, wann ein guter Zeitpunkt dafür ist.

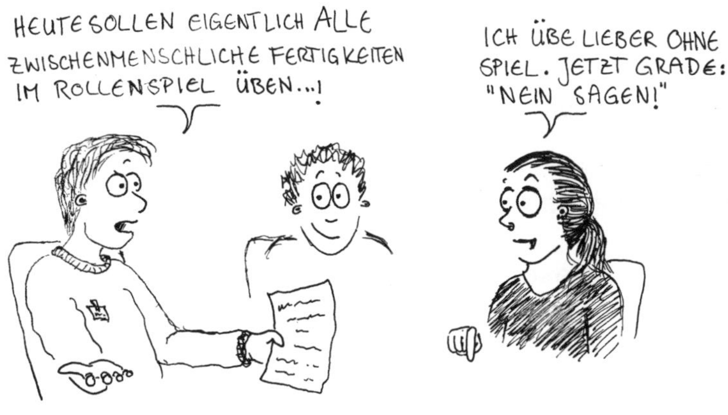
HEUTE SOLLEN EIGENTLICH ALLE ZWISCHENMENSCHLICHE FERTIGKEITEN IM ROLLENSPIEL ÜBEN...!
ICH ÜBE LIEBER OHNE SPIEL. JETZT GRADE: "NEIN SAGEN!"

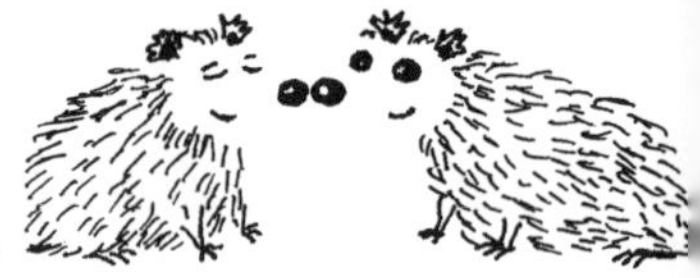

Soll ich nein sagen?

Beschreibe die Situation, in der du überlegst, nein zu sagen:

____

____

____

Beantworte dir zuerst die Grundfragen zur Situation:

1. Vorbereitung

Weißt du, was die andere Person möchte bzw. was du ablehnen möchtest?

Ja ↓ weiter

Nein ↓ Sammle zuerst mehr Informationen, frage nach.

2. Fähigkeit

Kannst du der Person geben, was sie will?

Ja ↓ weiter

Nein ↓ Lehne die Bitte ab!

3. Freie Entscheidung

Kannst du es dir erlauben, nein zu sagen?

Ja ↓ weiter

Nein (Die Person hat „Macht" über dich.) ↓ Verhandle!

Wenn du eine der ersten Fragen mit Nein beantwortet hast, weißt du ja, was zu tun ist.

Hast du alle drei Fragen bejaht, dann beachte noch folgende Punkte:

- Passt die Bitte der anderen Person zu unserer Beziehung? □ ja □ nein
- Werde ich es später bedauern, nein gesagt zu haben? □ ja □ nein
- Schadet es meiner Selbstachtung, wenn ich nein sage – oder ist es für meine Selbstachtung sogar wichtig, nein zu sagen? □ ja □ nein

Wenn du auch diese Fragen mit Ja beantwortet hast und dich entscheidest, nein zu sagen: Wann wäre ein guter Zeitpunkt dafür?

____

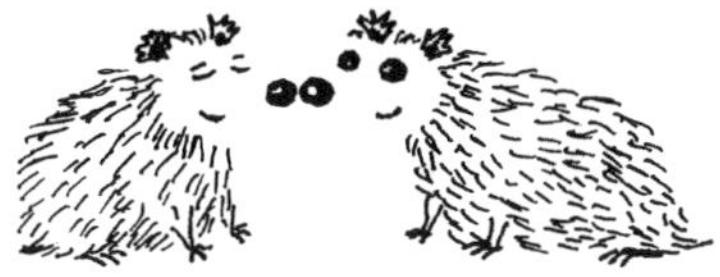

Um etwas bitten

Wie entscheidest du, ob und wie hartnäckig du um etwas bitten möchtest? Die nachfolgend aufgelisteten Stationen sollen dir dabei helfen.

Zuerst beantwortest du für dich folgende Fragen zur Situation:

1. Vorbereitung

Weißt du genau, was du möchtest und wie du das begründen könntest?

- Ja ↓ weiter
- Nein ↓ Sammle zuerst mehr Informationen.

2. Fähigkeit

Kann die Person dir geben, was du willst?

- Ja ↓ weiter
- Nein ↓ Du brauchst nicht zu fragen.

3. Freie Entscheidung

Kann die Person dir überhaupt zusagen?

- Ja ↓ weiter
- Nein (Jemand anderes hat „Macht" über die Person.) ↓ Versuche etwas an der Situation zu verändern. Die Person kann dir wahrscheinlich nicht zusagen.

Nach diesen drei Grundfragen sind noch folgende Punkte wichtig:

- Passt deine Bitte zu eurer Beziehung?
- Ist deine Bitte wichtig, um deine langfristigen Ziele zu erreichen?
- Schadet die Bitte deiner Selbstachtung?

Wenn du dich nun dafür entscheidest, dass du die Bitte aussprechen möchtest, musst du dir zuletzt noch überlegen, wann ein guter Zeitpunkt dafür ist.

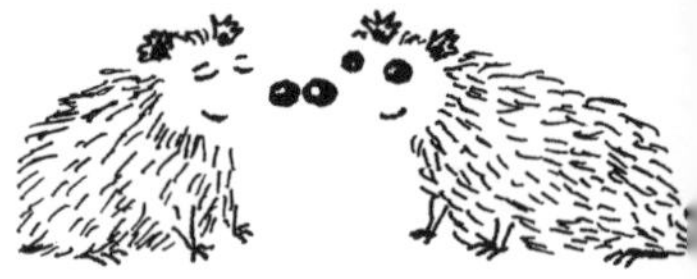

Soll ich um etwas bitten?

Beschreibe die Situation, in der du überlegst, um etwas zu bitten:

____

____

Beantworte dir zuerst die Grundfragen zur Situation:

1. Vorbereitung

Weiß ich genau, was ich möchte und wie ich das begründen könnte?

Ja → weiter

Nein → Sammle zuerst mehr Informationen.

2. Fähigkeit

Kann die Person mir geben, was ich will?

Ja → weiter

Nein → Du brauchst nicht zu fragen.

3. Freie Entscheidung

Kann die Person mir überhaupt zusagen?

Ja → weiter

Nein (Jemand anderes hat „Macht“ über die Person.) → Versuche etwas an der Situation zu verändern. Die Person kann dir wahrscheinlich nicht zusagen.

Wenn Du eine der ersten Fragen mit Nein beantwortet hast, weißt du ja, was zu tun ist.

Hast du alle drei Fragen bejaht, dann beachte noch folgende Punkte:

- Passt meine Bitte zu unserer Beziehung? □ ja □ nein
- Ist meine Bitte wichtig, um meine langfristigen Ziele zu erreichen? □ ja □ nein
- Schadet die Bitte meiner Selbstachtung? □ ja □ nein

Wenn du auch diese Fragen mit Ja beantwortet hast und dich für die Bitte entscheidest: Wann wäre ein guter Zeitpunkt dafür?

____

9 Selbstwert

Simone Stojan und Anne Kristin von Auer

Hintergrundwissen zum Selbstwert
Diesen Text finden Sie online unter www.schattauer.de/3116.

Ziele dieses Moduls

In diesem Modul geht es darum, mehr Selbstakzeptanz, soziale Anbindung und eine Sensibilisierung für wichtige eigene Grundannahmen zu erreichen – im besten Fall sogar die Grundannahmen zu verändern.

Bei der Bearbeitung des Bereichs „Akzeptierender Umgang mit sich selbst" haben wir uns bewusst gegen die Unterscheidung von Grundannahmen und Glaubenssätzen entschieden, wie sie im Skillsmanual für Erwachsene getroffen wurde (Bohus u. Wolf-Arehult 2013). Die Abgrenzung zwischen Grundannahmen und den daraus entstehenden Glaubenssätzen ist grundsätzlich sinnvoll und logisch, wirkt aber auf die Jugendlichen oft konstruiert und verwirrend. Zudem entstehen bei der Beschäftigung mit den eigenen Grundannahmen starke Anspannungszustände und Emotionen – hier soll die Vereinfachung des Konzepts auch eine Überforderung der Jugendlichen verhindern.

Greifen Sie bei der Vorstellung des Konzepts der Grundannahmen auf das Gefühlsmodell (► Infoblatt Umgang mit Gefühlen 4) zurück. So wird das Verständnis für das Zusammenwirken von Situation, Gedanken und Verhalten vertieft.

Bei der Vermittlung der Skills aus dem Selbstwertmodul sollte wiederholt thematisiert werden, dass starke **Schamgefühle** auftreten können, wenn sich die Teilnehmerinnen mit diesem Thema beschäftigen.

Informieren Sie darüber, dass der eigene Selbstwert etwas über lange Zeit Gewachsenes ist. Damit beugen Sie zu hohen Erwartungen in Bezug auf eine schnelle Veränderung vor. Die meisten Patientinnen wünschen sich eine schnelle und möglichst einfache Verbesserung des Selbstwertes.

Didaktisches Vorgehen

Entwickeln Sie mit den Teilnehmerinnen zunächst eine gemeinsame Vorstellung vom Begriff „Selbstwert". Hierfür können das Flipchart oder Präsentationskarten genutzt werden.

Sammeln Sie mit den Jugendlichen, was sie unter Selbstwert verstehen und was aus ihrer Sicht zu dem Thema gehört. Hier eignen sich Fragen wie:

- Wie verhält sich jemand, der ein gutes Selbstwertgefühl hat?
- Wie denkt er über die Welt und sich?

- Hat er viele Freunde oder nur ein paar ausgewählte oder keine?
- Woran erkenne ich, dass jemand einen hohen oder niedrigen Selbstwert hat?

Die Teilnehmerinnen können ihre Ideen auf den Karten notieren oder sie werden am Flipchart aufgelistet.

In Anlehnung an das Säulenmodell des Selbstwertes von Potreck-Rose und Jacob (2013) eignet sich anschließend zur Einführung des Begriffs bei Jugendlichen das Bild eines „Selbstwert-Hauses" mit drei Grundpfeilern (bei Potreck-Rose und Jacob sind es vier: Selbstakzeptanz, Selbstvertrauen, soziale Kompetenz und soziales Netz) (▶ Abb. 9-1).

Abb. 9-1 Selbstwert-Haus auf drei Grundpfeilern (mod. nach Potreck-Rose u. Jacob 2013).

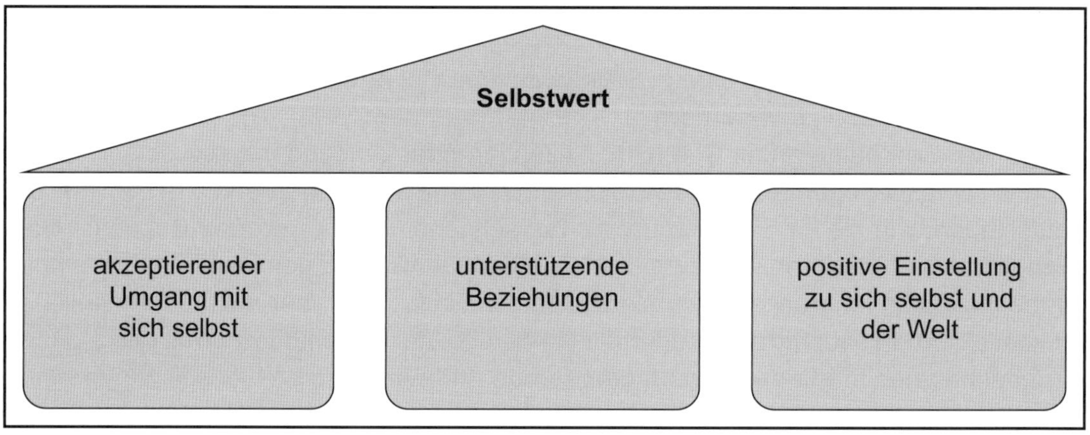

Sprechen Sie mit den Jugendlichen über diese Darstellung. Fragen Sie etwa, was mit dem „Selbstwertdach" passiert, wenn eine oder mehrere Säulen fehlen oder unterschiedlich groß sind (es kippt, rutscht weg etc.). Damit lässt sich verdeutlichen, dass zu einem gesunden Selbstwert beispielsweise nicht nur ein akzeptierender Umgang mit sich selbst zählt, sondern dass auch der soziale Kontakt und die eigenen Überzeugungen grundlegende „Säulen" des Selbstwertes darstellen.

„Akzeptierender Umgang mit sich selbst" sowie „positive Einstellung zu sich und der Welt" werden von manchen Jugendlichen als ähnlich erlebt. Der Unterschied liegt darin, dass es sich bei der ersten Säule größtenteils um das eigene **Verhalten** und dessen Bewertung handelt, bei der dritten Säule dagegen um die eigene **Gedankenwelt, vor allem die eigenen Grundüberzeugungen**.

Wenn manche Teilnehmerinnen berichten, dass bei ihnen alle Säulen vorhanden sind, aber leider noch nicht kräftig genug, lässt sich dies in der Gruppe diskutieren. Dann handelt es sich vielleicht vorerst um ein kleines „Selbstwertgartenhäuschen", das mit der Zeit noch ausgebaut werden kann. Solche Bilder bieten sich an, um auch in heterogenen Gruppen das Thema für alle passend einzuleiten und zu verdeutlichen, wie unterschiedlich Selbstwertprobleme sein können. Auch ein übermäßig großer Selbstwert kann problematisch sein und vor allem in sozialen Beziehungen zu Schwierigkeiten führen.

Die Begriffe, die zu Beginn der Sitzung gesammelt wurden, lassen sich verwenden, um den einzelnen Säulen die Vorstellungen der Jugendlichen zum Selbstwert zuzuordnen (Karten an das Flipchart anpinnen, verschiedene Farben nutzen etc.).

Einsatz der Info- und Arbeitsblätter

Skillsprotokoll zum Selbstwert

Ziel

Das Protokoll bietet einen Überblick über die Skills aus diesem Modul und soll den Jugendlichen ein regelmäßiges Üben erleichtern.

Didaktik

Teilen Sie das Protokoll zum Beginn des Moduls aus und bitten Sie die Jugendlichen, darin zu vermerken, welche Skills sie in der betreffenden Woche bereits eingesetzt haben. Die Teilnehmerinnen können das Protokoll jeweils in der Eingangsrunde (▶ Kap. 3, S. 23) der nächsten Skillsgruppensitzung verwenden, um zu erläutern, welche Skills aus diesem Modul sie in der Woche genutzt haben.

Infoblatt Selbstwert 1: Einführung in das Thema Selbstwert

Ziel

Dieses Infoblatt gibt einen Überblick über die Säulen des Selbstwert-Hauses und die zum Modul zugehörigen Skills.

Didaktik

Lesen und diskutieren Sie den Inhalt des Infoblattes in der Gruppe.

▶ Akzeptierender Umgang mit sich selbst

Arbeitsblatt Selbstwert 2a–d, 3a, b: Fairer Blick, Arbeitsblatt Selbstwert 4: Den fairen Blick üben

Ziel

Die Jugendlichen werden mithilfe der Geschichte in den Bereich „Selbstakzeptanz" eingeführt. Sie sollen erkennen, dass wir uns selbst häufig sehr viel kritischer bewerten als andere und dass ein Übermaß an Selbstkritik und -abwertungen zu einem geringen Selbstwert beiträgt.

Didaktik

Wählen Sie eine der Geschichten (▶ Arbeitsblätter 2a–d) aus und lassen Sie die Geschichte vorlesen. Nun teilen Sie die Gruppe in zwei Teile auf: Ein Teil erhält das ▶ Arbeitsblatt 3a, der andere Teil das ▶ Arbeitsblatt 3b. Alternativ bearbeiten alle zuerst ▶ Arbeitsblatt 3a und anschließend 3b.

Nach der Bearbeitungszeit kommt die Gruppe wieder zusammen. Aus jedem Bereich lassen Sie ein Beispiel vorlesen und diskutieren die unterschiedlichen Positionen bzw. Wahrnehmungen in der Gruppe. Fragen Sie die Jugendlichen nach den Gründen für die unterschiedlichen Wahrnehmungen und arbeiten Sie heraus, dass wir andere meist weniger kritisch bewerten als uns selbst. Dabei validieren Sie, dass dies für die meisten Menschen gilt. Erarbeiten Sie auch, wie Selbstabwertungen den Selbstwert negativ beeinflussen. Betonet werden sollte zudem, dass ein validierender und freundlicher Umgang mit sich selbst geübt werden kann.

Das ► Arbeitsblatt 4 wird als Hausaufgabe aufgegeben.

Infoblatt Selbstwert 5, Arbeitsblatt Selbstwert 6: InSEL-Skill

Ziel

Über den InSEL-Skill sollen die Jugendlichen auf ihre eigenen Bedürfnisse und Lösungsfertigkeiten aufmerksam werden. Dies ermöglicht einen validierenden Umgang mit sich selbst und das Erleben von Selbstwirksamkeit.

Didaktik

Besprechen Sie das Infoblatt und stellen Sie dabei den Bezug zur Achtsamkeit und deren Bedeutung her. Neben der auf dem Blatt beschriebenen Situation eignen sich alle denkbaren Bedürfnisse wie Hunger, Durst, Schlaf, Schmerzfreiheit, Nähe, Spaß, Anerkennung, Unterstützung, Bequemlichkeit, Ruhepausen, Sicherheit, Autonomie etc. als Beispiele.

Geben Sie das Arbeitsblatt als Hausaufgabe auf. Dabei sollten die Jugendlichen mit einem Grundbedürfnis beginnen und nicht mit einem Bedürfnis, dessen Wahrnehmung ihnen schwerfällt. Legen Sie die erste Situation, an der jede Einzelne üben möchte, schon in der Gruppensitzung fest.

Infoblatt Selbstwert 7: Frust ausbalancieren

Ziel

Die Teilnehmerinnen lernen, dass sie den alltäglichen „Frust“ durch angenehme Aktivitäten ausgleichen können. Dies erhöht das Selbstwirksamkeitserleben. Die Jugendlichen erkennen, dass sie Stress nicht ohnmächtig ausgeliefert sind, dass es Bewältigungsmöglichkeiten gibt. Diese Erkenntnis soll die Selbstakzeptanz erhöhen.

Didaktik

Erwähnen Sie, dass es sich um den dritten Skill zur Verbesserung der Selbstakzeptanz handelt, und lassen Sie die Teilnehmerinnen die anderen beiden Skills kurz wiederholen (Fairer Blick und InSEL-Skill).

Mit den Jugendlichen sammeln Sie, welche Ereignisse sie in dieser Woche frustriert haben. Listen Sie diese Dinge auf einer Seite des Flipcharts auf. Notieren Sie dann auf der anderen Seite alle „angenehmen Ereignisse“. Im Anschluss besprechen Sie das Infoblatt und zeichnen die auf dem Infoblatt abgebildete Waage unter die gesammelten Punkte ans Flipchart. Dies schafft eine gute Überleitung zu den nächsten Arbeitsblättern, in denen es um das Wahrnehmen und die Aktivierung von angenehmen Erlebnissen geht.

Arbeitsblatt Selbstwert 8: Frust ausbalancieren durch angenehme Erfahrungen

Ziel

Die Jugendlichen sollen eine Liste von Dingen anfertigen, die sie tun können, um Frust auszubalancieren.

Didaktik

Lassen Sie die Teilnehmerinnen in Kleingruppen oder in Einzelarbeit individuelle Listen der Erlebnisse und Aktivitäten erstellen, die sie selbst einsetzen wollen. Die Jugendlichen können hierbei auch auf Beispiele von der vorher ans Flipchart gezeichneten Waage und aus dem ▶ Infoblatt Umgang mit Gefühlen 15b zurückgreifen.

Arbeitsblatt Selbstwert 9a, b: Frust ausbalancieren üben

Ziel

Mithilfe dieser Struktur sollen die Jugendlichen lernen, unangenehme Erfahrungen bewusst durch angenehme Erlebnisse auszugleichen.

Didaktik

Vermitteln Sie, dass insgesamt drei unangenehmen Ereignissen zunächst ein angenehmes Erlebnis entgegengesetzt werden soll. Die Jugendlichen haben häufig das Gefühl, sehr viel Frust zu erleben, und empfinden ein gleich gewichtetes Ausbalancieren als Überforderung. Auf ▶ Arbeitsblatt 9a notiert jede für sich, mit welchen angenehmen Ereignissen sie den Frust der letzten Tage ausbalanciert hat. Im Anschluss können offene Fragen geklärt werden. ▶ Arbeitsblatt 9b eignet sich als Protokoll für die Hausaufgabe.

▶ Unterstützende Beziehungen

Infoblatt Selbstwert 10: Soziales Netz aufbauen und pflegen, Arbeitsblatt Selbstwert 11: Mein soziales Netz

Ziel

Langfristig sollen sich die Jugendlichen in ein soziales Netz eingebunden fühlen. Um dieses Ziel zu erreichen, müssen sie im ersten Schritt verstehen, wie wichtig unterstützende soziale Beziehungen sind. Im nächsten Schritt machen sie sich ihr eigenes Beziehungsnetz bewusst. Anschließend können sie Veränderungen am sozialen Netz planen und vorbereiten.

Didaktik

Lesen und besprechen Sie das Infoblatt gemeinsam. Dabei weisen Sie darauf hin, dass nicht jeder Kreis gefüllt sein muss, um ein stabiles Selbstwertgefühl zu haben, und dass viele Menschen nicht alle Kreise füllen können. Der Fokus sollte auf die Kreise gelenkt werden, in denen Personen zu finden sind.

Betonen Sie, dass im sozialen Netz nur Beziehungen aufgeführt werden sollten, die unterstützend wirken. Dies ist für viele Teilnehmerinnen schwierig.

Haben die Jugendlichen Schwierigkeiten, die einzelnen Teile des Netzes zu füllen oder sie Personen zuzuordnen, können folgende Vorschläge gemacht oder gemeinsam mit der Gruppe erarbeitet werden:

- **Freunde:** beste/r Freund/in, Schulkameraden, Vereinskollegen, Bekannte etc.
- **Menschen, die mich brauchen:** Freunde, Geschwister, Großeltern, Nachbarn, Chef, Kollegen, Mitschüler etc.
- **Partnerschaft**
- **Familie:** Mitglieder der Familie, die unterstützend wirken

- **verlässliche Menschen:** Freunde, Partner, Familie, Bezugsbetreuer, Therapeuten, Lehrer, Arbeitskollegen etc.

Das Arbeitsblatt kann in Einzel- oder Gruppenarbeit oder als Hausaufgabe bearbeitet werden. Es schließt mit der Frage, ob sich etwas ändern soll, und bereitet damit den Übergang zu den nächsten Arbeitsblättern. Lassen Sie die Jugendlichen darüber diskutieren, wie sich soziale Netze aufbauen und erhalten lassen.

Infoblatt Selbstwert 12, Arbeitsblatt Selbstwert 13: SOZIAL sein

Ziel

Hiermit sollen die Jugendlichen Skills erlernen, die ihnen helfen, dauerhaft Teil eines sozialen Netzes zu sein. Es geht darum, Beziehungen aufzubauen *und* zu halten.

Didaktik

Besprechen Sie das Infoblatt und lassen Sie die Jugendlichen zu den einzelnen Buchstaben Ideen und Strategien für die jeweilige Umsetzung des Skills sammeln.

Anschließend führen Sie das Arbeitsblatt ein. Dieses Arbeitsblatt führt auf, wie bestimmte soziale Fertigkeiten geübt werden können. Die Teilnehmerinnen dürfen auswählen, welche Skills sie üben möchten. Unterstützen Sie sie dabei, die für sie geeigneten und notwendigen Skills zu finden. Eventuell muss an dieser Stelle an den Einzeltherapeuten oder Bezugsbetreuer verwiesen werden.

Übungen

Einige Vorschläge zum Üben der SOZIAL-Skills

S = Sich schwierigen Situationen gewachsen fühlen

- Stellen Sie gemeinsam mit der Patientin fest, welche Situationen zu Überforderung führen. Planen Sie das Vorgehen kleinschrittig und zeigen Sie Unterstützungsmöglichkeiten auf: z. B. rechtzeitig anfangen zu lernen (Lernplan machen) oder bei einer schwierigen Familienfeier feste Pausen einplanen, um einem Chaos vorzubeugen (▶ Arbeitsblatt Umgang mit Gefühlen 21).

O = Offen sein für neue Ideen

- Besprechen Sie mit den Jugendlichen, wann und von wem Vorschläge anzunehmen ein Problem ist, bei wem es gut klappt und welche Gründe es für das eine oder andere geben kann (Bewertungen und Grundannahmen entdecken).
- Suchen Sie eine Alltagssituation, in der die Patientin wiederholt mit ihrem Verhalten scheitert, und überlegen Sie Verhaltensalternativen. Als Übung kann sie evtl. auch Ratschläge von anderen einholen.

Z = Zuhören können

- Finden Sie mit der Jugendlichen eine Situation, in der sie sich vornimmt, nur zuzuhören und nicht von sich zu berichten (möglichst neutrale Beziehung auswählen!). Für diese Situation wird festgelegt, welches Verhalten sie ausprobieren möchte: nachfragen, nicken etc. Besprechen Sie anschließend, welche Erfahrungen die Teilnehmerin gemacht hat.

I = In der Nähe von anderen sein können

- Verabredungen treffen, alte Kontakte aktivieren, einem Verein beitreten, in einer Schul-AG mitmachen, einen Kurs belegen etc.

- Versuchen Sie bei Schwierigkeiten in der Abgrenzung zu anderen zunächst die Gründe zu verstehen. Wählen Sie dann passende Übungen aus: z. B. laut „Stopp“ sagen, Sätze überlegen, mit denen ich anderen mitteilen kann, dass mir etwas zu viel wird, und diese üben etc.

Die letzten beiden Übungen sollten im Rahmen der Einzeltherapie stattfinden:

- Hat die Patientin aufgrund von traumatischen Erlebnissen Schwierigkeiten mit Nähe, hinterfragen Sie die zurzeit gesetzten Grenzen oder einen sozialen Rückzug vorsichtig. Planen Sie Übungen, die sich die Jugendliche zutraut, um Nähe nicht mehr als ausschließlich bedrohlich zu erleben, z. B.: mit der besten Freundin ins Kino gehen und darauf achten, ob es auch angenehm sein kann, in der Nähe von jemandem zu sein. Legen Sie insgesamt den Fokus auf Situationen, in denen Nähe vielleicht auch aktuell schon als angenehm erlebt wird.
- Bei sozialen Ängsten bietet sich das verhaltenstherapeutische Vorgehen mit Erstellung einer Angsthierarchie und anschließenden Expositionsübungen an.

A = Allein sein können

- Legen Sie für jeden Tag einen Zeitraum fest, in dem die Jugendliche Zeit allein verbringt. Planen Sie gemeinsam, was genau sie dann tun möchte (Musik hören, spazieren gehen, baden ...), und werten Sie die Erfahrungen damit anschließend aus.

L = Lob verteilen und annehmen können

- Überlegen Sie gemeinsam, wem die Teilnehmerin gern ein Kompliment machen möchte und auf welche Weise (direkt, Brief, Geschenk ...).
- In der stationären Therapie ist die folgende Übung gut umsetzbar: Planen Sie mit der Patientin einen täglichen Kurzkontakt, bei dem sie eine positive Rückmeldung zu ihrem Verhalten bekommt – mit dem Auftrag, das Lob dann stehen zu lassen.

Positive Einstellung zu sich selbst und der Welt

Nutzen Sie das Säulenmodell (▶ Abb. 9-1, S. 252), um zu verdeutlichen, in welchem Abschnitt des Selbstwertmoduls Sie sich nun befinden. Wiederholen Sie kurz die bisher vermittelten Skills aus dem Selbstwertmodul. Wie auf Seite 251 bereits erwähnt, sprechen wir zur Vereinfachung nur von Grundannahmen und haben die Differenzierung zwischen Grundannahmen und Glaubenssätzen weggelassen.

Die Grundannahmen sind schon im Gefühlsmodell (▶ Infoblatt Umgang mit Gefühlen 4) aufgetaucht. An dieser Stelle können Sie das Gefühlsmodell wiederholen, wobei Sie den Schwerpunkt auf die Grundannahmen legen und sie diesmal vertiefend behandeln. In diesem Modul geht es dann zusätzlich um die Veränderung von Grundannahmen.

Infoblatt Selbstwert 14: Grundannahmen, Arbeitsblatt Selbstwert 15 und 16: Grundannahmen entdecken

Ziel

Die Jugendlichen sollen lernen, dass alle Menschen Grundannahmen haben, die ihr Denken, Fühlen und Handeln beeinflussen. Sie sollen verstehen, dass Grundannahmen aus unserer Geschichte erklärbar sind und in der Vergangenheit eine Funktion hatten, heute jedoch oft hinderlich sind. Indem sie sich ihrer eigenen Grundannahmen bewusst werden, können sie erkennen, wie diese ihr Leben beeinflussen, und einüben, zwischen funktionalen und dysfunktionalen Grundannahmen zu unterscheiden.

Im letzten Schritt werden die Teilnehmerinnen darin unterstützt, ihre dysfunktionalen Grundannahmen zu hinterfragen und wenn möglich auch zu verändern.

9 Selbstwert

Didaktik

Lesen und besprechen Sie das ▶ Infoblatt 14.

Listen Sie mit den Jugendlichen verschiedene Grundannahmen am Flipchart auf. Wenn den Teilnehmerinnen wenig einfällt, können Sie das ▶ Arbeitsblatt 15 zu Hilfe nehmen. Achten Sie darauf, dass auch wohlwollende Grundannahmen festgehalten werden, und erwähnen Sie, dass sich aufgrund der unterschiedlichen Entwicklungsbedingungen von Menschen viele verschiedene Grundannahmen entwickeln können.

Der Begriff der Grundannahmen müsste den Jugendlichen schon aus dem Gefühlsmodell vertraut sein. Beziehen Sie die Abbildung zum Gefühlsmodell (▶ Infoblatt Umgang mit Gefühlen 4) erneut ein. Zeichnen Sie den ersten Teil des Gefühlsmodells (s. u. und ▶ Abbildung 7-1b, S. 123) noch einmal auf und fragen Sie die Jugendlichen, was das Modell aussagt.

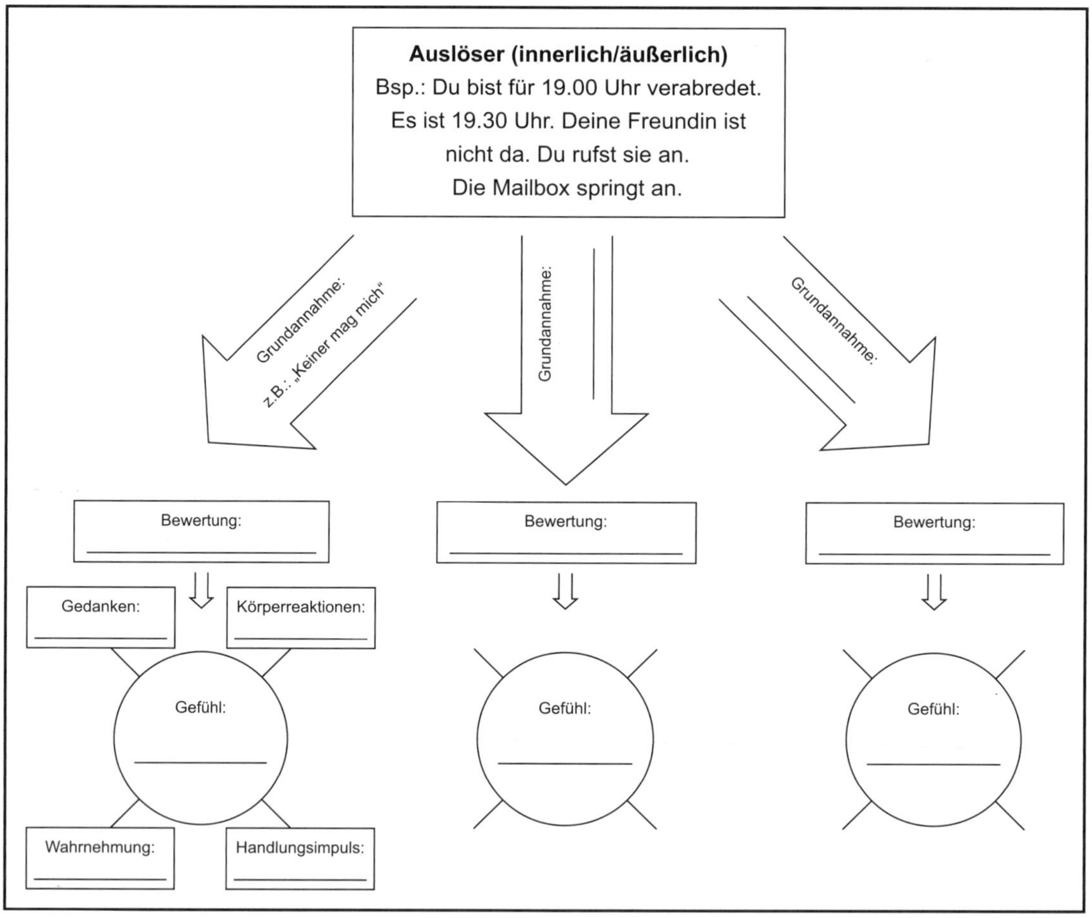

Wählen Sie eine eigene Situation aus oder nutzen Sie das Beispiel aus der Abbildung. Dabei gehen Sie folgendermaßen vor:

1. Wählen Sie zunächst eine **Situation** aus, z. B.: „Morgen wird eine Matheklausur geschrieben." oder „Heute Abend ist die Geburtstagsparty meiner Freundin."
2. Überlegen Sie gemeinsam mit den Jugendlichen, welche **Grundannahmen** in der vorgegebenen Situation aktiviert werden könnten. Bei der Matheklausur könnte etwa die Grundannahme „Ich muss immer 100 % Leistung bringen." aktiv sein. Bei der Party könnte dies die Grundannahme „Ich bin es nicht wert gemocht zu werden." oder „Ich komme gut allein zurecht." sein.

3. Lassen Sie die Jugendlichen **Bewertungen** bzw. Gedanken formulieren, die sich aus den verschiedenen Grundannahmen ergeben könnten, und verbinden Sie die Grundannahmen und Gedanken wie schon beim Gefühlsmodell. So könnte ich beispielsweise bei der Matheklausur denken: „Ich schaffe das nicht!“ oder „Ich blamiere mich bestimmt.“ Bei der Party könnten es Gedanken sein wie: „Ich habe da bestimmt keinen zum Reden.“ oder „Ich habe heute eigentlich keine Lust auf eine Party.“
4. Anschließend entwickeln Sie die daraus entstehenden **Gefühle** und den **Handlungsimpuls**. Bei der Situation „Matheklausur“ und der Grundannahme „100 % Leistung bringen“ könnte das Gefühl Angst aufkommen und der Handlungsimpuls, sehr viel zu lernen; bei der Situation „Party“ und der Grundannahme „Ich bin es nicht wert, gemocht zu werden.“ könnte das Gefühl Scham entstehen und der Handlungsimpuls, nicht hinzugehen.
5. Gehen Sie an dieser Stelle erneut auf die Möglichkeit ein, **dem Handlungsimpuls entsprechend** oder **entgegengesetzt** zu handeln. Dieser Skill ist auch für die Veränderung von Grundannahmen zentral. Fragen Sie die Jugendlichen, warum das so sein könnte.

Lassen Sie nun die Teilnehmerinnen das ► Arbeitsblatt 15 bearbeiten und ergänzen. Im Anschluss diskutieren Sie, welche Grundannahmen aktuell hilfreich erscheinen und welche eher hinderlich sind.

Das ► Arbeitsblatt 16 geben Sie als Hausaufgabe auf. Mithilfe dieses Arbeitsblattes sollen die Jugendlichen eigene Grundannahmen entdecken und ein Verständnis für deren Wirkung entwickeln. Dabei geht es zunächst nur um das Entdecken und noch nicht um eine Veränderung.

Infoblatt Selbstwert 17: Grundannahmen verändern mit dem Helden des Alltags

Ziel

Im Modul „Umgang mit Gefühlen“ wurden die Helden des Alltags eingeführt. Hier sollen die Jugendlichen nun mithilfe ihres Helden hilfreiche alternative Bewertungen formulieren.

Didaktik

Bearbeiten Sie gemeinsam das Beispiel auf dem Infoblatt und erläutern Sie dazu: Die Helden des Alltags helfen, einen ersten Perspektivwechsel vorzunehmen, und können somit bei der Umformulierung der eigenen Grundannahmen helfen. Alte Grundannahmen neu zu formulieren ist in vielen Fällen die Voraussetzung dafür, dass man neues Verhalten ausprobieren kann.

Arbeitsblatt Selbstwert 18: Grundannahmen verändern: Aus Alt mach Neu!

Ziel

Die Jugendlichen sollen lernen, ihre dysfunktionalen Grundannahmen in hilfreiche umzuwandeln.

Didaktik

Lassen Sie die Teilnehmerinnen auswählen, welche Grundannahme sie gerne verändern würden, und besprechen Sie die Regeln, die beim Umformulieren beachtet werden sollten. Dabei erläutern Sie mit Ihren eigenen Worten, welchen Sinn die Regeln haben. Einige Anmerkungen dazu:

1. Die Grundannahme nicht zu 100 % verändern

Grundannahmen sind absolut, damit sie uns helfen, uns schnell und sicher in der Welt zurechtzufinden. Allerdings lassen sie durch ihre Absolutheit keine Alternativen zu. Eine gewisse Flexibilität hilft jedoch dabei, auf verschiedene Situationen unterschiedlich zu reagieren. Eine Umformulierung, die wieder absolut ist, verhindert erneut diese Flexibilität.

Nutzen Sie das Beispiel „Ich muss immer 100 % Leistung bringen.“, um dies zu thematisieren. Eine absolute Veränderung wäre „Ich muss nie Leistung bringen.“, was die Jugendlichen sicherlich als sinnlose Vorgabe ansehen. Hinterfragen Sie dann, was für Konsequenzen diese beiden Grundannahmen hätten, und erarbeiten Sie gemeinsam eine sinnvolle Umformulierung, die weniger Leistungsdruck erzeugt.

2. Positiv formulieren

Bei der Formulierung der neuen Grundannahme sollte darauf geachtet werden, keine Verneinungen einzubauen. Die positive Formulierung bietet im Gegensatz zur Verneinung Anknüpfungspunkte für konkrete Verhaltensänderungen. Wenn man mir sagt, was ich *nicht* tun soll, weiß ich noch lange nicht, *was* ich tun soll.

3. Absolute Bezeichnungen vermeiden

Dieser Punkt schließt an Punkt 1 an.

4. Aus der Ich-Perspektive formulieren

Die Ich-Perspektive soll dabei helfen, sich mit seiner umformulierten Grundannahme zu identifizieren. Ausdrucksweisen wie „Man darf auch mal Schwäche zeigen.“ sind unpersönlich und deshalb weniger hilfreich. Grundsätzlich sind jedoch alle Formulierungen „erlaubt“, die der Patientin helfen, gegen ihre alte und hinderliche Grundannahme zu handeln.

Arbeitsblatt Selbstwert 19: Neue Grundannahmen ausprobieren: Fakten überprüfen

Ziel

Die Jugendlichen sollen ihre alten und neuen Grundannahmen anhand von Fakten und Experimenten überprüfen. Ziel ist, der neuen Grundannahme langfristig Gültigkeit zu verleihen.

Didaktik

Besprechen Sie das Arbeitsblatt und geben Sie es als Hausaufgabe auf. Helfen Sie den Teilnehmerinnen dabei, Verhaltensexperimente zu planen und umzusetzen.

Arbeitsblatt Selbstwert 20: Gegen die alte Grundannahme handeln

Ziel

Die Jugendlichen sollen üben, entgegen der alten und im Sinne der neuen Grundannahme zu handeln, und ihre Erfahrungen damit aufschreiben.

Didaktik

Der Text des Arbeitsblattes erklärt das Vorgehen. Machen Sie den Jugendlichen Mut: Das Handeln gegen alte Grundannahmen fühlt sich zunächst fremd an. Schließlich tun sie etwas, das gegen ihre eigenen Grundüberzeugungen spricht – und das löst natürlich Scham aus. Je öfter die neue Handlung durchgeführt wird, umso geringer wird jedoch die Scham und die Vertrautheit steigt. Die Zunahme der Vertrautheit spricht dafür, dass sich die alte Grundannahme ändert.

Betonen Sie auch hier noch einmal, dass es um die Veränderung einer hinderlichen Grundüberzeugung geht. Es geht darum, diese „upzudaten“, weil „die alte Software nicht mehr zum neuen Alltag passt“. Dies lässt sich anhand eines Bildes verdeutlichen:

> *Vor einigen Jahren reichte es aus, ein Handy zum SMS-Verschicken und Telefonieren zu besitzen. Jeder war davon überzeugt, dass diese Funktionen völlig ausreichen. Heute kann dieses Handy immer noch genutzt werden, allerdings hat sich unsere* **Überzeugung***, was das Handy können sollte, stark verändert – daher tauschen wir es aus.*

Ähnlich „aus der Mode gekommen“ ist eine alte Grundannahme, die viele Jahre lang Sinn hatte, jetzt aber ausgedient hat oder aktualisiert werden muss. An ein neues Handymodell muss man sich ebenfalls erst gewöhnen. Es ist erst einmal fremd und wird erst durch den täglichen Gebrauch immer vertrauter.

Infoblatt Selbstwert 21, Arbeitsblatt Selbstwert 22: Die Selbstwertbox

Ziel

Jede Teilnehmerin soll zum Schluss eine eigene Selbstwertbox besitzen, die ihr erlaubt, den Blick auf die eigenen Stärken zu richten und somit ihr Selbstwertgefühl zu verbessern.

Didaktik

Als Basis für die Selbstwertbox führen Sie folgende Übung durch:

Übungen

Heften Sie jeder Jugendlichen einen Zettel auf den Rücken, dabei machen Sie ruhig auch selbst mit. Alle bekommen nun einen Stift in die Hand. Nun soll jede Person jeder anderen Person auf den Rücken schreiben, was sie an ihr schätzt.

Diese Zettel sind die ersten, die in die Selbstwertbox gelegt werden können. Lesen und besprechen Sie nun Info- und Arbeitsblatt in der Gruppe und erörtern Sie mit den Teilnehmerinnen, wie sie ihre Selbstwertbox gestalten und nutzen möchten.

Sie können diese Übung auch zu Beginn des Moduls durchführen und die Selbstwertbox begleitend zum Modul anfüllen lassen.

Fragen Sie die Jugendlichen, ob sie bereit sind, ihre Boxen zur nächsten Gruppensitzung mitzubringen, um sie einander zu zeigen – aber bestehen Sie nicht darauf, wenn die Teilnehmerinnen dies nicht wollen.

Übersicht der Info- und Arbeitsblätter

Diese Info- und Arbeitsblätter sind in der Software unter den angegebenen Kürzeln hinterlegt und können als PDF-Datei ausgedruckt werden.

Skillsprotokoll zum Selbstwert

Trage in die weißen Kästchen ein, welchen Skill du geübt hast. In die hellgrauen Kästchen schreibst du, ob und wie sehr es dir geholfen hat.
(0 = gar nicht; 1 = kaum; 2 = mittel; 3 = viel; 4 = sehr viel)

Skill	Montag	Dienstag	Mittwoch	Donnerstag	Freitag	Samstag	Sonntag
Fairer Blick							
InSEL-Skill							
Frust ausbalancieren							
Soziales Netz							
SOZIAL sein							
Grundanahmen entdecken/ verändern							
Gegen Grund-annahmen handeln							

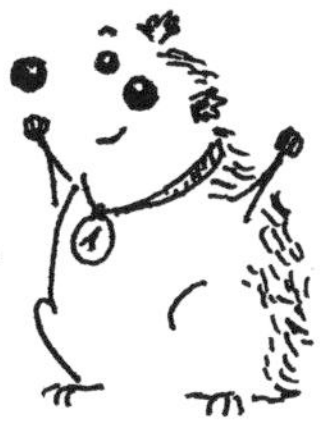

Einführung in das Thema „Selbstwert"

Es gibt Skills aus drei Bereichen, die dein Selbstwertgefühl verbessern können:

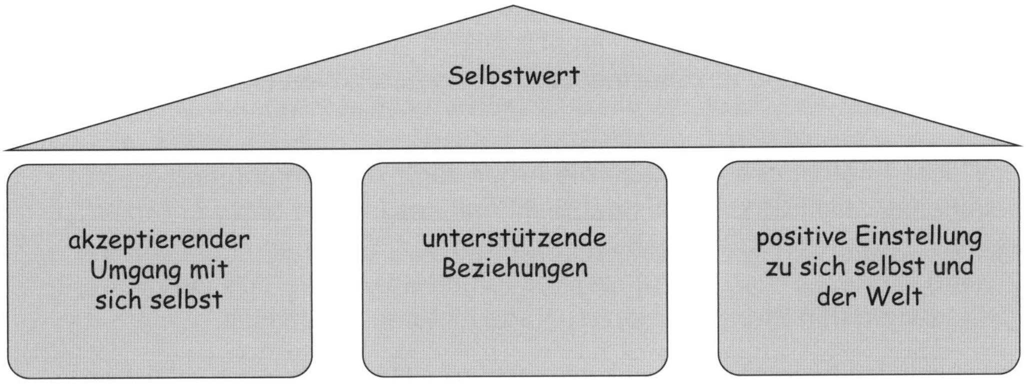

Akzeptierender Umgang mit sich selbst:
- fairer Blick
- InSEL-Skill
- Frust ausbalancieren

Unterstützende Beziehungen:
- soziales Netz
- SOZIAL-Skill

Positive Einstellung zu sich und der Welt:
- Grundannahmen entdecken
- Grundannahmen verändern
- neue Grundannahmen prüfen
- gegen alte Grundannahmen handeln

Kennst du das?

- Jemand anderes macht einen Fehler. Du findest das gar nicht so schlimm – wenn überhaupt. Machst aber du selbst den gleichen Fehler, findest du das sehr schlimm.
- Eigene Stärken zu sehen ist dir kaum möglich – bei anderen findest du ganz viele.

Um zu lernen, mit dir selbst freundlicher umzugehen, dich selbst zu validieren und weniger abzuwerten, können dir die Selbstwertskills aus dem Bereich **„Akzeptierender Umgang mit sich selbst"** helfen.

Sich selbst als Teil einer Gemeinschaft zu erleben, ist ebenfalls wichtig für den Selbstwert. Deshalb gibt es auch Skills zum Aufbau **unterstützender Beziehungen**.

Bei den Skills für eine **positive Einstellung zu dir selbst und der Welt** beschäftigst du dich mit deinen Grundannahmen. Jeder hat Überzeugungen über sich und andere, die durch Erfahrungen entstanden, heute aber nicht mehr unbedingt nützlich sind. Trotzdem halten wir oft daran fest und machen uns das Leben schwer. Es ist wichtig, diese Grundannahmen zu kennen und sie vorsichtig zu hinterfragen.

- Es kann Angst machen oder Scham auslösen, wenn du über dich selbst sprichst.
- Es geht auch nicht darum, dich plötzlich *nur noch* in einem guten Licht zu sehen.

Es geht um einen Waffenstillstand mit dir selbst.

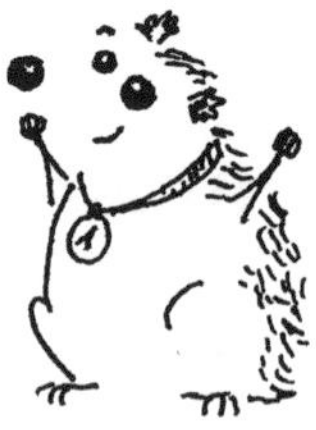

Fairer Blick

Einfach nur ein schlechter Tag?

Die letzte Woche war echt anstrengend. Ich musste das Wochenende mit meiner Familie verbringen, weil mein Opa Geburtstag hatte. Dabei hatte ich schon die ganze Woche mehr Hausaufgaben auf als sonst und musste zusätzlich noch für die Mathearbeit am Donnerstag lernen.

Heute hat die neue Woche angefangen. Ich habe die Arbeit zurückbekommen und gemerkt, dass das viele Lernen nicht wirklich was gebracht hat – es ist eine 5 geworden. Nach Schulschluss war ich dann heute mit meinen Freunden zum Shoppen in der Stadt verabredet. Darauf habe ich mich schon die ganze Woche gefreut und war froh, endlich mal etwas zu entspannen und den Stress der letzten Tage hinter mir zu lassen.

Nach der 7. Stunde musste ich mich beeilen, weil ich nach dem Unterricht noch mit einem Lehrer sprechen wollte. Dann noch kurz nach Hause, weil ich dort mein Handy vergessen hatte – jetzt war ich richtig spät dran. Abgehetzt und außer Atem kam ich ca. 20 Minuten zu spät an der Bushaltestelle an, an der wir uns treffen wollten – von den anderen war nichts zu sehen. Mein erster Gedanke, dass sie sich auch verspätet hätten, bestätigte sich nicht. Ich habe sie dann angerufen und erfahren, dass sie schon ohne mich losgefahren waren …

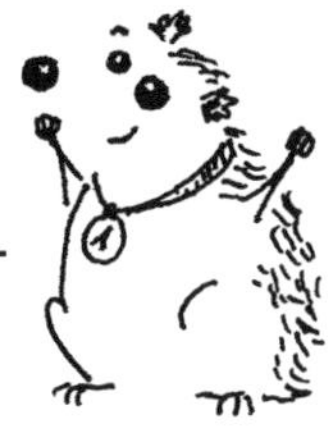

Fairer Blick

Einfach nur ein schlechter Tag?

Die letzte Woche war sehr anstrengend. Ich musste das Wochenende mit meiner Familie verbringen, weil mein Opa in München Geburtstag hatte. Eigentlich hätte ich mich lieber mit meinen Kumpels getroffen, um ein entspanntes Wochenende zu verbringen.

Heute Morgen war ich von der langen Rückfahrt immer noch völlig platt – ich hätte einfach weiterschlafen können. Dann fiel mir auf einmal ein, dass wir in Englisch heute einen Test schreiben – das hatte ich total vergessen! Ich drehte mich im Bett nochmal um. Kurz darauf weckte mich meine Mutter und sagte, dass ich mich beeilen müsste, damit ich zur Schule komme. Ich stand genervt auf und machte mich schnell fertig. Als ich in den Keller ging, um mein Fahrrad zu holen, sah ich, dass es einen Platten hatte. Also lief ich zu Fuß los und kam 15 Minuten zu spät zum Unterricht.

Alle guckten vom Englischtest auf und mein Englischlehrer sagte, dass er nach der Stunde noch mal mit mir reden wollte. Ich schrieb total durchgeschwitzt den Test und nach der Stunde ging ich schnell in die Pause, um nicht mit dem Lehrer reden zu müssen. In der Pause fragte mich mein Kumpel, ob ich ihm wie versprochen die 10 Euro mitgebracht hätte, die er mir letzte Woche geliehen hatte – das hatte ich völlig verpennt! Wir verabredeten uns für den Nachmittag bei mir zu Hause.

Als ich nach der Schule nach Hause kam, war ich kaum zur Tür rein, als meine Mutter mich auch schon anschrie. Der Lehrer hatte sie angerufen, dass ich heute zu spät gekommen und der Englischtest miserabel ausgefallen sei. Und als ich nachmittags auf meinen Kumpel wartete, kam er nicht …

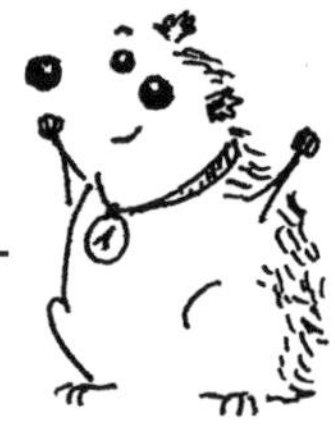

Fairer Blick

Einfach nur ein schlechter Tag?

Vor einigen Tagen hatte ich eine Mitschülerin aus der Grundschule bei Facebook wiederentdeckt und als Freundin geaddet. Am ganzen Wochenende hatten wir uns im Chat viel geschrieben und erzählt, was so in den letzten Jahren bei uns los gewesen ist. Sie wohnte inzwischen 300 km weit weg. Wir unterhielten uns über die Lehrer in der Grundschule, Musik und unsere Familien. Sie schrieb mir auch von den Problemen, die sie mit ihrem Freund hatte. Auch ich erzählte ihr ziemlich persönliche Sachen, z. B. dass ich mich in letzter Zeit mit meinen Eltern ziemlich in der Wolle hatte.

Wir verabredeten uns am Sonntag für Montagabend im Chat. Als ich am Montag abends online gehen wollte, funktionierte unser Internet nicht. Da ich ihre Handynummer nicht hatte, konnte ich ihr nicht Bescheid sagen. Auch Dienstag lief noch nichts. Als das Internet am Mittwoch nach der Schule endlich wieder funktionierte, ging ich sofort online, um sie anzuschreiben. Sie war auch online, reagierte aber nicht auf meine Begrüßung im Chat. Fünf Minuten später versuchte ich es nochmal, aber wieder keine Antwort von ihr. Sonst hatte sie sich immer sofort gemeldet …

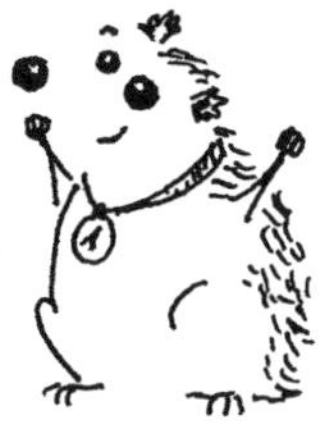

Fairer Blick

Einfach nur ein schlechter Tag?

Die letzte Woche war sehr anstrengend. Am Wochenende hatte ich mehr Hausaufgaben auf als sonst, mein PC funktionierte nicht richtig und ich musste zusätzlich noch für eine Matheklausur lernen, die wir am Montag geschrieben haben. Heute habe ich die Klausur zurückbekommen und gemerkt, dass das viele Lernen nicht wirklich was gebracht hat – es ist eine 5 geworden.

Am Nachmittag hatte ich dann noch Fußballtraining. Da freue ich mich schon die ganze Woche drauf und bin froh, mich endlich mal auspowern zu können und den Stress der letzten Tage hinter mir zu lassen. Beim Training fehlten mehrere Leute, so hatte der Trainer jeden Einzelnen von uns noch mehr im Blick als sonst. Wir mussten mehr Runden als üblich um den Sportplatz laufen und ich merkte nach der Hälfte, dass ich nicht so gut mitkam. Beim Torschusstraining gingen fast alle Schüsse daneben oder direkt in die Hände unseres Torwarts. Der Trainer schien auch alles andere als begeistert von meiner Leistung. Ich war gegen Ende des Trainings nur noch genervt und konnte mich kaum auf den Sport konzentrieren.

Nach dem Training wollten drei Jungs aus meiner Mannschaft und ich noch Hamburger essen gehen. Als wir uns alle umgezogen hatten, klingelte mein Telefon und mein Vater war dran. Meine Kumpels verließen den Umkleideraum und wollten draußen auf mich warten. Mein Vater wollte wissen, wie die Klausur gelaufen war, und wir stritten uns bestimmt 10 Minuten darüber. Als ich aus der Halle kam, stand dort vor der Tür niemand mehr. Ich rief meine Kumpels an: Sie waren schon ohne mich losgefahren …

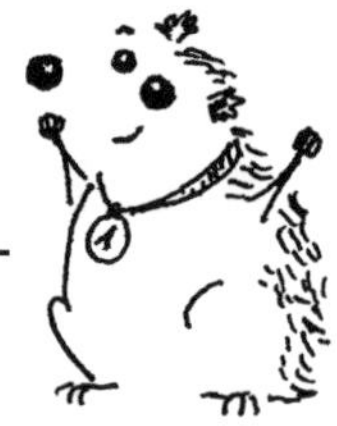

Fairer Blick

Überlege anhand der Geschichte, wie du selbst eine solche Situation erleben würdest. Was würdest du über dich selbst denken, wenn du so etwas erlebst?

- Wie würdest du dich dabei fühlen?
- Wie würdest du dein Verhalten in der Geschichte beurteilen?

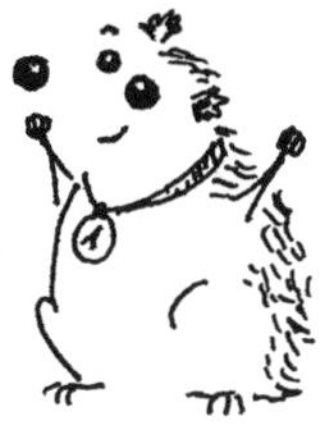

Fairer Blick

Überlege dir bitte anhand der Geschichte, wie du reagieren würdest, wenn eine Freundin oder ein Freund dir diese Geschichte erzählt.

- Was würdest du über deine Freundin/deinen Freund denken, wenn sie/er dir diese Geschichte erzählen würde?
- Wie beurteilst du ihr/sein Verhalten, ihre/seine Gedanken, ihre/seine Gefühle?

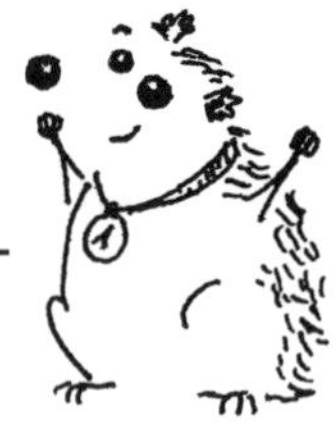

Den fairen Blick üben

Schaue dir nun deine beiden Zusammenfassungen der Geschichte an. Fällt dir etwas auf?

Viele Menschen schauen mit dem **fairen Blick** lieber auf das Verhalten, die Gefühle oder die Gedanken von **anderen Menschen** und nicht so sehr auf sich selbst.

Die **eigene Person** und das eigene Fühlen, Denken und Tun mit dem gleichen fairen Blick zu sehen, fällt uns oft schwer.

Nimm dir abends ein paar Minuten Zeit, um zu überlegen, was an diesem Tag geklappt hat.

Es kann sich um etwas Kleines oder Größeres handeln, z. B.: Ich habe es geschafft, aufzustehen. Ich habe endlich den Zahnarzttermin vereinbart, den ich schon seit einer Woche machen wollte. Ich habe heute alle Schulstunden mitgemacht.

Heute ist mir gelungen:

Montag: ______________________________

Dienstag: ______________________________

Mittwoch: ______________________________

Donnerstag: ______________________________

Freitag: ______________________________

Samstag: ______________________________

Sonntag: ______________________________

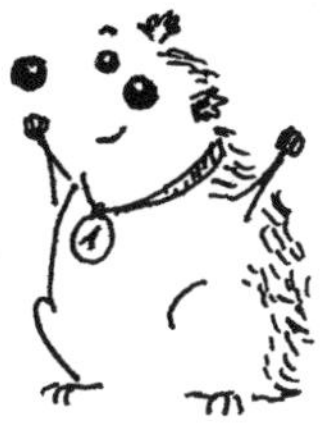

InSEL-Skill

Wenn du lernst, freundlicher mit dir selbst umzugehen, kann dir neben dem Üben des fairen Blicks auch der InSEL-Skill helfen. Das Ziel dieses Skills ist es, im Alltag wieder mehr darauf zu achten, **was dir jetzt gerade gut täte**, und danach zu handeln.

Die **einzelnen Schritte beim InSEL-Skill** sind folgende:

1. **In = Innere Aufmerksamkeit**
   - Konzentriere dich auf deinen Körper (z. B.: Wie fühlen sich meine Füße an?).
   - Überlege beispielsweise: „Sind meine Füße warm genug?“
2. **S = Selbstvalidierung**
   - Nimm dich und deine Bedürfnisse ernst.
   - Nimm deine Empfindungen ernst (z. B.: „Ich habe wirklich eiskalte Füße.“ und nicht: „Immer bin ich so eine Frostbeule! Stell dich nicht so an.“)
3. **E = Experimentieren**
   Nun probiere verschiedene Lösungsmöglichkeiten aus. Was könntest du beispielsweise alles machen, damit deine Füße wieder warm werden?
4. **L = Lösung finden**
   Finde eine gute Lösung. Wähle dazu die Möglichkeit von dem Experimentieren aus, die für dich in diesem Moment am besten umzusetzen ist. (Du holst dir z. B. warme Socken.)

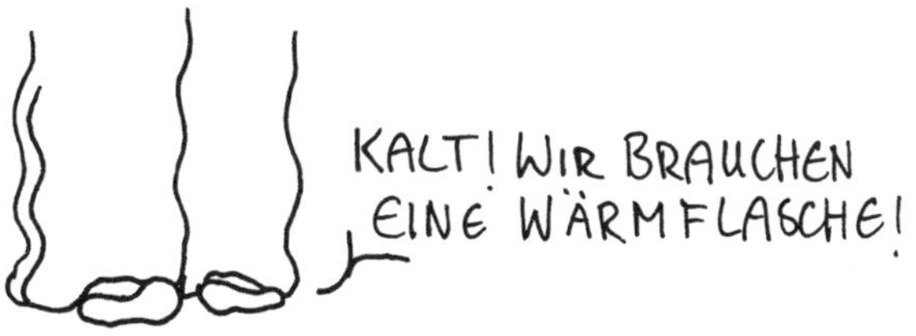
KALT! WIR BRAUCHEN EINE WÄRMFLASCHE!

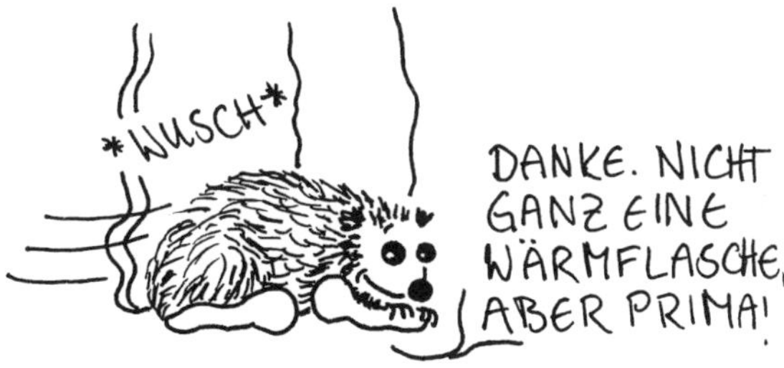
WUSCH
DANKE. NICHT GANZ EINE WÄRMFLASCHE, ABER PRIMA!

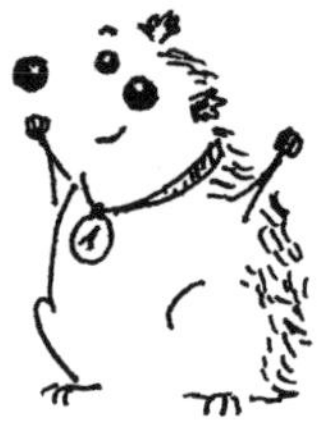

InSEL-Skill

Übe, freundlicher mit dir umzugehen und dich und deine Bedürfnisse ernst zu nehmen, indem du den InSEL-Skill nutzt.

- Beobachte in normalen Alltagssituationen, ob du bequem sitzt oder stehst oder ob dein Körper gerade etwas Bestimmtes braucht.
- Nimm das ernst! Experimentiere mit verschiedenen Lösungen herum und setze eine oder mehrere davon um.

Schreibe in der folgenden Tabelle auf, welche Erfahrungen du dabei machst:

Innere Aufmerksamkeit und Selbstvalidierung	**Experimentieren und Lösung finden**
• Was nimmst du wahr? ○ Sitzt du bequem? ○ Ist dir kalt oder warm? ○ Braucht dein Körper etwas? • Nimm das ernst und schreibe es auf.	• Experimentiere mit verschiedenen Möglichkeiten herum. • Wähle eine Lösung aus. • Schreibe hier auf, wie du die Situation für dich verändert hast und wie es dir damit geht.
Situation 1	
Situation 2	
Situation 3	

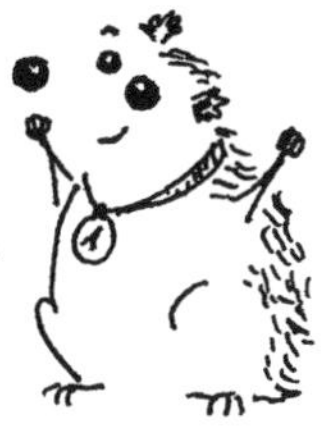

Frust ausbalancieren

Manche Menschen können gut mit Alltagsfrust umgehen, andere dagegen werden davon aus der Bahn geworfen. Das liegt daran, dass die „Überlebenskünstler" den Alltagsfrust als etwas Normales ansehen und ihn mit schönen Erfahrungen ausgleichen können.

Je schlimmer es kommt, desto wichtiger werden angenehme Erfahrungen!

Stell dir eine Waage vor und lege in die linke Waagschale alle nervigen und stressigen Ereignisse dieser Woche. In die rechte Schale legst du die angenehmen und erfreulichen Erlebnisse.

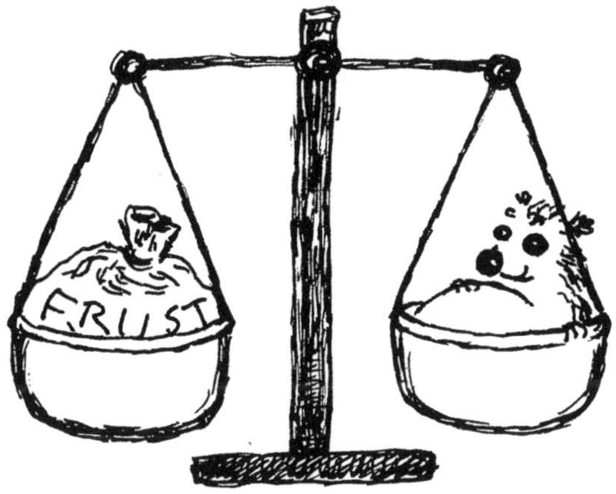

- Jede gute Erfahrung wiegt dreimal so viel wie eine schlechte!
- Es ist sehr schwer, Alltagsfrust immer mit angenehmen Erfahrungen auszubalancieren.

Kennst du das?

- Du überlegst, was heute angenehm war, aber dir fällt nichts ein?
- Du weißt gar nicht genau, was dir gut tun würde?
- Du willst manchmal gar nichts Gutes für dich tun?

Das alles sind ganz normale Gedanken, wenn der Frust lange Zeit nicht ausbalanciert wurde!

Um das zu verändern, musst du erst wieder lernen, die kleinen und großen angenehmen Momente deines Tages zu bemerken.

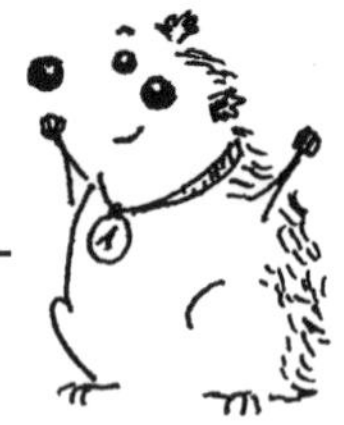

Frust ausbalancieren durch angenehme Erfahrungen

Erstelle eine Liste mit Dingen oder Situationen, die dir guttun.

Dann hast du immer eine Auswahl parat, wenn mal wieder schlechte Dinge im Alltag passieren. Nutze dafür die Erfahrungen, die du in letzter Zeit z. B. mit dem Üben bei der Bohnengeschichte gemacht hast. Für weitere Ideen kannst du auch das Arbeitsblatt „Umgang mit Gefühlen 15b – Liste angenehmer Aktivitäten“ zu Hilfe nehmen.

Um meinen Frust auszubalancieren, setze ich folgende angenehme Erfahrungen ein:

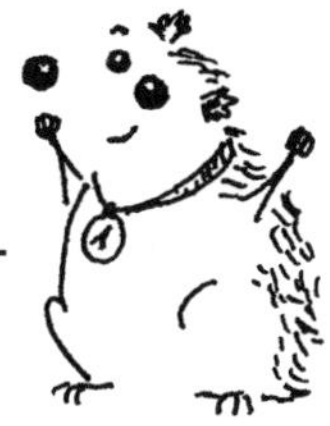

Frust ausbalancieren üben

Nun hast du geübt, wieder mehr auf angenehme Ereignisse zu achten, und hoffentlich einige in deinem Alltag entdeckt.

> Du kannst es trainieren, die angenehmen Erlebnisse zu nutzen, um deinen Alltagsfrust auszubalancieren. So fühlst du dich insgesamt besser und musst dich nicht mehr von schlechten Ereignissen runterziehen lassen.

Um das weiter zu üben, solltest du z. B. bei sechs schlechten Erfahrungen zwei angenehme Erlebnisse als Ausgleich planen.

Dabei immer an die **„Anti-Frust-Regel“** denken:

Jede gute Erfahrung wiegt dreimal so viel wie eine schlechte!

Überlege, wie diese Woche bisher gelaufen ist. Konntest du den Alltagsfrust durch angenehme Erlebnisse ausbalancieren?

Alltagsfrust		Angenehme Erfahrung
	⇨	
	⇨	

Wenn das schon gut klappt, kannst du das Tauschverhältnis auf eine gute für zwei schlechte Erfahrungen verändern.

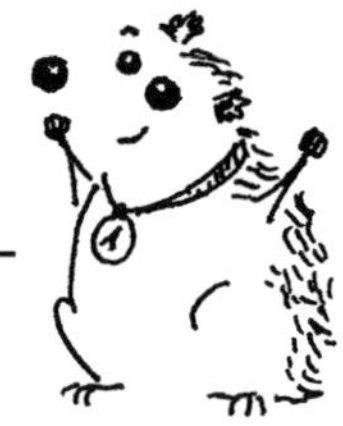

Frust ausbalancieren üben

Jede gute Erfahrung wiegt dreimal so viel wie eine schlechte!

Protokolliere auf diesem Blatt über die Woche hinweg, wie du Frusterlebnisse ausbalanciert hast.

Alltagsfrust	Angenehme Erfahrung
Wochentag: ____________	Datum: ____________
Wochentag: ____________	Datum: ____________
Wochentag: ____________	Datum: ____________
Wochentag: ____________	Datum: ____________

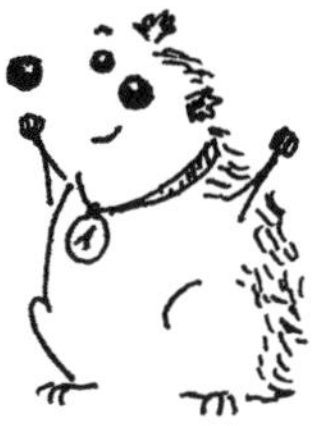

Soziales Netz aufbauen und pflegen

Damit du dich wertvoll fühlst, ist es nicht nur wichtig, auf die eigenen Bedürfnisse zu achten und sich selbst etwas Gutes zu tun. Du brauchst auch Menschen um dich herum, die dich unterstützen oder für die du besonders wichtig bist.

Alle Menschen, die in unserem Leben eine bedeutsame Rolle spielen, gehören zu unserem sozialen Netz:

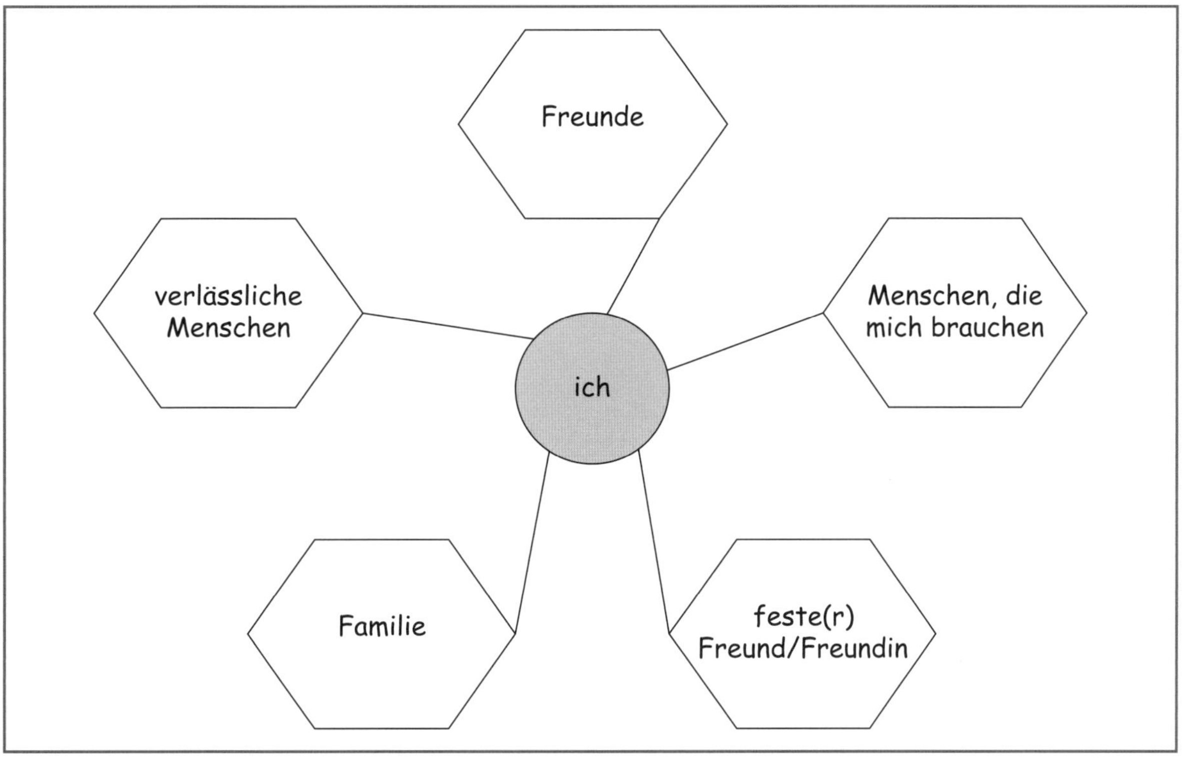

Die meisten Menschen können nicht alle Kreise füllen.

So kann es vorkommen, dass in einem Kreis ganz viele Leute sind, in einem anderen dagegen gar keine. Es kann auch sein, dass eine Person in mehreren Kreisen auftaucht.

Nicht jeder Kreis ist jedem Menschen in gleicher Weise wichtig!

Vielleicht ist es für dich besonders wichtig, gute Freunde zu haben.

Jemand anderem bedeutet es vielleicht am meisten, dass die Familie hinter ihm steht.

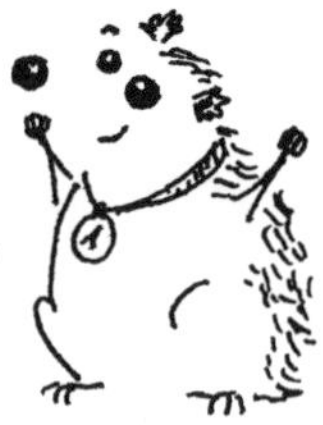

Mein soziales Netz

Überlege für dich, wen du aus deinem Umfeld zu welchem Kreis zuordnen würdest.

- Die meisten Menschen können nicht alle Kreise füllen – also keine Panik!
- Es kann auch sein, dass dieselbe Person in mehreren Kreisen vorkommt.

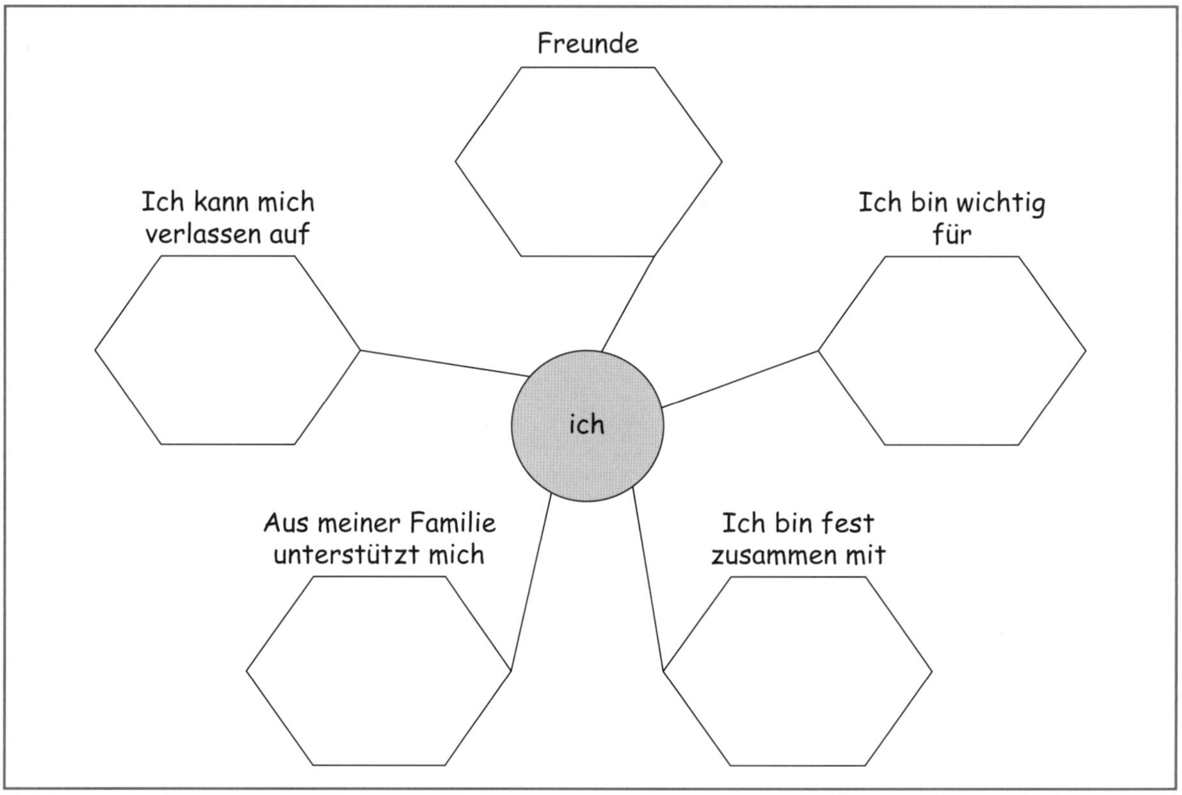

Wie findest du dein soziales Netz? Fühlst du dich in der Mitte deines Netzes wohl?

- *Wenn ja:* Glückwunsch – mach so weiter!
- *Wenn dich etwas stört:* An welchem Kreis lässt sich am ehesten etwas ändern und wie?

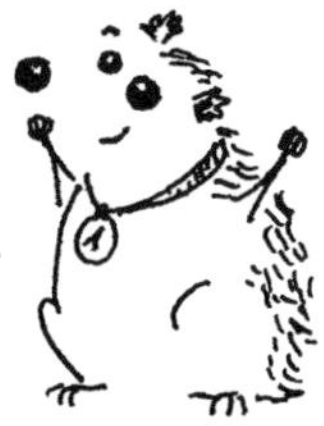

SOZIAL sein

- Welches Verhalten hilft dir, in dem einen oder anderen Kreis deines sozialen Netzes viele oder besonders wichtige Personen zu behalten?
- Wie baust du Freundschaften auf oder wie kannst du lernen, auch mal für dich zu sein?

Die folgenden sozialen Skills helfen jedem vom uns, Beziehungen zu anderen Menschen aufzubauen und zu halten:

S = sich schwierigen Situationen gewachsen fühlen

O = offen sein für neue Ideen, wenn mal etwas nicht so klappt, wie ich es will

Z = zuhören können

I = in der Nähe von anderen sein können

A = allein sein können

L = Lob verteilen und annehmen können

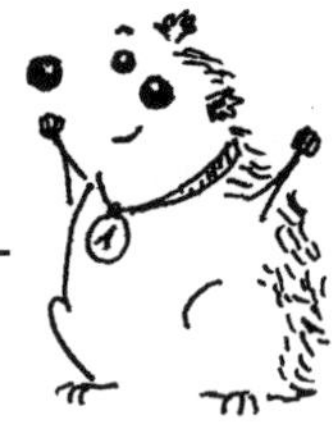

SOZIAL sein

Wie kannst du an deinem sozialen Netz basteln?

Um dein soziales Netz zu erhalten, zu stärken, zu erneuern oder zu vervollständigen, können dir die SOZIAL-Skills helfen. Vielleicht fallen dir auch noch weitere Möglichkeiten ein.

S = sich schwierigen Situationen gewachsen fühlen

- um Unterstützung bitten
- mir klar machen, welche Situationen ich schon geschafft habe
- mich rechtzeitig vorbereiten/planen
  (Nutze dazu auch den Skill „Chaos durch Planung vorbeugen" auf dem Arbeitsblatt Umgang mit Gefühlen 21.)
- ______________________________

O = offen sein für neue Ideen

- Vorschläge von anderen ernst nehmen, nicht als Angriff verstehen
- Was würde meine beste Freundin/mein bester Freund mir raten?
- Was würde mein Held des Alltags mir raten?
- ______________________________

Z = zuhören können

- den anderen ausreden lassen
- nicken, zustimmen, nachfragen, validieren
- ______________________________

I = in der Nähe von anderen sein können

- gemeinsam etwas unternehmen oder für Ablenkung sorgen, nicht nur rumsitzen
- deutlich machen, wie nah mir jemand kommen darf
- ______________________________

A = allein sein können

- die Zeit mit sich allein genießen: Musik hören, baden etc.
- sich klar machen: Allein sein heißt nicht automatisch einsam sein.
- ______________________________

L = Lob verteilen und annehmen können

- Komplimente machen oder jemandem zeigen, wie wichtig er/sie für mich ist
- Lob von anderen ernst nehmen und nicht sofort kleinreden („danke" sagen, mehr nicht)
- ______________________________

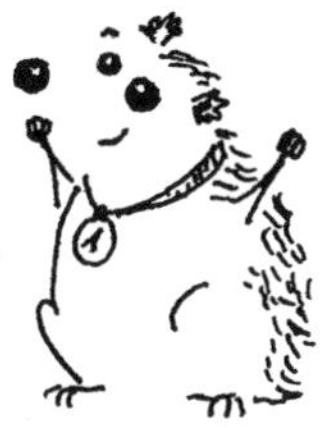

Grundannahmen

Grundannahmen sind deine ganz persönlichen Einstellungen zu dir selbst und zu der Welt um dich herum. Diese hat jeder und sie können bei unterschiedlichen Menschen sehr verschieden, aber auch ähnlich sein. Sie sind uns meist gar nicht bewusst. Beispiele sind:

- „Ich bin es wert, gemocht zu werden."
- „Ich komme gut allein zurecht."

Aus den Grundannahmen entstehen **Gedanken** und **Verhaltensimpulse**, die uns sagen, wie wir handeln sollen. Auf diese Weise bestimmen sie unseren Alltag und unseren Umgang mit anderen Menschen.

Aus der Grundannahme „Ich komme gut allein zurecht." könnte z. B. ein Gedanke entstehen wie: „Wenn ich mit einer schwierigen Aufgabe allein dastehe, dann werde ich schon eine Lösung finden."

Unsere Grundannahmen haben viel mit unseren **früheren Erfahrungen** zu tun. Viele Menschen schlagen sich mit Grundannahmen herum, die ihnen früher vermittelt wurden oder ihnen dabei geholfen haben, zu überleben. Heute haben sie aber manchmal keinen Sinn mehr oder behindern uns sogar. Dann könnten sie z. B. lauten:

- „Ich bin es nicht wert, gemocht zu werden."
- „Allein komme ich niemals zurecht."

Oft merken wir, dass uns bestimmte Grundannahmen nicht weiterhelfen oder sogar immer wieder **im Weg stehen** – und doch ändern wir nichts daran. Warum ist das so?

Wenn wir uns so verhalten, wie es die Grundannahme sagt, fühlen wir uns sicher!

> Grundannahmen zu verändern ist sehr schwer. Doch wenn du bei einigen deiner alten Grundannahmen bleibst, kann sich vermutlich dein Selbstwertgefühl auch nicht verbessern.

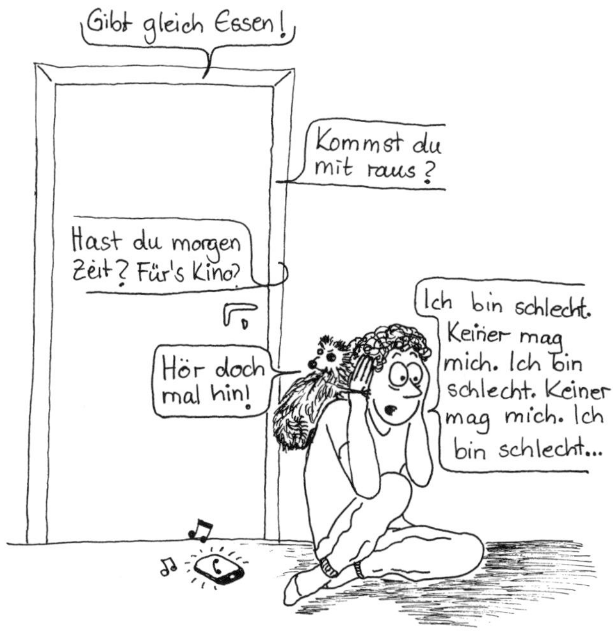
Gibt gleich Essen!
Kommst du mit raus?
Hast du morgen Zeit? Für's Kino?
Hör doch mal hin!
Ich bin schlecht. Keiner mag mich. Ich bin schlecht. Keiner mag mich. Ich bin schlecht...

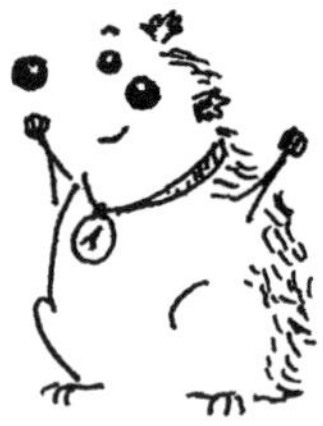

Grundannahmen entdecken

Grundannahmen beeinflussen uns ganz automatisch, deshalb bemerken wir sie oft gar nicht. In dieser Tabelle findest du einige Grundannahmen, die es bei vielen Jugendlichen gibt.

Bitte trage hinter jeder Aussage ein, zu wie viel Prozent dir diese Grundannahme bekannt vorkommt.

	Kommt mir zu … % bekannt vor
Es gibt einige Dinge im Leben, die ich nicht beeinflussen kann. Das ist okay.	
Ich kann alleine nicht überleben.	
Ich bin schlechter als alle anderen.	
Um glücklich zu sein, muss ich erfolgreich, hübsch und ohne Fehler sein.	
Mein Wert hängt davon ab, was andere von mir denken.	
Wenn ich etwas falsch mache, ist das keine Katastrophe. Ich lerne daraus.	
Ich darf mir meinen Partner nicht selbst aussuchen.	
Meine Gefühle sind unkontrollierbar.	
Ich bin anders als alle anderen.	
Ich muss immer 100 % Leistung bringen.	
Ich darf niemandem trauen, denn dann könnte ich verletzt werden.	
Ich muss alles unter Kontrolle haben.	
Wenn ich um etwas bitte, zeigt das meine Schwäche.	
Ich darf nicht wütend sein.	
Wenn ich mich nicht wehre, werde ich fertig gemacht.	
Wenn ich einen Fehler mache, bin ich als Mensch ein Komplettversager.	
Es ist in Ordnung, dass es Menschen gibt, die mich nicht mögen.	
Andere Menschen müssen sich so verhalten, wie ich es erwarte.	
Wenn jemand „nein“ sagt, kann ich das nicht aushalten.	

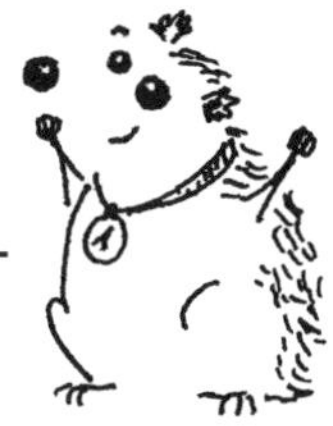

Grundannahmen entdecken

Setze dich jeden Tag kurz hin, um deinen Grundannahmen auf die Schliche zu kommen. Nur so kannst du mehr darüber lernen und verstehen, wie sie wirken.

1. Situation	2. Gedanken	3. Aktive Grund-annahme	4. Handlungs-drang	5. Verhalten
mich beim Praktikums-platz vorstellen	„Ich werde mich blamie-ren."	„Ich bin blöder als alle ande-ren."	vermeiden, nicht hingehen	Ich bin nicht hingegangen.

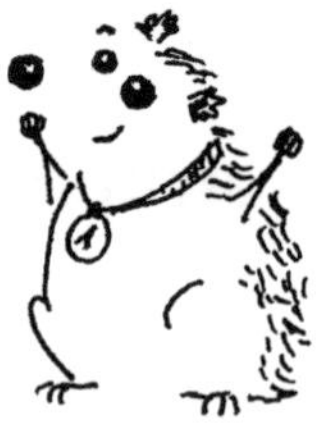

Grundannahmen verändern mit dem Helden des Alltags

Du kennst bereits deinen Helden des Alltags. Der Held des Alltags kann dir auch helfen, Grundannahmen zu verändern.

Erinnere dich: Der Held des Alltags hat es nicht immer leicht. Er hat Probleme, aber auch einige Skills und Tricks, mit denen er schwierige Situationen überstehen kann. Ein Held des Alltags muss nicht unbedingt „erfolgreich" sein. Aber er eifert niemandem nach und kann auch mal über sich selbst schmunzeln.

Wenn du störende Grundannahmen verändern möchtest, stell dir vor, was deine Heldin oder dein Held in diesen Situationen denken würde. Probiere diese Gedanken dann aus, um zu gucken, ob sie auch dir weiterhelfen.

Beispiel:

Deine Grundannahme:	„In Mathematik bin ich eine absolute Null!"
Dein Gedanke:	„Wenn ich eine Matheklausur schreibe, wird das nie was."
Dein Verhalten:	• weniger lernen („Bringt ja eh nichts!") • nicht hingehen • bei schwierigen Aufgaben schnell aufgeben
Die Konsequenz:	Du lernst weniger, dadurch wird die Note schlechter und die Grundannahme bestätigt sich immer wieder selbst.

Was wäre ein hilfreicher Gedanke deiner Heldin/deines Helden in diesem Beispiel?

- Falls dieser Gedanke noch nicht richtig zu dir passt, überlege, welche anderen hilfreichen Gedanken dein Held haben könnte.
- Übe diese alternativen Gedanken immer wieder ein! So kannst du dich in einer schwierigen Situation an deinen Helden und seine hilfreichen Gedanken erinnern und dann anders handeln als bisher.

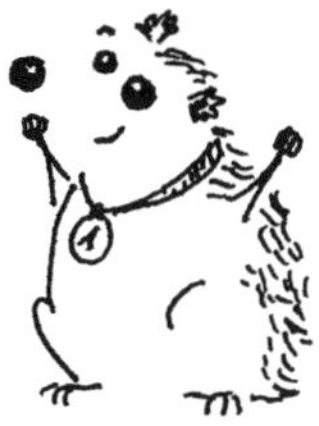

Grundannahmen verändern: Aus Alt mach Neu!

Hast du eine Grundannahme gefunden, die dir Sicherheit bietet, aber dir auch immer wieder Steine in den Weg legt? Dann ist es Zeit, diese **alte Grundannahme umzuformulieren**!

Um Ideen für eine neue Variante deiner Grundannahme zu bekommen, kannst du auch deinen Helden des Alltags zu Hilfe nehmen.

Beim Umformulieren gibt es ein paar **Regeln** zu beachten:

1. Deine Grundannahme nicht zu 100 % verändern.

Alt: „Ich kann nie alleine sein."

Neu, aber 100 %: „Ich kann immer alleine sein."

→ Neu und weniger als 100 %: „Ich kann manchmal alleine sein."

2. Positiv formulieren.

Alt: „Ich kann nie alleine sein."

Neu, aber negativ: „Ich kann nicht gut alleine sein."

→ Neu und positiv: „Ich halte es aus, manchmal alleine zu sein."

3. „Immer", „niemals" und andere absolute Bezeichnungen weglassen.

Bessere Ausdrucksweisen sind: manchmal, selten, oft, in bestimmten Situationen etc.

4. Aus der Ich-Perspektive formulieren.

Probiere dies nun für deine eigene Grundannahme aus.

Alte Grundannahme:

____

Umformulierte Grundannahme:

____

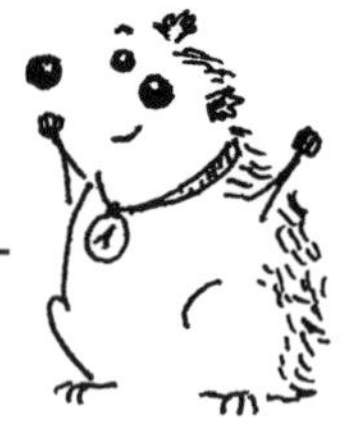

Neue Grundannahmen ausprobieren: Fakten überprüfen

Teste anhand der Fakten, wie gut deine neu formulierte Grundannahme für dich passt.

1. Wähle eine deiner alten Grundannahmen aus, die du verändern möchtest.
2. Formuliere sie zu einer neuen Grundannahme um (▶ Arbeitsblatt 18).
3. Welche Fakten sprechen für die alte und welche für die neue Grundannahme?
4. Überprüfe die Fakten im Alltag.

Beispiel:

1. Alte Grundannahme: „Ich kann alleine nicht überleben.“	**Trifft auf mich zu (0–100 %):** 88 %
2. Neu formulierte Grundannahme: „Manchmal finde ich es angenehm, alleine zu sein.“	
3a. Was spricht für die alte Grundannahme? Ich bekomme immer Panik, wenn ich mir vorstelle, dass meine Freundin mich verlässt.	
3b. Was spricht für die neue Grundannahme? Wenn ich ein spannendes Buch lese, mag ich es, ungestört zu sein.	
4. So überprüfe ich die Fakten: Ich versuche, jeden Tag mal eine Stunde ganz bewusst alleine zu sein, ohne mit irgendjemandem Kontakt zu haben.	

Deine eigene Situation:

1. Alte Grundannahme:	**Trifft zu (%):**
2. Neue Grundannahme:	
3a. Was spricht für die alte Grundannahme?	
3b. Was spricht für die neue Grundannahme?	
4. So überprüfe ich die Fakten:	

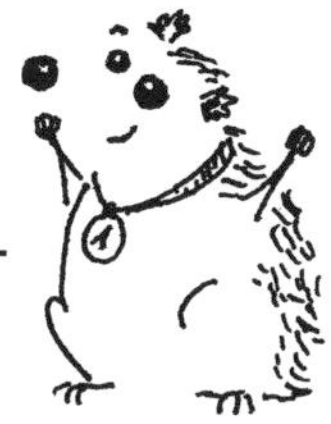

Gegen die alte Grundannahme handeln

Welche Grundannahmen blockieren dich?

Nimm eine deiner wichtigen Grundannahmen, die dich jetzt blockieren, und überlege, wie du dich bisher im Sinne dieser Grundannahme verhalten hast. Doch wer möchte schon ständig von seiner Grundannahme blockiert werden und sie auch noch immer wieder durch das eigene Verhalten bestätigen?

Wie könntest du dich zukünftig entgegen deiner alten Grundannahme verhalten?

Probiere das neue Verhalten aus und notiere dir danach, wie es gelaufen ist und wie vertraut sich diese neue Verhaltensweise angefühlt hat.

Am Anfang kommt es dir vielleicht sehr fremd vor. Das ist normal, denn schließlich hast du dich schon sehr lange so verhalten, wie es dir deine alte Grundannahme empfohlen hat. Deshalb ist es wichtig, dass du das neue Vorgehen mehrmals übst!

<table>
<tr><td colspan="3">Situation:
Ich muss mich beim Praktikumsplatz vorstellen.</td></tr>
<tr><td colspan="3">Grundannahme:
„Ich bin blöder als alle anderen.“</td></tr>
<tr><td colspan="3">Im Sinne der Grundannahme handeln:
Ich gehe nicht hin.</td></tr>
<tr><td colspan="3">Geplantes entgegengesetztes Verhalten:
Ich gehe trotzdem hin und äußere meine Wünsche.</td></tr>
<tr><td>Wann hast du dieses neue Verhalten ausprobiert?</td><td>Wie hast du dich tatsächlich verhalten?</td><td>Vertrautheitsgrad (0–10)</td></tr>
<tr><td>1. Versuch:</td><td></td><td></td></tr>
<tr><td>2. Versuch:</td><td></td><td></td></tr>
<tr><td>3. Versuch:</td><td></td><td></td></tr>
</table>

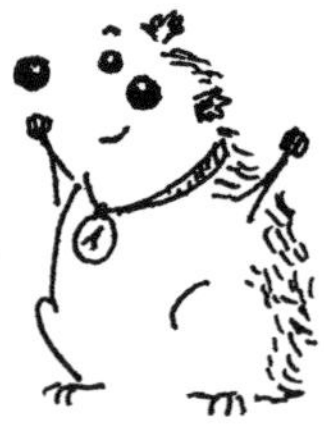

Die Selbstwertbox

Eine weitere Möglichkeit, dein Selbstwertgefühl zu verbessern, ist die Selbstwertbox. In ihr sammelst du positive Dinge zu dir selbst.

Bevor du beginnst, deine Box zu füllen, noch ein paar wichtige Punkte:

- Den meisten Menschen fällt es sehr schwer, ihre **eigenen Stärken** zu erkennen. Vielen ist es peinlich, zu sagen, was sie besonders gut können – man will ja nicht als Angeber dastehen. Wenn man aber die eigenen Stärken gar nicht mehr erkennt oder sie immer kleinredet, dann fühlt man sich irgendwann selbst ganz klein.
- Deshalb kann es passieren, dass beim Zusammenstellen deiner Selbstwertbox starke **Schamgefühle** entstehen oder dass du Gedanken hast wie: „Ich lüge mich doch hier selber an – in Wirklichkeit kann ich doch gar nichts!“
- Nimm diese Gedanken und Gefühle ernst. Wenn sie dir zu viel werden, dann lege eine Pause ein. Denn wenn du dich nicht wertvoll fühlst, schämst du dich natürlich, wenn du dich auf einmal damit beschäftigst, was du alles gut kannst!

Je mehr du dich allerdings mit deinen Stärken beschäftigst und damit vertraut wirst, umso geringer wird die Scham und umso größer wird dein Selbstwert!

Arbeitsblatt Selbstwert 22

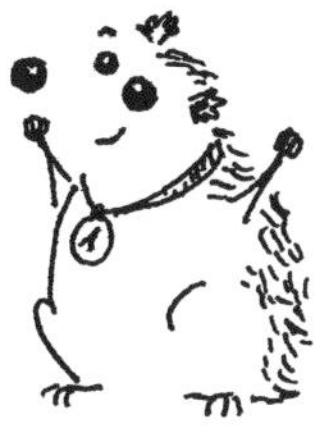

Deine eigene Selbstwertbox

So baust du dir eine Selbstwertbox für deine persönlichen Stärken:

1. Suche dir eine Schachtel, Dose oder Ähnliches, in die kleine Karteikarten oder Zettel passen. Die Karteikarten bzw. Zettel, die dort hineinpassen sollen, brauchst du logischerweise auch.
2. Nimm dir Zeit, um zu überlegen, welches deine Stärken in den unten aufgeführten Bereichen sind. Jede Stärke notierst du auf einem Zettel. Versuche, zu jedem Punkt mindestens zwei Stärken zu finden!
   - Meine Stärken im Umgang mit anderen/in meinem sozialen Netz sind …
   - An meinem Äußeren/meinem Aussehen gefällt mir …
   - Ich habe ein Talent, nämlich …
   - Ich habe positive Eigenschaften. Und zwar sind das …
   - Ich habe schon etwas erreicht (Schule/Hobby/Ausbildung …), und zwar…
   - Im Alltag erledige ich viele Dinge selbstständig, zum Beispiel …
   - Andere mögen an mir besonders, dass ich …
3. Jetzt schreibst du auf jede Karteikarte eine der Stärken, die du entdeckt hast, z. B.: „Ich kann gut zuhören."
4. Auf die Rückseite jeder Stärken-Karte schreibst du eine Situation, in der dir diese Stärke sehr geholfen hat oder in der sie dir immer wieder bewusst wird. Wenn dir keine Situation einfällt, dann vielleicht eine Person, die dir gesagt hat, dass du diese Stärke hast.
5. Am Ende kommen all diese Karten in deine Selbstwertbox. Dazu packst du noch fünf leere Karten mit in die Schachtel.
6. Jeden Tag – vielleicht abends vor dem Schlafengehen – ziehst du ab jetzt eine Karte aus der Selbstwertbox und schaust sie dir an. Lies sie nochmals durch und mach dir damit wieder bewusst, welche Stärke du hast. Schau dir auch die Rückseite der Karte an und erinnere dich an die Situation oder Person, die du dort notiert hast.
7. Solltest du eine leere Karte ziehen, dann notiere darauf entweder eine weitere Stärke, die dir einfällt, oder etwas, was dir große Freude macht (z. B. ein Hobby).

Viel Erfolg!

10 Den Mittelweg finden

Claudia Thurn, Katharina Abs und Anne Kristin von Auer

Hintergrundwissen zum Mittelweg
Diesen Text finden Sie online unter www.schattauer.de/3116.

Ziele dieses Moduls

Miller et al. (2007a) entwickelten das Modul „Den Mittelweg finden" als Ergänzung und Erweiterung des von Linehan konzipierten Skillstrainings. Das folgende Kapitel basiert auf ihrer Arbeit. Einzelne Inhalte und die Hinweise zur Durchführung wurden durch uns modifiziert und ergänzt, teilweise haben wir auch Veränderungen von Fleischhaker et al. (2011) übernommen. Im ▶ Arbeitsblatt Mittelweg finden 8 „Logische Denkfehler" und im Abschnitt „Verhalten ändern ganz konkret" (S. 306–309) nutzen wir Ideen von Cohen et al. (2009), Döpfner et al. (1998), Görlitz (2012), Schlarb und Stavemann (2011) sowie Petermann u. Petermann (1997).

Dieses Modul vermittelt Fertigkeiten, die Familien mit **emotionaler Instabilität** helfen sollen, typische Schwierigkeiten besser zu bewältigen. Die Jugendlichen und auch ihre Eltern zeigen oft **polarisierte Denkmuster** und **extreme Verhaltensweisen**. Sie durchleben hoch angespannte Interaktionen, in denen Verständnis und Akzeptanz füreinander verloren gehen. Die Beteiligten handeln im **„Emotion Mind"**, d. h., ihre Wahrnehmung ist durch die jeweilig aktivierte starke Emotion geprägt und sie denken und handeln entsprechend dieser Emotion. Unter diesen Umständen fällt es auch erziehungskompetenten Eltern schwer, konsistent zu reagieren. Häufig haben Eltern aber auch grundsätzliche Schwierigkeiten, Erwartungen und Regeln angemessen zu formulieren und konsistent zu reagieren. Invalidierungen und ineffektive Bestrafungen sind häufig, während unmittelbare positive Verstärkung selten vorkommt.

In diesem Modul werden Skills vermittelt, die dabei helfen, extreme Positionen und Verhaltensweisen zwischen den Familienmitgliedern, aber auch innerhalb einer einzelnen Person auszubalancieren. Es soll ein Verständnis dafür geschaffen werden, dass Unterschiede, Ambivalenzen und Gegensätze zum Leben, zu jedem Menschen und zu jeder Familie gehören. Anhand konkreter Alltagsbeispiele wird **dialektisches Denken und Handeln** eingeübt. Das Ziel ist, die **gegenseitige Akzeptanz**, aber auch die Akzeptanz der eigenen Person und Reaktionen zu verbessern. Damit liefert das Modul wichtige Basisfertigkeiten, um das **Miteinander innerhalb der Familie zu verbessern** und den **Boden für Veränderung zu schaffen**. Hierzu tragen auch **Informationen über Verstärkungsprinzipien** bei. Die Skills in diesem Modul sollen die Fähigkeit zur Selbststeuerung bei Eltern und Jugendlichen sowie die Erziehungskompetenzen der Eltern verbessern.*

* Da wir in diesem Modul mit der gesamten Familie arbeiten, benutzen wir im vorliegenden Kapitel abweichend vom übrigen Buchtext die männliche Schreibweise („Teilnehmer" etc.) und meinen damit sowohl Patientinnen und Patienten als auch Mutter und Vater oder andere Bezugspersonen. Ebenso sind mit dem Begriff „Eltern" selbstverständlich auch andere Bezugspersonen der Jugendlichen gemeint.

Didaktisches Vorgehen

Das Originalkonzept der DBT-A von Miller und Rathus sieht vor, dass die Eltern an allen Modulen der Skillsgruppe teilnehmen. Ist dies zeitlich und örtlich möglich, so ist dies bestimmt ein Konzept, welches viele Vorteile hat. Die Eltern lernen gemeinsam mit den Jugendlichen Skills, die sie selbst meist ebenso benötigen, und der Zusammenhalt in der Familie wird gestärkt. Eine Skillsgruppe nur mit den Jugendlichen hat jedoch auch Vorteile. Die Jugendlichen sind meist offener und unterstützen sich gegenseitig. Die Skillsgruppe ist ihre Gruppe. Da wir beide Aspekte wichtig fanden, haben wir uns dazu entschieden, die Eltern zu jedem Modul einmal einzuladen. Wie in Kapitel 3 beschrieben, erläutern die Jugendlichen in dieser Sitzung den Eltern und Bezugspersonen, was sie in diesem Modul gelernt haben. Das beeindruckt die Eltern in der Regel sehr.

Das Modul „Den Mittelweg finden" ist jedoch speziell für die Arbeit mit den Familien entwickelt worden, sodass wir empfehlen, die Eltern hier in alle Sitzungen einzubeziehen. Es gliedert sich inhaltlich in drei Einheiten:

- In der Einheit **„Dialektik"** werden eine dialektische Sichtweise sowie Strategien vermittelt, die dabei helfen, Extreme auszubalancieren. In dieser Einheit werden wir uns auch mit drei typischen **„Zwickmühlen"** beschäftigen, in die Familien oft geraten.
- Beim Thema **„Validierung"** wird geübt, sich und anderen gegenüber eine akzeptierende Haltung einzunehmen. Dies bedeutet nicht, allem zuzustimmen oder alles gutzuheißen.
- Der Abschnitt **„Verhalten ändern ganz konkret"** enthält Anleitungen, wie die Teilnehmer Veränderungsprozesse durch eine Kontrolle der Verhaltenskonsequenzen unterstützen können.

Machen Sie sich klar, dass es den Eltern in der Regel schwerfällt, zum ersten Termin in die Gruppe zu kommen. Sie wissen nicht genau, was sie erwartet, und haben oft Angst vor Schuldzuweisungen. Schaffen Sie ein angenehmes Klima. Bieten Sie Getränke und Gebäck oder Ähnliches an. Begrüßen Sie alle Elternteile und zeigen Sie Ihre Freude, dass die Eltern gekommen sind. Machen Sie zwischendurch eine Pause, in der die Eltern sich frei austauschen können. Beginnen Sie mit einer Vorstellungsrunde, in der Sie selbst sich vorstellen und dann reihum die Jugendlichen und Eltern. Hier reicht es, wenn alle sagen, wie sie heißen und zu wem sie gehören. Versuchen Sie, eine lockere und humorvolle Atmosphäre zu schaffen. Beenden Sie die Gruppe mit einer Abschlussrunde, in der alle Teilnehmer kurz erläutern können, was sie aus der Gruppensitzung mitnehmen.

Die **Sitzungen dieses Moduls** sind in der Regel sehr lebendig. Sie können das Glück haben, auf eine Gruppe zu treffen, in der eine annehmende Atmosphäre herrscht. Die Jugendlichen unterstützen sich in der Regel gegenseitig, sind häufig auch in der Lage, „fremde" Eltern zu validieren. Es kann Ihnen aber auch passieren, dass die Jugendlichen konfrontativ auf Elternäußerungen reagieren und die Eltern den Jugendlichen anklagend und vorwurfsvoll begegnen. Typischerweise schließen sich die Jugendlichen bei diesem Modul zusammen und validieren, unterstützen und verteidigen einander – gelegentlich gegen die Eltern. Eltern wiederum berichten zuweilen anklagend und vorwurfsvoll über den Familienalltag mit ihren Kindern. Bewahren Sie eine validierende und dialektische Grundhaltung und schreiten Sie respektvoll und entschieden ein, wenn unangemessene Äußerungen oder Reaktionen vorkommen. Nutzen Sie diese Konfliktsituationen, um daran die Grundsätze dialektischen Handelns aufzuzeigen und Validierung, Invalidierung sowie deren Auswirkung zu thematisieren.

Lassen Sie sich nicht zur Parteilichkeit für eine Seite hinreißen, sondern benennen Sie bei Meinungsverschiedenheiten den validen Anteil beider Sichtweisen. Ebenso ist es wichtig, dass Sie die Struktur im Auge behalten. Seien Sie transparent und bieten Sie ein Modell dafür, wie Konflikten mit Leichtigkeit und Humor begegnet werden kann.

Zu einigen Themen schlagen wir Kleingruppenübungen (zu dritt) vor. Die Zusammensetzung kann unterschiedlich gewählt werden:

1. reine Eltern- bzw. Jugendgruppen
2. gemischte Gruppen, in der die Teilnehmer sich bisher wenig kennen
3. eine an der Familien- bzw. Bezugspersonenzugehörigkeit orientierte Zusammensetzung
4. eine „Cross-family"-Zusammensetzung, d.h. Jugendliche arbeiten mit Eltern einer anderen Familie

Ersteres hat den Vorteil, dass die Jugendlichen sich oft untereinander wohler fühlen und auch die Eltern es angenehm finden, unter sich zu sein. Die zweite Option bietet die Möglichkeit, dass sich die Gruppenmitglieder besser kennenlernen. In der dritten Variante können in diesem geschützten Rahmen neue Lernerfahrungen in der eigenen Familie entstehen. Die vierte Variante ermöglicht es, dass Jugendliche und Eltern zusammen lernen, ohne dass sie von aktuellen Konflikten beeinträchtigt sind.

Die Skillstrainer sollten während der Übung aufmerksam beobachten, ob es Gruppen gibt, die Unterstützung in der Anwendung des Gelernten benötigen, und ggf. beratend eingreifen. Eine Auswertung sollte zuerst innerhalb der Kleingruppen und dann gemeinsam in der Großgruppe erfolgen.

Bei der Durchführung des Moduls können Sie thematisch eigene Schwerpunkte setzen und entscheiden, welche Beispiele Sie verwenden wollen – das ist abhängig vom eigenen Stil und davon, wie viel Zeit Sie zur Verfügung haben.

Einsatz der Info- und Arbeitsblätter

Skillsprotokoll Mittelweg finden

Ziel

Das Protokoll bietet einen Überblick über die Skills aus diesem Modul und soll den Jugendlichen und ihren Eltern bzw. Bezugspersonen ein regelmäßiges Üben erleichtern.

Didaktik

Teilen Sie das Protokoll zum Beginn des Moduls aus und bitten Sie Jugendliche und Eltern, darin zu vermerken, welche Skills sie in der betreffenden Woche bereits eingesetzt haben. Die Gruppenmitglieder können das Protokoll jeweils in der Eingangsrunde (► Kap. 3, S.23) der nächsten Skillsgruppensitzung verwenden, um zu erläutern, welche Skills aus diesem Modul sie in der Woche genutzt haben.

Infoblatt Mittelweg finden 1: Grundannahmen für Familien

Ziel

Alle Familienmitglieder sollen verstehen, nach welchen Grundannahmen in der DBT-A gearbeitet wird. Es geht hier darum, eine annehmende, nicht-bewertende Grundhaltung zu verdeutlichen und die Schwierigkeiten sowie das Leid der Familien zu validieren. Dabei sollen die Jugendlichen erkennen, dass die Trainer diese Haltung auch ihren Eltern gegenüber einnehmen. Die Erwachsenen wiederum sollen erfassen, mit welcher Haltung die Trainer ihnen und auch ihren Kindern begegnen.

Didaktik

Gehen Sie die Grundannahmen mit der Gruppe durch und erfragen Sie, wie die einzelnen Grundannahmen verstanden werden und welchen Sinn sie haben könnten. Dabei versuchen Sie schon an dieser Stelle, eine dialektische Sichtweise zu vermitteln:

- Sie wünschen sich eine bessere Kommunikation zwischen Eltern und Kindern.
- Sie sehen, dass alle Beteiligten ihre Gründe für ihr Verhalten haben, wissen jedoch auch, dass sich einige Verhaltensweisen ändern müssen, damit alle weniger belastet sind.
- Sie nehmen wahr, dass alle leiden – sowohl die Jugendlichen als auch die Eltern.

Beziehen Sie dabei die Jugendlichen mit ein. Diese kennen die Grundannahmen ja schon und können hier ihr Wissen einbringen.

Die Grundannahme 7 „Es ist wirkungsvoller, Dinge als gut gemeint zu verstehen, als vom Schlimmsten auszugehen." ist nicht in den Grundannahmen für die Jugendlichen enthalten. Hier geht es darum, dass es in hochemotionalen Familien häufig eingefahrene Muster gibt. Da es in der Vergangenheit schon einige Verletzungen gab, beginnt man schnell, sich zu ärgern und Dinge als Angriff zu verstehen. Diskutieren Sie in der Gruppe, wie diese Grundannahme bei einer friedlicheren Kommunikation helfen könnte.

▶ Dialektik

Infoblatt Mittelweg finden 2: Den Mittelweg finden

Ziel

Die Teilnehmer sollen einen Überblick über die Inhalte des Moduls erhalten.

Didaktik

Gehen Sie das Infoblatt mit der Gruppe durch und erläutern Sie, dass die Themenbereiche dieses Moduls namengebend für die ganze Therapie sind.

Infoblatt Mittelweg finden 3: Dialektik

Ziel

Anhand von konkreten Beispielen sollen die Teilnehmer verstehen, was Dialektik heißt.

Didaktik

Erarbeiten Sie mit der Gruppe am Flipchart, was „DBT-A" ausgeschrieben bedeutet. Dabei weisen Sie darauf hin, dass auch der „behaviorale" Teil in diesem Modul bearbeitet wird. Thematisieren Sie, dass die Erklärungen zum Begriff „Dialektik" erst einmal recht kompliziert erscheinen. Der Begriff stammt aus der Philosophie und hat eine lange Geschichte, hier in der Skillsgruppe soll Dialektik jedoch auf eine konkrete und nachvollziehbare Art angewendet werden.

Notieren Sie auf dem Flipchart, was den Teilnehmern zum Stichwort „Dialektik" einfällt. Alle Nennungen werden aufgelistet. Zeichnen Sie dann das folgende Schema auf und fragen Sie, was die Teilnehmer mit diesen Begriffen verbinden und ob ihnen der Begriff zur Verbindung von beidem (**Synthese**) einfällt.

These	↔	Antithese
Meinung		Gegenmeinung

Anschließend erläutern Sie: **„These"** steht für eine Meinung, Ansicht, Idee, Handlungsmöglichkeit, z. B.: „Jugendliche müssen abends zu einer bestimmten Zeit zu Hause sein." Dazu findet sich jedoch leicht eine gegenteilige Sicht (**„Antithese"**): „Jugendliche sollen ihre eigenen Erfahrungen damit machen, wann sie nach Hause kommen."

Als mögliche Beispiele lassen sich diese Situationen verwenden:

1. Die Tochter möchte bei der Geburtstagsfeier einer Freundin bis zum Ende bleiben, selbst wenn es spät werden sollte. Die Eltern machen sich Sorgen und möchten die klare Absprache treffen, dass die Tochter spätestens um 22 Uhr zu Hause sein soll.
   Die These der Tochter könnte hierbei sein: „Ich möchte gern Zeit mit meinen Freunden verbringen, damit ich dazugehöre. Deswegen will ich bis zum Ende bleiben."
   Die Antithese der Eltern könnte lauten: „Du hast das letzte Mal sehr viel Alkohol getrunken. Davor haben wir Angst. Damit das nicht wieder passiert, möchten wir, dass du um 22.00 Uhr zu Hause bist."
2. Der Vater ärgert sich darüber, dass der Sohn mit seinen Hausaufgaben erst abends beginnt, sodass er sehr spät ins Bett kommt. Die Mutter dagegen findet, der Sohn brauche nach der Schule eine Pause und müsse sich erholen, bevor er mit den Schularbeiten beginnt.
   Die These des Vaters könnte hier lauten: „Er soll die Hausaufgaben gleich nach der Schule machen. So hat er es hinter sich. Sonst schafft er es nicht, sich aufzuraffen, macht sie erst abends und kommt dann spät ins Bett."
   Die Antithese der Mutter könnte sein: „Wenn er nach Hause kommt, ist er meist völlig erschöpft und sein Kopf ist voll. Wenn er sich dann gleich an die Hausaufgaben setzt, kann er sich kaum konzentrieren. Er braucht erst eine anständige Pause. Die Hausaufgaben kann er ja später machen. "

Sammeln Sie mit der Gruppe am Flipchart Beispiele für Situationen, in denen es unterschiedliche Sichtweisen gibt. Typische Themen sind etwa: Umgang mit Alkohol, Schule, sexuelle Erfahrungen, Zeiten am Computer etc. Greifen Sie die Nennungen auf, ohne sie an dieser Stelle schon im Einzelnen zu vertiefen.

Erst jetzt besprechen Sie das Infoblatt. Vermitteln Sie, dass es unvermeidlich ist, auf verschiedene Standpunkte zu stoßen. Ein und dieselbe Sache hat unterschiedliche Aspekte. Zu nahezu jeder Sichtweise ist ein gegenteiliger Standpunkt denkbar. In Familien passiert es oft, dass eine Person die eine Perspektive einnimmt und eine andere Personen die andere. Mal sind die Positionen festgeschrieben und starr, mal wechseln sie. Erläutern Sie dies z. B. anhand des oben genannten Beispiels Nr. 2:

Die Eltern diskutieren, wann der beste Zeitpunkt ist, um die Hausaufgaben zu machen. Der Vater gibt schließlich nach. Nun bekommt die Mutter Bedenken. Jetzt argumentiert sie, dass es wirklich nicht gut sei, wenn der Sohn wegen der Schularbeiten so spät ins Bett gehe, dass er am anderen Tag übermüdet sei.

Jede der Sichtweisen ist berechtigt und beide Standpunkte können gleichermaßen wahr sein – so wie verschiedene Seiten einer Medaille unterschiedliche Aspekte derselben Medaille darstellen, je nachdem, von welcher Seite man sie betrachtet.

Ergänzend führen Sie aus, dass auch jede Person **gegensätzliche Empfindungen** in sich vereint. Nutzen Sie zur Erläuterung das Beispiel auf dem Infoblatt:

Wenn ich ein tolles Erlebnis hatte, werde ich denken: „Das Leben ist wunderbar!“ Erlebe ich etwas Unangenehmes, denke ich: „Das Leben ist schrecklich.“ Beides ist vor dem Hintergrund der jeweiligen Erfahrung wahr.

Wahrheit ist also relativ, nicht in Stein gemeißelt und abhängig vom Kontext. Ebenso entwickeln und verändern sich Sichtweisen mit der Zeit, der Erfahrung und der Verantwortung. In ihrer eigenen Jugendzeit haben die Eltern vielleicht auch manches anders gesehen als jetzt. Nur die Veränderung ist konstant.

Ein weiteres Beispiel ist das Gegensatzpaar **Akzeptanz** und **Veränderung**. Erläutern Sie mithilfe dieser Begriffe das Vorgehen in der Psychotherapie. Psychotherapie funktioniert nicht, wenn die Therapeuten ausschließlich veränderungsbetont arbeiten, obwohl die Jugendliche genau deswegen Therapie machen. Erarbeiten Sie in der Gruppe, warum das so ist:

Was passiert, wenn wir nur auf die Veränderung fokussieren? Die Jugendliche wird sich unverstanden fühlen. Sie ist vielleicht der Meinung, wir sähen gar nicht wirklich, wie schwer es ist, etwas zu verändern, wir forderten nur. Sie fühlt sich bedrängt, die Beziehung wird problematisch. Vergleichen Sie die Situation mit einer Wippe, die nur dann funktioniert, wenn Beweglichkeit und Balance gewahrt bleiben. Wenn wir einseitig auf Veränderung bestehen, ist jede Beweglichkeit unmöglich. Wir fahren uns fest, nichts geht mehr. Damit die Therapie gelingen kann, müssen wir Veränderung fordern und gleichzeitig den Sinn der derzeitigen problematischen Situation, bestimmter Verhaltensweisen oder einer anderen Sichtweise anerkennen und berücksichtigen.

Ergänzen Sie das Bild auf dem Flipchart nun durch den Begriff „Synthese“ und erläutern Sie, dass die Synthese den Bogen bildet, der alles umspannt. Zeichnen Sie einen Bogen über die **dialektische Triade** (▶ Abb. 10-1).

Abb. 10-1 Dialektische Triade.

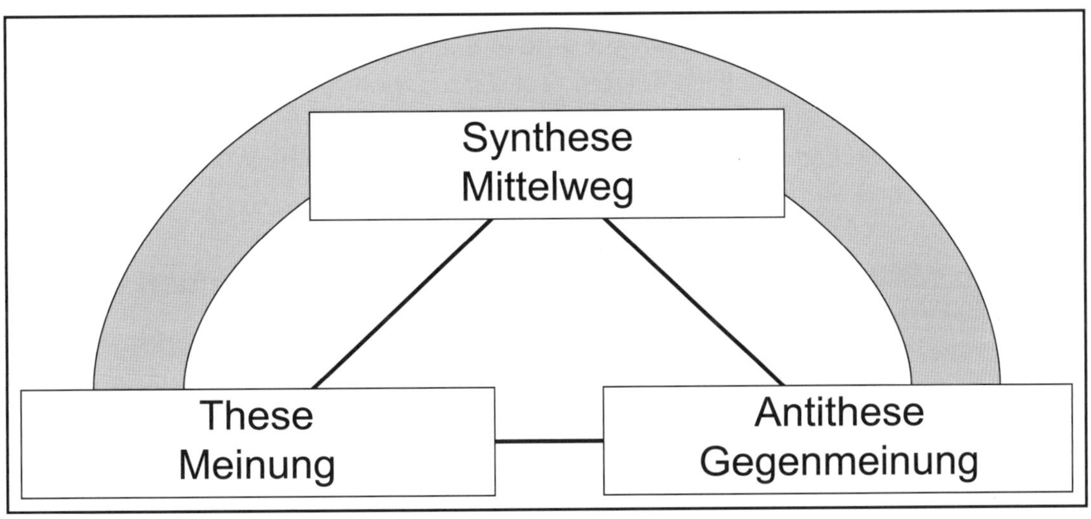

Die **Synthese** soll uns auf den **Mittelweg** führen.

Erarbeiten Sie nun mit der Gruppe, wie für die verschiedenen Beispiele jeweils die Synthese oder der Mittelweg aussehen könnte. Die Vertreter der beiden Seiten können

z. B. aufeinander zugehen und einen Kompromiss vereinbaren. Sie könnten sich aber auch darauf einigen, dass in verschiedenen Situationen mal der eine, mal der andere entscheiden darf. Der Mittelweg ist gefunden, wenn eine Ausgewogenheit hergestellt werden kann, wenn die Wippe in Balance ist oder wenn sie frei schwingen kann. Immer dann, wenn wir uns festgefahren und starr oder auch orientierungslos fühlen, ist das ein Hinweis dafür, dass es eine Einseitigkeit gibt und dass der Mittelweg nicht gefunden ist.

Im dialektischen Sinn ist keine Lösung von Dauer. Bedürfnisse und Sichtweisen ändern sich. Erläutern Sie, dass es darum geht, wahrzunehmen, was passiert, und auf der Wippe in Bewegung zu bleiben.

Arbeitsblatt Mittelweg finden 4: Dialektisches Dreieck

Ziel

Die Teilnehmer sollen das Prinzip auf ein eigenes Beispiel anwenden.

Didaktik

Bitten Sie die Teilnehmer, Meinung, Gegenmeinung und Mittelweg bezüglich eines eigenen Beispiels zu notieren, und besprechen Sie anschließend die Erfahrungen damit.

Infoblatt Mittelweg finden 5, Arbeitsblatt Mittelweg finden 6: Anleitung zum dialektischen Denken und Handeln

Ziel

Die Teilnehmer sollen erkennen lernen, wann sie dialektisch bzw. einseitig denken, reden oder handeln.

Didaktik

Sammeln Sie in der Gruppe zuerst Ideen, wie man einseitiges Denken und Handeln auflösen und zu dialektischem Verhalten gelangen kann. Notieren Sie die Punkte am Flipchart – in der Regel haben die Teilnehmer damit schon einiges herausgefunden. Anhand eines bereits bekannten oder neuen Beispiels listen Sie undialektische und dialektische Reaktionsmöglichkeiten auf. Finden Sie mit der Gruppe heraus, welche der Strategien sie hierbei tatsächlich nutzen. Erst dann gehen Sie das Infoblatt durch und klären Fragen dazu.

Nutzen Sie das „Quiz“ auf dem Arbeitsblatt, um auf spielerische Weise das Verständnis für dialektische und undialektische Aussagen zu überprüfen.

Infoblatt Mittelweg finden 7, Arbeitsblatt Mittelweg finden 8: DENKEN (logische Denkfehler)

Ziel

Die Teilnehmer sollen die verschiedenen „logischen Denkfehler“ kennenlernen.

Didaktik

Lesen Sie gemeinsam das Infoblatt und besprechen Sie es.

Anschließend nutzen Sie das Arbeitsblatt. Sie können es in der gesamten Gruppe durchgehen und nach Beispielen suchen lassen oder Sie lassen die Inhalte in Kleingruppen erarbeiten. Jede Kleingruppe bekommt dabei den Auftrag, einen Teil des Blattes gemeinsam zu lesen, zu besprechen und eigene Beispiele zu finden. Im Anschluss daran stellen die Kleingruppen einander ihre Ergebnisse vor. Die erste Variante spart Zeit, wohingegen die zweite Variante die Gruppenkohärenz stärkt, was meist als positiv empfunden wird.

Arbeitsblatt Mittelweg finden 9: Dialektisch denken und handeln

Ziel

Die bisher gelernten Prinzipien sollen anhand von Alltagssituationen beobachtet und ausprobiert werden.

Didaktik

Besprechen Sie das Arbeitsblatt in der Gruppe und geben Sie es dann als Hausaufgabe bis zur nächsten Gruppensitzung auf.

▶ Dialektische Zwickmühlen

Ziel

Die „dialektischen Zwickmühlen" vertiefen das Thema Dialektik. In ihnen werden Dilemmata aufgegriffen, die typischerweise in Familien auftreten, in denen die Emotionalität und damit auch das Konfliktpotenzial hoch ist.

Dabei sollen die Eltern und Jugendliche diese gängigen Konfliktfelder ebenso wie typische Extrempositionen kennenlernen und wahrnehmen, in welchen Bereichen sie selbst zu einer extremen Haltung neigen. Sie lernen, sich von ihrer Position zu lösen und die Sichtweise des anderen einzunehmen. Hierdurch soll es für die Familienmitglieder möglich werden, sich aufeinander zuzubewegen und einen Mittelweg zu finden.

Infoblatt Mittelweg finden 10: Dialektische Zwickmühlen: Zu locker – zu streng

Didaktik

Fragen Sie zunächst, ob die Eltern folgende Situation kennen: Sie haben einen bestimmten Standpunkt. Dann passiert etwas und ihre Haltung kippt ins Gegenteil.

Beispiel: Die Tochter steckt mitten in Prüfungsvorbereitungen und der Vater versteht gut, dass sie gestresst ist. Er reagiert tolerant und nimmt es hin, dass die Tochter ihre Lernunterlagen im Wohnzimmer ausbreitet und ihre Pflichten im Haushalt vernachlässigt. Doch die Unordnung und auch der Unmut des Vaters nehmen zu. Schließlich platzt ihm der Kragen und er verlangt: „Räume sofort deine Sachen aus dem Wohnzimmer und bis heute Abend muss der Abwasch erledigt werden!" Wie wird die Tochter reagieren?

Erläutern Sie anhand dieser Situation die dialektische Zwickmühle „zu locker vs. zu streng" auf dem Infoblatt und diskutieren Sie, inwieweit dieses Vorgehen hilfreich ist, um das Verhalten der Tochter zu verändern. Vermutlich wird es zum Streit kommen. Vielleicht gibt der Vater auf und hält die Situation aus, bis ihm erneut der Kragen platzt.

Erarbeiten Sie mit der Gruppe ein Beispiel für einen Mittelweg, der eine effektivere Lösung darstellen könnte. Der Mittelweg umfasst klare Regeln, die konsequent durchgesetzt werden, während gleichzeitig die Bereitschaft besteht, in einzelnen Punkten zu verhandeln. Erörtern Sie mit der Gruppe, inwieweit einzelne Regeln „mittelwegtauglich" sind und damit die Chance bieten, das sie durchgehalten werden können.

Ergänzend weisen Sie darauf hin, dass in jeder Zwickmühle die Positionen innerhalb einer Person wechseln können (wie im gerade genannten Beispiel). Es kann jedoch auch sein, dass Mutter und Vater oder Elternteil und Jugendliche unterschiedliche Extrempositionen einnehmen.

Infoblatt Mittelweg finden 11 und 12: Dialektische Zwickmühlen: Verharmlosen – dramatisieren, Zu eng festhalten – Unabhängigkeit erzwingen

Didaktik

Erläutern Sie anhand der beiden weiteren Infoblätter die Zwickmühlen „Verharmlosen vs. dramatisieren" und „Zu eng festhalten vs. Unabhängigkeit erzwingen". Sammeln Sie in der Gruppe Beispielsituationen für die verschiedenen Zwickmühlen oder tragen Sie selbst Beispiele bei. Zu jeder Situation erarbeiten Sie mit der Gruppe einen Mittelweg.

Mögliche Beispiele

- *Verharmlosen vs. dramatisieren*
  Die Eltern nehmen wahr, dass ihre Tochter überwiegend gereizt auf sie reagiert und sich von der Familie stark zurückzieht, ständig Diät macht, aber zwischendrin sehr viel isst, und meist unterwegs ist mit neuen Freunden, von denen die Eltern nichts wissen. Die bisher guten Noten in der Schule sind deutlich abgefallen. Die Eltern gehen davon aus, dass das eben die Pubertät ist und schon vorübergehen wird, bis eines Tages die Lehrerin anruft und ihnen mitteilt, dass das Mädchen geäußert hat, nicht mehr leben zu wollen, und dringend Hilfe braucht. Die Eltern reagieren alarmiert, sie lesen das Tagebuch und kontrollieren den Computer der Tochter, befürchten hinter jeder Stimmungsschwankung eine Gefährdung und lassen sie nicht mehr aus den Augen.
- *Zu eng festhalten vs. Unabhängigkeit erzwingen*
  Die Eltern tun alles für ihre 16-jährige Tochter. Sie begleiten sie zu Terminen, erledigen alle Telefonate und verhandeln mit den Lehrern über die Noten. Als die Polizei die Geburtstagsfeier einer Freundin auflöst, wird die Tochter betrunken und unter Drogeneinfluss mit dem Streifenwagen nach Hause gebracht. Die Eltern stellen fest, dass sie ihnen schon seit längerer Zeit Geld stiehlt, das sie für Drogen ausgibt. Sie sind entsetzt, wenden sich von der Tochter ab und halten sich im Weiteren aus allen ihren Belangen komplett heraus.

Arbeitsblatt Mittelweg finden 10a, 11a und 12a: Dialektische Zwickmühlen

Ziel

Die Zwickmühlen sind nach der Besprechung der Infoblätter 10, 11 und 12 deutlich geworden. Nun sollen die Teilnehmer sich mit den eigenen Verhaltensweisen auseinandersetzen und Ideen für Veränderung entwickeln.

Didaktik

Fordern Sie die Teilnehmer auf, für sich einzuschätzen, zu welchem Verhalten (z.B. bezüglich der Zwickmühle zu locker vs. zu streng) sie derzeit am ehesten neigen. Diese

Einschätzung trägt jeder in das Arbeitsblatt 10a in die Abbildung der Wippe zwischen „zu locker“ und „zu streng“ ein. Ebenso soll das anwesende Familienmitglied eingeschätzt und mit einer anderen Farbe oder einem anderen Symbol eingetragen werden.

Danach werden die einzelnen Teilnehmer gebeten, ihre Einschätzung vorzustellen und mit dem Familienangehörigen zu vergleichen („Gibt es Unterschiede in der Einschätzung? Welche?“).

Die Skillstrainer sollten Unterschieden mit einer annehmenden Haltung begegnen und ein Modell für die dialektische Haltung bieten, dass die Wirklichkeit vielschichtig ist und verschiedene Sichtweisen anzuerkennen sind.

Danach bitten Sie die Teilnehmer, sich in einer Eltern- und in einer Jugendlichengruppe zusammenzufinden. Bei großen Gruppen können es auch mehrere Kleingruppen sein, jedoch hat es sich als günstig erwiesen, in der Kleingruppenarbeit die Generationen zu trennen. Die Kleingruppen bekommen den Arbeitsauftrag, miteinander Ideen zu sammeln, was sie tun müssten oder bräuchten, wenn sie ihr Verhalten ändern wollten, um z.B. strenger oder lockerer zu sein. Innerhalb der Gruppen sollen diese Ideen notiert und anschließend in der Gesamtgruppe vorgestellt werden. Am Ende fragen wir alle Teilnehmer danach, was sie in der nächsten Zeit gerne einmal ausprobieren würden – lockerer oder strenger sein. Wir beschließen das Thema damit, dass wir die Teilnehmer bitten, jeder für sich Strategien in das Arbeitsblatt zu schreiben, wie er lockerer/strenger sein könnte.

Bei dem Thema „zu locker – zu streng“ entsteht bei den Jugendlichen manchmal Verwirrung, auf was sich „locker“ und „streng“ bezieht. Wir beantworten diese Fragen so: Eltern in Bezug auf den Umgang mit ihren Kindern, Jugendliche in Bezug auf sich selbst. Der Sinn der gesamten Arbeitseinheit liegt nicht in der exakten „objektiven“ Einschätzung der eigenen Position. Die Teilnehmer sollen üben, ihr eigenes Verhalten zu reflektieren, ein Alternativverhalten denkbar zu machen und starre Positionen aufzuweichen bzw. extremes Verhalten auszubalancieren. Es soll ein Prozess eingeleitet werden, dass Eltern und Jugendliche sich über angemessene Regeln austauschen. Es soll vermittelt werden, dass ausbalancierte Regeln die bessere Voraussetzung dafür bieten, dass sie konsequent umgesetzt werden können. Das Gegensatzpaar „locker – streng“ ermöglicht einen guten Einstieg in die Dilemmata. Es ist leicht verständlich und macht das dialektische Prinzip unmittelbar nachvollziehbar.

Zuweilen passiert es bei der Besprechung von Beispielen, dass einzelne Teilnehmer meinen, eine eher extreme Reaktion sei angemessen für das besprochene Thema (z.B. vollständiges Verbot von Alkohol, Zigaretten und Suchtmitteln aller Art). Diskutieren Sie in der Gruppe, wie die anderen das sehen, und besprechen Sie, was wohl die hinsichtlich der langfristigen Konsequenzen wirkungsvollste Vorgehensweise ist.

Im Anschluss daran können die beiden anderen dialektischen Zwickmühlen anhand der Arbeitsblätter 11a und 12a analog behandelt werden.

Infoblatt Mittelweg finden 13: Was ist typisch für Jugendliche und was nicht?

Ziel

Mithilfe dieses Infoblattes können die Eltern wie auch die Jugendlichen differenzieren, welches Verhalten noch als „normal“ und welches eher als „alarmierend“ eingestuft werden sollte.

Didaktik

Je nach Bedarf der Gruppe lässt sich das Infoblatt unterschiedlich intensiv bearbeiten. Sie können es gemeinsam durchgehen und die einzelnen Punkte diskutieren. Es kann aber auch ausgeteilt werden mit dem Auftrag, es bis zum nächsten Mal durchzuarbeiten. In der nächsten Sitzung erkundigen Sie sich, ob es Fragen und Anmerkungen dazu gibt.

► Validierung

Allgemeines Ziel

Eltern und Jugendliche sollen lernen, was Validierung ist und warum der Einsatz von Validierungsstrategien das Zusammenleben verbessert. Im weiteren Verlauf wird das Validieren geübt.

Allgemeine Didaktik

Fragen Sie zuerst die Gruppe, ob der Begriff schon vertraut ist und was die Teilnehmer darunter verstehen. Meist ist der Ausdruck schon in anderen Modulen oder in der Einzeltherapie eingeführt worden. Verdeutlichen Sie, dass die Fähigkeit, sich in jemanden hineinzuversetzen, die Voraussetzung für Validierung ist. Beim Validieren vermitteln wir unserem Gegenüber dann aktiv, dass wir seine Sichtweisen (Gedanken, Gefühle Handlungen) wahrnehmen und nachvollziehen können.

Übungen

Unserer Erfahrung nach fällt es den Eltern schwerer, die Validierung umzusetzen. Die Jugendlichen verstehen das Konzept in der Regel viel schneller. Es sind verschiedene praktische Übungen erforderlich, um die Eltern dabei zu unterstützen, Validierung umzusetzen. Im Folgenden stellen wir verschiedene Übungen vor, aus denen Sie auswählen können. Welche Übungen jeweils passend sind, ist von der Kompetenz der Gruppe und von der Vertrautheit der Teilnehmer untereinander abhängig.

Übungen

Übung 1a

Die beiden Skillsgruppentrainer führen ein Rollenspiel vor:

Person A berichtet von einer unproblematischen Alltagssituation und den Gefühlen, die sie ausgelöst hat. Person B hört zu und reagiert. Im ersten Durchlauf verhält sich Person B verbal und nonverbal invalidierend. Im zweiten Durchlauf sind die Reaktionen validierend.

Die Gruppe soll beobachten und notieren, wie sich Person B unter beiden Bedingungen verhält (verbal und nonverbal).

Übungen

Übung 1b

Führen Sie die gleiche Übung durch und lassen Sie dabei einen Gruppenteilnehmer die Rolle von Person A übernehmen. Kündigen Sie dieser Person an, dass sich einige Reaktionen des Gegenübers gut anfühlen werden und andere nicht. Da es sich um eine Übung mit konfrontativem Charakter handelt, benötigen Sie ein klares Einverständnis des Teilnehmers.

Fragen Sie hier zuerst den Teilnehmer:

- Worin haben sich die beiden Situationen unterschieden?
- Wie hat er sich jeweils gefühlt?
- Wie hat das jeweils sein Verhalten beeinflusst?

Validieren Sie den Teilnehmer in der Nachbesprechung intensiv. Lassen Sie dann ebenfalls die anderen Gruppenteilnehmer ihre Beobachtungen zu der Auswirkung von Validierung oder Invalidierung berichten.

Bei der Nachbereitung sollten folgende Aspekte deutlich werden:

- Validierung bewirkt, dass man sich verstanden fühlt
- Invalidierung führt dazu, dass man sich zurückgewiesen und unverstanden fühlt. Zusätzlich entstehen oft Gefühle wie Ärger und Enttäuschung.
- Ein validierter Kommunikationspartner wird mit hoher Wahrscheinlichkeit in einen deutlich ruhigeren, weniger ärgerlichen Modus kommen und somit seinerseits offener und empfänglicher sein.
- Validierung führt dazu, dass Vertrauen aufgebaut wird und Beziehungen gestärkt werden.
- Validierung hilft, schwierige Situationen in Beziehungen zu bewältigen.

Infoblatt Mittelweg finden 14: Was bedeutet Validierung?

Ziel

Die Teilnehmer sollen verstehen, was Validierung bedeutet und warum sie von validierendem Verhalten profitieren können.

Didaktik

Nachdem Sie anhand der oben beschriebenen Übung 1 verdeutlicht haben, was Validierung ist, besprechen Sie nun das Infoblatt.

Infoblatt Mittelweg finden 15, Arbeitsblatt Mittelweg finden 16 und 17: Wie und was können wir validieren?, Arbeitsblatt Mittelweg finden 18: Validierende und invalidierende Aussagen

Ziel

Die Gruppenteilnehmer sollen lernen, welche Strategien beim Validieren helfen und was überhaupt validiert werden kann. Zudem soll verstanden werden, was es bedeutet, sich selbst zu validieren, welchen Sinn es hat und wie es praktiziert werden kann. Dies wird in den Arbeitsblättern geübt.

Didaktik

Listen Sie am Flipchart gemeinsam auf, *wie* in den Übungen validiert bzw. invalidiert wurde. Dabei unterteilen Sie in verbale und nonverbale Validierung.

Besprechen Sie dann den ersten Teil des Infoblattes „Wie können wir andere validieren?“ und führen Sie eine Übung dazu durch:

Übungen

Übung 2

Fordern Sie die Teilnehmer auf, sich ein bis zwei Punkte des Abschnitts „Wie können wir andere validieren?“ auszusuchen und in einem Rollenspiel aktiv umzusetzen. Dabei sollten sich die Gesprächsinhalte auf unproblematische Begebenheiten beziehen. Bilden Sie Dreiergruppen mit folgender Aufgabenverteilung:

- Person A: berichtet eine Begebenheit und wird validiert
- Person B: validiert
- Person C: beobachtet

Besprechen Sie die Erfahrungen aus dem Rollenspiel nach:

- Was gelang gut?
- Was war schwierig?
- Was möchte die validierende Person konkret weiter üben oder das nächste Mal anders machen?

Besprechen Sie dann den letzten Teil des Infoblattes „Was können wir validieren?“. Notieren Sie die Punkte am Flipchart und sammeln Sie mit den Teilnehmern Beispiele zu den folgenden Bereichen:

- Gedanken
- Gefühle
- Handlungen (oder Handlungsdrang)
- Meinungen
- Wünsche
- Anstrengungen

Falls es sich hier schon anbietet, erläutern Sie, dass Validieren nicht Gutheißen bedeutet. Grundsätzlich ist es einfacher, Sichtweisen und Bedürfnisse zu validieren, die man selbst teilt. Validierung bedeutet nicht zwangsläufig, dass wir den Handlungen, Denkweisen oder Gefühlen einer anderen Person zustimmen. Es geht vielmehr darum, den für uns nachvollziehbaren Anteil herauszufiltern. Erläutern Sie auch, dass Validierung und Grenzsetzung nebeneinander bestehen können.

Beispiele:

Ich kann verstehen, dass mein Sohn nach einer Nacht, in der er schlecht geschlafen hat, lieber nicht in die Schule gehen möchte, und kann dies auch ausdrücken. Gleichzeitig bestehe ich darauf, dass er trotzdem geht.

Oder:

Ich kann verstehen, dass mein Kind abends länger mit seinen Freunden unterwegs sein möchte, und das auch formulieren. Dennoch bestehe ich auf unserer Abmachung, dass es an Wochentagen zu einer bestimmten Uhrzeit zu Hause ist, damit es genug Schlaf bekommt und sich in der Schule konzentrieren kann.

Weisen Sie darauf hin, dass wir evtl. einen Gedankengang, ein Vorhaben oder das Leid gut nachvollziehen können, die daraus resultierenden Forderungen, Pläne oder die Lösung aber nicht.

In der Diskussion zu diesem Thema können Beispiele von **Verhaltensweisen** auftauchen, die so **schädlich oder gefährlich** sind, dass es absurd erscheint, in diesem Zusammenhang Validierung anzuwenden. Ein extremer Fall ist suizidales Verhalten des Kindes. Miller et al. (2007a, S. 295) schlagen hierfür die folgende Reaktion vor:

> Validieren Sie zunächst die Haltung des Elternteils:
> „Ich kann verstehen, dass es für Sie schwer nachzuvollziehen ist, dass Ihr Kind versucht hat, sich das Leben zu nehmen."
> Erläutern Sie, dass suizidales Verhalten für eine Jugendliche, die massives emotionales Leid empfindet und keinen Ausweg mehr sieht, in diesem Moment erlösend erscheint. Tun sich Eltern dann immer noch schwer, eine validierende Haltung einzunehmen, können Sie als Skillstrainer einen konkreten Validierungsvorschlag machen: „Könnten Sie als ersten Schritt zu Ihrem Kind etwas sagen wie: ‚Ich merke, du leidest gerade sehr.'" In diesem Satz wird **die Emotion** und **nicht das Verhalten** validiert.
> Kann ich ein Verhalten absolut nicht nachvollziehen, so kann ich auch dies auf eine validierende Art ausdrücken: „Ich weiß, du möchtest, dass ich dich verstehe, und ich möchte es auch gern verstehen, aber kann es derzeit noch nicht. Erkläre es mir bitte noch einmal."

Geben Sie das ▶ Arbeitsblatt 16 als Hausaufgabe auf.

Besprechen Sie nun das Thema **Selbstvalidierung** und erläutern Sie, dass diese darin besteht, die eigenen Gedanken, Gefühle, Handlungen, Meinungen, Wünsche und Anstrengungen vor dem Hintergrund einer bestimmten Situation als zulässig wahrzunehmen und sie anzunehmen, ohne zu werten. Schaffen sie bei den Teilnehmern ein Bewusstsein dafür, dass Menschen dazu neigen, sich selbst invalidierend zu begegnen. Typische selbstinvalidierende Aussagen sind:

- „Ich bin echt zu blöd dazu!"
- „Ich sollte deswegen nicht traurig sein."
- „Ich habe mir doch schon zigmal vorgenommen, das anders zu machen, und jetzt kriege ich es schon wieder nicht hin."

Sie können auch eine harmlose eigene persönliche Schwäche eingestehen und von Ihrem invalidierenden Selbstumgang berichten.

Diskutieren Sie mit der Gruppe, welche negativen Folgen entstehen, wenn wir uns selbst nicht fair und verständnisvoll begegnen, uns unsere Schwächen nicht verzeihen und auf unsere eigenen Reaktionen in bestimmten Situationen mit Unverständnis reagieren. Darüber hinaus ist die Fähigkeit, sich selbst zu validieren, eine Grundlage für die Validierung anderer. In dem Werk „Teachings on Love" des Zen-Lehrers Thich Nhat Hanh (2007, S. 22) heißt es: „Until we are able to love and take care of ourselves, we cannot be much of help to others."

Manchmal verwechseln Gruppenteilnehmer Selbstvalidierung mit **Selbstlob** oder **Selbstverliebtheit**. Sprechen Sie dies an. Es geht nicht darum, Fehler und Schwächen schönzureden oder sich selbst zu idealisieren. Selbstvalidierung bedeutet, sich selbst gegenüber fair zu sein und sich durch die wohlwollenden und milden Augen einer freundlichen Person zu betrachten. Diese „durchschaut“ weise unsere Schwächen, ohne zu verurteilen.

Geben Sie die ▶ Arbeitsblätter 17 und 18 als Übungsaufgabe für die kommende Woche auf.

▶ Verhalten ändern ganz konkret

Infoblatt Mittelweg finden 19: Lernprinzipien anwenden

Ziel

Sowohl die Eltern als auch die Jugendlichen sollen sich einige Grundlagen zu den Lernprinzipien aneignen, um so besser an Verhaltensveränderungen arbeiten zu können.

Didaktik

Leiten Sie das Thema folgendermaßen ein:

„Kennen Sie das? Es gibt Verhaltensweisen, die wir gerne verändern würden, auf die wir vielleicht nicht gerade stolz sind. Trotzdem führen wir sie immer wieder aus, und sie sind ganz schön hartnäckig. Dazu gehört z. B.: sich zu wenig bewegen, sich ungesund ernähren, Schul- oder Arbeitsstress zu Hause an den Familienangehörigen ‚auslassen‘ oder bestimmte Aufgaben immer wieder aufschieben und dadurch später unter Druck geraten.“

Sammeln Sie in der Gruppe Beispiele, welches Verhalten die einzelnen Teilnehmer gerne an sich verändern würden.

Vermitteln Sie zudem, dass unser Verhalten von den Konsequenzen gesteuert ist, die auf das Verhalten folgen. Anschließend geben Sie eine Situation vor und diskutieren mit der Gruppe, welche Gedanken und Gefühle bei unterschiedlichen Reaktionen des Umfeldes entstehen.

Ein mögliches Beispiel:

Du sitzt mit deiner Freundin im Matheunterricht und ihr sollt eine komplizierte Aufgabe rechnen. Du hast überhaupt keine Lust darauf und flüsterst ihr witzige Bemerkungen über den Lehrer zu. Deine Nachbarin

- sagt genervt: „Hey, lass mich in Ruhe. Ich will die Aufgabe machen.“
- rechnet weiter, ohne auf dich zu reagieren.
- kichert und macht ebenfalls eine Bemerkung über den Lehrer.

Fragen Sie die Teilnehmer, durch welche Reaktion das Verhalten zukünftig

a) häufiger auftreten,
b) seltener auftreten wird.

Anhand des Beispiels erläutern Sie die Begriffe **„Verstärkung“**, **„Bestrafung“** und **„Löschung“**. Besprechen Sie dann das Infoblatt. Fordern Sie dabei zu jedem Begriff die Teilnehmer auf, Beispiele aus dem eigenen Alltag beizusteuern.

Eine mögliche Übung, mit der Teilnehmer unmittelbar erfahren können, wie Konsequenzen wirken, ist folgende (in einer Variante bei Fleischhaker et al. 2011, S. 160):

Übungen

Übung 3

Bitten Sie drei Teilnehmer, sich für eine Übung zur Verfügung zu stellen. Die drei Personen werden aus dem Raum geschickt, während die Gruppe sich eine einfache Aufgabe ausdenkt (z. B. ein bestimmtes Fenster öffnen, ein Blatt am Flipchart umblättern). Die Gruppe soll beobachten, welche Signale die einzelnen Personen erhalten und wie sich diese auf die ausführende Person und ihr Verhalten auswirken.

Die erste Person kommt herein. Sie bekommt die Information: „Deine Aufgabe ist es, etwas hier im Raum zu machen. Du musst durch Ausprobieren herausfinden, was genau du tun sollst. Als Hilfe dafür klatsche ich immer dann in die Hände, wenn du etwas machst, das in die richtige Richtung geht."

Erlauben Sie der Testperson, dass sie abbrechen darf, wenn sie nicht mehr weitermachen möchte, und weisen Sie darauf hin, dass es nicht darauf ankommt, dass sie die Aufgabe löst. Klatschen Sie immer dann, wenn die Person schon einige „Schritte" in die richtige Richtung vollzogen hat.

Validieren Sie die erste Person sofort am Ende des Durchgangs. In der Regel ist dies die schwierigste Variante, die den Probanden sehr verunsichert. Lösen Sie zu diesem Zeitpunkt aber noch nicht auf, was Sie getan haben.

Jetzt bitten Sie die zweite Person herein. Sie führt die Aufgabe unter leicht veränderten Bedingungen aus. Geben Sie dennoch die gleiche Instruktion wie oben. Klatschen Sie diesmal immer sofort, wenn die Person eine Bewegung in die richtige Richtung macht.

Holen Sie nun die dritte Person in den Raum. Geben Sie dieselbe Instruktion wie oben und ergänzen Sie: Klatschen bedeutet, dass die Bewegung in die richtige Richtung geht, und ein Summen heißt, dass die Bewegung in die falsche Richtung geht.

Nach den drei Durchgängen befragen Sie die Testpersonen nach ihren Erfahrungen, bevor Sie sie aufklären. Validieren Sie besonders den Probanden aus dem ersten Durchgang, wie schwer es war, die Aufgabe auszuführen. Fragen Sie auch die Gruppenteilnehmer nach ihren Beobachtungen.

Ziel der Übung ist, dass die Teilnehmer verstehen, dass eine **unmittelbare Verstärkung** am hilfreichsten ist. Der Hinweis auf „richtiges" und „falsches" Verhalten kann ebenfalls hilfreich sein, manchmal verunsichert die „Bestrafung" jedoch auch. Eine verzögerte oder nur gelegentlich erfolgende Verstärkung gibt wenig Orientierung.

Anhand der Übung lässt sich auch erörtern, dass ein bestimmtes Zielverhalten nur dann ausgeführt werden kann, wenn es bekannt ist, also in unserem Verhaltensrepertoire existiert. Wenn dem nicht so ist, muss es erst gelernt werden, z. B. über Verhaltensformung.

Infoblatt Mittelweg finden 20, Arbeitsblatt Mittelweg finden 21: Belohnen/Zuwendung geben

Ziel

Die Gruppenteilnehmer sollen verstehen, wie sie erwünschtes Verhalten angemessen verstärken können und was hierbei zu berücksichtigen ist.

Didaktik

Besprechen Sie das Infoblatt und vermitteln Sie, dass positive Aufmerksamkeit eine starke Form der Verstärkung darstellt, weil alle Menschen nach Anerkennung, Beziehung und Kontakt streben. Materielle Verstärker sollten die Ausnahme sein und nur zeitlich begrenzt eingesetzt werden. Weisen Sie darauf hin, dass auch „bestrafende" Aufmerksamkeit wie Schimpfen eine Verstärkung darstellen kann, wenn ein Mensch auf der Suche nach Kontakt ist: Negative Aufmerksamkeit ist immer noch besser als gar keine.

Das Arbeitsblatt geben Sie als Übung mit nach Hause.

Infoblatt Mittelweg finden 22: Löschung

Ziel

Die Teilnehmer sollen verstehen, was Löschung bedeutet, wie sie funktioniert und worauf man dabei achten muss.

Didaktik

Lesen Sie gemeinsam das Infoblatt. Anschließend sammeln Sie mit der Gruppe Beispiele für Situationen, in denen eine Löschung versucht wurde oder sinnvoll wäre.

Löschung bedeutet, ein **nicht erwünschtes Verhalten zu ignorieren**. Dabei ist es besonders wichtig, dass erwünschtes Verhalten parallel sofort verstärkt wird. Weisen Sie auf den Unterschied zwischen ruhiger Nichtbeachtung und resignativ-ausweichendem „Übersehen" hin, und vergewissern Sie sich, dass alle verstanden haben, was der Unterschied zwischen dem zeitlich begrenzten und inhaltlich spezifischen Ignorieren im Gegensatz zu umfassendem Liebesentzug ist.

Erklären Sie, was eine **Verhaltensexplosion** ist. Beziehen Sie sich dabei auf das Beispiel von ► Infoblatt 19:

Ein Kind hat bei früheren Gelegenheiten die Erfahrung gemacht, dass es an der Supermarktkasse eine Süßigkeit bekommt, wenn es laut genug schreit. Nun aber ignoriert die Mutter das Schreien. Folge: Das Kind verstärkt das Schreien. Dies nennt man Verhaltensexplosion.

Mögliche Reaktionen der Mutter:

a) Sie bleibt standhaft, das Kind bekommt nichts. Auch bei den folgenden Besuchen im Supermarkt bleibt sie standhaft.
   Besprechen Sie, wie das Kind nun reagieren wird.
b) Die Mutter hält diesmal durch. Beim nächsten Supermarktbesuch jedoch schreit das Kind noch lauter. Die Mutter hält es nicht mehr aus und kauft dem Kind schließlich etwas.
   Besprechen Sie mit der Gruppe, was das Kind nun lernt.

Erklären Sie in diesem Zusammenhang, dass Letzteres eine **intermittierende Verstärkung** ist, die ein Verhalten stabil aufrechterhält.

Infoblatt Mittelweg finden 23, Arbeitsblatt Mittelweg finden 24: Löschung/Bestrafung

Ziel

Die Gruppenteilnehmer sollen lernen, effiziente und ineffiziente Bestrafung zu unterscheiden.

Didaktik

Lesen und besprechen Sie gemeinsam das Infoblatt. Dazu nutzen Sie viele Beispiele und lassen die Teilnehmer eigene Beispiele vortragen. Helfen Sie den Teilnehmern, die negativen Folgen von ineffizienter Bestrafung zu verstehen, und sprechen Sie auch an, dass Strafe nicht um der Strafe willen verhängt werden sollte. Gehen Sie ausführlich darauf ein, dass eine Strafe sich immer nur auf das jeweilige Verhalten bezieht und dies von den Eltern explizit so benannt werden muss. Die Eltern müssen die Gefühle des Kindes parallel validieren, wo immer das möglich ist. Besprechen Sie hierzu das Beispiel auf dem Infoblatt. Eine Bestrafung sollte wirklich nur das „letzte Mittel" sein. Wenn deutlich wird, dass manche Teilnehmer unangemessen bestrafen, validieren Sie dies und regen Sie ggf. eine dialektische Diskussion über extreme Erziehungshaltungen an, z. B.: „Mir hat Strenge auch nicht geschadet." oder „Mein Kind soll keine Strafe erdulden müssen."

Besprechen Sie das Arbeitsblatt. Dieses kann bei Bedarf von den Teilnehmern eingesetzt werden.

Übersicht der Info- und Arbeitsblätter

Diese Info- und Arbeitsblätter sind in der Software unter den angegebenen Kürzeln hinterlegt und können als PDF-Datei ausgedruckt werden.

Skillsprotokoll Mittelweg finden

Trage in die weißen Kästchen ein, welchen Skill du geübt hast. In die hellgrauen Kästchen schreibst du, ob und wie sehr es dir geholfen hat.
(0 = gar nicht; 1 = kaum; 2 = mittel; 3 = viel; 4 = sehr viel)

Skill	Dialektisch denken/handeln		Validierung		Selbst-validierung	
Montag						
Dienstag						
Mittwoch						
Donnerstag						
Freitag						
Samstag						
Sonntag						

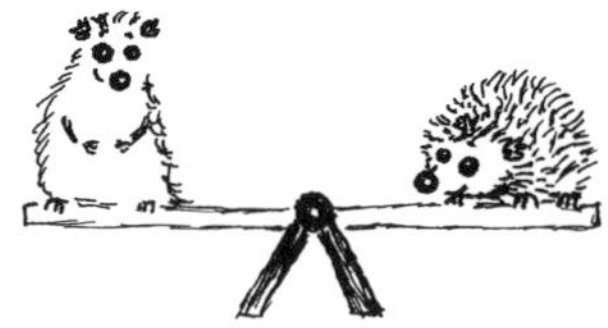

Grundannahmen für Familien

1. Alle Beteiligten geben sich Mühe.
2. Alle Beteiligten wollen sich positiv verändern.
3. Alle Beteiligten müssen sich mehr anstrengen, härter arbeiten und stärker motiviert sein, um sich zu verändern.
4. Die Beteiligten haben ihre Probleme nicht alle selbst verursacht, müssen sie aber selbst lösen.
5. Das Leben aller Beteiligten ist so, wie es zur Zeit gelebt wird, schmerzhaft.
6. Alle Beteiligten müssen neue Verhaltensweisen in wichtigen Situationen ihres Lebens erlernen.
7. Es ist wirkungsvoller, Dinge als gut gemeint zu verstehen, als vom Schlimmsten auszugehen.
8. Sowohl die Jugendlichen als auch ihre Familien können in der DBT-A nicht versagen.
9. Es gibt keine absolute Wahrheit.

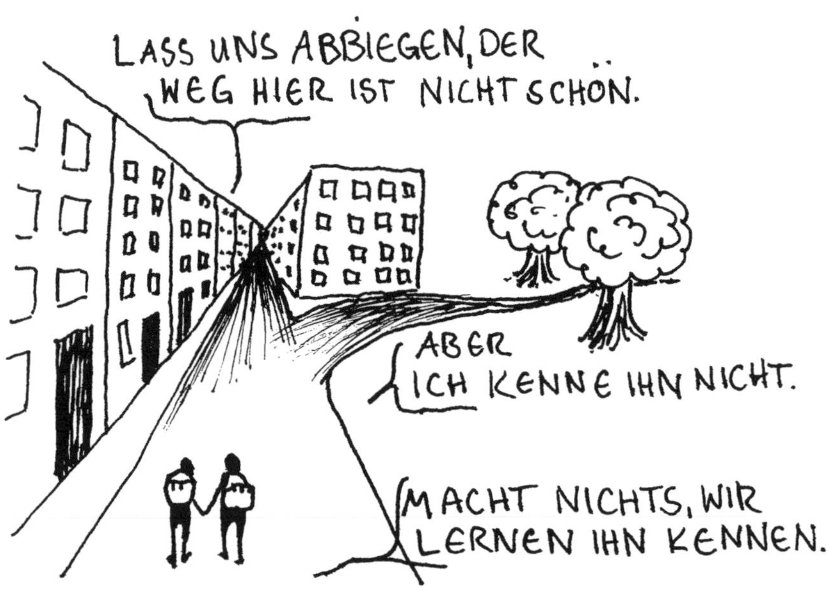
LASS UNS ABBIEGEN, DER WEG HIER IST NICHT SCHÖN.
ABER ICH KENNE IHN NICHT.
MACHT NICHTS, WIR LERNEN IHN KENNEN.

(in Anlehnung an Fleischhaker et al. 2011)

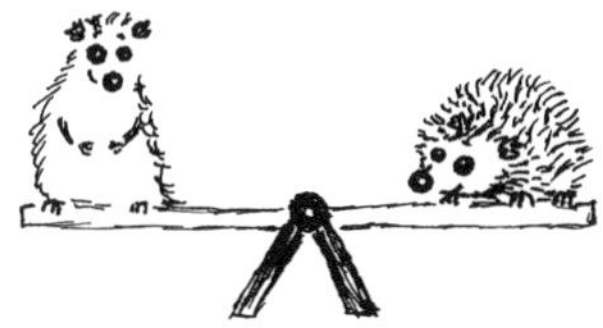

Den Mittelweg finden

Warum ist dieses Modul wichtig?

Mit sich selbst und mit anderen klarzukommen ist nicht immer einfach. Oft bin ich zwischen verschiedenen Möglichkeiten, Gefühlen oder Wünschen hin und her gerissen. Oder ich weiß, was ich will, aber der andere sieht es ganz anders als ich und ein Konflikt entsteht. Manchmal möchte ich auch mein Verhalten ändern, aber es gelingt nicht wirklich.

Worum geht es in diesem Modul?

- Meinungen treffen immer auch auf Gegenmeinungen. Dies ist ein Teil des Lebens, auch wenn wir das oft anstrengend und schwierig finden. Wir können lernen, mit anderen Meinungen umzugehen, extreme Reaktionen zu vermeiden und Lösungen bzw. Mittelwege zu finden (**Thema Dialektik**).
- Sich und andere zu akzeptieren ist hilfreich, um Vertrauen und eine gute Beziehung zueinander herzustellen (**Thema Validierung**).
- Verhalten zu ändern ist leichter, wenn ich weiß,
  - wodurch Verhaltensweisen bestimmt werden und
  - wie ich mein Verhalten und das von anderen beeinflussen kann (**Thema Verhalten ändern ganz konkret**).

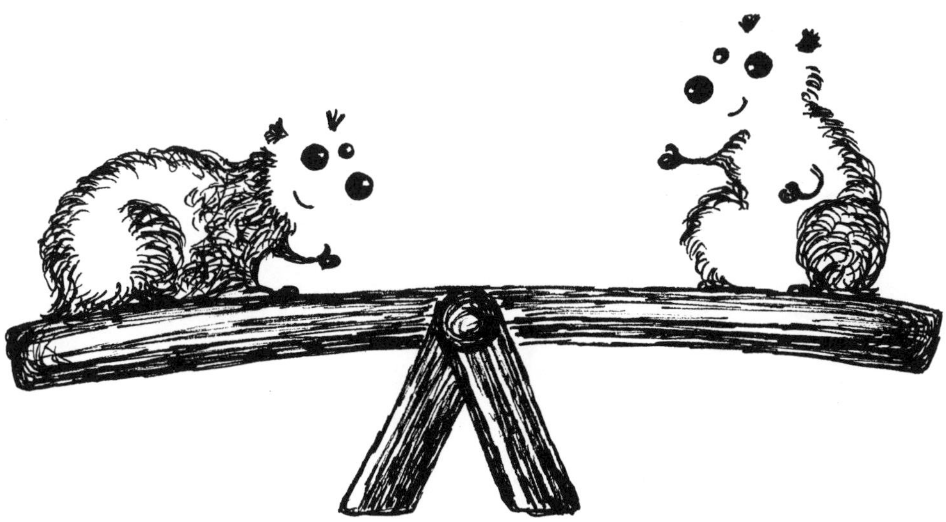

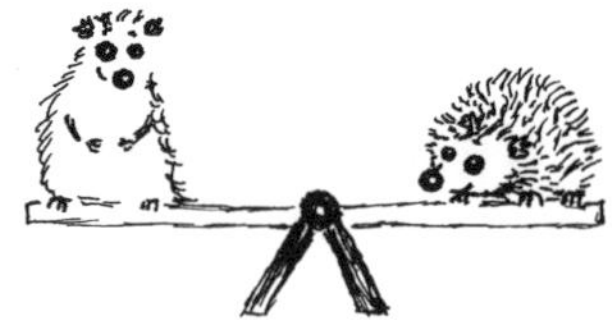

Dialektik

Was bedeutet Dialektik in der Dialektisch-Behavioralen Therapie (DBT)?

- Es gibt immer mehr als einen Weg, eine Situation zu betrachten oder ein Problem zu lösen.
- Menschen haben unterschiedliche Sichtweisen.
- Zwei gegensätzliche Standpunkte können gleichermaßen berechtigt sein.
- Standpunkte können sich mit der Zeit verändern.
- Die Veränderung ist das Einzige, was wirklich konstant bleibt.

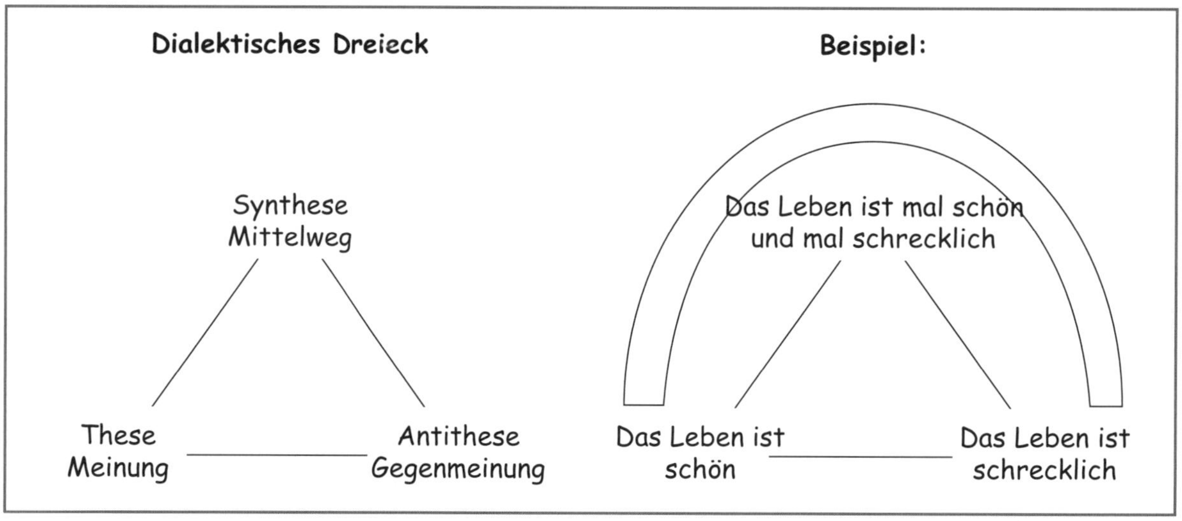

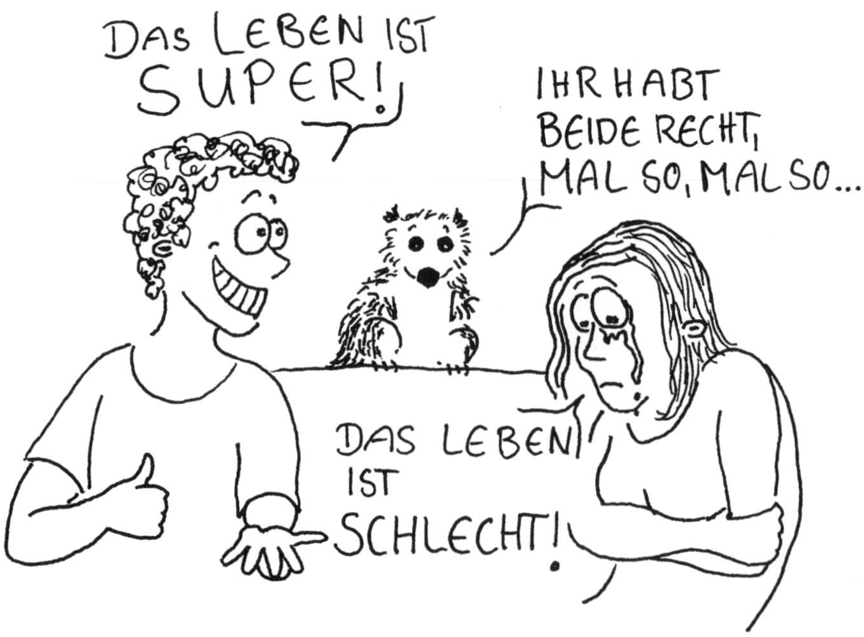
DAS LEBEN IST SUPER!
IHR HABT BEIDE RECHT, MAL SO, MAL SO...
DAS LEBEN IST SCHLECHT!

(mod. nach Miller et al. 2007)

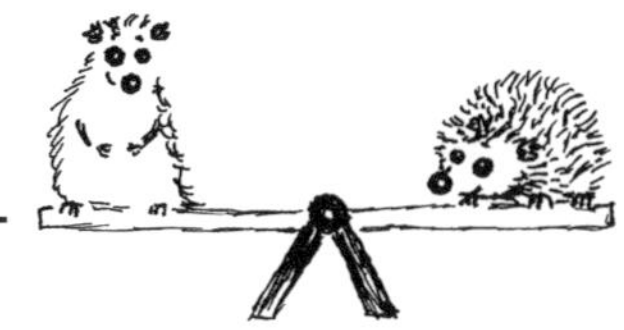

Dialektisches Dreieck

Dialektisches Dreieck

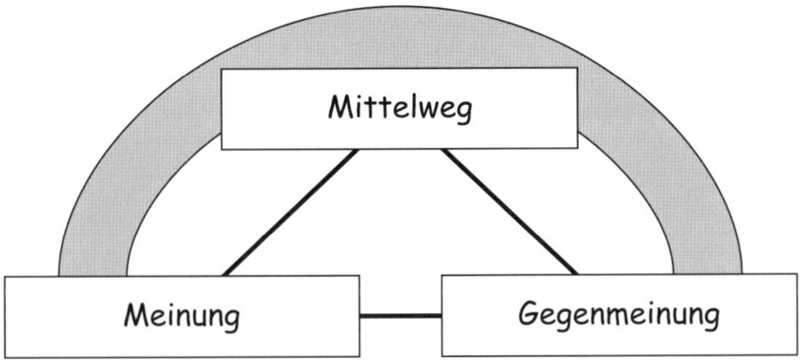

Mein eigenes Beispiel:

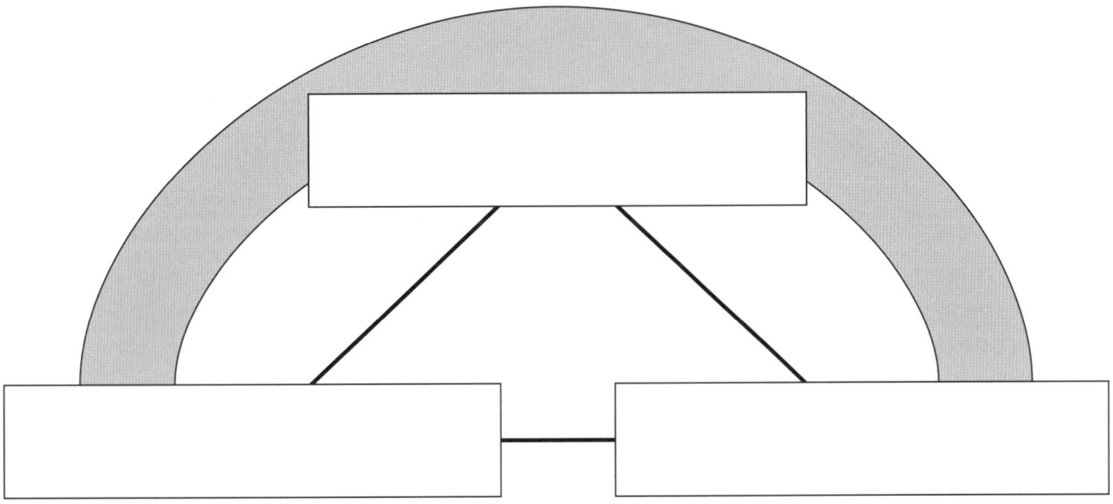

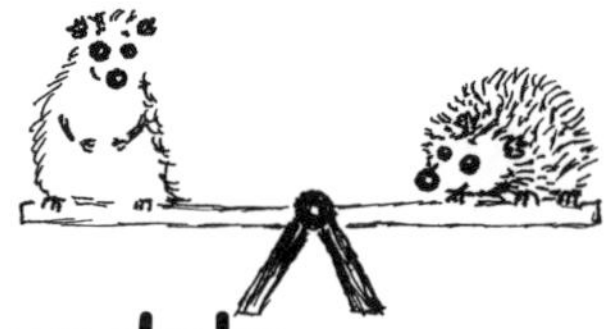

Anleitung zum dialektischen Denken und Handeln

Wie kannst du im Alltag dialektisch denken und handeln?

- Vermeide ein Denken im „Entweder-oder“, probiere es stattdessen mit „Sowohl-als-auch“. Statt Worten wie „immer“, „nie“ und „Du bist …“ konzentriere dich auf das Beschreiben.

  Vermeide beispielsweise Formulierungen wie: „Niemand mag mich.“

  Beschreibe stattdessen: „Ich habe den Gedanken, dass ich nicht gemocht werde, wenn ich in einer Gruppe etwas sage und keiner reagiert.“
- Trainiere dich darin, alle Seiten einer Sache zu betrachten. Finde in jeder Sichtweise den wahren Kern.
- Erinnere dich: Niemand hat absolut recht. Sei offen für Alternativen.
- Benutze Formulierungen wie „Ich empfinde …“ statt „Du bist …“, „Du sollst …“ oder „So ist es!“.
- Akzeptiere, dass es unterschiedliche Meinungen gibt, auch wenn du einer fremden Sichtweise nicht zustimmst: „Ich verstehe, was du meinst, auch wenn ich es anders sehe.“
- Überprüfe deine Annahmen: Frage nach, was der andere gemeint hat, und gehe nicht automatisch davon aus, dass du das schon weißt: „Was genau meinst du, wenn du sagst, dass …?“
- Gehe nicht davon aus, dass der andere weiß, was du denkst oder möchtest, sondern sprich es aus: „Ich will damit sagen, dass ich …“

Die beiden Betrachtungsweisen im Überblick:

Dialektisch	**Undialektisch**
Sowohl-als-auch-Denken	**Entweder-oder-Denken**
„oft“, „meistens“	„immer“
„selten“, „ab und zu“	„nie“
„Ich empfinde …“	„Du bist …“
„Ich habe den Eindruck, dass mich niemand mag.“	„Niemand mag mich.“
Beschreiben	**Bewerten**
„Es könnte sein, dass …“	„So ist es!“

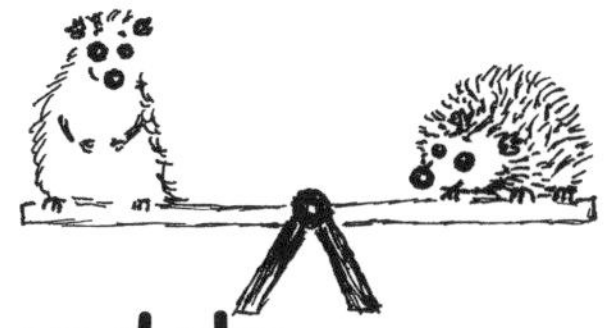

Anleitung zum dialektischen Denken und Handeln

Das Dialektik-Quiz: Finde die dialektische Aussage!

1.

a) Bei dem Skill, den wir in der letzten Woche üben sollten, habe ich versagt.
b) Es fiel mir sehr schwer, den Skill zu üben, aber an zwei Tagen habe ich es versucht.
c) Wenn ich nur wollte, könnte ich alle Skills mit Leichtigkeit anwenden.

2.

a) Es ist hoffnungslos. Ich kann das niemals schaffen.
b) Das ist doch lächerlich, ich habe keine Probleme.
c) Es fällt mir ziemlich schwer, aber ich werde mein Bestes geben, um dranzubleiben.

3.

a) Siehst du, ich wusste, ich behalte Recht.
b) Wie du darüber denkst, klingt für mich nicht richtig.
c) Du siehst es so, und ich sehe es anders.

4.

a) Eltern sollten sich unter keinen Umständen trennen.
b) Manchmal kann eine Trennung der Eltern für alle das Beste sein.
c) Um Kinder keinen Konflikten auszusetzen, sollte man sich bei grundlegenden Streitigkeiten trennen.

5.

a) Der Klügere gibt nach.
b) Der Klügere gibt nach, bis er der Dumme ist.
c) Je nach Situation kann es klug sein, nachzugeben oder sein Recht durchzusetzen.

6.

a) An sich selbst zu denken ist egoistisch.
b) Wer nicht an sich selbst denkt, hat schon verloren.
c) Es ist gut, auf die eigenen Grenzen und Bedürfnisse zu achten und für andere da zu sein.

(in Anlehnung an Fleischhaker et al. 2011)

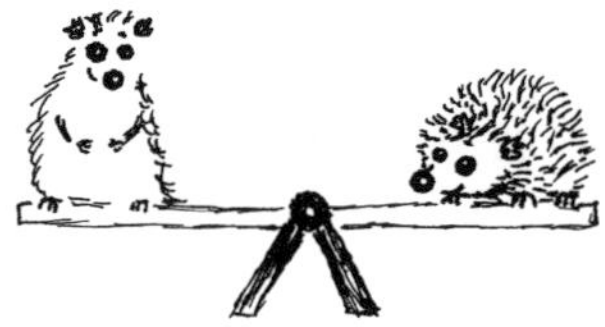

DENKEN (logische Denkfehler)

Sind wir in der Lage, unsere eigenen „Denkfehler“ zu erkennen, dann lässt sich einseitiges Denken und Handeln besser auflösen.

D = Das sehe ich dir an (Gedanken lesen)

Wir glauben zu wissen, wie und warum andere auf eine bestimmte Weise reagieren.

Beispiel: Die Person hat mich vorhin so komisch angeguckt, die mag mich sicher nicht.

Beispiel für Dialektik: Der Blick von dieser Person vorhin kam mir merkwürdig vor. Vielleicht hat es etwas mit mir zu tun, vielleicht hat es aber auch einen ganz anderen Grund.

E = Extreme sehen (Schwarz-Weiß-Denken)

Erfahrungen werden in „entweder – oder“ eingeordnet und es gibt kein „dazwischen“ oder „sowohl als auch“.

Beispiel: Ich muss das perfekt machen, sonst bin ich ein Versager.

Beispiel für Dialektik: Ich bin okay, auch wenn ich mal einen Fehler mache.

N = Negativ vorhersagen

Häufig glauben wir zu wissen, dass etwas Schlimmes passieren wird, ohne dafür Beweise zu haben. Dabei berufen wir uns auf bereits gemachte Erfahrungen und übertragen diese auch auf Ereignisse, bei denen ganz andere und neue Umstände eine Rolle spielen.

Beispiel: Wer einmal gelogen hat, der tut es immer wieder.

Beispiel für Dialektik: Gewisse Umstände begünstigen, dass Menschen zu einer Lüge greifen. Das macht sie aber nicht automatisch zu Lügnern.

K = Klein und groß denken

Man unter- oder überschätzt die Bedeutung eines Ereignisses deutlich. Dabei wird Positives häufig übersehen und Dinge, die nicht geklappt haben, werden viel zu stark bewertet.

Beispiel: Mein neuer Freund hat sich seit sechs Stunden nicht gemeldet. Bestimmt liebt er mich nicht mehr.

Beispiel für Dialektik: Dass sich mein Freund seit sechs Stunden nicht gemeldet hat, kann viele Gründe haben.

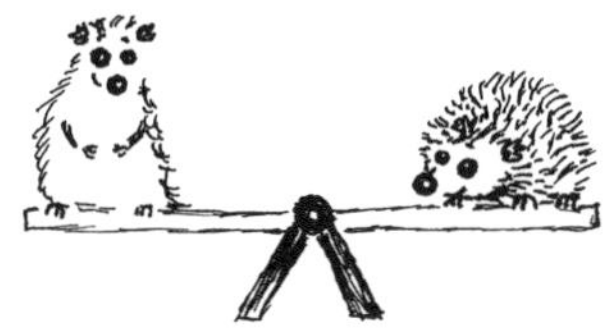

Infoblatt Mittelweg finden 7

E = Emotion als Beweis (Gefühlsdenken)

Wir nehmen unsere Gefühle als Beweis dafür, dass eine bestimmte Sichtweise wahr sein muss.

Beispiel: Ich fühle mich unwohl in meinem Körper, also bin ich hässlich.

Beispiel für Dialektik: Wie wohl ich mich in meinem Körper fühle, wird von vielen Dingen beeinflusst, u. a. von meiner Stimmung. Dass ich mich hässlich fühle, heißt noch lange nicht, dass ich es auch bin.

N = Natürlich wieder ich (Personalisieren)

Äußere Ereignisse beziehen wir auf uns, obwohl sie nichts mit uns zu tun haben.

Beispiel: Dass meine Eltern Stress miteinander haben, liegt an mir.

Beispiel für Dialektik: Meine Eltern sind selbst dafür verantwortlich, wie gut sie sich miteinander verstehen, auch wenn es mit mir vermutlich gerade nicht einfach ist.

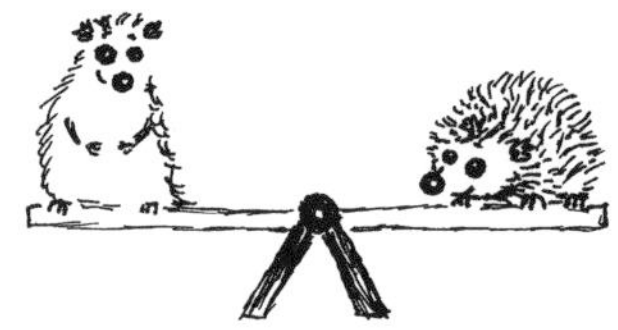

DENKEN (logische Denkfehler)

Notiere zu jedem Punkt ein eigenes Beispiel und einen dialektischen Gegengedanken.

D = Das sehe ich dir an – Gedanken lesen

Eigenes Beispiel:

____

Dialektischer Gedanke:

____

E = Extreme sehen – Schwarz-Weiß-Denken

Eigenes Beispiel:

____

Dialektischer Gedanke:

____

N = Negativ vorhersagen

Eigenes Beispiel:

____

Dialektischer Gedanke:

____

K = Klein und groß denken

Eigenes Beispiel:

____

Dialektischer Gedanke:

____

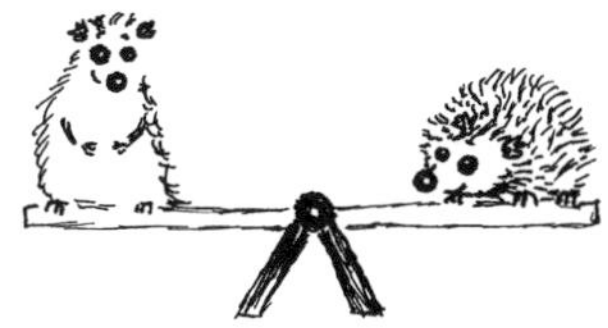

E = Emotion als Beweis – Gefühlsdenken

Eigenes Beispiel:

___

Dialektischer Gedanke:

___

N = Natürlich wieder ich – Personalisieren

Eigenes Beispiel:

___

Dialektischer Gedanke:

___

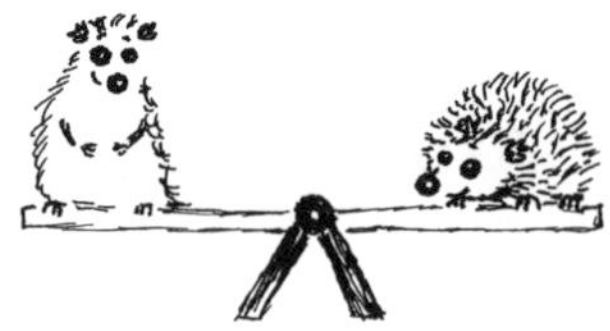

Dialektisch denken und handeln

Übe das dialektische Denken und Handeln nun im Alltag.

1. Wähle eine Situation in dieser Woche aus, in der du entweder
   - sehr stark bewertet hast,
   - dich zu einseitig verhalten hast (z. B. Gebrauch von „nie", „immer" während eines Gesprächs/Streits; andere Meinung nicht akzeptiert) oder
   - einseitig gedacht hast (z. B. „Schwarz-Weiß-Denken").

Beschreibe die Situation (wer, was, wann):

____

____

Wie hast du in der Situation gedacht oder gehandelt?

____

Gab es „Denkfehler"? Welche?

____

Was hättest du tun können, um die Situation dialektischer zu gestalten?

____

Was war das Ergebnis?

____

2. Wähle nun eine Situation in dieser Woche aus, in der es dir gelungen ist,
   - zu beschreiben anstatt zu bewerten,
   - mehrere Seiten einer Sache zu betrachten und/oder offen für andere Meinungen zu sein oder
   - eigene – evtl. vorschnelle – Annahmen durch Nachfragen (z. B. „Was genau meinst du, wenn du sagst, dass …?") zu überprüfen.

Beschreibe die Situation (wer, was, wann):

____

____

Arbeitsblatt Mittelweg finden 9

Blatt 2/2

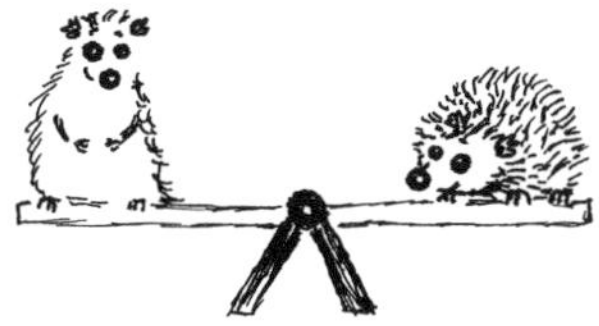

Wie hast du in der Situation gedacht oder gehandelt?

Gab es „Denkfehler"? Welche?

Was war das Ergebnis?

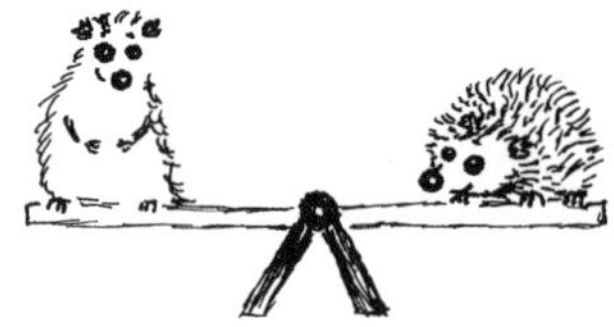

Dialektische Zwickmühlen: Zu locker – zu streng

Es gibt einige typische „Zwickmühlen“, in die Eltern und Jugendliche immer wieder geraten. In solchen Situationen ist es nicht leicht, eine Lösung zu finden. Die Grundsätze der Dialektik können hier hilfreich sein, um extreme Reaktionen zu vermeiden und einen Mittelweg zu finden.

Wir unterscheiden **drei verschiedene Zwickmühlen**:

1. zu locker – zu streng
2. verharmlosen – dramatisieren
3. zu eng festhalten – Unabhängigkeit erzwingen

Dialektische Zwickmühle: Zu locker – zu streng

zu locker	**zu streng**
Beispiel Eltern: Ich setze kaum Grenzen und fordere nichts von meinem Kind.	Ich verlange sehr viel oder beharre auf starren Regeln.
Beispiel Jugendliche: Ich lasse mich treiben und lasse mir alles durchgehen.	Ich gehe ganz hart mit mir um und verlange viel von mir.

Mittelweg

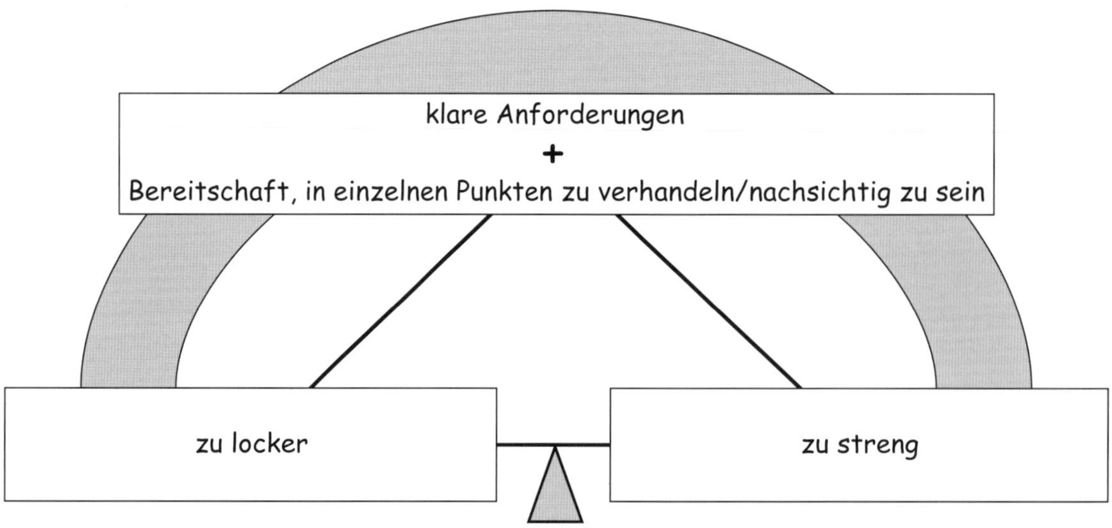

(in Anlehnung an Fleischhaker et al. 2011)

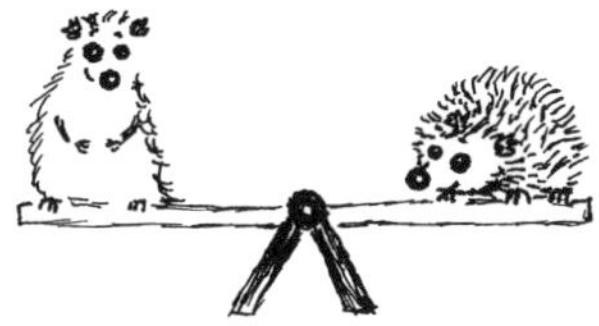

Dialektische Zwickmühlen: Zu locker – zu streng

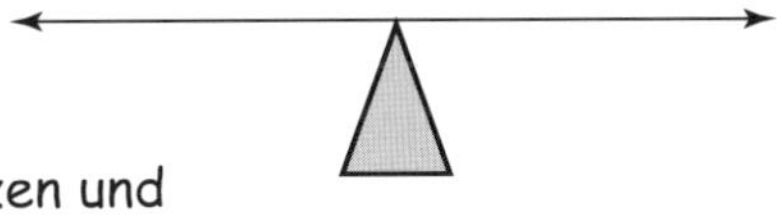

zu locker	**zu streng**
<u>Beispiel Eltern:</u> Ich setze kaum Grenzen und fordere nichts von meinem Kind.	Ich verlange sehr viel oder beharre auf starren Regeln.
<u>Beispiel Jugendliche:</u> Ich lasse mich treiben und lasse mir alles durchgehen.	Ich gehe ganz hart mit mir um und verlange viel von mir.

Markiere in verschiedenen Farben oder Symbolen auf der Wippe, wo du dich derzeit selbst zwischen den Extrempolen befindest und wo du dein Familienmitglied siehst.

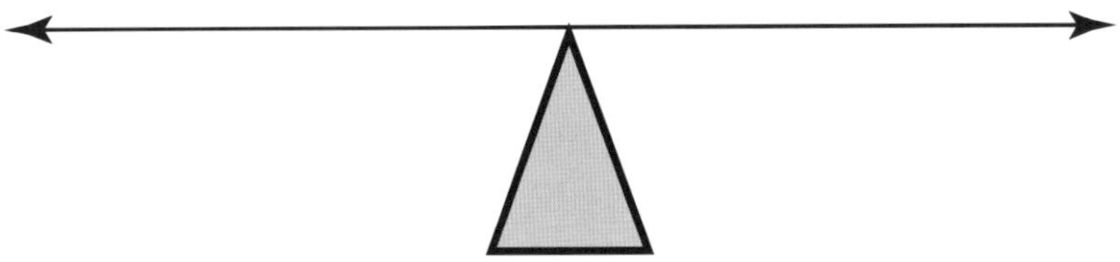

Angenommen, du wolltest strenger sein, wie könntest du das schaffen?

____

____

____

Angenommen, du wolltest lockerer sein, wie könntest du das schaffen?

____

____

____

(in Anlehnung an Fleischhaker et al. 2011)

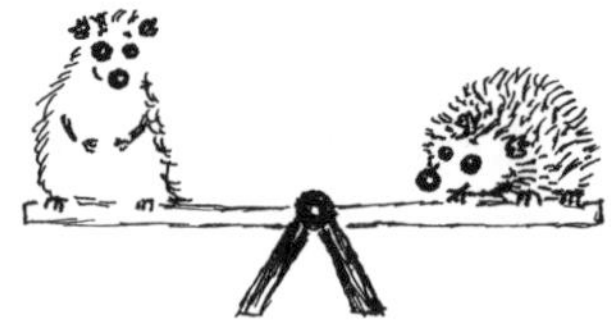

Dialektische Zwickmühlen: Verharmlosen – dramatisieren

verharmlosen ⟵ ⟶ **dramatisieren**

<u>Beispiel:</u>
nicht darauf achten, ob bestimmte Verhaltensweisen gefährlich sein könnten; „Wird schon gut gehen."

übervorsichtig sein; überreagieren, Probleme sehen, wo keine sind

Mittelweg

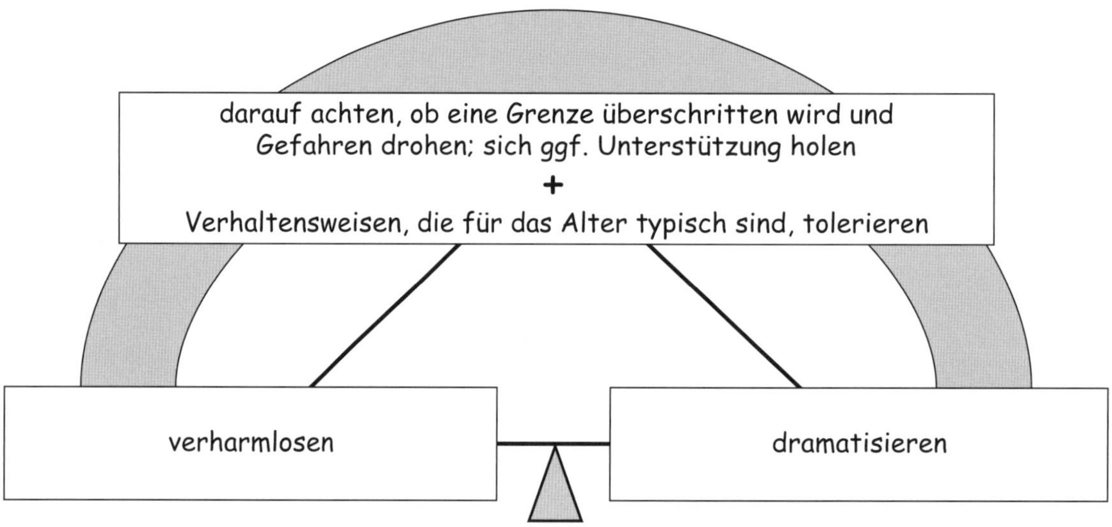

(in Anlehnung an Fleischhaker et al. 2011)

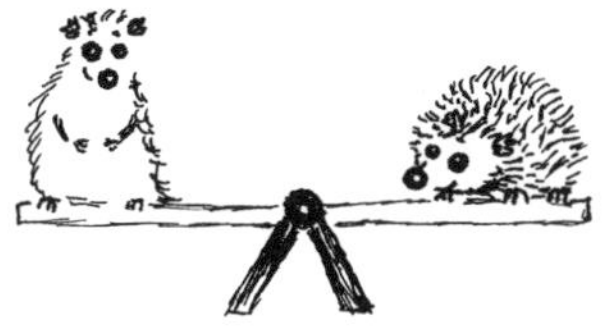

Dialektische Zwickmühlen: Verharmlosen – dramatisieren

verharmlosen 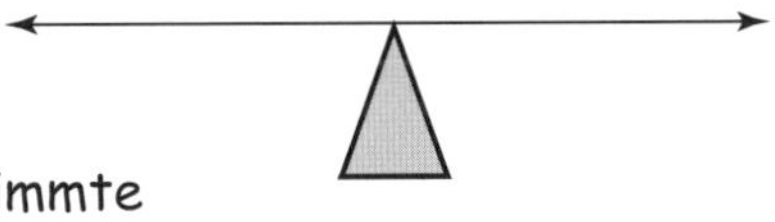 **dramatisieren**

<u>Beispiel:</u>
nicht darauf achten, ob bestimmte Verhaltensweisen gefährlich sein könnten; „Wird schon gut gehen."

übervorsichtig sein; überreagieren, Probleme sehen, wo keine sind

Markiere in verschiedenen Farben oder Symbolen auf der Wippe, wo du dich derzeit selbst zwischen den Extrempolen befindest und wo du dein Familienmitglied siehst.

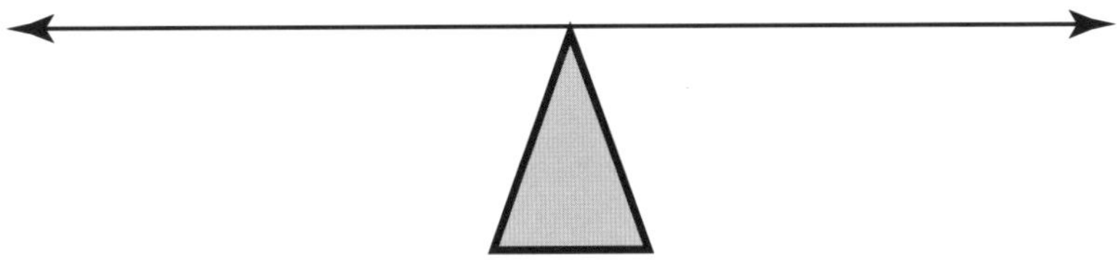

Angenommen, du wolltest mehr auf Risiken achten, wie könntest du das schaffen?

____

____

____

Angenommen, du wolltest toleranter gegenüber Verhaltensweisen sein, wie könntest du das schaffen?

____

____

____

(in Anlehnung an Fleischhaker et al. 2011)

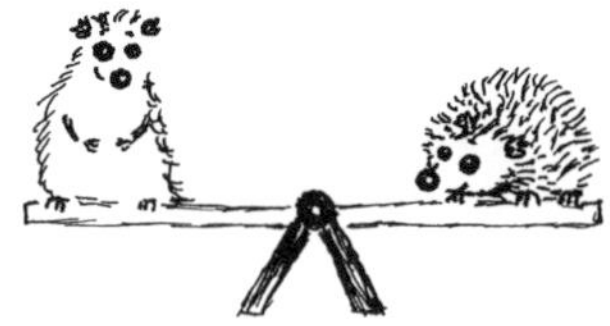

Dialektische Zwickmühlen: Zu eng festhalten – Unabhängigkeit erzwingen

zu eng festhalten ← →	**Unabhängigkeit erzwingen**
<u>Beispiel Eltern:</u> Ich behindere die Selbstständigkeit, traue dem Kind nichts zu.	Ich überfordere die Tochter/den Sohn mit zu viel Eigenverantwortlichkeit.
<u>Beispiel Jugendliche:</u> Ich mache mich abhängig von anderen, klammere und traue mir Dinge nicht zu.	Ich überfordere mich damit, alles alleine zu regeln, und nehme keine Hilfe an.

Mittelweg

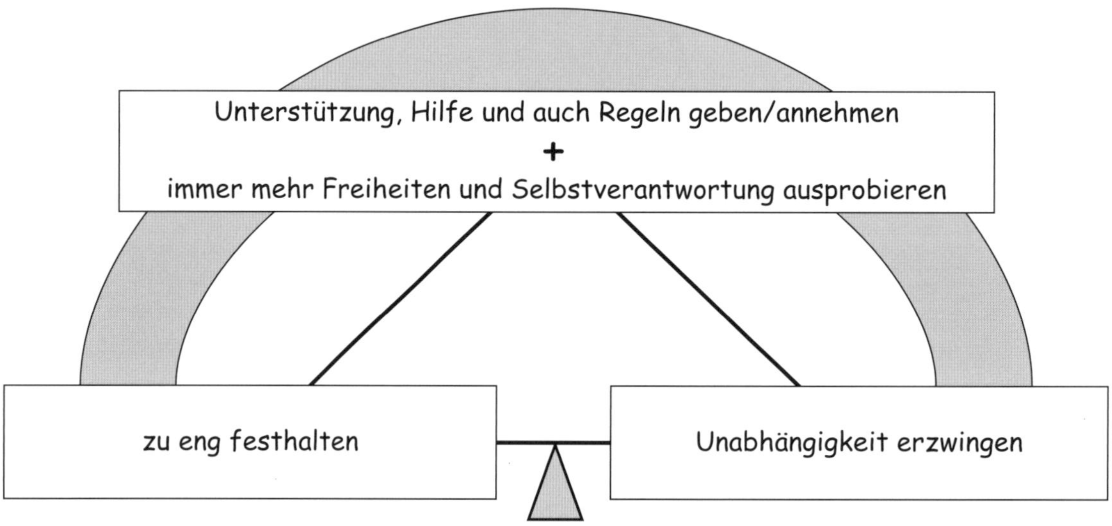

(in Anlehnung an Fleischhaker et al. 2011)

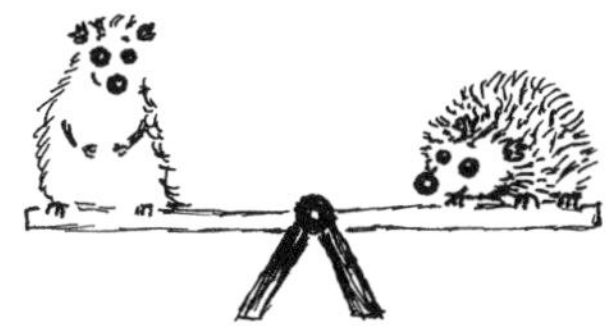

Dialektische Zwickmühlen: Zu eng festhalten – Unabhängigkeit erzwingen

zu eng festhalten ⟵ ⟶	**Unabhängigkeit erzwingen**
<u>Beispiel Eltern:</u> Ich behindere die Selbstständigkeit, traue dem Kind nichts zu.	Ich überfordere die Tochter/ den Sohn mit zu viel Eigenverantwortlichkeit.
<u>Beispiel Jugendliche:</u> Ich mache mich abhängig von anderen, klammere und traue mir Dinge nicht zu.	Ich überfordere mich damit, alles alleine zu regeln, und nehme keine Hilfe an.

Markiere in verschiedenen Farben oder Symbolen auf der Wippe, wo du dich derzeit selbst zwischen den Extrempolen befindest und wo du dein Familienmitglied siehst.

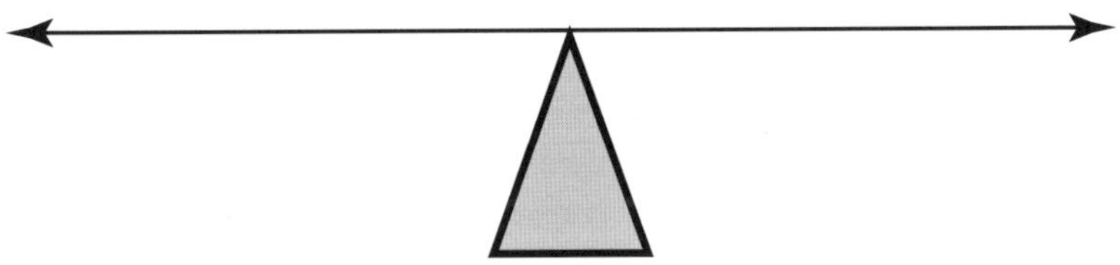

Angenommen, du wolltest Unabhängigkeit fördern, wie könntest du das schaffen?

___

___

___

Angenommen, du wolltest enger festhalten, wie könntest du das schaffen?

___

___

___

(in Anlehnung an Fleischhaker et al. 2011)

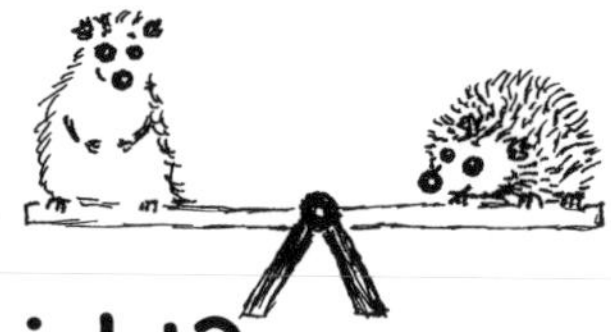

Was ist typisch für Jugendliche und was nicht?

Oft ist es nicht leicht, zu unterscheiden, welche Verhaltensweisen altersangemessen sind und welche nicht. Diese Übersicht gibt eine Orientierung.

Typisches Jugendverhalten	Grund zur Besorgnis
• Bedürfnis nach Privatsphäre • Abgrenzung von der Familie • Orientierung an Gleichaltrigen	• die Eltern haben kaum Informationen darüber, was die/der Jugendliche macht oder wo sie/er ist • die Eltern erhalten auf Nachfrage keine Antwort oder werden angelogen
• diskutieren • hinterfragen • kritisieren	• alle Regeln und Umgangsformen werden zurückgewiesen • lässt sich nichts mehr sagen • ernste Probleme deswegen in Schule und Familie
• Konflikte zwischen Jugendlichen und Eltern	• verbale oder körperliche Aggression • weglaufen
• kritische Haltung gegenüber der Schule • phasenweise Schulunlust und verringerte Leistungsmotivation	• Schule schwänzen • Schulversagen • Isolation in der Schule • Ablehnung gegenüber Lehrern und Mitschülern • Freunde, die nicht zur Schule gehen
• sich von den täglichen Anforderungen und Entscheidungen überfordert fühlen	• von Entschlusslosigkeit gelähmt sein
• Erfahrungen mit Alkohol und Zigaretten sammeln • Neugier bezüglich Drogen	• Missbrauch von Alkohol, Nikotin und Drogen • dealen • suchtmittelkonsumierender Freundeskreis
• Neues ausprobieren und dabei manchmal etwas riskieren	• wiederholte Unfälle • Hochrisikoverhalten
• sexuelles Interesse • sexuelle Erfahrungen	• ungeschützter sexueller Kontakt • häufig wechselnde Partner • Schwangerschaft
• Beschäftigung mit Körperbild, Aussehen und Selbstbewusstsein	• sozialer Rückzug • häufige Diäten • Essanfälle • schädliche Maßnahmen zur Gewichtsreduktion

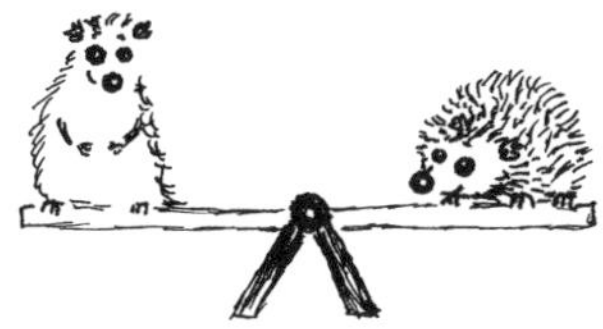

Was bedeutet Validierung?

Validierung bedeutet, dem Gegenüber zu vermitteln, dass man dessen Sichtweisen (Gedanken, Gefühle, Handlungen, Bedürfnisse, Anstrengungen) nachvollziehen und verstehen kann.

Wichtig:
Validieren ≠ Gutheißen

Validieren bedeutet nicht automatisch, dass ich auch so denke oder fühle wie der andere oder es gut finde, was er tut.

Warum sollten wir validieren?

- Es verbessert Beziehungen.
- Es baut Vertrauen auf.
- Es kann dabei helfen, dass nicht so schnell ein Streit entsteht.
- Es kann helfen, die Freundschaft zu halten, auch wenn es unterschiedliche Meinungen gibt.
- Es zeigt dem anderen,
  - dass du zuhörst.
  - dass du ihn verstehst bzw. versuchst, ihn zu verstehen.
  - dass dir die Beziehung wichtig ist.
  - dass du nicht urteilst.

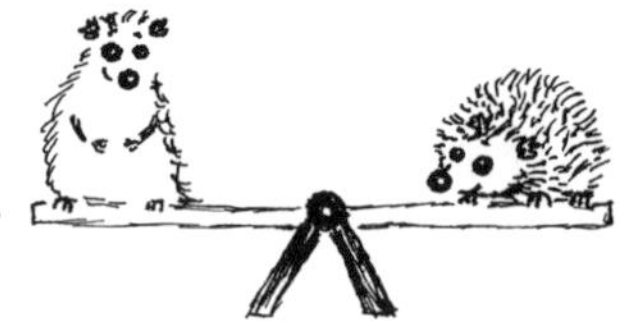

Wie und was können wir validieren?

Wie können wir andere validieren?

1. Höre aktiv zu.
   - Höre dem anderen aufmerksam zu und versuche, dich nicht ablenken zu lassen.
   - Baue immer wieder Blickkontakt auf.
2. Sei achtsam gegenüber eigenen Reaktionen, die invalidierend wirken könnten, z. B.:
   - Augen verdrehen
   - plötzlich weggehen
   - Äußerungen wie: „Ist doch Quatsch, deswegen traurig zu sein."
3. Beobachte, was die andere Person momentan fühlen könnte. Suche nach Worten, die das Gefühl beschreiben.
4. Beschreibe das Gefühl der anderen Person, ohne es zu bewerten, z. B.:
   - „Ich verstehe, dass es eine schwierige Zeit für dich ist."
   - „Es ist nachvollziehbar für mich, dass du wütend bist."
5. Übe dich in Toleranz. Das Verhalten und die Gefühle des anderen haben etwas mit seiner Lebensgeschichte oder der derzeitigen Situation zu tun. Versuche das nachzuvollziehen, auch dann, wenn du damit nicht einverstanden bist. (Das gilt übrigens auch für dich selbst.)
6. Zeige dem anderen auch über Handlungen, dass du ihn ernst nimmst, z. B.:
   - Wenn jemand weint, tröste ihn (nimm ihn in den Arm, gib ihm ein Taschentuch).
   - Wenn jemand friert, drehe die Heizung höher, gib ihm eine Decke …

Wie können wir uns selbst validieren?

Wende die Punkte 3–6 auf dich selbst an. Dabei hilft es, die eigenen Gedanken, Gefühle und Handlungen mitfühlend, aber nicht beschönigend zu betrachten. Versuche, dich selbst durch die Augen einer Person zu sehen, die es gut mit dir meint (z. B. Großvater, Lehrerin, Freund).

Was können wir validieren?

Validieren können wir bei anderen ebenso wie bei uns selbst:

- Gedanken/Überzeugungen/Werte
- Gefühle
- Handlungen (oder einen Handlungsdrang)
- Meinungen
- Wünsche/Sehnsüchte
- Anstrengungen
- Leid

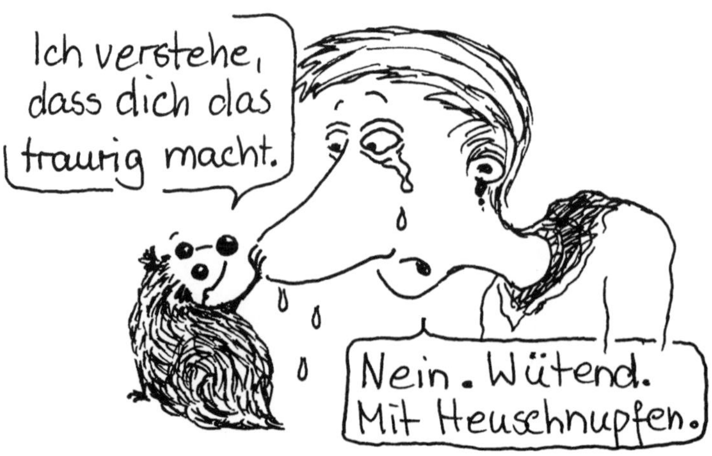
Ich verstehe, dass dich das traurig macht.
Nein. Wütend. Mit Heuschnupfen.

Arbeitsblatt Mittelweg finden 16

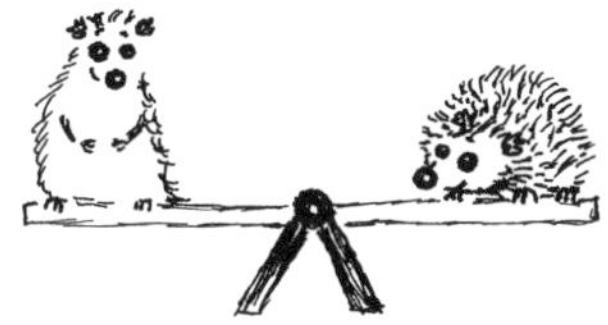

Wie und was können wir validieren?
Andere validieren

Wähle eine Situation aus der letzten Woche aus, in der du jemanden validiert hast.

Beschreibe die Situation.

Wen hast du validiert?

Was genau hast du getan oder gesagt, um die andere Person zu validieren?

Was war die Folge?

Wie hast du dich danach gefühlt?

Würdest du das nächste Mal gerne etwas anderes sagen bzw. machen? Wenn ja, was?

(in Anlehnung an Fleischhaker et al. 2011)

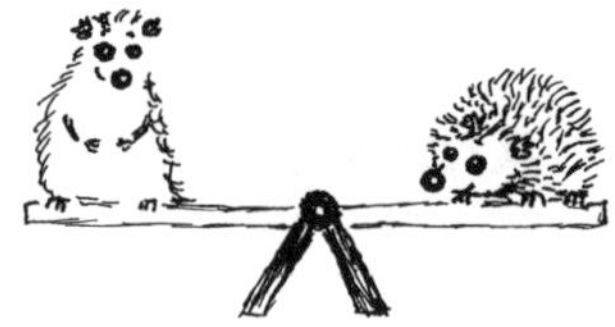

Wie und was können wir validieren?
Sich selbst validieren

Wähle eine Situation aus der letzten Woche aus, in der du dich selbst validiert hast.

Beschreibe die Situation.

____

____

____

Was genau hast du getan, gedacht oder gesagt, um dich selbst zu validieren?

____

____

____

Was war die Folge?

____

____

Wie hast du dich danach gefühlt?

____

____

Würdest du das nächste Mal gerne etwas anderes denken, sagen bzw. machen? Wenn ja, was?

____

____

____

(in Anlehnung an Fleischhaker et al. 2011)

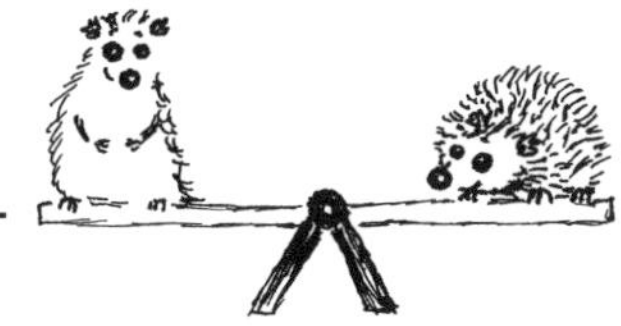

Validierende und invalidierende Aussagen

Wähle eine Situation aus, in der es dir schwerfiel, dich oder jemand anderen zu validieren.

Beschreibe die Situation.

____

____

____

____

Wie hast du dich bzw. den anderen invalidiert?

____

____

Wie hättest du dich bzw. den anderen validieren können?

1. ______________________________________

____

2. ______________________________________

____

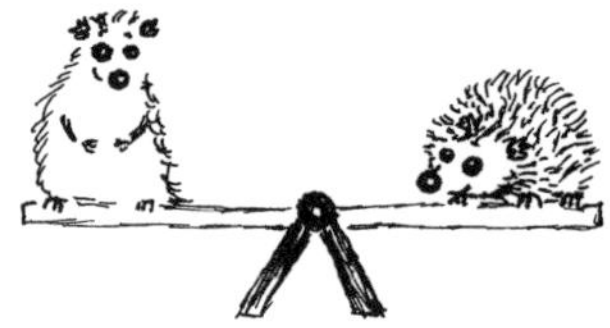

Lernprinzipien anwenden

Unser Verhalten wird sehr davon beeinflusst, welche Folgen es hat.

- Wenn ich in einem Geschäft gut beraten werde, gehe ich beim nächsten Einkauf wahrscheinlich wieder dorthin.
- Wenn ich mich im Unterricht ständig melde, aber nie drankomme, werde ich mich wahrscheinlich irgendwann nicht mehr melden.

Das bedeutet: **Ich lerne aus den Folgen meines Verhaltens.** Dies kann auf verschiedene Weise geschehen:

1. Belohnung

Wenn die Folgen einer Handlung für mich angenehm sind, werde ich es öfter auf diese Art versuchen.

Beispiel: Ein kleines Kind quengelt an der Supermarktkasse, die Mutter kauft ihm einen Lutscher. Das Kind isst den Lutscher und ist ruhig.

Das Kind hat gelernt: Wenn ich einen Lutscher will, sollte ich quengeln. Das heißt, es erhält eine **positive Verstärkung**: Es bekommt etwas Angenehmes. Sein Verhalten wird dadurch verstärkt.

Die Mutter hat gelernt: Wenn ich meine Ruhe haben will, sollte ich dem Kind einen Lutscher kaufen. Das heißt, sie erhält eine **negative Verstärkung**: Etwas Unangenehmes hört für sie auf. Ihr Verhalten wird dadurch verstärkt.

2. Bestrafung

Wenn die Folgen meines Verhaltens unangenehm sind, werde ich es wahrscheinlich nicht mehr auf diese Art machen.

Beispiel: Im Unterricht habe ich etwas nicht verstanden und frage nach. Der Lehrer macht eine blöde Bemerkung über mich, alle lachen.

Ich habe gelernt: Diesen Lehrer frage ich besser nicht mehr.

3. Löschung

Wenn mein Verhalten plötzlich keine positiven Folgen mehr hat, werde ich es wahrscheinlich noch einige Male versuchen, dann aber irgendwann lassen.

Beispiel: Die Mutter kauft an der Kasse keinen Lutscher mehr, egal wie laut das Kind quengelt und schreit.

Das Kind lernt: Schreien und Quengeln bringt nichts. Ich bekomme keinen Lutscher mehr.

Achtung: Die Mutter muss bedenken, dass sich das Verhalten bei dieser Reaktion **zuerst verstärken** kann. Das heißt, wenn sie aufhört, einen Lutscher zu kaufen, wird das Kind erst einmal heftiger quengeln und dann richtig protestieren. Nur wenn sie dann standhaft bleibt, wird das Verhalten mit der Zeit weniger werden.

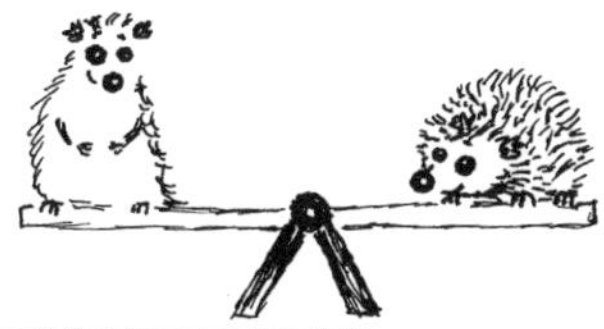

WICHTIG: Die Folgen müssen direkt nach dem Verhalten eintreten, sonst haben sie keinen Einfluss. Wenn ich meine Tochter lächelnd begrüße und sie erst zehn Minuten später zurücklächelt, dann erkenne ich keinen Zusammenhang!

4. „Verhaltensformung"

Hierbei versucht man, durch Belohnung ein bestimmtes, komplizierteres Verhalten zu „formen". Dafür werden anfangs einzelne Schritte in Richtung des Zielverhaltens verstärkt. Je besser es klappt, desto seltener werden die kleinen Schritte verstärkt. Am Ende wird nur noch das komplizierte Zielverhalten verstärkt.

Beispiel: Ein Kind soll lernen, seine Schnürsenkel mit einer Schleife zuzubinden. Anfangs wird jeder einzelne Schritt in die richtige Richtung begeistert gelobt: Die Eltern freuen sich schon, wenn das Kind die Schnürsenkel in die Hand nimmt. Je besser das Kind eine Schleife binden kann, desto seltener erhält es Lob während der Tätigkeit. Am Ende wird nur noch die fertige Schleife bewundert.

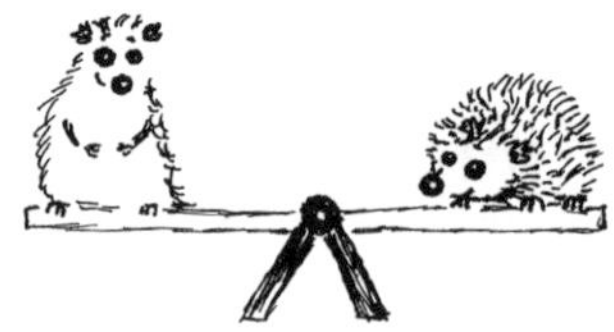

Belohnen/Zuwendung geben

Zuwendung tut nicht nur gut, sondern sie „verstärkt“ auch Verhaltensweisen. Wenn ich also möchte, dass eine andere Person ein bestimmtes Verhalten öfter zeigt, sollte ich aufmerksam und freundlich darauf reagieren, z. B. indem ich den anderen **lobe**.

Die meisten Eltern glauben, dass sie ihre Kinder oft loben. Tatsächlich verwenden wir viel mehr Zeit darauf, zu kritisieren, als zu loben. Wenn Kinder das tun, was sie sollen, denken wir meist: „Das ist doch selbstverständlich.“ Lerntheoretisch betrachtet ist es aber sinnvoll, dem Erwünschten viel mehr Aufmerksamkeit zu schenken.

Das klappt auch mit mir selbst: Wenn ich etwas gut gemacht habe, wirkt es verstärkend, mir selbst freundliche Zuwendung zu geben und mir „auf die Schulter zu klopfen“.

Freundliche Zuwendung

Freundliche Zuwendung für sich selbst:

- sich etwas gönnen
- sich etwas Gutes tun
- etwas Schönes unternehmen
- sich „auf die Schulter klopfen“

Freundliche Zuwendung für andere:

sozial:	Blickkontakt, anlächeln, Kopfnicken, freundliche Berührung, nachfragen, sich Zeit für den anderen nehmen, etwas zusammen machen, danke sagen, loben
materiell:	etwas schenken, Geld geben, eine vorher verabredete Belohnung geben

Richtig loben heißt:

- Lobe sobald wie möglich nach dem Verhalten!
- Achte darauf, welche Art von Anerkennung der andere mag, und gib ihm diese Anerkennung.
- Lobe eine ganz bestimmte Verhaltensweise (z. B.: „Es freut mich, dass du selbst daran gedacht hast, den Müll rauszubringen.“), nicht allgemein („Du bist toll!“). Damit gibst du dem anderen eine Orientierung, was dir wichtig ist.
- Sei konsequent! Bleibe aufmerksam für das Verhalten des anderen. Lobe ihn, wenn er das macht, was du gut findest.
- Schränke das Lob nicht durch Wörter wie „ziemlich“, „ganz“ und „fast“ ein.
- Lass das Lob für sich stehen und füge nichts an, sonst wird es leicht zur Kritik. (Vermeide z. B. den Zusatz: „Kannst du das nicht immer so machen?“)

Verstärkend wirkt nur das, was angenehme Gefühle auslöst. Manchmal sind wir auch von einer angenehmen Sache bereits „gesättigt“. Dann ist die Verstärkung nicht mehr wirksam.

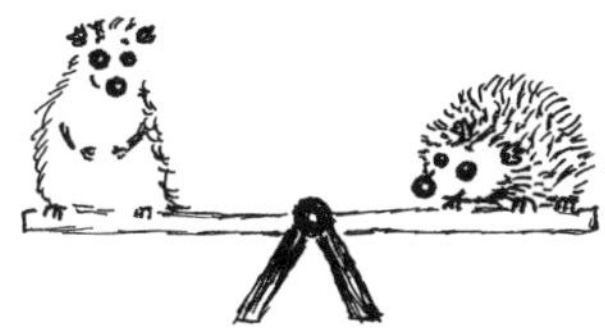

Und was ist mit „negativer“ Zuwendung?

Dazu gehört beispielsweise: nörgeln, schimpfen, Vorwürfe machen, belehren, strenge Blicke.

Auch das kann **Verhalten verstärken**! Wer **Aufmerksamkeit** sucht und gelernt hat, dass unerwünschtes Verhalten am meisten Aufmerksamkeit bekommt, wird das unerwünschte Verhalten fortsetzen.

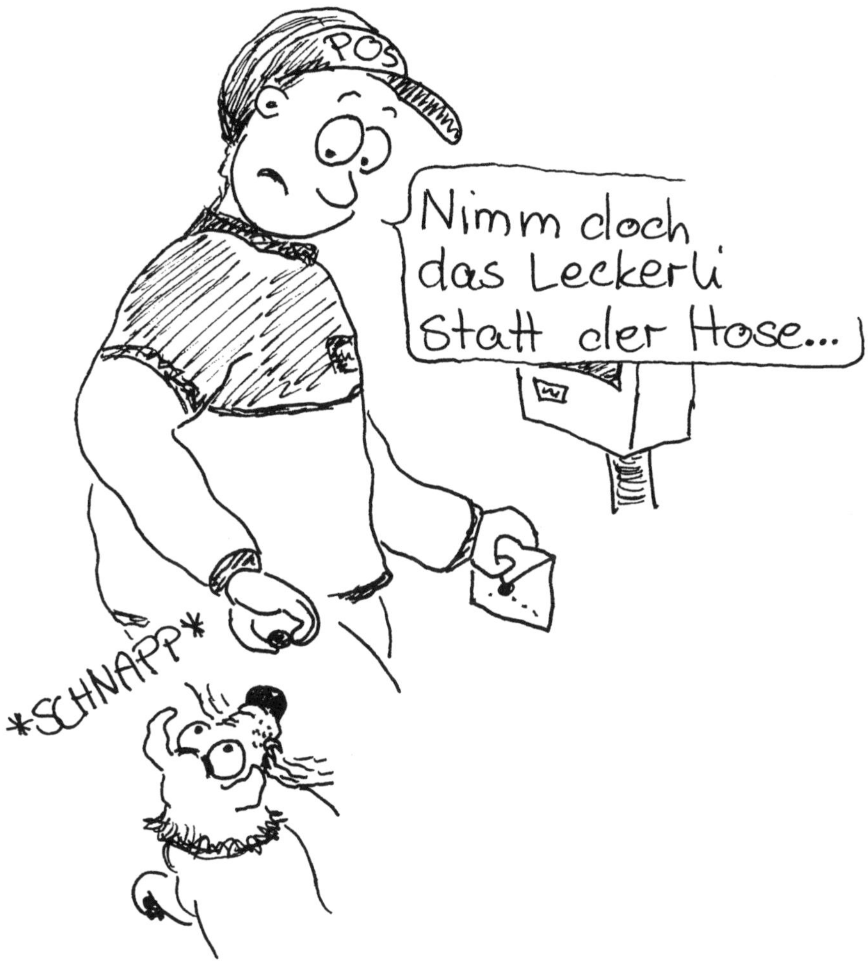

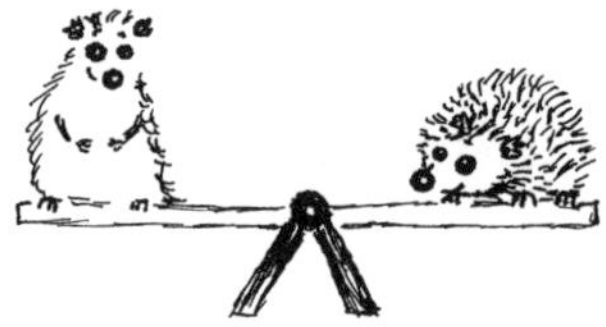

Belohnen/Zuwendung geben

Achte darauf, anderen freundliche Zuwendung zu geben, wenn sie etwas machen, was du magst. Genauso kannst du dir auch selbst etwas Gutes tun. Damit lässt sich Verhalten verstärken. Mache dir bewusst: Es gibt ständig Gelegenheiten dazu!

VOR der Situation: Welche Verhaltensweisen sollten öfter auftreten und wie kannst du das Verhalten verstärken?

Bei dir selbst:

Verhaltensweise: ________________________________

Verstärker: ________________________________

Bei einer anderen Person:

Verhaltensweise: ________________________________

Verstärker: ________________________________

NACH der Situation: Beschreibe die Situation (wer, was, wann) und welche Zuwendung du gegeben hast.

Gegenüber dir selbst:

Gegenüber der anderen Person:

Was war das Ergebnis?

Gegenüber dir selbst:

Gegenüber der anderen Person:

(in Anlehnung an Fleischhaker et al. 2011)

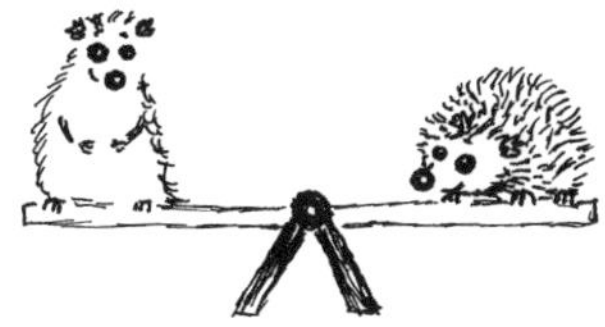

Löschung

Eine Möglichkeit, unerwünschtes Verhalten zu verringern, ist die „Löschung“.

Löschung = Nichtbeachten unerwünschter Verhaltensweisen

Wie „lösche“ ich ein Verhalten?

Bleibe ruhig und reagiere neutral, z. B. durch:

- Blickkontakt entziehen
- sich abwenden
- keine Antwort geben
- sich zurückziehen
- sich mit etwas anderem beschäftigen

Was sollte ignoriert werden?

Ignoriere unerwünschte Verhaltensweisen, die nicht gefährlich sind und keine Schäden hervorrufen.

Nebenwirkungen und Gefahren:

Das unerwünschte Verhalten wird zunächst stärker (▶ Infoblatt 19). Lass dich dann nicht aus der Ruhe bringen und gib nicht auf – es ist ein Zeichen dafür, dass du auf dem richtigen Weg bist!

> **Achtung:** Wenn du den anderen öfter ignorierst, kann das zum Liebesentzug werden. Liebesentzug ist eine schwerwiegende Bestrafung und kann schädlich sein!

Wenn du planst, störende Verhaltensweisen zu ignorieren: Sprich mit der anderen Person. Informiere sie über deinen Plan und gib ihr damit eine Chance, sich darauf einzustellen und zu verstehen, was passiert. Vergiss nicht, auf erwünschte Verhaltensweisen der anderen Person mit positiver Zuwendung zu reagieren!

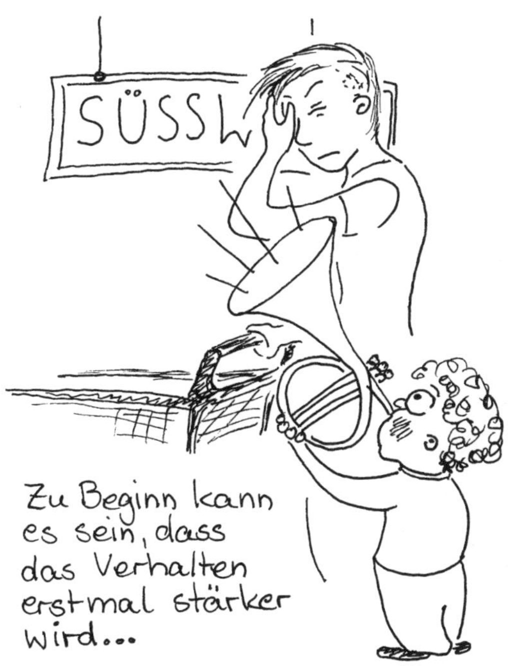
SÜSS
Zu Beginn kann es sein, dass das Verhalten erstmal stärker wird...

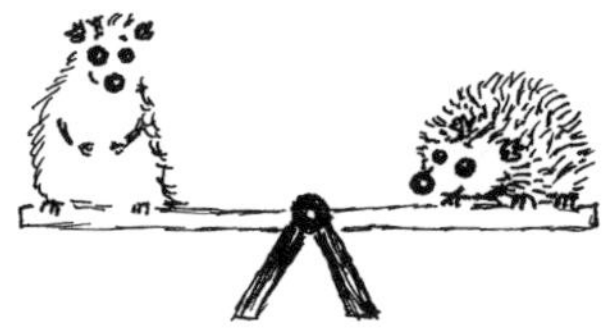

Bestrafung

Neben der Löschung lässt sich unerwünschtes **Verhalten** durch Bestrafung verringern.

Bestrafung = mit unangenehmen Konsequenzen reagieren

> Bestrafung ist nur dann gerechtfertigt, wenn alle anderen Möglichkeiten erfolglos geblieben sind und wenn es um schwerwiegende Regelüberschreitungen oder gefährliche Verhaltensweisen geht.

Sinn der Strafe:

- das problematische Verhalten stoppen
- dem anderen Grenzen aufzeigen
- vermitteln, dass eine Regel wichtig und ernst zu nehmen ist

Wie soll eine Bestrafung aussehen?

- Sie findet unmittelbar nach dem Problemverhalten statt. Falls das nicht möglich ist, sollte die negative Konsequenz zum nächstmöglichen Zeitpunkt erfolgen und jetzt schon angekündigt werden.
- Kündige nur solche Konsequenzen an, die auch durchführbar sind!
- Teile dem anderen die Konsequenz in Ruhe und ohne Schreien oder Schimpfen mit.
- Bleibe konsequent. Die negative Reaktion sollte jedes Mal auf das Problemverhalten folgen!
- Die Konsequenz muss angemessen sein.

Wann ist eine Strafe angemessen?

Die Strafe ist angemessen, wenn sie zur Handlung „passt", so als würde sie ganz natürlich aus ihr hervorgehen.

Beispiel: Wenn ich etwas aus Wut kaputtmache, sollte ich mich entschuldigen und es reparieren oder ersetzen.

Wann ist eine Strafe unangemessen?

Unangemessen ist eine Strafe,

- wenn sie keinen Zusammenhang zu dem „Problemverhalten" hat.

  Beispiel: Der Tochter wird das Handy weggenommen, nachdem sie aus Wut ein Loch in die Tür getreten hat.
- wenn Handeln und Strafe nicht gleichwertig sind, also ein Fehlverhalten unangemessen hart bestraft wird.

  Beispiel: Die Tochter kommt abends 30 Minuten verspätet nach Hause und bekommt eine Woche Hausarrest und Fernsehverbot.

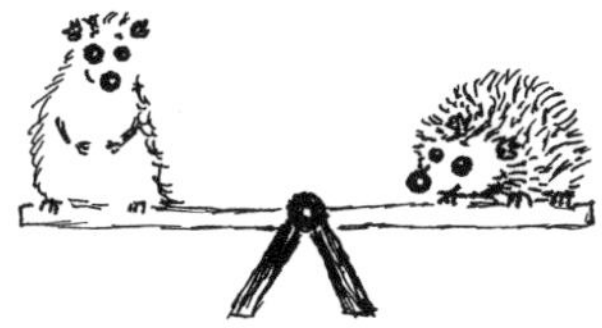

- wenn die Strafe ohne Lernmöglichkeit bleibt.
  Beispiel: Schimpfen, Schreien, Schlagen

Verschiedene Arten von Strafe:

sozial: verlangen, dass der andere
- sich entschuldigt
- eine Wiedergutmachung leistet
- Arbeitsleistungen bringt, die in Zusammenhang mit der Schadensbehebung stehen

materiell:
- verlangen, dass der andere den Schaden bezahlt
- dem anderen eine Belohnung entziehen

Was ist der Nachteil bzw. die Gefahr beim Einsatz von Strafen?
- Strafen können Angst, Unsicherheit und Aggression erzeugen.
- Sie verschlechtern möglicherweise die Beziehung.
- Wer bestraft wird, lernt damit, sich selbst oder andere zu strafen.
- Strafen führen nicht dazu, dass ein neues Verhalten gelernt wird.

Merke: Eine Bestrafung sollte sich immer nur auf ein konkret benanntes Verhalten beziehen – niemals auf die Person an sich. Die Person muss wissen und spüren, dass sie als Person wertgeschätzt wird, auch wenn ein bestimmtes Verhalten bestraft wird. Hier kannst du alles anwenden, was du über Validierung gelernt hast.

Beispiel: Die Mutter erhält einen Anruf vom Lehrer ihres Kindes. Der Lehrer teilt ihr mit, dass ihr Sohn heute nicht in der Schule war. Er berichtet auch, dass der Sohn in der Klasse gerade einen schweren Stand unter den Mitschülern hat. Der Sohn möchte heute mit Freunden ins Schwimmbad gehen. Die Mutter sagt zu ihm: „Ich habe gerade erfahren, dass du heute nicht in die Schule gegangen bist. Deswegen möchte ich nicht, dass du jetzt ins Schwimmbad gehst. Ich möchte, dass du zuhause bleibst, dich nach dem Stoff von heute erkundigst und diesen nachholst. Ich weiß, dass du gerade Schwierigkeiten in der Klasse mit den Mitschülern hast. Ich könnte mir vorstellen, dass du Angst hattest, in die Schule zu gehen. Das kann ich gut verstehen und darum müssen wir uns zusammen mit deinem Klassenlehrer kümmern. Ich helfe dir."

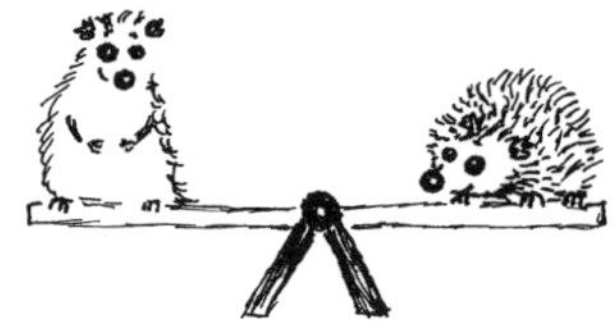

Löschung oder Bestrafung?

Wie kann ich unerwünschtes Verhalten verringern?

Beobachte in der nächsten Woche, auf welche Weise du versuchst, störendes Verhalten anderer zu verringern.

VOR der Situation: Welche Verhaltensweisen anderer stören dich und was kannst du tun, damit es weniger wird?

Verhaltensweise, Person:

___

Was möchtest du probieren?

- ❐ löschen/ignorieren
- ❐ bestrafen

Beschreibe, was du dir vornimmst zu tun:

___

___

___

NACH der Situation: Beschreibe die Situation (wer, was, wann), in der du ignoriert bzw. bestraft hast.

Was genau hast du getan?

___

___

Was war das Ergebnis?

___

___

Möchtest du das nächste Mal anders reagieren? Wie?

___

___

11 Umgang mit Rauschmitteln

Simone Stojan und Anne Kristin von Auer

Hintergrundwissen zum Umgang mit Rauschmitteln
Diesen Text finden Sie online unter www.schattauer.de/3116.

Ziele dieses Moduls

Dieses Modul hat mehrere Zielsetzungen. Ein Ziel besteht darin, mit den Jugendlichen ins Gespräch zu kommen, um ein Problemverständnis und damit eine Veränderungsmotivation zu erreichen. Hierfür eignen sich die ersten beiden Infoblätter.

Darüber hinaus geht es um die Vermittlung von Skills zur Bewältigung von Suchtdruck, zur Ausdehnung der Abstinenzdauer und zur raschen Rückkehr zur Abstinenz nach einem „Rückfall“. Die Fertigkeiten aus diesem Modul sind in leicht abgewandelter Form dem Modul „Umgang mit Sucht“ von Kienast (zit. in Bohus u. Wolf-Arehult 2013, S. 374 ff.) entnommen.

Didaktisches Vorgehen

Eine komorbide Suchtproblematik ist bei Emotionsregulationsstörungen häufig. Wenn die Sucht behandelt wird, kommt es oft zu einer Symptomverlagerung (z. B. vermehrte Selbstverletzungen), da beides zur Spannungsregulation eingesetzt wird. Somit empfiehlt es sich, beide Störungsbilder gleichzeitig zu behandeln. Eine mögliche Symptomverschiebung sollte einerseits vom Behandler im Blick behalten werden, andererseits sollten die Jugendlichen wissen, dass es zu einer solchen kommen kann.

Jugendliche erleben Erwachsene beim Thema Rauschmittel häufig als mahnend, belehrend und verteufelnd. Wir empfehlen daher, mit den Gruppenteilnehmerinnen zunächst offen und neugierig ins Gespräch über ihr Rauschmittel zu gehen. Informieren Sie sich über jugendtypische Bezeichnungen von Rauschmitteln sowie über Computerspiele und die dazugehörigen Begriffe. Lassen Sie sich von den Jugendlichen aufklären. Das erleichtert den Einstieg in das Thema.

Bei der Vermittlung der Skills sollte wiederholt darauf hingewiesen werden, dass die Teilnehmerinnen selbst entscheiden, ob sie diese anwenden oder nicht. Sprechen Sie über das Spannungsfeld zwischen verlockendem Rauschmittel (oft auch Gruppenzwang) und negativen Konsequenzen des Konsums. Wenn Sie dabei eine möglichst neutrale Position behalten, fällt es den Patientinnen leichter, eine Entscheidung gegen den Konsum zu fällen. Die Verwendung von Rauschmitteln sollte allerdings in keinem Fall bagatellisiert werden.

Sprechen Sie darüber, dass Rückfälle ein zentrales Charakteristikum der Sucht sind und jederzeit auftreten können. Ein Rückfall bedeutet aber nicht, dass die Jugendliche es niemals schaffen wird, abstinent zu bleiben.

Einsatz der Info- und Arbeitsblätter

Skillsprotokoll zum Umgang mit Rauschmitteln

Ziel

Das Protokoll bietet einen Überblick über die Skills aus diesem Modul und soll den Jugendlichen ein regelmäßiges Üben erleichtern.

Didaktik

Teilen Sie das Protokoll zum Beginn des Moduls aus und bitten Sie die Jugendlichen, darin zu vermerken, welche Skills sie in der betreffenden Woche bereits eingesetzt haben. Die Teilnehmerinnen können das Protokoll jeweils in der Eingangsrunde (▶ Kap. 3, S. 23) der nächsten Skillsgruppensitzung verwenden, um zu erläutern, welche Skills aus diesem Modul sie in der Woche genutzt haben.

Infoblatt Umgang mit Rauschmitteln 1: Umgang mit Rauschmitteln

Ziel

Das Infoblatt dient als Einstieg in das Thema.

Didaktik

Diskutieren Sie das Infoblatt und auch den Umgang mit PC, Internet und Videospielen. Sprechen Sie an dieser Stelle auch über die Gründe des Konsums.

Die ▶ Tabelle 11-1 stellt die gesetzlichen Grenzen des Konsums von Alkohol bei Jugendlichen nach dem Jugendschutzgesetz 2014 dar. Zigarettenkonsum ist erst mit 18 Jahren erlaubt.

Tab. 11-1 Erlaubter Alkoholkonsum für Jugendliche gemäß Jugendschutzgesetz 2014 (Quelle: Bundesministerium der Justiz und für Verbraucherschutz; Jugendschutzgesetz § 9 u. § 10).

Alter	Bier	Wein/Sekt	Mixgetränk mit Wein/Bier	Mixgetränk mit Spirituose	Spirituose (ab 15 Vol.-%)
unter 14 Jahren	verboten	verboten	verboten	verboten	verboten
14–15 Jahre	in Begleitung der Eltern erlaubt	in Begleitung der Eltern erlaubt	in Begleitung der Eltern erlaubt	verboten	verboten
16–17 Jahre	erlaubt	erlaubt	erlaubt	verboten	verboten
ab 18 Jahren	erlaubt	erlaubt	erlaubt	erlaubt	erlaubt

Infoblatt Umgang mit Rauschmitteln 2: Konsum von Alkohol und Drogen

Die auf dem Blatt genannten Kriterien zum riskanten Gebrauch sind inhaltlich an Seitz und Bühringer (2007), die Kriterien zum schädlichen Gebrauch sowie zur Abhängigkeit an der ICD-10 (Dilling et al. 2014) orientiert. Die Maßstäbe für den Videospiel- oder Internetkonsum sind bisher unklar.

Ziel

Die Jugendlichen sollen die Kriterien für riskanten, schädlichen und abhängigen Konsum kennenlernen.

Didaktik

Lesen Sie gemeinsam das Infoblatt und geben Sie den Jugendlichen Raum, ihre Einschätzung zu den Inhalten zu diskutieren. Cannabiskonsum wird von den Jugendlichen häufig bagatellisiert. Sie argumentieren damit, dass hier lediglich eine „psychische Abhängigkeit" entstehe. Verweisen Sie dann auf die jüngsten Forschungsergebnisse: „Die Bezeichnung ‚psychische Abhängigkeit' ist veraltet, da heute wichtige neurobiologische Korrelate des abhängigen Verhaltens im Organ Gehirn nachweisbar sind." (Kienast, zit. in Bohus u. Wolf-Arehult, S. 350)

Die auf dem Infoblatt angegebenen Alkoholwerte beziehen sich auf den **reinen Alkoholgehalt** von Getränken. Lassen Sie die Teilnehmerinnen schätzen, was sie in bestimmten Getränken an reinem Alkohol vermuten (▶ Abb. 11-1).

Abb. 11-1 Alkoholgehalt verschiedener Getränke (mod. nach Bundeszentrale für gesundheitliche Aufklärung [BZgA], www.kenn-dein-limit.info, 2015).

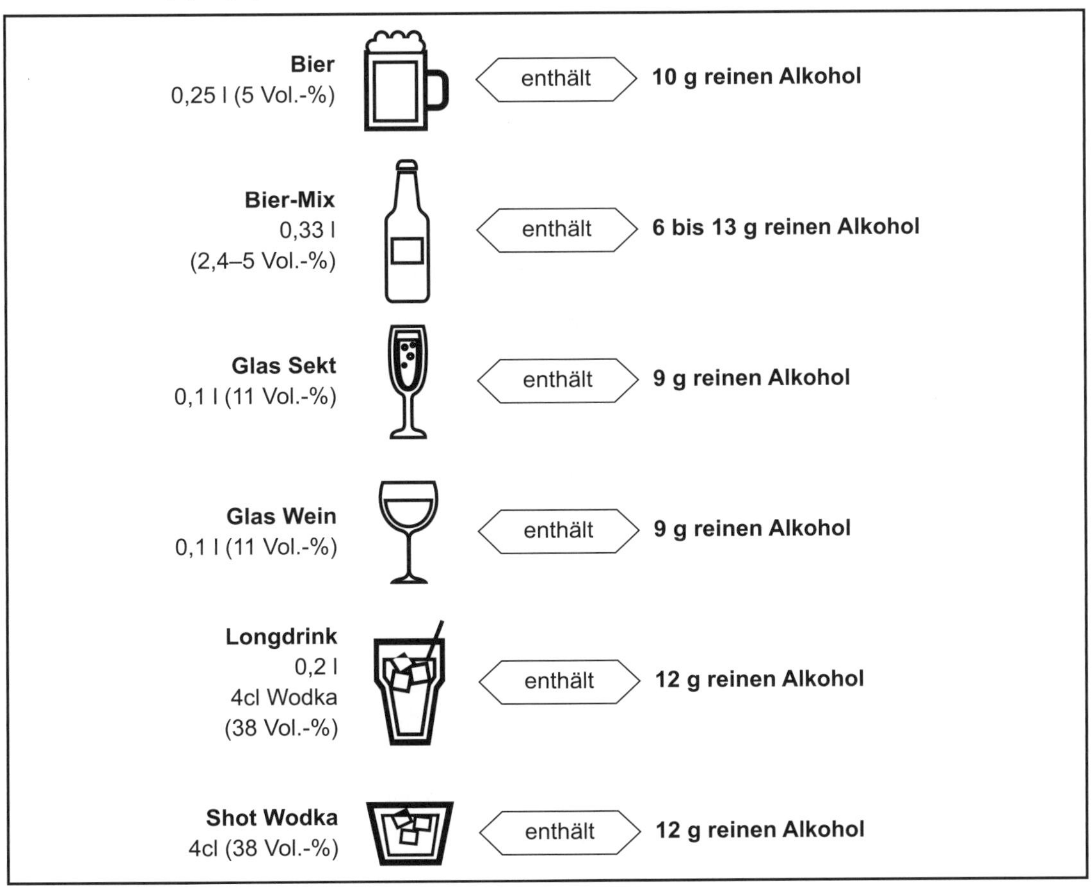

Folgende Formel hilft bei der Berechnung des Alkoholgehalts von Getränken:

$$\frac{\text{Menge (ml)} \times \text{Vol.-\%} \times 0{,}8}{100} = \text{Reiner Alkohol (g)}$$

Diese Formel kann als Anregung genutzt werden, um mit den Teilnehmerinnen und Teilnehmern ihre Lieblingsgetränke einzuschätzen. Bei der Vermittlung dieser Inhalte bietet es sich zudem an, zunächst typische Getränke wie in Abbildung 11-1 an ein Flipchart zu schreiben und den Alkoholgehalt schätzen zu lassen. Anschließend können Sie die als schädlich eingeschätzten Mengen für Männer und Frauen nennen, und die Jugendlichen können diese Mengen mit dem eigenen Konsum vergleichen. Auf diese Weise entsteht ein Problembewusstsein. Auf dem Infoblatt sind die Angaben für riskanten und schädlichen Konsum in Gramm aufgeführt.

Infoblatt Umgang mit Rauschmitteln 3, Arbeitsblatt Umgang mit Rauschmitteln 4: Suchtdruck (Craving)

Ziel

Die Jugendlichen sollen Begriffe wie „Suchtdruck" und „Suchtgedächtnis" sowie die zugehörigen Mechanismen kennenlernen.

Didaktik

Lesen Sie das Infoblatt gemeinsam. Fragen Sie dann die Jugendlichen nach ihren Erfahrungen bezüglich ihres Suchtgedächtnisses. Dazu erläutern Sie, dass durch das Suchtgedächtnis Menschen im Alltag alles, was auf den Suchtstoff hinweist, besonders deutlich wahrnehmen – so wie uns Worte, die mit einem grellen Textmarker in einem Buch markiert sind, „ins Auge springen" (Kienast, zit. in Bohus u. Wolf-Arehult 2013, S. 351). Die Aufmerksamkeit wird darauf gelenkt und der Drang nach dem Suchtmittel gesteigert.

Geben Sie das Arbeitsblatt als Hausaufgabe auf.

Infoblatt Umgang mit Rauschmitteln 5: Die WELLE, Arbeitsblatt Umgang mit Rauschmitteln 6: Mein Surfbrett

Ziel

Die Jugendlichen sollen lernen, dass sich der Suchtdruck mit einer Welle vergleichen lässt. Sie sollen auf den Skill „Die WELLE reiten" vorbereitet werden und verstehen, dass es hierbei darum geht, den Suchtdruck auszuhalten, ohne zu konsumieren.

Didaktik

Lesen Sie das Infoblatt gemeinsam und vermitteln Sie, dass der Suchtdruck sich verändert und irgendwann abnimmt.

Anschließend teilen Sie das ▶ Arbeitsblatt 6 aus. Sammeln Sie gemeinsam mit den Jugendlichen Ideen zur Umsetzung und Gestaltung des Surfbrettes. Das Arbeitsblatt dient letztendlich nur als Anregung. Vielleicht haben die Teilnehmerinnen Lust, ihr Surfbrett größer oder aus bestimmten Materialien zu gestalten – hier dürfen sie gerne kreativ werden! Das Surfbrett sollte gerade in der Anfangszeit eine hohe Präsenz besitzen und jederzeit für die Jugendlichen greifbar sein.

Infoblatt Umgang mit Rauschmitteln 7, Arbeitsblatt Umgang mit Rauschmitteln 8: Die WELLE reiten!

Ziel

Die Jugendlichen sollen diesen Skill kennenlernen und üben.

Didaktik

Erläutern Sie: Viele Jugendliche versuchen, sich bei sich ankündigendem Suchtdruck abzulenken, oder bagatellisieren das Verlangen. Der Skill „Die WELLE reiten" konfrontiert die Teilnehmerinnen mit ihrem Verlangen und leitet sie schrittweise an, dem Druck zu widerstehen. Dadurch erleben die Jugendlichen, dass sich der Suchtdruck im Laufe der Zeit reduziert. Dies erhöht das Selbstwirksamkeitserleben.

Gehen Sie die einzelnen Schritte durch und fragen Sie die Teilnehmerinnen nach ihrem eigenen Erleben bei Suchtdruck. Sollte den Jugendlichen der Skill „Gefühlssurfing" (► Infoblatt Umgang mit Gefühlen 22, S. 211) bekannt sein, fragen Sie nach ihren Erfahrungen damit.

Das Arbeitsblatt sollte vor dem Einsatz gemeinsam mit den Patientinnen vorbereitet werden: Bei hohem Suchtdruck ist es eine Überforderung, sich beim ersten Mal allein damit zu befassen. Sammeln Sie typische „Warnzeichen" und lassen Sie einen Satz eingetragen, der hilft, den Suchtdruck zu akzeptieren, z. B.: „Da ist es wieder und ich kann das aushalten." oder: „Ich hab schon ganz andere Situationen gemeistert!" Sammeln Sie gemeinsam Gründe, die gegen den Konsum sprechen.

Tritt der Suchtdruck im Alltag auf, sollen die Jugendlichen das Arbeitsblatt ausfüllen, wobei die Sparten „Ernst nehmen" und „Lage peilen – Argumente gegen den Konsum" schon vorab ausgefüllt sein können.

Infoblatt Umgang mit Rauschmitteln 9, Arbeitsblatt Umgang mit Rauschmitteln 10 und 11: Entwaffne den Bösewicht!

Ziel

Über diesen Skill sollen die Jugendlichen lernen, Distanz zum Suchtdruck aufzubauen. Sie sollen erkennen, welche Situationen, Gedanken und Gefühle typischerweise das Craving auslösen und was sie ihm entgegensetzen können. Jede Patientin listet die dabei für sie individuell gefährlichen und hilfreichen Dinge auf.

Didaktik

Lesen und besprechen Sie das Infoblatt in der Gruppe und erläutern Sie dazu: Der Suchtdruck wird hier als Bösewicht benannt, der die Kontrolle übernehmen kann, wenn man sich nicht zu wehren weiß oder sich ihm gar nicht entgegensetzen möchte. Sammeln Sie mit den Jugendlichen in der Gruppe oder im Einzelgespräch typische Gedanken, Situationen, innere Bilder und Körperreaktionen, die den Suchtdruck-Bösewicht auf den Plan rufen.

Nun füllt jede Patientin für sich das ► Arbeitsblatt 10 aus.

Besprechen Sie das ► Arbeitsblatt 11 und lassen Sie auch dieses von jeder Teilnehmerin einzeln bearbeiten. Diese Arbeitsblätter können die Jugendlichen auch dann für sich ausfüllen, wenn sie vor einer schwierigen Situation stehen, etwa vor dem Besuch einer Party.

Infoblatt Umgang mit Rauschmitteln 12: Die drei Köpfe in der Sucht, Arbeitsblatt Umgang mit Rauschmitteln 13: Kluger Kopf

Ziel

Das zentrale Ziel in diesem Modul ist, einen „klugen Kopf“ im Umgang mit Rauschmitteln zu entwickeln. Über das Infoblatt sollen die Jugendlichen verstehen, welche Mechanismen der Sucht und einem Rückfall zugrunde liegen. Sie erlernen einen dialektischen Umgang mit den verschiedenen Extrempolen (abhängiger vs. leugnender Kopf).

Didaktik

Lesen Sie gemeinsam das Infoblatt und vermitteln Sie den Jugendlichen im Gespräch folgende Informationen:

Der „kluge Kopf“ entspricht dem „Wise Mind“. Vergleichbar mit dem „Wise Mind“ denkt der „kluge Kopf“ dialektisch. Während der „abhängige Kopf“ Gedanken und Verhaltensweisen erlaubt, die den Rückfall bahnen, ist der „verleugnende Kopf“ übermütig und traut sich zu viel zu, ohne die Macht der Sucht richtig einzuschätzen. Der „kluge Kopf“ weiß um die Notwendigkeit der vollständigen Abstinenz *und* um die Gefahr des Rückfalls. Er besitzt die „innere Bereitschaft“, alles Notwendige und Mögliche für die Abstinenzerhaltung zu tun.

Eine grundsätzliche Besonderheit von Sucht ist, dass Menschen unter dem Einfluss von Drogen oft völlig andere Verhaltensweisen, (Selbst-)Wahrnehmungen, eine andere innere Haltung und (Selbst-)Bewertung zeigen als im nüchternen Zustand.

Bevor sich die Jugendlichen für die Abstinenz entscheiden, sind sie daher oft gut in der Lage, die Vor- und Nachteile ihres Konsums zu benennen sowie die Erfolgschancen und Schwierigkeiten realistisch einzuschätzen. Diese Einschätzung gelingt während der Entgiftung in der Regel nicht mehr. Der Wechsel von realistischer zu unrealistischer Einschätzung erfolgt dabei meist innerhalb eines sehr kurzen Zeitraums.

Häufig besteht nach der Entgiftung eine unrealistisch hohe Selbstwirksamkeitserwartung. Diese zeigt sich in der hartnäckigen Fehleinschätzung, dass allein der eigene Wille ausreiche, um die neue Abstinenz ohne weitere therapeutische Hilfe aufrechtzuerhalten. Diese Ansicht wird von einem Teil der Jugendlichen trotz einer Vielzahl an gescheiterten Versuchen nicht aufgegeben, sondern immer wieder erneuert.

Erläutern Sie die verschiedenen Prinzipien anhand von Beispielen:

- **„Abhängiger Kopf“:** Gedanken und Gefühle führen zu Verhaltensweisen, die die Wahrscheinlichkeit erhöhen, dass konsumiert wird.
  Beispiel: „Meine Punkklamotten geben mir Identität. Ich lege sie nicht ab.“ Die Jugendliche wird dann aufgrund der Punkkleidung von ihrer Subkultur erkannt. Dadurch erhöht sich die Wahrscheinlichkeit, dass ihr Rauschmittel angeboten werden.
- **„Verleugnender Kopf“:** Die Jugendliche konsumiert seit einer Weile nicht mehr und unterschätzt die Versuchung eines erneuten Konsums. Daraus zieht sie vorzeitig den Schluss, dass sie das Rauschmittelproblem überwunden habe.
  Beispiel: „Ich benötige keine Therapie und keine Selbsthilfegruppe, ich werde nichts mehr nehmen.“
- **„Kluger Kopf“:** Die Jugendliche ist seit einiger Zeit abstinent, gleichzeitig ist sie sich bewusst, dass sich der „abhängige Kopf“ jederzeit wieder einschalten und sie zum Konsum verführen kann. Sie ist einerseits stolz auf ihre Abstinenz, andererseits bereitet sie sich auf die möglichen Herausforderungen einer langfristigen Abstinenzphase vor.

Beispiel: Ich bin sehr stolz, dass ich seit einigen Wochen nicht mehr konsumiert habe. Ich freue mich darauf, wieder mal was mit meinen Freunden zu unternehmen und mit ihnen ins Kino zu gehen. Auf die Party von XY gehe ich aber noch nicht, weil ich weiß, dass dort viel Alkohol getrunken wird. Ich bin nicht sicher, ob ich dieser Versuchung schon widerstehen könnte.

Nutzen Sie evtl. auch folgende Metapher:

Jemand macht eine Bergtour. Auf dem Gipfel angekommen wird der Bergsteiger euphorisch, weil das Ziel endlich und unter großer Anstrengung erreicht ist. Oben auf dem Gipfel kann er nun eine Pause machen und den Ausblick genießen. Damit er die Bergtour sicher übersteht, muss dem Bergsteiger aber neben aller Freude auch klar sein, dass es noch einen Rückweg gibt. Er muss den Abstieg vom Berg rechtzeitig beginnen und braucht außerdem ausreichend Muskelkraft, Proviant und Getränke, damit der Abstieg sicher geschehen kann. Ist er sich dessen bewusst, so denkt er mit dem „klugen Kopf".

Unterstützen Sie die Teilnehmerinnen dabei, die Metapher auf ihre eigene Situation zu transferieren. Dazu lassen Sie die Jugendlichen am Flipchart verschiedene Beispiele für Gedanken, Gefühle und Verhalten des „abhängigen", „verleugnenden" und „klugen Kopfes" sammeln und diskutieren.

Als Hausaufgabe sollen die Jugendlichen für sich das Arbeitsblatt ausfüllen.

Infoblatt Umgang mit Rauschmitteln 14: Brücken abreißen, Arbeitsblatt Umgang mit Rauschmitteln 15: Ich reiße meine Brücken ab!

Ziel

Dieser Skill dient der Rückfallprophylaxe. Die Jugendlichen sollen ihre „Brücken" erkannt und Möglichkeiten ausgewählt haben, wie sie diese abreißen können.

Didaktik

Lesen Sie mit der Gruppe das Infoblatt und sammeln Sie dann mit den Jugendlichen am Flipchart Beispiele für „Brücken" und die passenden „Bomben", um sie einzureißen. Einige Beispiele sind auf dem Arbeitsblatt aufgeführt:

- Freunde, die in der Regel den Alkohol direkt auf den Tisch stellen, darüber informieren, dass diese Situation den Rückfall fördert. Die Jugendliche kann ihre Freunde bitten, vorher etwas zu trinken, gar nicht zu trinken, den Alkohol in einem anderen Zimmer stehen zu lassen etc.
- Telefonnummern der Dealer löschen.
- Poster an der Wand (z. B. Hanfblatt), Bilder auf dem Handy oder Utensilien (Biergläser/Wasserpfeife), die eng in Zusammenhang mit dem Konsum stehen, entfernen.
- Konsumierende Freunde über die eigene Entscheidung aufklären und/oder den Freundeskreis wechseln. Dabei können Selbsthilfegruppen die Patientin unterstützen.
- Bestimmte Orte oder Fernsehsendungen (z. B. Fußball angucken), die mit dem Konsum verbunden sind, besonders zu Beginn der Abstinenz meiden.

Geben Sie den Jugendlichen dann den Auftrag, auf dem Arbeitsblatt ihre individuellen „Brücken" und „Bomben" einzutragen.

Infoblatt Umgang mit Rauschmitteln 16: Erfolgreich scheitern, Arbeitsblatt Umgang mit Rauschmitteln 17: Erfolgreich scheitern: Einmal Rückfall und zurück!

Obwohl in der DBT-Sucht ebenso wie in vielen anderen Methoden der Suchttherapie die anhaltende Abstinenz der Jugendlichen das höchste Ziel ist, scheint genau dieses Ziel für nicht wenige Patientinnen außer Reichweite zu sein. Das ausschließliche Fokussieren auf die Abstinenz ließe zudem den Umgang mit Rückfällen völlig außer Acht und erzeugt häufig einen großen Erwartungsdruck. Viele erleben die Vorstellung, nie wieder zu konsumieren, als unerträglich. Abstinenz bedeutet für viele Jugendliche in der heutigen Zeit, sich zum Außenseiter zu machen.

„Absolute Abstinenz" und „Rückfallprävention" stellen zwei gegensätzliche Positionen dar. Die innere Haltung der **„dialektischen Abstinenz"** versucht eine Balance zwischen diesen beiden Positionen herzustellen: Dabei steht auf der einen Seite die vollständige Abstinenz, auf der anderen Seite gleichzeitig das Annehmen der Tatsache, dass ein Rückfall trotz aller Anstrengungen möglich ist. Der Verzicht auf eine „fatalistische" Bewertung des Rückfalls ermöglicht die rasche Anwendung von effektiven Rückfallstrategien.

„Lösungen im Sinne einer dialektischen Abstinenz sind z. B., das Commitment für einen definierten Zeitraum zu geben, innerhalb dessen die Abstinenz zugesichert werden kann. Ein Beispiel hierfür ist der Satz der Selbsthilfegruppe der Anonymen Alkoholiker ‚Nur für heute …', den sie täglich erneuern. […] Diese Entschlüsse werden wie Perlen einer Perlenkette aneinandergereiht. Für Monate, Wochen, Tage, Minuten usw." (Kienast, zit. in Bohus u. Wolf-Arehult 2013, S. 361)

Die dialektische Abstinenz ermöglicht es einerseits, „auf halbherzige Commitments zu verzichten" (S. 361), und andererseits, nach einem Rückfall die meist negativen Gedanken und Gefühle schneller wieder in den Griff zu bekommen. Oft halten Schuld-, Scham- und Insuffizienzgefühle sowie Selbstabwertungen den Konsum nach einem Rückfall aufrecht, die Jugendliche resigniert. Dies wird in der Suchtmedizin als **„Rückfallschock"** bezeichnet und bereitet allen Betroffenen, besonders aber Jugendlichen mit einer Störung der Emotionsregulation große Schwierigkeiten bei der Wiederherstellung der Abstinenz.

Ziel

Der Skill „Erfolgreich scheitern" ermöglicht es, Strategien zur Schadensbegrenzung vorzubereiten und einzusetzen.

Didaktik

Besprechen und diskutieren Sie das Infoblatt mit den Teilnehmerinnen. Je nachdem, was zu dieser Gruppe passt, gehen Sie auf einige der oben aufgeführten Aspekte ein.

Geben Sie das Arbeitsblatt als Hausaufgabe auf.

Übersicht der Info- und Arbeitsblätter

Diese Info- und Arbeitsblätter sind in der Software unter den angegebenen Kürzeln hinterlegt und können als PDF-Datei ausgedruckt werden.

Skillsprotokoll zum Umgang mit Rauschmitteln

Trage in die weißen Kästchen ein, welchen Skill du geübt hast. In die hellgrauen Kästchen schreibst du, ob und wie sehr es dir geholfen hat.
(0 = gar nicht; 1 = kaum; 2 = mittel; 3 = viel; 4 = sehr viel)

Skill	Montag	Dienstag	Mittwoch	Donnerstag	Freitag	Samstag	Sonntag
Craving-Protokoll							
WELLE reiten							
Bösewicht entwaffnen							
Kluger Kopf							
Brücken abreißen							
Erfolgreich scheitern							

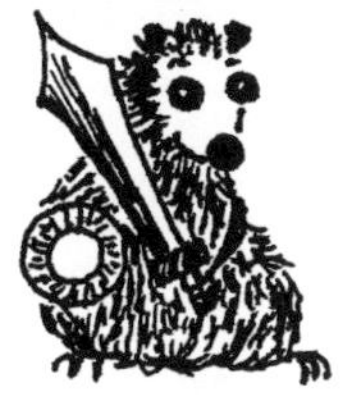

Umgang mit Rauschmitteln

Viele Jugendliche machen früher oder später ihre Erfahrungen mit Alkohol, Drogen oder anderen Rauschmitteln. Das ist ganz normal, dass man im Jugendalter Neues ausprobiert. Es kann jedoch passieren, dass du die Kontrolle verlierst und die Rauschmittel auf einmal die Kontrolle über dich übernehmen.

Alkohol und Drogen können schleichend abhängig machen, ohne dass du es bemerkst. Bestimmte Alkoholsorten und auch Zigaretten sind erst für Erwachsene erlaubt, weil sie extrem schädliche Wirkungen auf die Entwicklung des Gehirns von Jugendlichen haben. Illegale Drogen bringen zusätzlich noch ganz andere Probleme mit sich (Strafanzeigen, Unwissen über die Zusammensetzung etc.).

- Manche Jugendliche setzen Rauschmittel ein, um schwierige Situationen leichter zu bewältigen oder ihr Leben besser auszuhalten.
- Manchmal sollen Drogen oder Alkohol auch helfen, Gefühle „wegzumachen" oder sich lockerer und freier zu fühlen.
- Oft suchen Jugendliche in Rauschmitteln einen Ausweg aus dem Alltagsstress.

Vielleicht fragst du dich jetzt:

Habe ich überhaupt ein Problem mit Rauschmitteln?

Und wenn ja:

- Wie schaffe ich es, aufzuhören?
- Was mache ich, wenn ich rückfällig werden sollte?

Dabei sollen dir die Skills in diesem Modul helfen:

- Craving-Protokoll
- Die WELLE reiten
- Den Bösewicht entwaffnen
- Kluger Kopf
- Brücken abreißen
- Erfolgreich scheitern

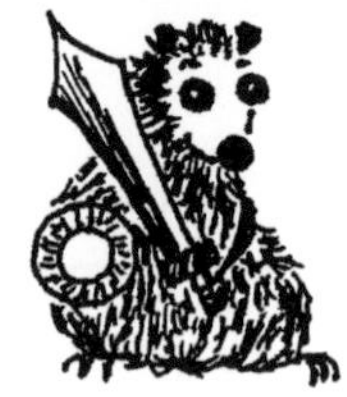

Konsum von Alkohol und Drogen

Habe ich überhaupt ein Problem?

Beim Konsum von Alkohol und Drogen unterscheidet man unschädlichen, riskanten, schädlichen und abhängigen Konsum.

Riskanter Konsum

- Du hast im letzten Monat mindestens einmal Drogen konsumiert oder
- du hast im letzten Jahr durchschnittlich pro Tag 12 g, z. B. ¼ l Bier (Frauen) bzw. 24 g, z. B. ½ l Bier (Männer) Alkohol getrunken oder
- du hast im letzten Jahr mindestens einmal pro Monat an einem Tag mehr als 5 Gläser mit 10 g Alkohol getrunken (= *Binge-Drinking*).

Schädlicher Konsum

- Du hast im letzten Jahr konsumiert, um Probleme, Stress oder Gefühle in den Griff zu bekommen oder
- du hast mehrmals bis zum Rausch konsumiert oder
- du hast wegen deines Konsums in der Schule oder bei der Arbeit gefehlt oder konntest nicht soviel leisten wie sonst oder
- du hast dich oder andere nach dem Konsum in Gefahr gebracht oder konsumiert, obwohl es verboten ist (Rad/Auto fahren, in der Schule etc.) oder
- du hast weiter konsumiert, obwohl es schon negative Konsequenzen für dich hat (z. B. Stress mit den Eltern/Lehrern/Chef/Freunden) oder
- du hast im letzten Jahr durchschnittlich pro Tag 20 g (Frauen) bzw. 40 g (Männer) Alkohol getrunken.

Abhängigkeit

3 der folgenden 6 Kriterien müssen 12 Monate lang am Stück erfüllt gewesen sein:

- Bei dir besteht ein starker Wunsch, den Suchtstoff zu konsumieren.
- Du hast nur wenig eigene Kontrolle über deinen Konsum.
- Wenn du weniger konsumierst, treten Entzugssymptome auf oder du konsumierst, um die Entzugssymptome zu mildern oder zu vermeiden.
- Du konsumierst immer mehr, weil die Wirkung mit der Zeit nachgelassen hat.
- Du vernachlässigst Aktivitäten, um zu konsumieren oder dich vom Konsum zu erholen.
- Du konsumierst immer weiter, obwohl du weißt, dass es schädlich ist oder schon Schäden verursacht hat.

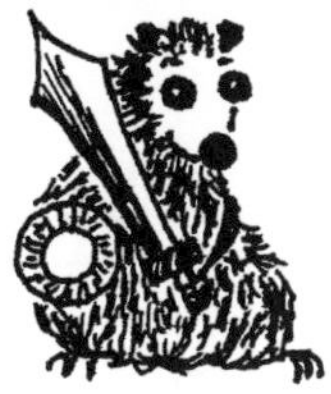

Suchtdruck (Craving)

„Craving" ist der englische Begriff für **heftiges Verlangen**. Wenn du ein Problem mit Rauschmitteln hast, wirst du diesen Drang kennen. Es ist der Drang, wieder zu konsumieren. Manchmal ist das Craving so stark, dass du glaubst, ihm nicht standhalten zu können.

Damit du abstinent bleiben kannst, musst du die **Auslöser** für dein Craving kennen. Die Suchtforschung hat gezeigt, dass das Verlangen nach Rauschmitteln durch bestimmte Dinge ausgelöst wird, die mit dem Rauschmittel verbunden sind:

- Gerüche,
- Bilder,
- Orte,
- Situationen,
- Menschen,
- Gefühle oder natürlich
- das Rauschmittel selbst.

Wenn du z. B. gerade aufgehört hast zu rauchen, wird dein Verlangen wahrscheinlich größer werden, wenn du an einem Zigarettenautomaten vorbeikommst. Der Zigarettenautomat ist für dich also mit dem Rauchen verbunden und löst deshalb das Craving aus. Das nennt man **Suchtgedächtnis**.

> Wenn du mit dem Konsum des Rauschmittels aufgehört hast oder aufhören willst, musst du dein Suchtgedächtnis kennen! Denn wenn du die Auslöser kennst, kannst du sie vermeiden oder dich gut vorbereiten, um dich dagegen zu wappnen.

Dafür gibt es das **Craving-Protokoll** (▶ Arbeitsblatt 4). Mithilfe des Protokolls kannst du beobachten, wann ein Craving auftritt, und so typische Auslöser entdecken.

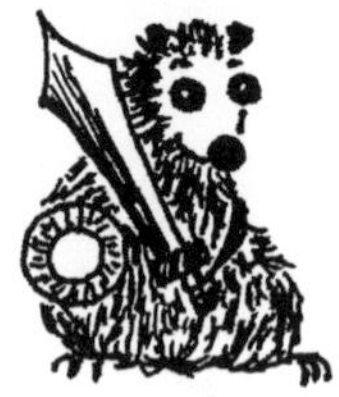

Craving-Protokoll

Mein drängendes Suchtverhalten ist: ____________________

Fülle das Protokoll jeden Abend aus. Notiere die Situation und deine Gedanken, Gefühle und körperlichen Anzeichen, die da waren, als du das Verlangen gespürt hast, so genau wie möglich. Zusätzlich kannst du im Protokoll eintragen, was dir geholfen hat, dem Craving zu widerstehen.

Uhrzeit	Situation	Drängende Gedanken	Drängende Gefühle	Körperliche Zeichen	Stärke des Verlangens (0–5)	Was hat geholfen?

Infoblatt Umgang mit Rauschmitteln 5

Blatt 1/2

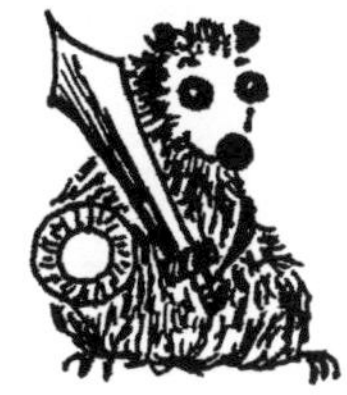

Die WELLE

Anhand des Craving-Protokolls hast du gelernt, einige der Situationen herauszufinden, in denen bei dir Suchtdruck (Craving) auftritt. Manchmal kommt der Suchtdruck ganz plötzlich, manchmal baut er sich langsam auf.

Craving ist wie eine Welle.

- Mal ist das Verlangen schwächer. Dann kommt dir z. B. ein bestimmter Gedanke und es wird wieder stärker, danach wieder schwächer und so weiter.
- Irgendwann aber bricht sich jede Welle am Strand. Auch der Suchtdruck hört irgendwann auf.
- Bis es aber soweit ist, heißt es: Das Surfbrett unterschnallen und die Welle reiten, bis sie vorbei ist!

> Jeder Wellenreiter braucht **Übung** und **viel Kraft**!
>
> Und jeder Wellenreiter braucht ein stabiles Surfbrett – vor allem am Anfang und bei hohen Wellen.
>
> Als Erstes brauchst du also ein **stabiles Surfbrett**!

Dein Surfbrett ist am stabilsten, wenn du folgende Dinge berücksichtigst:

- Was hilft dir, den Suchtdruck zu überstehen?
- Was schreckt dich am Konsum ab?
- Welche negativen Folgen hätte der Konsum langfristig für dich?
- Wer oder was gibt dir Kraft?
- Treibe Sport.
- Ernähre dich ausreichend.
- Schlafe genug.

Auf dem Arbeitsblatt 6 findest du ein leeres Surfbrett.

Rüste es mit allem aus, was gegen den Konsum spricht. Zum Beispiel kannst du Fotos aufkleben von Menschen, die dich in der Abstinenz unterstützen. Du kannst eine Contra-Liste darauf schreiben. Vielleicht gibt es auch ein Foto, das dich im Rauschzustand zeigt und das eine abschreckende Wirkung auf dich hat. Wenn dein Schulabschluss ein Ziel ist, das du nur ohne Rauschmittel erreichen kannst, dann solltest du auch das als Schlagwort oder Symbol mit auf dein Surfbrett schreiben. Bemale, beklebe, beschreibe dein Surfbrett – ganz wie du willst!

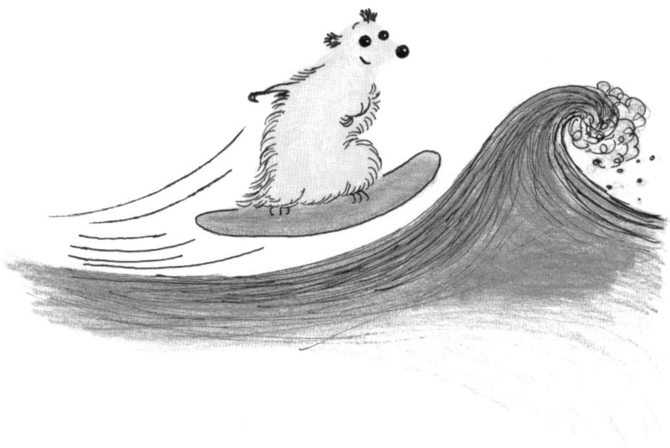

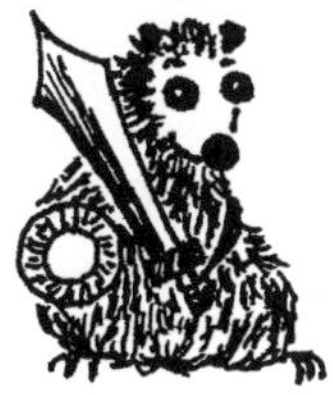

Mein Surfbrett

Gestalte hier dein persönliches Surfbrett, das dich über die Craving-Welle trägt.

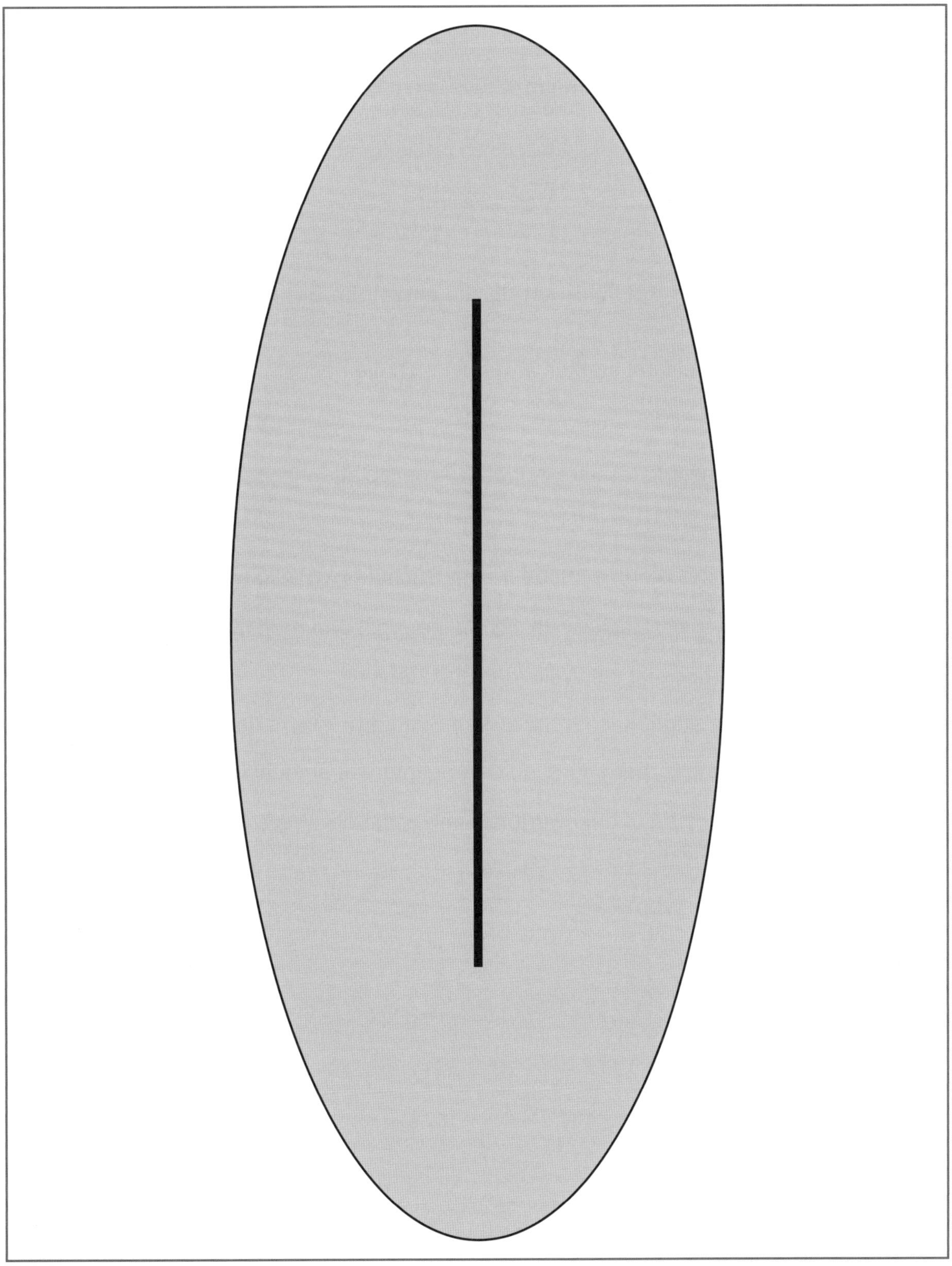

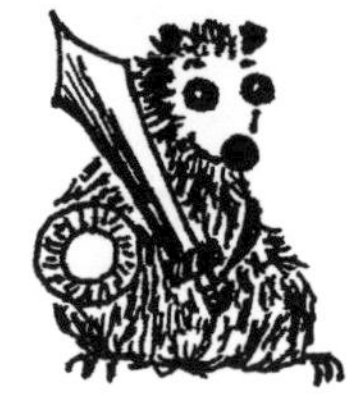

Die WELLE reiten!

Wenn du dein Surfbrett ausreichend stabil gebaut hast, kannst du beginnen, es mit dem Suchtdruck aufzunehmen. Das ist schwer und braucht viel Übung.

Es kann passieren, dass du dem Druck nicht widerstehen kannst – aber dann hast du es wenigstens probiert!

Und du wirst sehen: Je öfter du diesen Skill übst, umso besser wirst du im WELLEnreiten werden.

Um die WELLE als Skill einzusetzen, musst du die einzelnen Schritte nacheinander durchgehen.

Wenn die Craving-Welle noch einmal stärker wird oder sich die nächste Welle ankündigt, fängst du wieder von vorne an.

Hier sind die einzelnen Schritte kurz erklärt. Auf dem Arbeitsblatt 8 findest du ein Protokoll dazu.

W = Warnzeichen	Welche Warnzeichen für eine Suchtdruck-Welle sind da?
E = Ernst nehmen	Der Suchtdruck ist da. Nimm ihn ernst und rede ihn nicht klein!
L = Lage peilen	Wie hoch ist die Welle/der Suchtdruck?
	Was sind deine Gründe, dem Suchtdruck nicht nachzugeben?
L = Lokalisieren	Wo im Körper spürst du den Suchtdruck am stärksten?
E = Entgegenstellen	Stell dich auf dein Surfbrett und zeige der Welle, dass du sie im Griff hast!

Bei Bedarf fängst du wieder von vorne an.

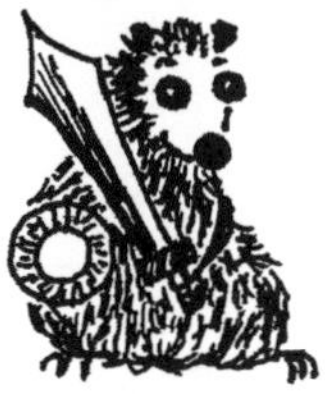

Die WELLE reiten!

W = Warnzeichen

- Welche Warnzeichen für eine Suchtdruck-Welle sind da (Gedanken, Gefühle, Anspannung, Körperreaktionen, Verhalten …)?

  ____

  ____

  ____

E = Ernst nehmen

- Der Suchtdruck ist da. Nimm ihn ernst und rede ihn nicht klein!
- Schreibe dir einen starken Satz auf, der dir hilft, zu akzeptieren, dass der Suchtdruck da ist:

  ____

  ____

L = Lage peilen

- Wie hoch ist die Welle/der Suchtdruck?

  0 ---------- 25 ---------- 50 ------- 70 ---------- 80 ---------- 90 ----------100
- Ich werde dem Suchtdruck nicht nachgeben, weil

  ____

  ____

  ____

L = Lokalisieren

- Wo im Körper merkst du den Suchtdruck am stärksten?

  ____

E = Entgegenstellen

- Stell dich auf dein Surfbrett und zeige der Welle, dass du sie im Griff hast!
  - Schau dir dein Surfbrett an.
  - Mach dir klar, warum du diesmal nicht konsumieren willst.
  - Konzentriere dich auf frühere Situationen, in denen du nicht nachgegeben hast.
  - Achte auf die Stärke der Welle. Wird sie schwächer oder stärker? Wo wandert sie im Körper entlang?
  - Die Welle wird letztendlich am Strand auslaufen. Halte durch!

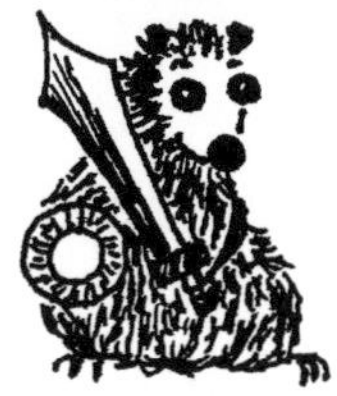

Entwaffne den Bösewicht!

Suchtdruck kommt manchmal sehr überraschend, manchmal auch schleichend. Wie ein gemeiner, fieser Bösewicht, der dir einreden will, dass du wieder konsumieren sollst.

- Um es mit ihm aufzunehmen, musst du ihn **rechtzeitig bemerken**.
- Dann brauchst du eine gute **Angriffsstrategie**, um ihn umzuhauen!

Denn von selbst wird der Bösewicht nicht verschwinden.

Dein Bösewicht hat Eigenschaften, an denen du ihn schon von der Ferne gut erkennen kannst: die **Frühwarnzeichen**.

Oft sind es typische Gedanken, die dir in den Sinn kommen, Situationen oder Bilder im Kopf, die dich zum Konsum überreden wollen. Beispielsweise fällt es vielen schwer, auf einer Party auf Alkohol zu verzichten. Ein Gedanke wie „Einmal ist keinmal!" gehört ganz sicher zu deinem Bösewicht und kann dazu führen, dass du wieder konsumierst, obwohl du dich eigentlich dagegen entschieden hast.

Das alles ist der Bösewicht!

- Auf den nächsten Arbeitsblättern sollst du deinem Bösewicht einen Namen geben und seine typischen Merkmale herausfinden. Dann wirst du ihn schon von Weitem erkennen, er kann dich nicht mehr so leicht überrumpeln und zum Rückfall zwingen.
- Dann geht es darum, dass du lernst, deinem Bösewicht zu widerstehen! Dafür brauchst du eine gute Verteidigung und gebündelte Kräfte.
- Auch dein Held des Alltags kann dir als Verbündeter zur Seite stehen.

Entwaffne den Bösewicht!

Mein Bösewicht heißt: ____

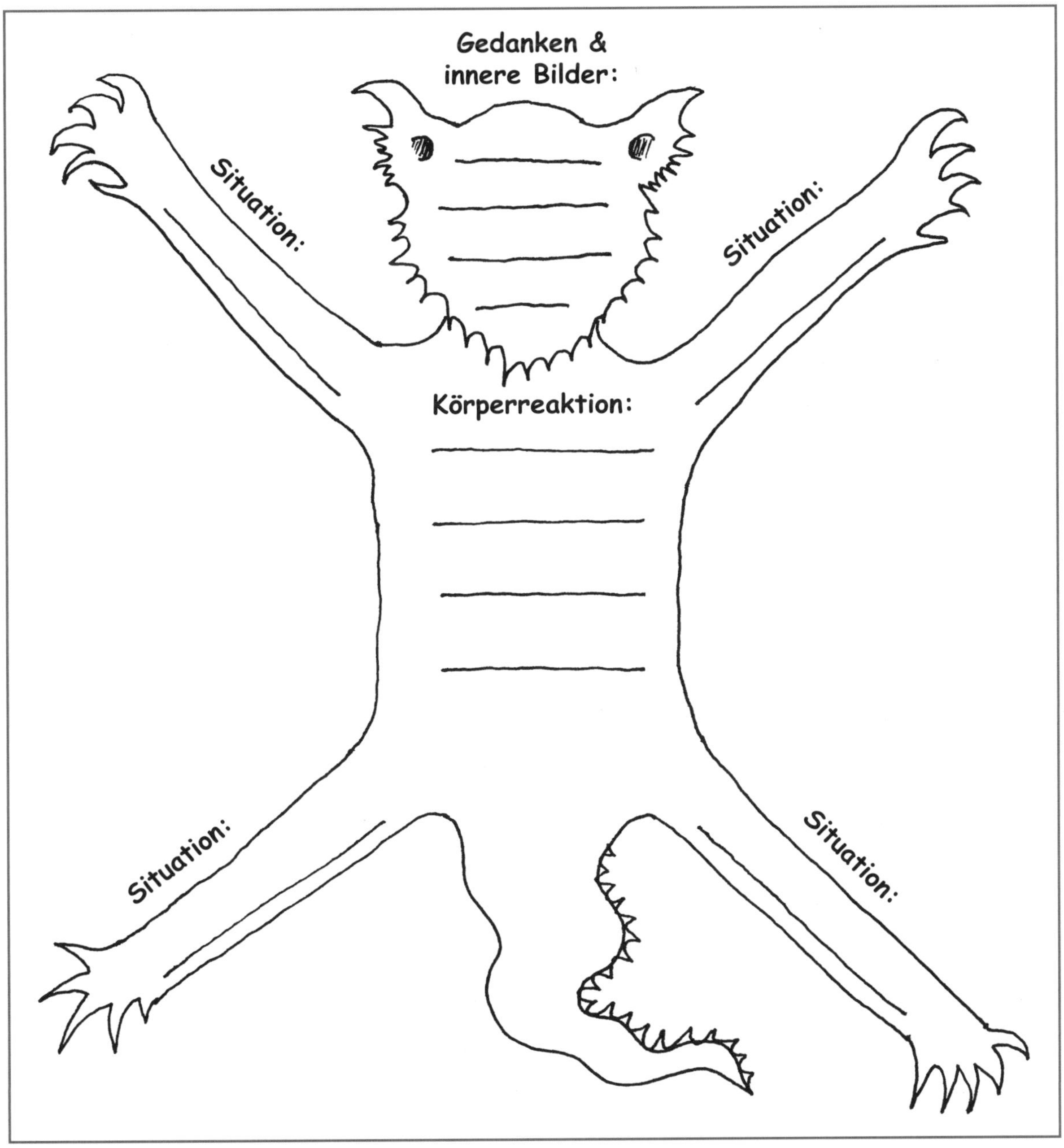

Trage auf dem Bösewicht Gedanken, innere Bilder, körperliche Warnzeichen und Situationen ein, in denen er oft aufkreuzt!

So kannst du ihn schneller erkennen und einem Rückfall vorbeugen.

Solltest du mehrere Suchtdruck-Bösewichte kennen, die sich klar unterscheiden lassen, fülle am besten mehrere Arbeitsblätter aus.

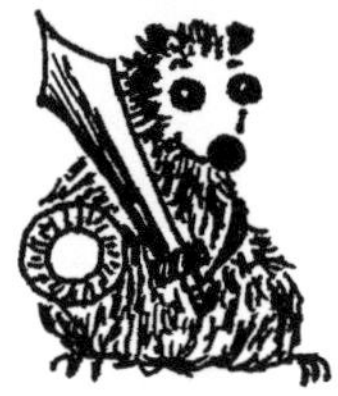

Entwaffne den Bösewicht!

Sag deinem Bösewicht: Du kommst hier nicht durch!

Jetzt hast du deinem Bösewicht einen Namen gegeben und kennst seine typischen Eigenschaften. Das hindert ihn aber nicht daran, sich manchmal anzuschleichen.

Auf einmal ist der Suchtdruck da!

Du kannst dich gegen den Bösewicht schützen, in dem du eine **stabile Schutzmauer** errichtest und dir – *bevor* der Bösewicht da ist – überlegst, was du zum Bau der Mauer brauchst. Dann wirst du ihm besser standhalten können.

Überlege dir hilfreiche Gedanken, die du den typischen Bösewicht-Gedanken entgegensetzen willst. Denke auch an deinen Helden des Alltags!

- Welche Bilder kannst du den inneren Bösewicht-Bildern entgegensetzen? Das können z. B. andere innere Vorstellungen, Fotos von Menschen, die dir wichtig sind, oder Ähnliches sein.
- Was findest du abstoßend an deinem Bösewicht? Warum willst du ihm nicht mehr folgen?
- Was lenkt dich gut ab, wenn sich der Bösewicht ankündigt?
- Bei wem bekommst du Unterstützung?

Und jetzt trage in deine Schutzmauer alles ein, was dir eingefallen ist:

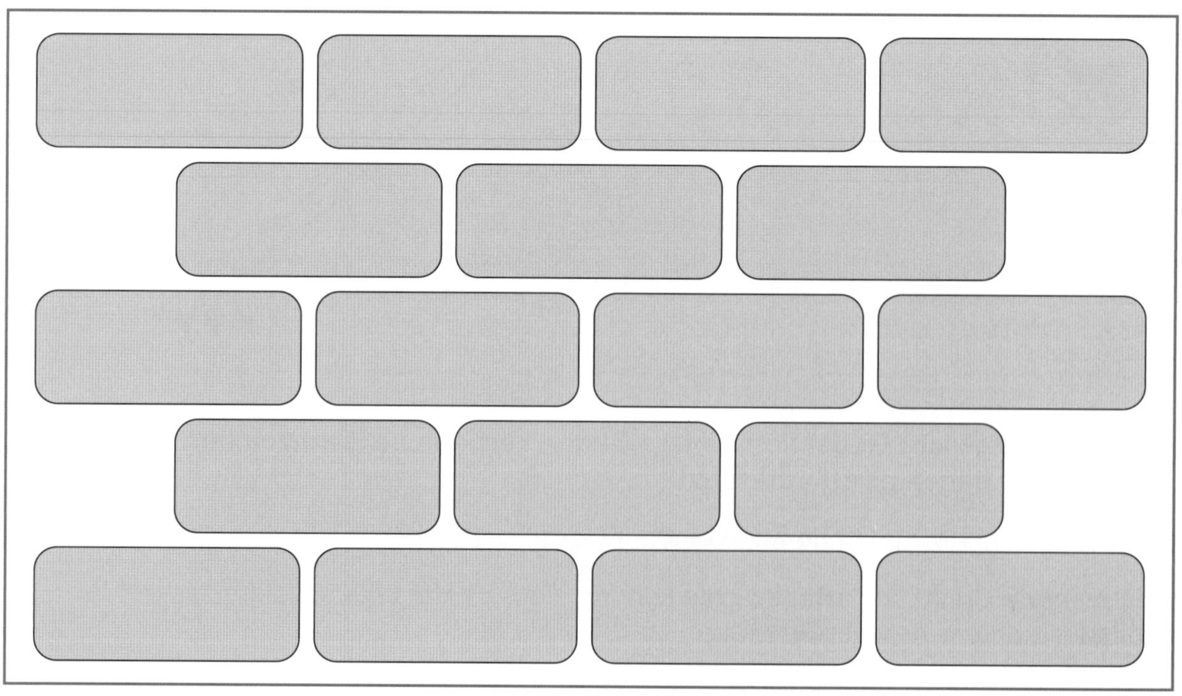

Infoblatt Umgang mit Rauschmitteln 12

Blatt 1/2

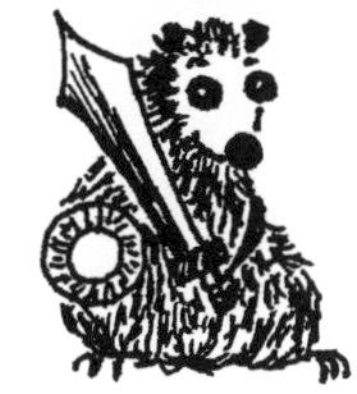

Die drei Köpfe in der Sucht

Menschen mit einem Rauschmittelproblem denken häufig in Extremen, d. h. mit dem „abhängigen Kopf“ oder dem „verleugnenden Kopf“. Beides bringt sie in Schwierigkeiten. Deshalb ist es wichtig, einen „klugen Kopf“ zu entwickeln!

1. Abhängiger Kopf

Der abhängige Kopf hat Gedanken, die den Konsum gut finden, z. B.:

- „Ich bin doch noch jung – mir schadet das nicht.“
- „Ich kann jederzeit aufhören.“

Der abhängige Kopf schlägt uns auch Verhaltensweisen vor, die die Wahrscheinlichkeit erhöhen, dass wir wieder konsumieren, z. B.:

- Drogen oder Alkohol zu Hause haben
- Freunde treffen, die konsumieren

> Oft passieren diese Dinge ganz schnell und automatisch. Umso wichtiger ist es, die typischen Gedanken seines abhängigen Kopfes zu kennen, um nicht rückfällig zu werden.

2. Verleugnender Kopf

Wenn du es geschafft hast, eine gewisse Zeit auf Rauschmittel zu verzichten, schaltet sich dieser Kopf ein. Typische Gedanken sind:

- „Ist ja einfach! Das schaffe ich auch ohne Therapie.“
- „Ich habe doch schon aufgehört! Ich brauche keinen Notfallplan.“
- „Wenn ich mir das vornehme, dann ziehe ich das auch durch.“

Viele fühlen sich glücklich und aufgedreht, wenn sie die ersten abstinenten Tage geschafft haben, und trauen sich alles zu.

> Der verleugnende Kopf sagt uns, dass unser Problem mit dem Rauschmittel gar nicht so schlimm ist. Dadurch entstehen Rückfälle.

3. Kluger Kopf

Der kluge Kopf konsumiert nicht. Er weiß aber, dass es gefährliche Situationen gibt, die ihn wieder verführen könnten.

> Der kluge Kopf macht sich Gedanken darüber, wie er abstinent bleiben kann, und traut sich das auch zu. Gleichzeitig ist er sich aber bewusst, welche Auslöser starken Suchtdruck verursachen können.

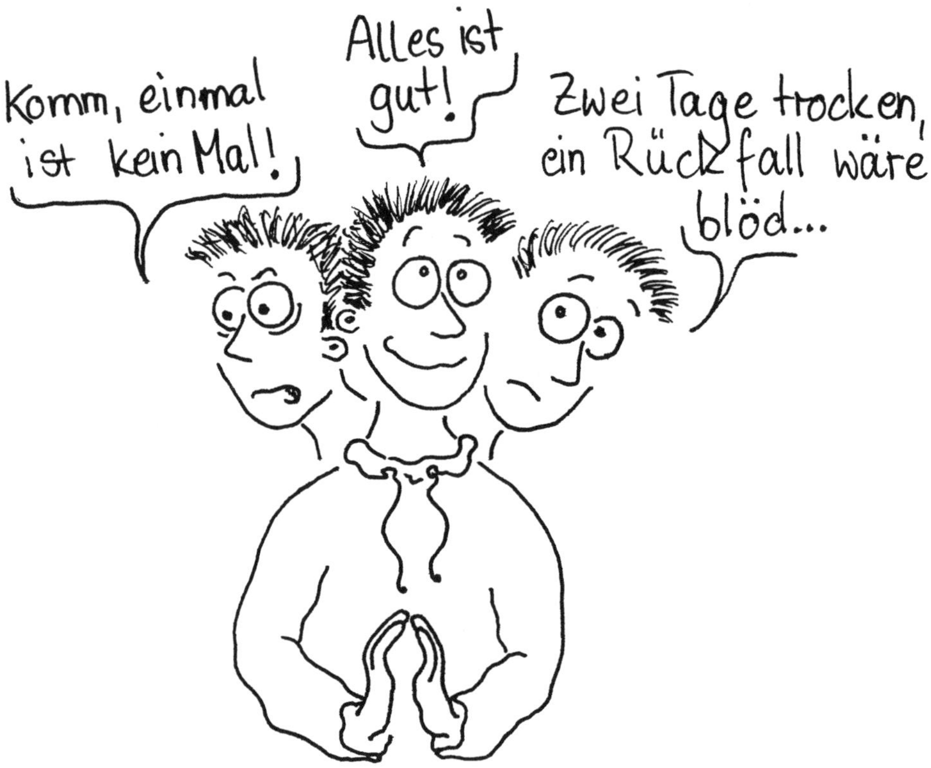
Komm, einmal ist kein Mal!
Alles ist gut!
Zwei Tage trocken, ein Rückfall wäre blöd...

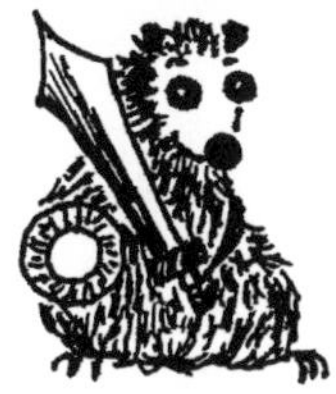

Kluger Kopf

Finde für jeden der drei „Suchtköpfe" typische Gedanken, Gefühle und Verhaltensweisen, die der jeweilige Kopf dir vorschlägt.

Abhängiger Kopf

- ______________________
- ______________________
- ______________________
- ______________________
- ______________________
- ______________________

Verleugnender Kopf

- ______________________
- ______________________
- ______________________
- ______________________
- ______________________
- ______________________

Kluger Kopf

- ______________________
- ______________________
- ______________________
- ______________________
- ______________________
- ______________________

Brücken abreißen

Wie kannst du für dich die Brücken zum Gebrauch von Rauschmitteln abreißen?

Wenn du die Entscheidung getroffen hast, nichts mehr zu konsumieren, solltest du die Brücken abreißen, die zum Konsum führen.

Du befindest dich auf einem neuen Weg – dem Weg ohne Rauschmittel –, der für dich noch sehr ungewohnt ist. Es kann Situationen geben, in denen du etwas konsumieren möchtest, weil es so vertraut ist. Stell dir diese Situationen als **fünf Brücken** vor, **die vom neuen Weg zum alten Weg führen**. So kann schnell ein Rückfall vorkommen.

„Brücken abreißen" bedeutet also:

- Erzähle deinen Freunden, dass du nicht mehr konsumieren willst.
- Lösche die Telefonnummer des Dealers in deinem Handy.
- Meide Orte, die mit dem Konsum zusammenhängen.
- Lösche Fotos auf dem Handy, auf denen du oder deine Freunde konsumieren.
- Wirf Gegenstände weg, die zum Konsum dazugehören.

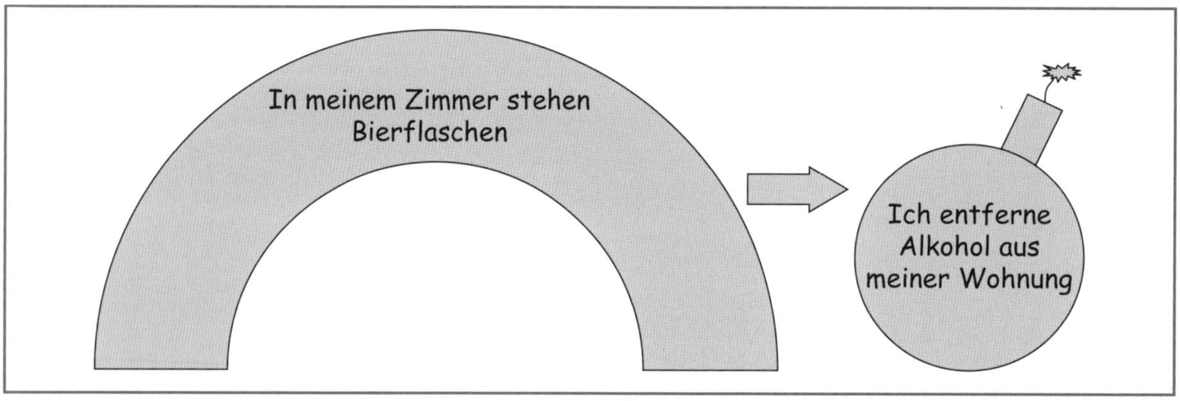

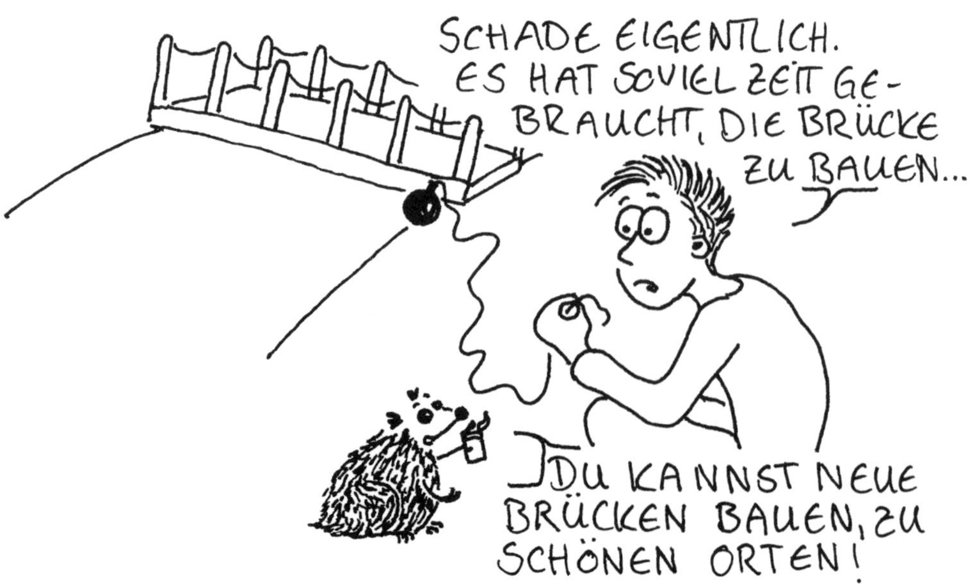
SCHADE EIGENTLICH. ES HAT SOVIEL ZEIT GEBRAUCHT, DIE BRÜCKE ZU BAUEN...
DU KANNST NEUE BRÜCKEN BAUEN, ZU SCHÖNEN ORTEN!

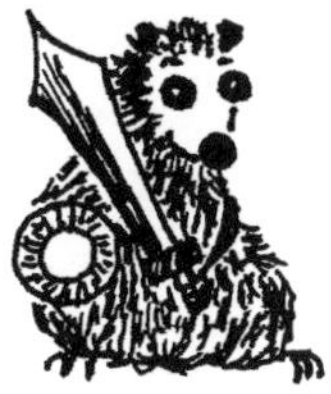

Ich reiße meine Brücken ab!

Trage jeweils auf der Brücke ein, was genau dich wieder auf den alten Konsum-Weg führen würde. Auf die Bombe schreibst du, was du tun musst, um die Brücke abzureißen.

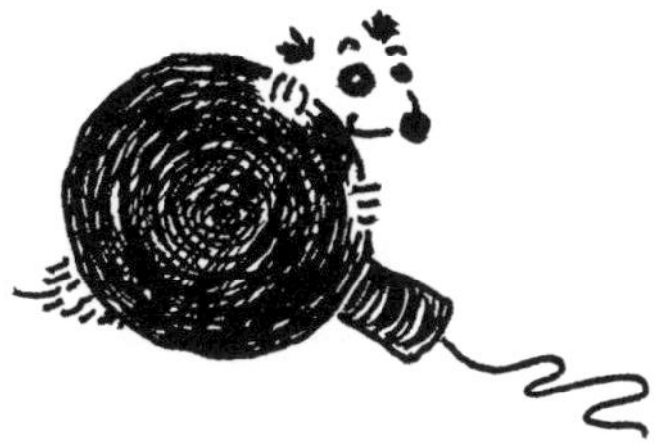

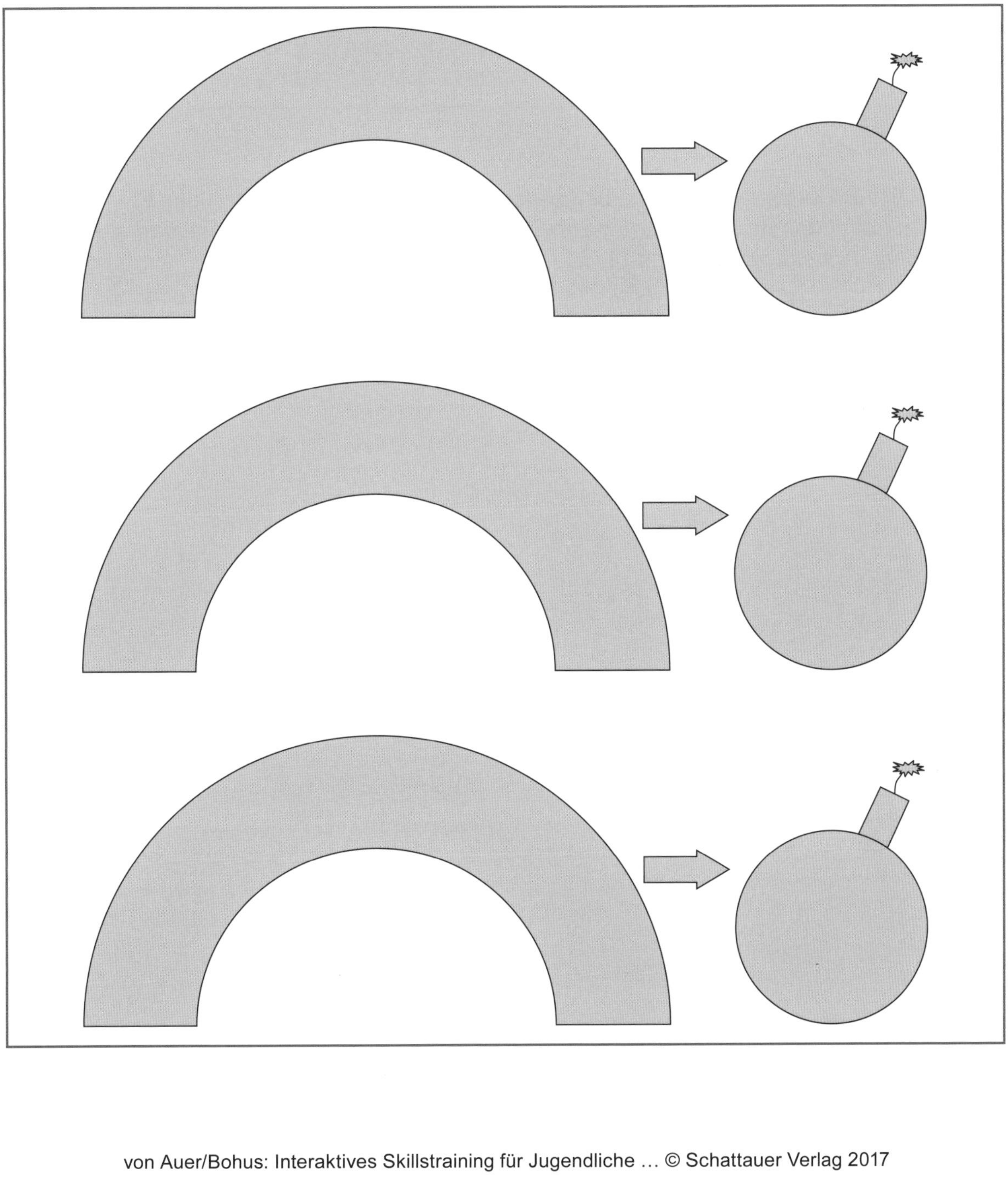

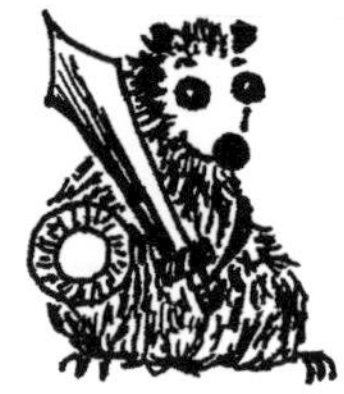

Erfolgreich scheitern

Du hast dich entschlossen, keine Rauschmittel mehr zu konsumieren. Dein Ziel ist also klar.

Manchmal aber ist das Verlangen zu stark, der Bösewicht zu mächtig, das Surfbrett zu klein – und du erlebst einen Rückfall.

Darauf solltest du gut vorbereitet sein. Viele Menschen, die sich entscheiden, absolut abstinent zu sein, vertrauen auf ihren starken Willen. Falls dann ein Rückfall vorkommt, wirft sie das oft völlig aus der Bahn. Sie machen sich so starke Vorwürfe, dass sie aus Frust noch mehr konsumieren.

Ein Rückfall soll nicht passieren, er kann aber vorkommen. Und dann geht es um Schadensbegrenzung!

Auch die Crew eines Flugzeuges trainiert beispielsweise, was zu tun ist, wenn das Flugzeug im Wasser notlanden muss … nur für den Fall, dass es passiert. Trotzdem wird sie alles tun, um einen Absturz zu verhindern!

Notiere auf dem Arbeitsblatt 17, was du im Falle eines Rückfalls tun kannst. **„Erfolgreich scheitern“** bedeutet, schnell wieder den Weg zur Abstinenz einzuschlagen und nicht aufzugeben.

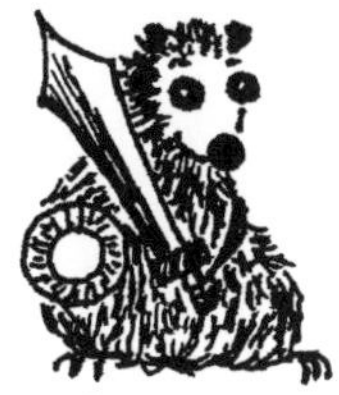

Erfolgreich scheitern: Einmal Rückfall und zurück!

Ich habe einen Rückfall. Jetzt will ich den Schaden begrenzen und wieder abstinent sein.

Die folgenden Dinge helfen mir dabei:

1. Ich verkürze meinen Rückfall, indem ich dies tue:

____

____

____

____

2. Folgende Gedanken helfen mir, bei einem Rückfall mit dem Konsum aufzuhören:

____

____

____

____

3. Wenn ich einen Rückfall habe, hilft es mir, mit dem Konsum wieder aufzuhören, wenn ich mich so verhalte:

____

____

____

____

4. Wenn ich einen Rückfall hatte, melde ich mich bei/hole ich mir Unterstützung bei:

____

____

____

____

Anhang

Infoblatt Probleme lösen 1

Blatt 1/4

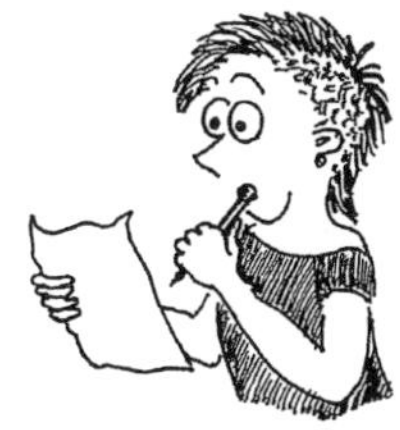

STOPP-DENK

Einen kühlen Kopf bewahren mit dem STOPP-DENK-Prinzip

Die folgenden acht Schritte sollen dir helfen, „cool“ und überlegt an Probleme heranzugehen. Je häufiger du das übst, desto leichter wird es, Probleme auf diese Art zu lösen. Nach einiger Zeit wirst du dieses Prinzip ganz automatisch anwenden.

Schritte 1–4: STOPP

1. STOPP und DENK: Erst denken, dann handeln!

Nimm dir Zeit zum Nachdenken und atme erstmal durch. In stressigen Situationen ist das oft nicht so einfach. Bei hoher Anspannung (> 70 %) musst du vermutlich zuerst Stresstoleranzskills einsetzen, bevor du klar denken kannst.

Im Alltag ist es meist nicht notwendig, sofort zu handeln.

2. Aufmerksam sein: Hinweise auf ein Problem frühzeitig erkennen!

Probleme kündigen sich häufig im Voraus an. Je früher man es schafft, diese „Hinweise“ zu bemerken, desto eher klappt es auch, das Problem zu lösen.

Es ist gut, wenn du weißt, welches solche Hinweise bei dir sein können – dann kannst du schneller erkennen, dass ein Problem im Anmarsch ist.

Es könnte z. B. sein, dass du eine schlechte Arbeit geschrieben hast und der Lehrer dir sagt, deine Versetzung steht auf der Kippe. Du hast in der letzten Zeit manchmal geschwänzt, nicht immer die Hausaufgaben gemacht und dich auf Arbeiten auch nicht gut vorbereitet. Du merkst, dass du beunruhigt bist und dich nicht wohl fühlst.

3. Was ist dein Ziel?

Ein Problem entsteht dann, wenn es hier einen Unterschied gibt:

Zustand, in dem ich bin ≠ **Zustand, in dem ich sein möchte**

Wenn ich nicht weiß, wie ich in den Zustand komme, in dem ich gern sein möchte, dann habe ich ein Problem.

Oft merken wir nur, dass wir uns unzufrieden fühlen mit dem Zustand, in dem wir gerade sind, aber wir bleiben in diesen Gefühlen „stecken“. Damit wir unser Problem lösen können, müssen wir zuerst herausfinden, welches Ziel wir eigentlich erreichen wollen. Du wirst merken, dass es schwer ist, das Ziel genau zu benennen. Meister des Problemlösens sind jedoch die, die ihre Ziele genau beschreiben können – das ist schon die halbe Miete.

Infoblatt Probleme lösen 1

Blatt 2/4

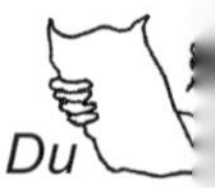

Du merkst also, deine Versetzung steht auf der Kippe. Du möchtest aber versetzt werden. Du möchtest dich also eigentlich in einem Zustand befinden, in dem du dir um deine Versetzung keine Sorgen zu machen brauchst. Stattdessen bist du in der Situation, in der deine Versetzung gefährdet ist und du dir Sorgen machen musst.

4. Packe dein Ziel in Worte!

Beschreibe nun ganz genau, was du erreichen möchtest. Achte dabei darauf, dass

- du dein Ziel **positiv** formulierst (du beschreibst, was du erreichen möchtest, und nicht, was du loswerden willst oder was dich stört).
- dein Ziel **erreichbar** ist (du hast auch wirklich eine Chance, es zu erreichen, die Umstände lassen das zu).
- die **Schritte** auf dem Weg zu deinem Ziel **kontrollierbar** sind (du legst überschaubare Schritte fest, die du auch wirklich umsetzen kannst).
- du dein Ziel so **genau und konkret** wie möglich formulierst (damit du überprüfen kannst, ob es erreichbar ist).

Du könntest dir z. B. sagen: „Mein Ziel ist es, die Versetzung in die nächste Klasse zu schaffen. Was muss ich tun, damit ich das schaffe? Ich muss:

- *jeden Morgen in die Schule gehen,*
- *meine Noten verbessern,*
- *meine Hausaufgaben immer machen.“*

Schritte 5–8: DENK

5. Denke nach: Gibt es mehrere Lösungen, um mein Ziel zu erreichen? (Brainstorming)

Meistens führen viele Wege zum Ziel. Je mehr mögliche Lösungen dir einfallen, desto eher findest du eine, die gut passt. Die erste Idee zur Lösung muss nicht unbedingt die beste sein. Nimm dir also Zeit. Schreibe alle Lösungen auf, die dir in den Kopf kommen – selbst wenn sie vielleicht total verrückt erscheinen. Auch die verrückten Ideen können dir helfen, zu einer guten Lösung zu finden. Lass deinem Gehirn freien lauf. Man nennt das „Brainstorming“.

In dem Beispiel könntest du zu jedem einzelnen Ziel ein Brainstorming machen:

1. *Wie kann ich es schaffen, jeden Morgen zur Schule zu gehen?*
   - *Ich kaufe mir einen eigenen Wecker, den ich ganz laut einstelle und ans andere Zimmerende stelle.*
   - *Ich bitte meine Mutter, mich jeden Morgen mit einem nassen, kalten Waschlappen zu wecken.*
   - *Ich bitte einen guten Freund, mich morgens anzurufen.*
   - *Ich bitte den Freund, mich abzuholen.*
   - *…*

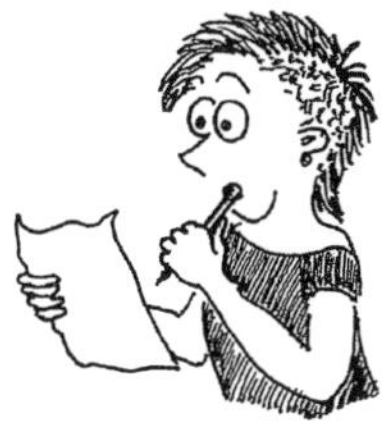

2. *Wie kann ich es schaffen, bessere Noten zu bekommen?*
    - ○ *Ich beteilige mich im Unterreicht, sooft es geht.*
    - ○ *Ich lerne für die Arbeiten.*
    - ○ *Ich fange immer eine Woche vorher an und lerne jeden Tag eine Stunde.*
    - ○ *Immer wenn ich eine Stunde gelernt habe, belohne ich mich durch …*
    - ○ *Ich bitte meinen Freund, mit mir zusammen zu lernen.*
    - ○ *…*
3. *Wie kann ich es schaffen, meine Hausaufgaben regelmäßig zu machen?*
    - ○ *Ich lege mir ein Hausaufgabenheft an.*
    - ○ *Ich mache nach der Schule immer erst die Hausaufgaben, bevor ich mich mit Freunden treffe.*
    - ○ *Ich bestimme eine feste Hausaufgabenzeit, in der ich jeden Tag meine Hausaufgaben mache.*
    - ○ *…*

6. Entscheide dich!

- Schreibe für jede Lösung die Vorteile und Nachteile auf (für dich, aber auch für andere Personen).
- Wähle dann die Lösung oder die Lösungen, die am meisten Vor- und am wenigsten Nachteile haben und die auch durchführbar sind.

In unserem Beispiel hast du also vielleicht festgestellt, dass es für deinen Freund ein großer Umweg wäre, dich abzuholen – was du ihm doch lieber nicht zumuten möchtest. Er telefoniert aber sowieso dauernd und gern, und du bist sicher, du würdest zur Schule gehen, wenn ihr kurz vorher telefoniert habt. Also wählst du aus, dass du deinen Freund bitten wirst, dich morgens anzurufen. Zusätzlich wählst du aus, eine Hausaufgabenzeit festzulegen usw.

7. Nun musst du handeln!

Je konkreter du für dich festlegst, was du wann tun willst, desto größer ist die Wahrscheinlichkeit, dass es klappt.

- Überlege dir also ganz genau,
    - ○ was du tun willst,
    - ○ wann du es tun willst,
    - ○ wo du es tun willst usw.
- Überlege dir auch, was dazwischenkommen oder was schwierig werden könnte. Vielleicht kannst du dich auf die Schwierigkeiten vorbereiten?
- Plane ganz genau den ersten Schritt!

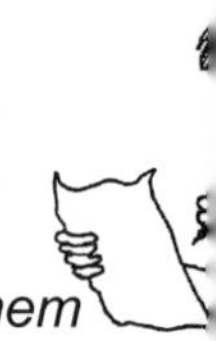

In unserem Beispiel könntest du dir also vornehmen, morgen in der ersten Pause mit deinem Freund zu sprechen. Du könntest dir auch schon überlegen, was du genau sagen willst, und dir die Worte in deinem Kopf zurechtlegen, sie evtl. sogar aufschreiben. Wenn du weißt, dass es dir morgen vielleicht schwerfallen wird, deinen Freund um etwas zu bitten, könntest du dir einen kleinen Zettel machen, auf den du schreibst, warum es so wichtig ist, ihn zu bitten, und was dein Ziel dabei ist. Den Zettel könntest du dir dann am Anfang der Pause anschauen. Weiterhin könntest du dir vornehmen, morgen nach der Schule in einen Laden zu gehen, wo du ein schönes Büchlein kaufen kannst, in das du deine Hausaufgaben einträgst.

8. Werte aus, ob deine Lösungsschritte erfolgreich waren.

War der Weg, den ich eingeschlagen habe, erfolgreich?

- Ich bin zwar noch nicht am Ziel, der Weg ist aber richtig und ich sollte ihn weiter gehen.
- Der Weg erweist sich nicht als erfolgreich. Ich sollte einen anderen wählen.
- Der Lösungsweg war gut für mich. Vielleicht kann ich ihn dann auch auf andere Probleme anwenden?

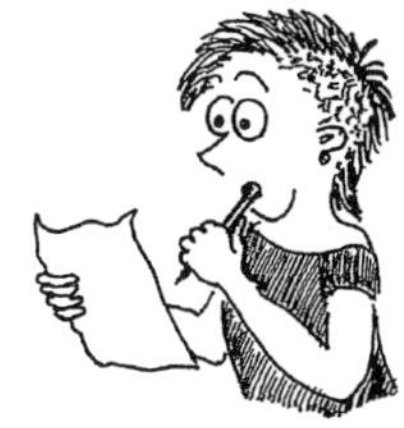

STOPP-DENK

1. STOPP und DENK: Erst denken, dann handeln!

Prima, du bist schon dabei!

2. Es gibt folgende Hinweise darauf, dass ich ein Problem habe:

a) ______________________________

b) ______________________________

c) ______________________________

3. Was ist mein Ziel?

____

____

____

4. Packe dein Ziel in Worte.

Formuliere dein Ziel oder deine Ziele positiv und genau. Benenne erreichbare Teilziele.

____

____

____

____

____

____

5. Brainstorming: Welche möglichen Lösungen gibt es?

Schreibe alle auf, die dir einfallen, egal wie komisch sie dir vorkommen.

____

____

____

____

____

____

____

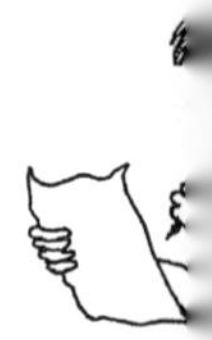

6. Entscheide dich!

Schau dir an, welche Vor- und Nachteile die einzelnen Lösungen haben. Entscheide dann, welche Lösungen du auswählst.

Lösung	Vorteile	Nachteile

7. Handeln

Was sind die nächsten Schritte? Wann und wie genau wirst du sie tun?

8. Waren meine Schritte erfolgreich?

Möchte ich sie weiter gehen oder muss ich andere Lösungswege auswählen?

Achtsamkeitsübungen

Unserer Erfahrung nach ist es günstig, zwischen eher aktiven Achtsamkeitsübungen, die eigentlich kaum etwas anderes als das Teilnehmen zulassen, und ruhigeren, eher nach innen gerichteten Übungen abzuwechseln. Es fällt den Jugendlichen oft schwer, sich auf die ruhigen Achtsamkeitsübungen einzulassen. Bleiben Sie trotzdem dabei. Wenn Sie die ruhigen Übungen anleiten, weisen Sie darauf hin, dass die Gedanken und die Aufmerksamkeit abschweifen werden:

„Falls ihr merkt, dass ihr mit den Gedanken oder der Aufmerksamkeit abgeschweift seid, nehmt das wahr und kehrt zurück zur Aufgabe. Das ist normal und gehört dazu."

Wenn die Übungen im Sitzen durchgeführt werden, leiten Sie die Jugendlichen an, eine achtsame Körperhaltung einzunehmen:

„Nehmt eine achtsame Körperhaltung ein. Dazu richtet ihr euren Oberkörper auf. Es hilft, wenn ihr euch auf die vordere Kante des Stuhls setzt. Stellt eure Füße fest auf den Boden, ungefähr hüftbreit auseinander. Lasst die Schultern entspannt sinken. Die Hände lasst ihr entspannt auf den Oberschenkeln ruhen oder legt sie ineinander, die linke Hand in die rechte, Handflächen nach oben, die Daumen berühren sich. Wenn ihr könnt, dann schließt die Augen. Falls euch das schwerfällt, könnt ihr versuchen, einen weichen Blick entstehen zu lassen, der einige Meter vor euch auf den Boden gerichtet ist."

Sofern es zu der jeweiligen Übung passt, beginnen und beenden Sie die Übungsphase mit dem Schlagen der Klangschlage oder nutzen Sie Zimbeln oder etwas Ähnliches. Das bietet sich jedoch nicht bei allen Übungen an.

Besprechen Sie die Übungen in der Gruppe nach. Fragen Sie etwa, ob die Übung leicht- oder schwergefallen ist, ob viele Bewertungen kamen, warum dies eine Achtsamkeitsübung war oder wie es den Teilnehmerinnen allgemein ergangen ist. Dabei validieren Sie die Schwierigkeiten, die berichtet werden, aber begeben sich nicht in die Situation, die Übungen zu verteidigen. Die Jugendlichen müssen nicht alle Übungen annehmen.

Aktive Übungen zum Teilwerden

Übungen

Bälle werfen

Je nach Gruppengröße benötigen Sie drei bis fünf Bälle. Alle stellen sich im Kreis auf. Geben Sie den Auftrag, dass jede Jugendliche sich merkt, von wem sie den Ball bekommen und wem sie den Ball zugeworfen hat. Werfen Sie einer Teilnehmerin den Ball zu, diese wirft ihn der nächsten Person zu, die ihn noch nicht hatte, usw. Am Ende landet der Ball wieder bei Ihnen und jede Person hat den Ball einmal gehabt. Ist die Gruppe groß, so sollten in der ersten Runde die Teilnehmerinnen, die den Ball schon hatten, ihre Hände hinter den Rücken nehmen, damit alle sehen, wo der Ball schon war. Durch die erste Runde wird die Reihenfolge festgelegt. Diese wird nun auch in den weiteren Runden beibehalten. Nehmen Sie in der zweiten oder dritten Runde weitere Bälle hinzu, die in der gleichen Reihenfolge geworfen werden. Nach einer Weile behalten Sie die Bälle wieder ein.

Übungen

Zählen

Die Gruppenteilnehmerinnen stehen im Kreis. Die Aufgabe besteht darin, dass die Gruppe es schafft, nach bestimmten Regeln bis 20 zu zählen. Die Regeln lauten:

- Es gibt keine festgelegte Reihenfolge, wer wann eine Zahl nennt.
- Wenn zwei oder mehr Personen eine Zahl gleichzeitig benennen, dann muss von vorn begonnen werden.

Eine erschwerte Version dieser Übung besteht darin, dass die Teilnehmerinnen im Kreis mit den Rücken zueinander stehen.

Übungen

Stühle (Stäbe) balancieren

Entsprechend der Anzahl der Personen stellen die Gruppenteilnehmerinnen Stühle dicht beieinander im Kreis auf. Jede Teilnehmerin stellt sich hinter einen Stuhl, kippt ihn auf die Vorderbeine, hält ihn mit der rechten Hand möglichst in Balance und dreht sich nach links, sodass sie den Rücken der Person vor ihr sieht. Beginnen Sie selbst, indem Sie sagen: „Uuuuund jetzt." Dies ist für alle das Signal, den eigenen Stuhl möglichst achtsam und in Balance loszulassen und zum nächsten weiterzugehen. Natürlich soll kein Stuhl dabei umfallen. Jetzt gibt die Teilnehmerin hinter Ihnen das Kommando usw. Wenn Sie wollen, geben Sie in der zweiten Runde den Auftrag, beim Übergang von einem zum nächsten Stuhl einmal zu klatschen.

Variante:
Wenn Sie im Besitz von Stäben sind, die man vor sich aufstellen und im Gleichgewicht halten kann, können Sie diese Übung auch damit durchführen. Der Stab soll dabei mit der flachen Hand oder mit ein oder zwei Fingerkuppen gehalten werden.

Übungen

Ei putzen

Die Übung wird im Stehen durchgeführt. Bitten Sie die Jugendlichen, sich vorzustellen, sie befänden sich in einem imaginären Ei aus Glas. Jede bleibt an ihrem Platz stehen und versucht, „das Ei von innen sauberzuwischen". Dafür muss man sich auch nach oben recken, nach unten bücken und sich so weit es geht nach rechts und links drehen und dabei eine Wischbewegung machen.

Übungen

Gegenstände weiterreichen

Die Gruppe stellt sich im Kreis auf. Lassen Sie jede Teilnehmerin einen (weiterreichbaren) Gegenstand in die rechte Hand nehmen und erläutern Sie: „Jeder hat seinen Gegenstand nun in der rechten Hand." (Achten Sie darauf, ob dem auch so ist.) Machen Sie die Bewegungen vor, während Sie die Übung erklären:

„Wenn ich nun sage: ‚Über Kreuz!', überkreuzen wir unsere Arme und reichen den Gegenstand aus unserer rechten Hand in die linke Hand unserer linken Partnerin weiter. Das machen wir alle gleichzeitig."

Geben Sie das Kommando und führen Sie die Bewegung mit der Gruppe in Zeitlupe durch. Dann erläutern Sie weiter:

„Jetzt hat jeder einen Gegenstand in der linken Hand. Nehmt nun die Hände wieder zurück in die Ausgangsposition und reicht den Gegenstand, der sich in eurer linken Hand befindet, in die rechte Hand eurer linken Partnerin weiter. Das Kommando dazu lautet: ‚Parallel!'"

Nun geben Sie das Kommando und führen Sie diese Bewegung in Zeitlupe mit der Gruppe gemeinsam durch. Wenn alle die Instruktionen verstanden haben, beginnen Sie mit der Übung. Gehen Sie dabei langsam vor und geben Sie die Kommandos „Über Kreuz" und „Parallel" im Wechsel. Optimal ist, wenn sich nach einer Weile ein gemeinsamer Rhythmus ergibt. Die Übung endet, wenn jede Teilnehmerin wieder ihren eigenen Gegenstand in der Hand hält. Meist ist bis dahin jedoch etwas durcheinander geraten.

Übungen

Münzen weitergeben

Die Gruppe stellt sich im Kreis auf. Nehme Sie eine große Münze (z.B. 2 Euro) auf die Fingerkuppe des Zeigefingers der rechten Hand und eine kleine Münze (z.B. 1 Cent) auf die Fingerkuppe des kleinen Fingers der linken Hand. Reichen Sie die große Münze an die linke Partnerin weiter, die die Münze ebenfalls auf die Zeigefingerkuppe der rechten Hand nehmen soll. Die kleine Münze wird an Ihre rechte Partnerin weitergegeben, die die Münze ebenfalls auf die Kuppe des kleinen Fingers der linken Hand nimmt. So bewegt sich die große Münzer weiter im Uhrzeigersinn und die kleine gegen den Uhrzeigersinn.

Variante:
Sie können die Münzen auch mit Zeigefinger und kleinem Finger derselben Hand weitergeben – die große Münze in die eine, die kleine Münze in die andere Richtung.

Übungen

Kofferpacken

Bilden Sie mit der Gruppe einen Stuhlkreis und spielen Sie „Kofferpacken". Eine Person beginnt mit den Worten: „Ich packe meinen Koffer und nehme mit …". Die nächste Teilnehmerin spricht den gleichen Satz, benennt den Gegenstand, der vorher genannt wurde, und fügt einen weiteren Gegenstand hinzu. So geht es reihum. Jede Person benennt alle Dinge, die vorher genannt wurden, und fügt etwas hinzu. Weiß jemand nicht weiter, dann helfen die übrigen Teilnehmerinnen.

Variante 1: Koffer packen mit Bewegungen
Hierbei gibt es zwei Möglichkeiten:

1. Spielen Sie Kofferpacken wie oben beschrieben und lassen Sie die Teilnehmerinnen die passende Handbewegung zum jeweiligen Gegenstand machen (z. B. zur Bürste eine Bewegung, als würde man sich die Haare kämmen). Alle in der Gruppe machen die Handbewegungen mit.
2. Die Gruppe steht im Kreis. Die erste Person beschreibt, dass sie eine Bewegung macht und führt diese gleichzeitig durch. Sie sagt z. B.: „Ich hüpfe auf meinem rechten Bein.", und tut dies gleichzeitig. Die nächste Person wiederholt das Gesagte und die Bewegung und fügt eine weitere Bewegung hinzu. Die Bewegungen machen immer alle Teilnehmerinnen mit.

Variante 2: Einen Gegenstand weiterreichen und dessen Bezeichnung verändern
Setzen Sie sich mit der Gruppe in einen Kreis und nehmen Sie einen Gegenstand in die Hand (z. B. einen Ball, einen Stift oder Ähnliches). Reichen Sie diesen an die Teilnehmerin neben Ihnen weiter und sagen dazu: „Dies ist ein … (hier irgendeinen Begriff nennen, z. B. ‚Hausschuh')."

Die nächste Person sagt nun: „(Name) … behauptet, dies sei ein … Ich finde aber, dies ist ein …".

Die nachfolgende Teilnehmerin zählt dann alle Namen und Bezeichnungen auf, die vorher genannt wurden, und fügt selbst eine eigene Bezeichnung hinzu usw.

Diese Übung eignet sich auch, um die Namen der Gruppenteilnehmerinnen zu lernen.

Übungen

Klatschen

Die Gruppe stellt sich im Kreis auf und Sie leiten an:

„Wenn ich einmal in die Hände klatsche, dann klatscht die Person rechts neben mir einmal usw. Sobald jemand zweimal klatscht, ändern wir die Richtung."

Führen Sie die Übung eine Weile nach diesen Regeln durch. Ergänzen Sie dann um eine weitere Möglichkeit: Wenn eine Teilnehmerin dreimal klatscht, wird die Richtung beibehalten und die nächste Person übersprungen.

Variante:
Sie können die Gruppe auch bitten, sich auf den Boden zu knien. Beide Handflächen werden auf den Boden gelegt. Dabei überkreuzen sich die Arme der jeweiligen Nachbarinnen. Wenn Sie nun mit einer Hand auf den Boden klatschen, ist die nächste Hand rechts von dieser Hand an der Reihe (dies ist die linke Hand Ihrer rechten Nachbarin). Auch hier bedeutet zweimaliges Klatschen, dass die Richtung gewechselt wird. Bei dreimaligem Klatschen wird die nächste Hand übersprungen.

Sie können die Übung so durchführen, dass jede Hand, die einen Fehler macht, den Kreis verlassen muss.

Übungen

Zip-Zap-Boing

Die Gruppe stellt sich im Kreis auf. Erläutern Sie, dass ein Händeklatschen in Richtung der rechten Partnerin (dabei dreht sich auch der Oberkörper in diese Richtung) mit dem Wort „Zap" begleitet wird. Die nächste Person kann diese Geste und das „Zap" wiederum an ihre rechte Partnerin weitergeben oder auch die Richtung wechseln. Dafür dreht sie den Oberkörper nach links, klatscht ihre linke Partnerin an und sagt dabei „Zip". Jede kann entscheiden, ob sie „linksherum" klatscht und „Zip" sagt oder „rechtsherum" klatscht mit „Zap". Eine dritte Möglichkeit ist, eine ganz andere Person anzusehen und „anzuklatschen" und dabei „Boing" zu sagen. Diese macht dann mit „Zip", „Zap" oder „Boing" weiter.

Übungen

Tschack

Die Gruppe stellt sich im Kreis auf und Sie erläutern die Regeln:

- Wenn Sie mit dem linken Arm und der Hand eine Bewegung machen, als würden Sie ein Holz durchschlagen (von links oben nach rechts unten), und dazu „Tschack" sagen, wird diese Bewegung nach rechts „weitergegeben".
- Beschließt jemand, die Hände in die Hüften zu stemmen, kurz hochzuspringen und breitbeinig zu landen und dazu „Hatong" zu rufen, so wird die Richtung gewechselt. Dann macht die linke Nachbarin mit dem rechten Arm und der Hand die Bewegung des Holzdurchschlagens spiegelverkehrt, sagt dazu: „Tschack" und die Bewegung wird nach links weitergegeben, bis wiederum jemand „Hatong" ruft.
- Hebt eine Person die Hände als Dach über den Kopf und sagt „Auwie", so wird die Richtung beibehalten, aber die nächste Person übersprungen. Die übernächste Teilnehmerin macht dann mit „Tschack" weiter.
- Verbeugt sich eine Teilnehmerin und sagt „Kaseng", so springen die nächsten drei Personen (in derselben Richtung) dreimal in die Luft und rufen „Hotte, hotte, hotte", die nächste Person macht mit „Tschack" weiter.

Übungen

Beine und Hände in Bewegung

Jede Teilnehmerin sitzt auf einem Stuhl. Die Füße klopfen auf den Boden, die Hände klopfen auf die Oberschenkel. Geben Sie dann die Anweisung: „Nun hört alleine die rechte Hand auf zu klopfen." Lassen Sie dann einen Fuß aufhören zu klopfen. Danach nehmen Sie die Hand wieder hinzu. Sie können diese Instruktionen kombinieren, wie Sie wollen. Am Schluss sollten wieder alle Hände und Füße klopfen.

Übungen

Gehen und Fingerberührungen

Lassen Sie die Gruppenteilnehmerinnen zu Musik durch den Raum gehen. Geben Sie dann die Instruktion, dass sich – parallel zum Gehen – hinter dem Rücken die Finger der beiden Hände berühren sollen:

Zuerst berühren sich die beiden Daumen. Dann berühren alle anderen Finger der rechten Hand den Daumen der linken Hand vom Zeigefinger bis zum kleinen Finger und zurück.

Wenn sich die Daumen wieder berührt haben, ist die andere Hand an der Reihe. Alle Finger der linken Hand berühren nun den Daumen der rechten Hand – vom Zeigefinger bis zum kleinen Finger und zurück.

Übungen

Stock balancieren

Lassen Sie die Jugendlichen einen Stock auf den Fingerspitzen oder der Handfläche balancieren. Bitten Sie sie, ihre Aufmerksamkeit auf Empfindungen an den Fußsohlen zu lenken.

In einem zweiten Durchlauf lassen Sie die Teilnehmerinnen ihre Aufmerksamkeit ausschließlich auf den Stock und den Versuch, diesen zu balancieren, lenken.

Besprechen Sie nach, wie sich die beiden Durchläufe unterschieden haben, und lassen Sie die Jugendlichen herausfinden, wie sich Ablenkung auf ihre Fähigkeiten auswirken kann.

Übungen

Bibilibibilibob und kotzendes Känguru

Die Gruppe stellt sich im Kreis auf. Sie stellen sich in die Mitte und versuchen, den Platz einer außen stehenden Person einzunehmen. Dazu gehen Sie auf eine Teilnehmerin im Kreis zu und sagen: „Bibilibibilibob". Diese Person muss „Bob" sagen, bevor Sie es vollständig ausgesprochen haben. Sind Sie schneller, muss die andere Person in den Kreis und Sie nehmen ihre Position ein.

Üben Sie dies eine Weile und weiten Sie dann die Übung um eine der folgenden **Varianten** aus. Fügen Sie jeweils nur eine neue Variante hinzu. Im Laufe der Zeit können Sie nach Belieben weitere Varianten ergänzen. Statt „Bibilibibilibob" kann die Person im Kreis also sagen:

- *„Kotzendes Känguru":* Dann muss die angesprochene Person mit ihren Armen einen Beutel formen und die Personen zu ihrer Rechten und Linken tun so, als würden sie in den Beutel hineinkotzen (mit entsprechendem Geräusch dazu).
- *„Toaster":* Die angesprochene Person hüpft hoch, die Person rechts und links davon strecken ihre Arme vor und bilden damit um den „Toast" den Schlitz, aus dem der Toast hochspringt.
- *„Kaputter Toaster":* In diesem Fall bleibt die angesprochene Person stehen und die Personen, die den Schlitz bilden, springen hoch.
- *„Mixer":* Die angesprochene Person hebt ihre Arme, die Hände sind nach unten gerichtet. Die rechte und die linke Person drehen sich unter den Armen im Kreis.
- *„James Bond":* Die angesprochene Person bildet mit einer Hand durch das Abspreizen von Zeigefinger und Daumen eine imaginäre Pistole und bläst über deren Lauf. Die Personen rechts und links legen die Arme auf die Schultern der mittleren Person, „himmeln sie an", heben dabei das äußere Bein im 90°-Winkel an und sagen schmachtend: „Oh James!"

- *„Waschmaschine":* Die angesprochene Person dreht ihren Kopf im Kreis (als Trommel der Waschmaschine), die Personen rechts und links bilden mit ihren Armen den äußeren Kasten.
- *„Elefant":* Die angesprochene Person nimmt eine Hand an die Nase und steckt den anderen Arm als „Rüssel" durch die Armbeuge. Die Personen rechts und links formen mit ihren Armen die großen Ohren des Elefanten.
- *„Flugzeug":* Die angesprochene Person formt mit ihren Händen eine Pilotenbrille um die Augen. Die Personen rechts und links strecken jeweils den äußeren Arm zur Seite und stellen damit die Tragflächen dar.

Immer wenn eine der Teilnehmerinnen im Kreis etwas falsch macht, muss sie in die Mitte und die mittlere Person nimmt ihren Platz ein. Alle Figuren können immer wieder mit „Bibilibibilibob" abgewechselt werden.

Übungen

Affe – König

Alle Teilnehmerinnen sitzen auf Stühlen im Kreis oder in zwei Reihen mit dem Rücken oder dem Gesicht zueinander. Die erste Person in der Reihe ist der „König", die letzte der „Affe"; bei zwei Reihen sitzen sich König und Affe gegenüber. Die Person neben dem König erhält die Nummer 1, die weiteren Teilnehmerinnen zählen rundum durch bis zum Affen. Der König gibt das Kommando. Er schlägt einmal mit den Händen auf die Oberschenkel, klatscht dann einmal und zeigt anschließend mit dem rechten Daumen über die rechte Schulter, danach mit dem linken Daumen über die linke Schulter – das alles im gleichmäßigen Takt. Alle machen im selben Rhythmus mit. Beginnen Sie mit einem langsamen Rhythmus und steigern Sie mit der Zeit das Tempo.

Nennen Sie Ihren Namen (also König), wenn Sie mit dem rechten Daumen über die rechte Schulter zeigen, und den einer anderen Person (also eine Zahl oder Affe), wenn Sie mit dem linken Daumen über die linke Schulter zeigen. Die Person, deren Zahl Sie genannt haben (bzw. Affe), ist nun an der Reihe. Beim nächsten Klatschrhythmus benennt diese Person ihre eigene Zahl, wenn der rechte Daumen über die rechte Schulter zeigt, und eine andere Zahl (bzw. Affe oder König), wenn der linke Daumen über die linke Schulter zeigt usw.

Macht jemand einen Fehler oder kommt aus dem Takt, so wird er zum „Affen". Er wechselt auf den Platz des Affen und alle, die vom König aus gesehen hinter dieser Person sitzen, rücken einen Platz auf. Damit verändern sich die „Namen" dieser Personen. Macht der König einen Fehler, so wechselt er auf den Platz des Affen und alle Personen rücken einen Platz auf. Nun gibt es einen neuen König, der das Kommando hat.

Variante: Big Daddy

Alle stehen im Kreis. Eine Person erhält die Bezeichnung „Big Daddy". Die erste Person rechts von ihr ist die Nummer 1, dann wird der Reihe nach durchgezählt. Alle stampfen im selben Takt abwechselnd mit dem rechten und linken Fuß auf den Boden. Alle rufen gemeinsam: „Hey, Big Daddy!", nun fährt Big Daddy fort und sagt im Takt z. B.: „Big Daddy – Nummer 3". Dann ist Nummer 3 dran und sagt z. B.: „Nummer 3 – Nummer 7" usw. Wenn jemand einen Fehler macht, rufen alle: „Oh, shit!", diese Person wird zum „Big Daddy" und alle anderen Zahlen verändern sich entsprechend.

Übungen

Rippeltippel

Bringen Sie eine Creme mit in die Gruppe. Die Gruppe setzt sich in einen Kreis. Jede Teilnehmerin bekommt eine Zahl. Sind Sie Nummer 1, so fangen Sie an und sagen z. B.: „Rippeltippel Nummer 1 ohne Tippel ruft Rippeltippel Nummer 4 ohne Tippel." Sobald sich eine Person verspricht, muss sie sich mit der Creme einen „Tippel" ins Gesicht tupfen. Diese Person sagt dann: „Rippeltippel Nummer X mit einem Tippel ruft Rippeltippel Nummer X ohne Tippel." – d. h., die Anzahl der Tippel verändert sich im Laufe der Übung.

Übungen

Ei aufstellen

Jeder Teilnehmer bekommt ein rohes Ei, welches senkrecht auf einer geraden freien Fläche aufgestellt werden soll. Das Gewicht des Eies muss dabei so ins Gleichgewicht gebracht werden, dass das Ei von selbst stehen bleibt.

Übungen

Zur Musik spiegeln

Die Jugendlichen sollen sich zu zweit gegenüber aufstellen. Dann spielen Sie Musik ab. Eine Teilnehmerin bewegt sich langsam zur Musik, die zweite spiegelt die Bewegungen. Nach einigen Minuten werden die Rollen getauscht.

Übungen

Führen und Folgen mit den Händen

Zwei Personen stehen sich so gegenüber, dass die Handflächen sich berühren. Spielen Sie auch hier Musik ab. Eine Teilnehmerin übernimmt die führende Rolle, die andere die folgende. Die führende Person bewegt ihre Hände zur Musik, die folgende Person macht die Bewegung mit. Es ist leichter, wenn beide die Augen schließen, dies muss aber nicht sein. Nach einigen Minuten werden die Rollen gewechselt.

Nach weiteren Minuten geben Sie folgende Instruktion: „Jede Person hat nun eine führende und eine folgende Hand. Die rechte Hand führt jeweils, die linke Hand folgt." Nun bewegen wieder alle ihre Hände zur Musik. Dabei sollen sie versuchen, mit ihrer rechten Hand zu führen und gleichzeitig mit der linken Hand zu folgen.

Übungen

Schattengehen

Die Jugendlichen sollen sich in Paaren zusammenfinden. Die eine Teilnehmerin bewegt sich durch den Raum, die zweite folgt der ersten wie ein „Schatten" und bewegt sich in gleicher Weise wie die Person, der sie folgt. Nach einigen Minuten werden die Rollen gewechselt.

Übungen

Bewegungen spiegeln und zu Begriffen assoziieren

Lassen Sie Dreiergruppen bilden. Eine Teilnehmerin macht Bewegungen vor, eine zweite Person spiegelt diese Bewegungen. Die dritte Jugendliche wirft Begriffe in den Raum, zu denen die zweite Person assoziieren soll, während sie weiterhin die Bewegungen der ersten Person spiegelt (z. B. Baum – Blatt). Die Rollen werden nach einigen Minuten reihum gewechselt.

Übungen

Zählen – ABC

Die Jugendlichen sollen sich zu Paaren zusammenfinden und sich einander gegenüber aufstellen. Eine Teilnehmerin zählt nun laut von 1 bis 10 und beginnt jeweils wieder bei 1, wenn sie die 10 erreicht hat. Die Person gegenüber sagt das ABC auf.

Wenn Sie den Gong schlagen oder ein anderes Signal geben, wechseln die beiden Teilnehmerinnen die Rollen und machen jeweils genau an der Stelle weiter, wo die andere aufgehört hat. Das bedeutet, beide Personen müssen achtsam dafür sein, welcher Buchstabe bzw. welche Zahl von der anderen gerade genannt wurde.

Übungen

Zwei Bälle

Nehmen Sie zwei Bälle. Diese werden gleichzeitig in der Gruppe hin und her geworfen. Dabei wird nicht geredet. Die Regeln lauten:

- Ich kann den Ball nur dann zu einer anderen Person werfen, wenn diese gerade zu mir schaut. Ich muss also darauf achten, wer mich gerade anschaut.
- Wenn ich keinen Ball habe, muss ich auf die Personen achten, die gerade einen Ball besitzen, und diese anschauen, damit sie eine Chance haben, mir den Ball zuzuwerfen.

Variante:
Diese Übung kann ebenso mit zwei Säckchen durchgeführt werden.

Übungen

Kreise beschreiben

Die Gruppe stellt sich im Kreis auf. Beschreiben Sie mit ihrem rechten Zeigefinger vor ihrem Körper einen großen Kreis. Beginnen Sie dabei ungefähr auf Augenhöhe, den Zeigefinger in einem oberen Halbkreis vom Körper wegzubewegen, bis Ihre Armlänge erreicht ist, dann bewegen Sie den Zeigefinger in einem unteren Halbkreis wieder auf Ihren Körper zu.

Nehmen Sie anschließend die zweite Hand dazu und machen Sie mit beiden Händen versetzt diese kreisförmige Bewegung. Die Gruppe macht die Bewegungen mit. Halten Sie dann mit der Bewegung kurz inne und bewegen Sie nun beide Hände in gegensätzliche Richtungen. Die Hände treffen sich dabei jeweils am oberen und unteren Punkt des Kreises.

Übungen

Hip-Hop

Die Gruppe steht oder sitzt im Kreis. Der Reihe nach wird gezählt. Wenn eine Zahl erreicht wird, die durch 3 teilbar ist oder in der eine 3 enthalten ist, sagt die Teilnehmerin anstelle der Zahl „hip“. Wird eine Zahl erreicht, die durch 8 teilbar ist oder in der eine 8 enthalten ist, so sagt die Person anstelle der Zahl „hop“. Wird eine Zahl erreicht, für die beides gilt, sagt die Teilnehmerin anstelle der Zahl „hip-hop“.

Übungen

Stab zum Boden führen

Die Gruppe wird in zwei gleich große Teilgruppen aufgeteilt, die sich gegenüberstehen. Alle halten ihre Hände etwas ausgestreckt vor der Brust, die Handflächen jeder Person zeigen zueinander, die Daumen sind nach oben abgespreizt. Alle Hände sollten so eine Reihe bilden.

Legen Sie dann einen langen Stab (z. B. einen Bambusstab oder Zeigestock) auf die Hände der Jugendlichen. Nun lautet der Auftrag: „Bringt den Stock langsam zum Boden. Dabei müssen eure Zeigefinger immer alle in Kontakt mit dem Stab bleiben.“ (Die Gruppe darf dabei sprechen.)

Übungen

Steine stapeln

Bringen Sie einen Eimer mit größeren ungleichmäßigen Steinen mit in die Gruppensitzung. Jede Jugendliche soll sich so viele Steine aus dem Eimer nehmen, wie sie sich zutraut, aufzuschichten. Geben Sie dann eine Zeit vor, in der die Teilnehmerinnen versuchen, so viele Steine wie möglich übereinanderzustapeln.

Übungen

Klangschale weiterreichen

Die Gruppe sitzt im Kreis. Eine Teilnehmerin schlägt die Klangschale an und reicht sie vorsichtig weiter, bis der Ton der Schale nicht mehr zu hören ist. Dann wird sie erneut angeschlagen und weitergereicht. Die Gruppe soll herausfinden, wie sie die Klangschale am besten berührt, um den Ton möglichst lange zu halten.

Übungen

Klangkugeln weiterreichen

Die Gruppe stellt sich im Kreis auf. Eine Klangkugel wird herumgereicht, im Wechsel vor und hinter dem Körper entlang. Dabei soll sie keinen Ton abgeben. Sie können eine zweite Kugel parallel in die andere Richtung herumgehen lassen.

Nach außen gerichtete Übungen zum Wahrnehmen und Benennen

Übungen

Bilder beschreiben und Paare finden

Hierfür benötigen Sie Paare von Bildern. Es kann sich hierbei um Fotos oder Postkarten handeln. Jeweils zwei Bilder sind genau gleich. Lassen Sie jede Jugendliche ein Bild ziehen, ohne dass die anderen dies sehen können. Dabei stellen Sie sicher, dass jeweils zwei Personen das gleiche Bild haben.

Die Gruppe sitzt im Kreis. Jede Teilnehmerin beschreibt ihr Bild mit einem Satz. Die Aufgabe dabei ist, zu entdecken, wer das gleiche Bild in der Hand hält. Erläutern Sie, dass es hierbei wirklich um Beschreibungen der Dinge auf dem Bild geht und nicht um eine Benennung der Gegenstände, sonst wäre die Aufgabe zu einfach. Wenn jemand z. B. sagt: „Auf meinem Bild ist ein blaues Fahrrad.“, ist die Übung schnell vorbei. Seien Sie nicht zu ungeduldig, wenn die Jugendlichen etwas Zeit brauchen, um dieses Prinzip zu verstehen.

Übungen

Bilder beschreiben und zeichnen

Lassen Sie Paare bilden. Die Jugendlichen eines Paares setzen sich mit dem Rücken zueinander hin. Dann geben Sie der einen Teilnehmerin eine Postkarte, der anderen Stift und Papier. Die erste Person beschreibt das Bild auf der Postkarte, die zweite soll es zeichnen.

Variante:
Die eine Person hält einen Gegenstand in der Hand und beschreibt diesen, die zweite Person errät ihn.

Übungen

Taxifahrt

Geben Sie zwei Jugendlichen, die wieder mit dem Rücken zueinander sitzen, jeweils die gleiche Straßenkarte. Eine der beiden beschreibt anhand der Karte eine Taxifahrt zu einem Ziel. Die zweite Person verfolgt den Weg. Dann wird verglichen, ob beide am selben Ziel angelangt sind.

Übungen

Teebeutelübung

Die Übung ist im ► Kapitel 5 in der Erläuterung zu ► Infoblatt Achtsamkeit 6 (S. 65) beschrieben.

Variation:
Statt eines Teebeutels können natürlich auch andere Gegenstände achtsam wahrgenommen und beschrieben werden (z. B. Kastanien, Blätter …).

Nach außen gerichtete Übungen zum Wahrnehmen

Übungen

Geräusche- oder Gerüche-Memory

Sammeln Sie alte Filmdosen oder andere kleine undurchsichtige Döschen und bestücken Sie diese mit verschiedenen Gegenständen (z. B. Murmeln, Geld, Linsen) oder Gerüchen (z. B. Salbeikräuter, Pfefferminze, Pfeffer …). Dabei bekommen jeweils zwei Dosen den gleichen Inhalt.

Stellen Sie die Dosen geordnet auf. Die erste Person „zieht" eine Dose und riecht daran oder hört, wie es klingt, wenn die Dose geschüttelt wird. Die anderen Teilnehmerinnen dürfen ebenfalls riechen und hören. Dann zieht die erste Person eine zweite Dose und überprüft, ob diese der ersten gleicht. Wenn dies nicht der Fall ist, ist die nächste Teilnehmerin an der Reihe. Immer wenn kein Paar gefunden wurde, werden die Dosen an ihren Platz zurückgestellt. Findet eine Person ein passendes Paar, gehört es ihr. Wer am Schluss am meisten Paare gefunden hat, hat gewonnen.

Übungen

Hören

Bitten Sie die Jugendlichen, achtsam die Geräusche um sich herum wahrzunehmen.

Variation:
Lassen Sie die Jugendlichen achtsam hören und machen Sie ein spezielles Geräusch (z. B. Anschlagen der Klangschale, Musik, Regenmacher …).

Übungen

Schmecken: Rosinenübung

Verteilen Sie Rosinen an die Jugendlichen. Die Teilnehmerinnen sollen diese wahrnehmen, als hätten sie noch nie in ihrem Leben eine Rosine gesehen. Dazu geben Sie folgende Anweisung:

„Nehmt diesen Gegenstand zuerst mit den Augen wahr, dann mit der Nase. Probiert auch, ob ihr etwas hören könnt. Nehmt den Gegenstand dann in den Mund. Legt ihn auf verschiedene Teile der Zunge oder in verschiedene Bereiche des Mundes. Nehmt wahr, was sich im Mund verändert."

Variation:
Diese Übung kann natürlich auch mit anderen essbaren Dingen durchgeführt werden (z. B. mit Ferrero-Rocher-Pralinen).

Übungen

Riechen

Lassen Sie die Jugendlichen die Augen schließen. Dann zünden Sie ein Räucherstäbchen an oder erzeugen auf andere Weise einen Duft, den die Teilnehmerinnen aufmerksam riechen sollen. Führen Sie die Übung fünf Minuten lang durch.

Übungen

Drei Dinge im Raum verändern

Bitten Sie eine Teilnehmerin, sich den Gruppenraum und alles im Raum gut einzuprägen und dann kurz hinauszugehen. Während diese Person draußen ist, verändert die Gruppe drei Dinge im Raum. Bitten Sie dann die Teilnehmerin wieder hinein und erläutern Sie: „Wir haben hier im Raum drei Dinge verändert. Findest du heraus, welche das sind?“

Übungen

Drei Dinge an der Person verändern

Bitten Sie die Teilnehmerinnen, sich jeweils zu zweit gegenüber aufzustellen. Geben Sie dann ungefähr drei Minuten Zeit, in der jede Person ihr Gegenüber genau betrachtet. Dabei soll sie besonders auf Kleidung und „Schmuck“ oder Ähnliches achten.

Nun wenden sich die Partnerinnen mit dem Rücken zueinander und verändern drei Dinge an sich bzw. ihrer Kleidung. Anschließend drehen sie sich wieder zueinander und versuchen herauszufinden, was die andere verändert hat.

Ruhigere, eher nach innen gerichtete Übungen zum Wahrnehmen

Übungen

Arme heben

Bitten Sie die Jugendlichen, sich so hinzustellen, dass jede genug Raum hat, um die Arme auszubreiten. Dann sollen die Teilnehmerinnen – möglichst langsam – ihre Arme zur Seite heben, die Handflächen zeigen nach unten. Wenn die Arme waagerecht neben dem Körper sind, werden die Handflächen nach oben gedreht. Die Arme werden weiter angehoben, bis sich die Hände über dem Kopf treffen, und dann wieder langsam nach unten geführt. Leiten Sie die Jugendlichen an, dabei auf ihre Körperempfindungen zu achten. Beenden Sie die Übung nach ungefähr drei Minuten.

Übungen

Achtsames Atmen

Die Teilnehmerinnen sollen eine achtsame Körperhaltung einnehmen und auf ihre Atmung achten, ohne sie zu beeinflussen. Dazu erläutern Sie:

„Bittet nehmt auch die Atempausen nach der Ein- und der Ausatmung wahr. Wenn es euch hilft, könnt ihr darauf achten, wie kühlere Luft in die Nase ein- und wärmere Luft ausströmt, oder ihr achtet auf das Heben und Senken der Bauchdecke."

Variante:
Lassen Sie die Jugendlichen nach der Ausatmung bis 3 zählen, bevor sie wieder einatmen, und nach der Ausatmung mit dem Einatmen warten, bis der Körper signalisiert: „Ich brauche wieder Luft." Dabei sollen sie nicht die Luft anhalten und sich nicht anstrengen.

Fällt es den Teilnehmerinnen schwer, sich auf den Atem zu konzentrieren, hilft es ihnen möglicherweise, sich vorzustellen, dass sich beim Ausatmen vor ihrem Gesicht ein Luftballon füllt und beim Ausatmen wieder leert.

Übungen

Atem zählen

Die Teilnehmerinnen sollen eine achtsame Körperhaltung einnehmen.

Bitten Sie nun die Jugendlichen, auf ihren Atem zu achten, ohne ihn zu beeinflussen. Dabei soll der Atem gezählt werden. Er soll innerlich mit den Worten: „Einatmen 1, Ausatmen 1, Einatmen 2, Ausatmen 2" usw. begleitet werden. Ist man bei 10 angelangt, beginnt man von vorn. Ebenso beginnt man von vorn, wenn man mit der Aufmerksamkeit stark abgedriftet ist. Schlagen Sie die Klangschale oder Ähnliches an, um die Übung zu beginnen und zu beenden.

Übungen

Im Fluss des Atems gehen und stehen

Die Gruppe verteilt sich im Raum. Dazu geben Sie folgende Instruktion:

„Orientiert eure Schritte am Atem. Während ihr einatmet, bleibt ihr stehen. Während ihr ausatmet, geht ihr vorwärts."

Übungen

Körperscan

Die Teilnehmerinnen sollen eine achtsame Körperhaltung einnehmen. Leiten Sie die Gruppe durch die Aufgabe. Es geht darum, den Körper achtsam von den Zehen bis zum Kopf wahrzunehmen. Beginnen Sie bei den Zehen: „Richtet eure Aufmerksamkeit zuerst auf eure Füße. Nehmt wahr, wo die Füße den Boden berühren …"

Gehen Sie nach folgender Reihenfolge vor: Füße, Zehen, Unterschenkel, Oberschenkel, Gesäß, Bauch, Brust, Rücken, Oberarme, Unterarme, Hände, Hals, Gesicht, Mund, Nase, Stirn, Hinterkopf. Dabei leiten Sie langsam und mit ruhiger Stimme an. Bei Bauch und Brust können Sie die Veränderungen wahrnehmen lassen, die durch das Atmen bewirkt werden. Schlagen Sie zum Beginn und Ende der Übung die Klangschale bzw. etwas Ähnliches an.

Übungen

Über die Oberlippe fahren

Bitten Sie die Jugendlichen, eine achtsame Körperhaltung einzunehmen und möglichst die Augen zu schließen. Dann leiten Sie sie an, langsam mit dem Zeigerfinger über ihre Oberlippe zu streichen und die Berührung wahrzunehmen.

Übungen

Achtsames Wahrnehmen von Gefühlen

Lassen Sie die Jugendlichen eine achtsame Körperhaltung einnehmen. Bitten Sie sie, ihre Anspannung so weit es geht loszulassen und sich auf ihre Körperhaltung und den Atem zu konzentrieren. Anschließend wählen Sie ein Gefühl aus und bitten die Teilnehmerinnen, sich auf folgende Weise mit dem Gefühl zu beschäftigen (hier am Beispiel Freude):

„Lasst nun alle Vorstellungen und Bilder zu, die euch bei Freude in den Sinn kommen. Wenn ihr merkt, dass ihr abschweift, kommt wieder zum Thema zurück." (Geben Sie dafür 2 Minuten Zeit.)

„Stellt euch jetzt eine Szene vor, in der eine andere Person sich gefreut hat." (2 Minuten)

„Erinnert euch nun an eine Szene, in der ihr euch gefreut habt." (2 Minuten)

„Spürt, wie es sich anfühlt, erfreut zu sein. Wo im Körper spürt ihr das Gefühl?" (1 Minute)

„Lasst nun alle Vorstellungen los und kehrt hierher zurück. Öffnet die Augen und achtet darauf, was ihr jetzt hört, seht und spürt. Verändert eure Körperhaltung."

Ruhigere, eher nach innen gerichtete Übung zum Teilwerden

Übungen

Achtsames Gehen

Leiten Sie die Übung mit den folgenden Worten an:

„Sucht euch einen ruhigen Ort, an dem ihr ungestört ein Stück laufen könnt. Stellt die Füße parallel und ca. 10–15 cm weit auseinander. Die Knie sollten locker und nicht durchgedrückt sein, die Arme entspannt, der Blick weich und nach vorne gerichtet.

Nehmt eure Fußsohlen, die Füße, die Beine und euer Gewicht wahr. Verlagert euer Gewicht auf das rechte Bein und spürt, was sich dadurch verändert. Spürt auch, wie das linke Bein frei wird.

Dann hebt ihr langsam die linke Ferse an, bis nur noch eure Zehen den Boden berühren. Spürt eure Wade. Löst euren Fuß langsam vom Boden und bewegt ihn einen Schritt nach vorne. Setzt ihn mit der Ferse zuerst auf den Boden. Spürt, welche Empfindungen sich einstellen, während sich das gesamte Gewicht auf das linke Bein verlagert und das rechte Bein frei wird.

Löst nun langsam den rechten Fuß vom Boden und geht einen Schritt nach vorne. Spürt, wie sich das Gewicht vom linken auf das rechte Bein verlagert.

Geht so eine Weile auf und ab. Nehmt den Kontakt eurer Fersen und Fußsohlen zum Boden wahr und spürt die Veränderungen in der Muskulatur der Beine beim Gehen.

Nehmt die Körperveränderungen beim Richtungswechsel bewusst wahr.

Beginnt in einem langsamen Tempo und kommt allmählich in eine normale Gehgeschwindigkeit."

Diese Übung sollte 10–15 Minuten lang durchgeführt werden. Wenn es eine große Unruhe in der Gruppe gibt, kann es hilfreich sein, die Jugendlichen in schnellerem Tempo beginnen zu lassen und sie dann aufzufordern, das Tempo zu drosseln.

Bewusstes Wahrnehmen oder Teilwerden im Alltag

Übungen

Achtsamkeit im Alltag

Besprechen Sie mit den Jugendlichen, dass sie jede Tätigkeit im Alltag achtsam tun können (z. B. duschen, Geschirr spülen, Wäsche aufhängen, putzen, essen, trinken, gehen, Zähne putzen).

Literaturverzeichnis

Adrian M, Zeman J, Erdley LL et al. (2011). Emotional dysregulation and interpersonal difficulties as risk factors for nonsuicidal self-injury in adolescent girls. J Abnorm Child Psychol; 39: 389–400.

Altgassen M, Kretschmer A (2013). Emotionsregulation bei Autismusspektrumstörungen. In: In-Albon T (Hrsg). Emotionsregulation und psychische Störungen im Kindes- und Jugendalter. Grundlagen, Forschung und Behandlungsansätze. Stuttgart: Kohlhammer; 95–114.

Amstadter AB, Daughters SB, MacPherson L et al. (2012). Genetic associations with performance on a behavioral measure of distress intolerance. J Psychiatr Res; 46: 87–94.

Andreasson S, Allebeck P, Romelsjo A (1988). Alcohol and mortality among young men: longitudinal study of Swedish conscripts. Br Med J (Clin Res Ed); 296: 1021–5. doi: 10.1136/bmj.296.6628.1021.

Bardo MT (2004). High-risk behavior during adolescence: comments on part I. Ann N Y Acad Sci; 1021: 59–60.

Bariola E, Gullone E, Hughes EK (2011). Child and adolescent emotion regulation: the role of parental emotion regulation and expression. Clin Child Fam Psychol Rev; 14: 198–212. doi: 10.1007/s10567-011-0092-5.

Bell KL, Calkins SD (2000). Relationships as inputs and outputs of emotion regulation. Psychol Inq; 11: 160–3.

Belsky DW, Caspi A, Arseneault L et al. (2012). Etiological features of borderline personality related characteristics in a birth cohort of 12-year-old children. Dev Psychopathol; 24: 251–65.

Boden JM, Fergusson DM, Horwood LJ (2008). Does adolescent self-esteem predict later life outcomes? A test of the causal role of self-esteem. Dev Psychopathol; 20: 319–39.

Bohus M (2002). Borderline-Störung. Fortschritte der Psychotherapie Bd 14. Göttingen: Hogrefe.

Bohus M, Reicherzer M (2012). Ratgeber Borderline-Störung. Informationen für Betroffene und Angehörige. Göttingen: Hogrefe.

Bohus M, Wolf-Arehult M (2013). Interaktives Skillstraining für Borderline-Patienten. Das Therapeutenmanual. Stuttgart: Schattauer.

Boudreault-Bouchard AM, Dion J, Hains J et al. (2013). Impact of parental emotional support and coercive control on adolescents' self-esteem and psychological distress: results of a four-year longitudinal study. J Adolesc; 36: 695–704.

Brausch AM, Gutierrez PM (2010). Differences in non-suicidal self-injury and suicide attempts in adolescents. J Youth Adolesc; 39: 233–42. doi: 10.1007/s10964-009-9482-0.

Buckley M, Saarni C (2009). Emotion regulation: implications for positive youth development. In: Gilman R, Huebner ES, Furlong MJ (eds). Handbook of Positive Psychology in Schools. New York: Routledge; 107–18.

Burns EE, Jackson JL, Harding HG (2010). Child maltreatment, emotion regulation, and posttraumatic stress: the impact of emotional abuse. J Aggression Maltreat Trauma; 19: 801–19.

Canli T, Lesch P (2007). Long story short: the serotonin transporter in emotion regulation and social cognition. Nat Neurosci; 10: 1103–9.

Casey B, Getz S, Galvan A (2008). The adolescent brain. Dev Rev; 28: 62–77.

Casey B, Jones RM, Levita L et al. (2010). The storm and stress of adolescence: insights from human imaging and mouse genetics. Dev Psychobiol; 52: 225–35.

Chambers RA, Taylor JR, Potenza MN (2003). Developmental neuroircuitry of motivation in adolescence: a critical persiod of addiction vulnerability. Am J Psychiatry; 160: 1041–52.

Chanen AM, Kaess M (2012). Developmental pathways to borderline personality disorder. Curr Psychiatry Rep; 14: 45–53.

Chanen AM, Jovev MK, McCutscheon LK et al. (2008). Borderline personality disorder in young people and the prospects for prevention and early intervention. Curr Psychiatry Rev; 4: 48–57.

Ciarrochi J, Heaven PC, Supavadeeprasit S (2008). The link between emotion identification skills and socio-emotional functioning in early adolescence: a 1-year longitudinal study. J Adolesc; 31: 565–82.

Cohen JA, Mannarino AP, Deblinger E (2009). Traumafokussierte kognitive Verhaltenstherapie bei Kindern und Jugendlichen. Heidelberg: Springer.

Compas BE, Connor-Smith JK, Saltzman H et al. (2001). Coping with stress during childhood and adolescence: problems, progress, and potential in theory and research. Psychol Bull; 127: 87.
Compton RJ, Robinson MD, Ode S et al. (2008). Error-monitoring ability predicts daily stress regulation: research article. Psychol Sci; 19: 702–8.
Crowell SE, Beauchaine TP, McCauley E et al. (2008). Parent-child interactions, peripheral serotonin, and self-inflicted injury in adolescents. J Consult Clin Psychol; 78: 15–21.
Crowell SE, Beauchaine TP, Linehan MM (2009). A biosocial developmental model of borderline personality: elaborating and extending Linehan's theory. Psychol Bull; 135: 495–510.
Dagne GA, Snyder J (2011). Relationship of maternal negative moods to child emotion regulation during family interaction. Dev Psychopathol; 23: 211–23.
Dahl RE (2004). Adolescent brain development: a period of vulnerabilities and opportunities. Ann N Y Acad Sci; 1021: 1–22.
Daughters SB, Gorka SM, Rutherford HJ, Mayes LC (2014). Maternal and adolescent distress tolerance: the moderating role of gender. Emotion; 14: 416–24. doi: 10.1037/a0034991.
Dilling H, Mombour W, Schmidt MH (Hrsg) (2014). Internationale Klassifikation psychischer Störungen. ICD-10 Kapitel V (F), klinisch-diagnostische Leitlinien. Bern: Huber.
Dimeff L, Koerner K (eds) (2007). Dialectical Behavior Therapy in Clinical Practice. New York: Guilford Press.
Dishion TJ, Nelson SN, Bullock BM (2004). Premature adolescent autonomy: parent disengagement and deviant peer process in the amplification of problem behavior. J Adolesc; 27: 515–30.
Domes G, Czieschnek D, Weidler F et al. (2008). Recognition of facial affect in borderline personality disorder. J Pers Disord; 22: 135–47.
Döpfner M, Schürmann S, Fröhlich J (1998). Therapieprogramm für Kinder mit hyperkinetischem und oppositionellem Problemverhalten. Weinheim: PVU.
Ehrlich KB, Cassidy J, Gorka SM et al. (2013). Adolescent friendships in the context of dual risk: the roles of low adolescent distress tolerance and harsh parental response to adolescent distress. Emotion; 13: 843–51.
Erikson EE (1968). Identity: Youth and Crisis. New York: Norton.
Falkai P (Hrsg) (2015). Diagnostisches und Statistisches Manual Psychischer Störungen – DSM-5®. Göttingen u. a.: Hogrefe.
Feldman R, Granat A, Pariente C et al. (2009). Maternal depression and anxiety across the postpartum year and infant social engagement, fear regulation, and stress reactivity. J Am Acad Child Adolesc Psychiatry; 48: 919–27.
Fleischhaker C, Sixt B, Schulz E (2011). DBT-A: Dialektisch-Behaviorale Therapie für Jugendliche. Therapiemanual mit Arbeitsbuch auf CD. Online-Ausgabe. Berlin, Heidelberg: Springer.
Fonagy P, Luyten P (2015). A multilevel perspective on the development of borderline personality disorder. In: Cicchetti D (ed). Development and Psychopathology. New York: Wiley; in press.
Fonagy P, Speranza M, Luyten P et al. (2015). ESCAP Expert Article: Borderline personality disorder in adolescence: an expert research review with implications for clinical practice. Eur Child Adolesc Psychiatry; 24: 1307–20. doi: 10.1007/s00787-015-0751-z.
Garnefski N, Legerstee J, Kraaij V et al. (2002). Cognitive coping strategies and symptoms of depression and anxiety: a comparison between adolescents and adults. J Adolesc; 25: 603–11.
Giletta M, Scholte RHJ, Engels RCME et al. (2012). Adolescent non-suicidal self-injury: a cross-national study of community samples from Italy, the Netherlands and the United States. Psychiatry Res; 197: 66–72. doi: 10.1016/j.psychres.2012.02.009.
Görlitz G (2012). Psychotherapie für Kinder und Familien. Stuttgart: Klett-Cotta.
Gratz KL, Roemer L (2004). Multidimensional assessment of emotion regulation and dysregulation: development, factor structure and initial validation of the difficulties in emotion regulation scale. J Psychopathol Behav Assess; 26: 41–54.
Gray JR, Braver TS (2007). Integration of emotion and cognitive control: a neurocomputational hypothesis of dynamic goal regulation. In: Moore SC, Oaksford M (eds). Emotional Cognition: From Brain to Behavior. Amsterdam: Benjamins; 289–316.
Gross JJ (1999). Emotion regulation: past, present, and future. Cognit Emot; 13: 551–73.
Gunnar MR, Wewerka S, Frenn K et al. (2009). Developmental changes in hypothalamus-pituitary-adrenal activity over the transition to adolescence: normative changes and associations with puberty. Dev Psychopathol; 21: 69–85.

Hankin BL, Barrocas AL, Jenness J et al. (2011). Association between 5-HTTLPR and borderline personality disorder traits among youth. Front Psychiatry; 2: 6.
Hinsch R, Pfingsten U (2007). Gruppentraining sozialer Kompetenzen (GSK). Grundlagen, Durchführung, Materialien. 5., erw. Aufl. Weinheim: Beltz PVU.
Hoeksma JB, Oosterlaan J, Schipper EM (2004). Emotion regulation and the dynamics of feelings: a conceptual and methodological framework. Child Dev; 75: 354–60.
Hoffman C, Crnic KA, Baker JK (2006). Maternal depression and parenting: Implications for children's emergent emotion regulation and behavioral functioning. Parent Sci Pract; 6: 271–95.
Horn A, Pössel P (2013). Depression. In: In-Albon T (Hrsg). Emotionsregulation und psychische Störungen im Kindes- und Jugendalter. Grundlagen, Forschung und Behandlungsansätze. Stuttgart: Kohlhammer; 217–32.
Hunter EC, Katz L, Shortt J et al. (2011). How do I feel about feelings? Emotion socialization in families of depressed and healthy adolescents. J Youth Adolesc; 40: 428–41.
Huppertz M (2012). Achtsamkeitsübungen: Experimente mit einem anderen Lebensgefühl. 85 Anleitungen für die Praxis. Paderborn: Junfermann.
In-Albon T (Hrsg) (2013). Emotionsregulation und psychische Störungen im Kindes- und Jugendalter. Grundlagen, Forschung und Behandlungsansätze. Stuttgart: Kohlhammer.
In-Albon T, Bürli M (2013). Emotionsregulation bei Jugendlichen mit Nicht-Suizidalem Selbstverletzendem Verhalten und/oder einer Borderline-Persönlichkeitsstörung. In: In-Albon T (Hrsg). Emotionsregulation und psychische Störungen im Kindes- und Jugendalter. Grundlagen, Forschung und Behandlungsansätze. Stuttgart: Kohlhammer; 233–50.
Kaminski JW, Puddy RW, Hall DM et al. (2010). The relative influence of different domains of social connectedness on self-directed violence in adolescence. J Youth Adolesc; 39: 460–73. doi: 10. 1007/s10964-009-94722.
Katz L, Hunter EC (2007). Maternal meta-emotion philosophy and adolescent depressive symptomatology. Soc Dev; 16: 343–60.
Kim J, Cicchetti D (2010). Longitudinal pathways linking child maltreatment, emotion regulation, peer relations, and psychopathology. J Child Psychol Psychiatry; 51: 706–16.
Koss KJ, George MW, Bergman KN et al. (2011). Understanding children's emotional processes and behavioral strategies in the context of marital conflict. J Exp Child Psychol; 109: 336–52.
Larson R, Moneta G, Richards MH, Wilson S (2002). Continuity, stability, and change in daily emotional experience across adolescence. Child Dev; 73: 1151–65.
Legenbauer T, Holtmann M (2013). Aufmerksamkeitsdefizit-/Hyperaktivitätsstörung. In: In-Albon T (Hrsg). Emotionsregulation und psychische Störungen im Kindes- und Jugendalter. Grundlagen, Forschung und Behandlungsansätze. Stuttgart: Kohlhammer; 115–30.
Linehan MM (1996a). Dialektisch-Behaviorale Therapie der Borderline-Persönlichkeitsstörung. München: CIP-Medien (engl. Original: Cognitive-Behavioral Treatment of Borderline Personality Disorder. New York: Guilford Press 1993).
Linehan MM (1996b). Trainingsmanual zur Dialektisch-Behavioralen Therapie der Borderline-Persönlichkeitsstörung. München: CIP-Medien (engl. Original: Skills Training Manual for Treating Borderline Personality Disorder. New York: Guilford Press 1993).
Luerssen A, Ayduk O (2014). The role of emotion and emotion regulation in the ability to delay gratification. In: Gross JJ (ed). Handbook of Emotion Regulation. 2nd ed. New York: Guilford Press; 111–25.
Martin J, Bureau J, Cloutier P, Lafontaine M (2011). A comparison of invalidating family environment characteristics between university students engaging in self-injurious thoughts and actions and non-self-injuring university students. J Youth Adolesc; 40: 1477–88. doi: 10.1007/s10964-011-9643-9.
Martinez I, García JF (2007). Impact of parenting styles on adolescents' self-esteem and internalization of values in Spain. Spanish J Psychol; 10: 338–48.
Miller A, Rathus J, Linehan M (2007a). Dialectical behavior therapy with suicidal adolescents. New York: Guilford Press.
Miller JW, Naimi TS, Brewer RD, Jones SE (2007b). Binge drinking and associated health risk behaviors among high school students. Pediatrics; 119: 76–85.
Mohr C, Schneider S (2013). Emotionsregulation und Angststörungen im Kindes- und Jugendalter. In: In-Albon T (Hrsg). Emotionsregulation und psychische Störungen im Kindes- und Jugendalter. Grundlagen, Forschung und Behandlungsansätze. Stuttgart: Kohlhammer; 149–69.

Morris AS, Silk JS, Steinberg L et al. (2007). The role of the family context in the development of emotion regulation. Soc Dev; 16: 361–88.

Munsch S, Hilbert A (2013). Emotionsregulation bei Essstörungen im Kindes- und Jugendalter. In: In-Albon T (Hrsg). Emotionsregulation und psychische Störungen im Kindes- und Jugendalter. Grundlagen, Forschung und Behandlungsansätze. Stuttgart: Kohlhammer; 199–216.

Ochsner KN, Gross JJ (2005). The cognitive control of emotion. Trends Cogn Sci; 9: 242–9.

Opitz PC, Gross JJ, Urry HL (2012). Selection, optimization, and compensation in the domain of emotion regulation: applications to adolescence, older age, and major depressive disorder. Soc Pers Psychology Compass; 6: 142–55.

Petermann F, Petermann U (1997). Training mit aggressiven Kindern. Weinheim: PVU.

Pfeifer JH, Allen NB (2012). Arrested development? Reconsidering dual-systems models of brain function in adolescence and disorders. Trends Cogn Sci; 16: 322–9.

Potreck-Rose F, Jacob G (2013). Selbstzuwendung, Selbstakzeptanz, Selbstvertrauen. Psychotherapeutische Interventionen zum Aufbau von Selbstwertgefühl. Stuttgart: Klett-Cotta.

Rathus JH, Miller AL (2002). Dialectical behavior therapy adapted for suicidal adolescents. Suicide Life-Threat Behav; 32: 146–57.

Rathus JH, Miller AL (2015). DBT Skills Manual for Adolescents. New York, London: Guilford Press.

Riediger M, Klipker K (2014). Emotion regulation in adolescence. In: Gross JJ (ed). Handbook of Emotion Regulation. 2nd ed. New York, London: Guilford Press; 187–202.

Riediger M, Schmiedek F, Wagner G, Lindenberger U (2009). Seeking pleasure and seeking pain: differences in pro- and contrahedonic motivation from adolescence to old age. Psychol Sci; 20: 1529–35.

Riediger M, Wrzus C, Wagner GG (2014). Happiness is pleasant, or is it? Implicit representations of affect valence are associated with contrahedonic motivation and mixed affect in daily life. Emotion; 14: 950–61.

Robinson MD (2007). Gassing, braking, and self-regulating: error self-regulation, wellbeing, and goal-related processes. J Exp Soc Psychol; 43; 1–16.

Roche KM, Ahmed S, Blum RW (2008). Enduring consequences of parenting for risk behaviors from adolescence into early adulthood. Soc Sci Med; 66: 2023–34.

Rutherford HJV, Mayes LC, Potenza MN (2010). Neurobiology of adolescent substance use disorders: implications for prevention and treatment. Child Adolesc Psychiatr Clin N Am; 19: 479–92.

Schlarb AA, Stavemann HH (2011). Einführung in die KVT mit Kindern und Jugendlichen: Grundlagen und Methodik. Weinheim: Beltz.

Schmid M (2013). Traumafolgestörungen und deren Auswirkung auf die implizite und explizite Emotionsregulationsfähigkeit In: In-Albon T (Hrsg). Emotionsregulation und psychische Störungen im Kindes- und Jugendalter. Grundlagen, Forschung und Behandlungsansätze. Stuttgart: Kohlhammer; 170–98.

Schulz MS, Waldinger RJ, Hauser ST, Allen JP (2005). Adolescents' behavior in the presence of interparental hostility: Developmental and emotion regulatory influences. Dev Psychopathol; 17: 489–507.

Seitz H, Bühringer G (2007). Empfehlungen des wissenschaftlichen Kuratoriums der DHS zu Grenzwerten für den Konsum alkoholischer Getränke. Hamm: Deutsche Hauptstelle für Suchtfragen.

Shortt JW, Stoolmiller M, Smith-Shine JN et al. (2010). Maternal emotion coaching, adolescent anger regulation, and siblings externalizing symptoms. J Child Psychol Psychiatry; 51: 799–808.

Silk JS, Steinberg L, Morris AS (2003). Adolescents' emotion regulation in daily life: links to depressive symptoms and problem behavior. Child Dev; 74: 1869–80.

Silk JS, Vanderbilt-Adriance E, Shaw DS et al. (2007). Resilience among children and adolescents at risk for depression: mediation and moderation across social and neurobiological contexts. Dev Psychopathol; 19: 841–65.

Stadler C, Danielsson C (2013). Emotionswahrnehmung und Emotionsregulation bei Störungen des Sozialverhaltens. In: In-Albon T (Hrsg). Emotionsregulation und psychische Störungen im Kindes- und Jugendalter. Grundlagen, Forschung und Behandlungsansätze. Stuttgart: Kohlhammer; 131–48.

Steinberg L (2008). A social neuroscience perspective on adolescent risk-taking. Dev Rev; 28: 78–106.
Stone AL, Becker LG, Huber AM, Catalano RF (2012). Review of risk and protective factors of substance use and problem use in emerging adulthood. Addict Behav; 37: 747–75.
Stroud LR, Foster E, Papandonatos GD et al. (2009). Stress response and the adolescent transition: performance versus peer rejection stressors. Dev Psychopathol; 21: 47–68.
Sumter S, Bokhorst C, Miers A et al. (2010). Age and puberty differences in stress responses during a public speaking task: do adolescents grow more sensitive to social evaluation? Psychoneuroendocrinology; 35: 1510–6.
Taliaferro LA, Muehlenkamp JJ, Borowsky IW et al. (2012). Factors distinguishing youth who report self-injurious behavior: a population-based sample. Acad Pediatr; 12: 205–13.
Tatnell R, Kelada L, Hasking P, Martin G (2014). Longitudinal analysis of adolescent NSSI: the role of intrapersonal and interpersonal factors. J Abnorm Child Psychol; 42: 885–96. doi: 10.1007/s10802-013-9837-6.
Teti DM, Cole PM (2011). Parenting at risk: new perspectives, new approaches. J Fam Psychol; 25: 625–34.
Thich Nhat Hanh (2007). Teachings on Love. Berkeley, CA: Parallax Press.
Thorne A (2004). Putting the person into social identity. Hum Dev; 47: 361–5.
von Auer AK, Kleindienst N, Ludewig S et al. (2015). Zehn Jahre Erfahrung mit der Dialektisch-Behavioralen Therapie für Adoleszente (DBT-A) unter stationären Bedingungen – die Station Wellenreiter. Z Kinder Jugendpsychiatr Psychother; 43: 301–15.
Wilson KR, Hansen DJ, Li M (2011). The traumatic stress response in child maltreatment and resultant neuropsychological effects. Aggress Violent Behav; 16, 87–97.
Yap MB, Allen NB, Sheeber L (2007). Using an emotion regulation framework to understand the role of temperament and family processes in risk for adolescent depressive disorders. Clin Child Fam Psychol Rev; 10: 180–96.
Yap MB, Allen NB, Ladouceur CD (2008). Maternal socialization of positive affect: the impact of invalidation on adolescent emotion regulation and depressive symptomatology. Child Dev; 79: 1415–31.
You J, Leung F (2012). The role of depressive symptoms, family invalidation and behavioral impulsivity in the occurrence and repetition of non-suicidal self-injury in Chinese adolescents: a 2-year follow-up study. J Adolesc; 35: 389–95. doi: 10.1016/j.adolescence.2011.07.020.
Yurgelun-Todd D (2007). Emotional and cognitive changes during adolescence. Curr Opin Neurobiol; 17: 251–7.
Zeman J, Cassano M, Perry-Parrish C, Stegall S (2006). Emotion regulation in children and adolescents. J Dev Behav Pediatr; 27: 155–68.
Zimmer-Gembeck MJ, Skinner EA (2011). Review: The development of coping across childhood and adolescence: an integrative review and critique of research. Int J Behav Dev; 35: 1–17.
Zimmer-Gembeck MJ, Hunter TA, Pronk R (2007). A model of behaviors, peer relations and depression: perceived social acceptance as a mediator and the divergence of perceptions. J Soc Clin Psychol; 26: 273–302.
Zimmermann P, Mohr C, Spangler G (2009). Genetic and attachment influences on adolescents' regulation of autonomy and aggressiveness. J Child Psychol Psychiatry; 50: 1339–47.

Skillsübersicht

Die Skillsübersicht erleichtert Ihnen die Suche nach einem speziellen Skill. Auf einen Blick finden Sie hier alle Skills, die übergeordneten Module sowie die jeweiligen Seitenzahlen zur Didaktik in der Skillsvermittlung und zu den zugehörigen Info- und Arbeitsblättern. Auch die Infoblätter zu den einzelnen Gefühlen können Sie mit Hilfe der Übersicht zügig finden.

Skill	Modul	Erläuterungen zur Didaktik	Arbeits- und Infoblätter
	Grundlagen und Fakten		
Frühwarnzeichen erkennen	Grundlagen und Fakten	S. 37	IB_GF04, S. 48 AB_GF05, S. 49
Anspannung einschätzen	Grundlagen und Fakten	S. 36–37	IB_GF03, S. 47 AB_GF06, S. 50
	Achtsamkeit		
WAS-Fertigkeiten	Achtsamkeit	S. 62	IB_AC05, S. 70f. AB_AC07, S. 75f.
WIE-Fertigkeiten	Achtsamkeit	62f.	IB_AC06, S. 72–74 AB_AC07, S. 75f.
	Stresstoleranz		
Sich ablenken	Stresstoleranz	S. 79f.	IB_ST03, S. 96–98
Sich beruhigen	Stresstoleranz	S. 80f.	IB_ST04, S. 99
Den Augenblick verändern	Stresstoleranz	S. 81f.	IB_ST05, S. 100f.
Pro & Contra	Stresstoleranz	S. 82	IB_ST06, S. 102 AB_ST07, S. 103
Zugangskanäle	Stresstoleranz	S. 83	IB_ST08, S. 104
Skillsketten	Stresstoleranz	S. 83f.	IB_ST09, S. 105 AB_ST10, S. 106
Notfallkoffer	Stresstoleranz	S. 84	IB_ST11, S. 107 AB_ST12, S. 108
Entscheidung für einen neuen Weg	Stresstoleranz	S. 85–87	IB_ST14, S. 110 AB_ST15, S. 111
Innere Bereitschaft	Stresstoleranz	S. 87	IB_ST16, S. 112f. AB_ST17, S. 114
Leichtes Lächeln	Stresstoleranz	S. 88	AB_ST18, S. 115
Annehmen der Realität und radikale Akzeptanz	Stresstoleranz	S. 89f.	IB_ST19, S. 116f. AB_ST20, S. 118
Krisenplan	Stresstoleranz	S. 91	AB_ST21, S. 119
	Umgang mit Gefühlen (Emotionsregulation)		
Held des Alltags	Umgang mit Gefühlen (Emotionsregulation)	S. 125	IB_UG05, S. 139 AB_UG06, S. 140

Skill	Modul	Erläuterungen zur Didaktik	Arbeits- und Infoblätter
Entgegengesetzt Handeln	Umgang mit Gefühlen (Emotionsregulation)	S. 125	IB_UG07, S. 141f.
Gefühlsprotokoll	Umgang mit Gefühlen (Emotionsregulation)	S. 126	IB_UG08, S. 143 AB_UG09a, S. 144–147 AB_UG09b, S. 148
Fakten überprüfen	Umgang mit Gefühlen (Emotionsregulation)	S. 126f.	AB_UG10, S. 149f.
Vorsicht Falle!	Umgang mit Gefühlen (Emotionsregulation)	S. 127	IB_UG11, S. 151 AB_UG12, S. 152f.
Angst	Umgang mit Gefühlen (Emotionsregulation)	S. 127f.	IB_UG13a, S. 154–157
Freude	Umgang mit Gefühlen (Emotionsregulation)	S. 127f.	IB_UG13b, S. 158f.
Wut/Ärger	Umgang mit Gefühlen (Emotionsregulation)	S. 127f.	IB_UG13c, S. 160–162
Liebe – Verliebtheit	Umgang mit Gefühlen (Emotionsregulation)	S. 127f.	IB_UG13d, S. 163–166
Scham	Umgang mit Gefühlen (Emotionsregulation)	S. 127f.	IB_UG13e, S. 167–169
Schuld	Umgang mit Gefühlen (Emotionsregulation)	S. 127f.	IB_UG13f, S. 170–173
Trauer	Umgang mit Gefühlen (Emotionsregulation)	S. 127f.	IB_UG13g, S. 174–177
Niedergeschlagenheit	Umgang mit Gefühlen (Emotionsregulation)	S. 127f.	IB_UG13h, S. 178–180
Einsamkeit	Umgang mit Gefühlen (Emotionsregulation)	S. 127f.	IB_UG13i, S. 181–183
Eifersucht	Umgang mit Gefühlen (Emotionsregulation)	S. 127f.	IB_UG13j, S. 184–186
Ekel	Umgang mit Gefühlen (Emotionsregulation)	S. 127f.	IB_UG13k, S. 187–190
Ohnmacht	Umgang mit Gefühlen (Emotionsregulation)	S. 127f.	IB_UG13l, S. 191f.
Stolz	Umgang mit Gefühlen (Emotionsregulation)	S. 127f.	IB_UG13m, S. 193–195
ABC GESUND	Umgang mit Gefühlen (Emotionsregulation)	S. 128	IB_UG14, S. 196f.
Angenehme Gefühle sammeln	Umgang mit Gefühlen (Emotionsregulation)	S. 128f.	IB_UG15a, S. 198f. IB_UG15b, S. 200–203 AB_UG16, S. 204f. AB_UG17, S. 206 AB_UG18, S. 207

Skill	Modul	Erläuterungen zur Didaktik	Arbeits- und Infoblätter
Bauen von Verantwortung	Umgang mit Gefühlen (Emotionsregulation)	S. 129	IB_UG19, S. 208 AB_UG20, S. 209
Chaos durch Planung vorbeugen	Umgang mit Gefühlen (Emotionsregulation)	S. 129	AB_UG21, S. 210
Gefühlssurfing	Umgang mit Gefühlen (Emotionsregulation)	S. 129f.	IB_UG22, S. 211 AB_UG23, S. 212
Zwischenmenschliche Skills			
Orientierung festlegen	Zwischenmenschliche Skills	S. 214f.	IB_ZM02, S. 226 AB_ZM03, S. 227f.
Orientierung auf das Ziel	Zwischenmenschliche Skills	S. 215f.	IB_ZM04, S. 229 AB_ZM07, S. 232f.
Orientierung auf die Beziehung	Zwischenmenschliche Skills	S. 215f.	IB_ZM05, S. 230 AB_ZM08, S. 234
Orientierung auf die Selbstachtung	Zwischenmenschliche Skills	S. 215f.	IB_ZM06, S. 231 AB_ZM09, S. 235
Hindernisse beseitigen	Zwischenmenschliche Skills	S. 216	IB_ZM10, S. 236 AB_ZM11, S. 237
Störende Gedanken abschwächen	Zwischenmenschliche Skills	S. 216	IB_ZM12, S. 238 AB_ZM13, S. 239
Nein sagen	Zwischenmenschliche Skills	S. 221f.	IB_ZM20, S. 247 AB_ZM21, S. 248
Um etwas bitten	Zwischenmenschliche Skills	S. 222	IB_ZM22, S. 249 AB_ZM23, S. 250
Selbstwert			
Fairer Blick	Selbstwert	S.253f.	AB_SW02a–d, S. 266–269 AB_SW03a, b, S. 270f. AB_SW04, S. 272
InSEL-Skill	Selbstwert	S. 254	IB_SW05, S. 273 AB_SW06, S. 274
Frust ausbalancieren	Selbstwert	S. 254f.	IB_SW07, S. 275 AB_SW08, S. 276 AB_SW09a, b, S. 277f.
Soziales Netz	Selbstwert	S. 255f.	IB_SW10, S. 279 AB_SW11, S. 280
SOZIAL sein	Selbstwert	S. 256f.	IB_SW12, S. 281 AB_SW13, S. 282
Grundannahmen entdecken/verändern	Selbstwert	S. 257–260	IB_SW14, S. 283 AB_SW15, S. 284 AB_SW16, S. 285 IB_SW17, S. 286 AB_SW18, S. 287 AB_SW19, S. 288

Skill	Modul	Erläuterungen zur Didaktik	Arbeits- und Infoblätter
Gegen Grundannahmen handeln	Selbstwert	S. 261	AB_SW20, S. 289
Selbstwertbox	Selbstwert	S. 261f.	IB_SW21, S .290 AB_SW22, S. 291
Den Mittelweg finden			
Dialektisch denken/handeln	Den Mittelweg finden	S. 295–301	IB_MW03, S. 314 AB_MW04, S. 315 IB_MW05, S. 316 AB_MW06, S. 317 IB_MW07, S. 318f. AB_MW08, S. 320f. AB_MW09, S. 322f. IB_MW10, S. 324 AB_MW10a, S. 325 IB_MW11, S. 326 AB_MW11a, S. 327 IB_MW12, S. 328 AB_MW12a, S. 329
Validierung/Selbstvalidierung	Den Mittelweg finden	S. 302–306	IB_MW14, S. 331 IB_MW15, S. 332 AB_MW16, S. 333 AB_MW17, S. 334 AB_MW18, S. 335
Belohnen/Zuwendung geben	Den Mittelweg finden	S. 307	IB_MW20, S. 338f. AB_MW21, S. 340
Löschung	Den Mittelweg finden	S. 308f.	IB_MW22, S. 341 AB_MW24, S. 344
Bestrafung	Den Mittelweg finden	S. 308f.	IB_MW23, S. 342f. AB_MW24, S. 344
Umgang mit Rauschmitteln			
Die WELLE reiten	Umgang mit Rauschmitteln	S. 349	IB_RM05, S. 359f. AB_RM06, S. 361 IB_RM07, S. 362 AB_RM08, S. 363
Den Bösewicht entwaffnen	Umgang mit Rauschmitteln	S. 349	IB_RM09, S. 364 AB_RM10, S. 365 AB_RM11, S. 366
Kluger Kopf	Umgang mit Rauschmitteln	S. 350	IB_RM12, S. 367f. AB_RM 13, S. 369
Brücken abreißen	Umgang mit Rauschmitteln	S. 351	IB_RM 14, S. 370 AB_RM 15, S. 371
Erfolgreich scheitern	Umgang mit Rauschmitteln	S. 352	IB_RM16, S. 372 AB_RM 17, S. 373